Diagnosis and Treatment of Neurological
and Developmental Behavioral Disorders in Children

儿童神经与发育行为
疾病诊疗

福建省医学会儿科学分会
神经与发育行为学组　　**组织编写**

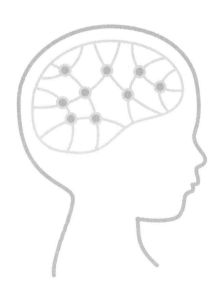

U0212126

化学工业出版社
·北京·

内 容 简 介

本书为福建省医学会儿科学分会神经与发育行为学组组织编写。本书从临床实际出发，以满足儿童神经与发育行为疾病临床诊疗需要为目的进行设计，不仅系统介绍了儿童神经系统疾病及发育行为疾病的病史采集和体格检查、相关实验室检查、神经电生理检查、神经影像学检查及遗传学检查、神经及心理行为测验常用量表等基础知识；同时按临床思维模式，从临床症状入手，采用流程图形式，介绍具体症状相关常见疾病诊断要点、治疗原则及处方；每一章后均附有相关的常用治疗药物名称、适应证及用法。力求突出内容的科学性、先进性、实践性和临床易用性。适用于临床医师、儿童神经与发育行为亚专科医师、医学生阅读参考。

图书在版编目（CIP）数据

儿童神经与发育行为疾病诊疗/福建省医学会儿科学
分会神经与发育行为学组组织编写 . —北京：化学工
业出版社，2022.8
ISBN 978-7-122-41343-7

Ⅰ.①儿…　Ⅱ.①福…　Ⅲ.①小儿疾病-神经系统疾
病-诊疗　Ⅳ.①R748

中国版本图书馆 CIP 数据核字（2022）第 076316 号

责任编辑：戴小玲　　　　　　　　　文字编辑：翟　珂　陈小滔
责任校对：王　静　　　　　　　　　装帧设计：张　辉

出版发行：化学工业出版社（北京市东城区青年湖南街 13 号　邮政编码 100011）
印　　装：三河市航远印刷有限公司
710mm×1000mm　1/16　印张 26½　字数 478 千字　2022 年 9 月北京第 1 版第 1 次印刷

购书咨询：010-64518888　　　　　　售后服务：010-64518899
网　　址：http://www.cip.com.cn

定　　价：128.00 元

编写人员名单

顾　问　秦　炯　朱少波　任榕娜　陈达光
主　编　陈燕惠
副主编　胡　君　欧　萍　刘　玲　方　琼
编　委（按姓氏拼音为序）

曹时珍（厦门大学附属福州市第二医院）

陈敏榕（福建医科大学附属福州儿童医院）

陈燕惠（福建医科大学附属协和医院）

方　琼（福建省立医院）

胡　君（福建医科大学附属协和医院）

黄新芳（泉州市妇幼保健院·儿童医院）

李金水（莆田市第一医院）

林朝阳（福鼎市医院）

林晓霞（福建医科大学附属协和医院）

林学锋（泉州市妇幼保健院·儿童医院）

刘　玲（福建医科大学附属协和医院）

欧　萍（福建省妇幼保健院）

王桂芝（莆田学院附属医院）

周有峰（福建省儿童医学中心）

儿童神经与发育行为疾病是儿科中专业性很强的亚专科。随着科学的进步，儿童神经与发育行为疾病检出率日益增多，而基层医师对此类疾病相对认识不足，为此，福建省医学会儿科学分会神经与发育行为学组专家共同编写《儿童神经与发育行为疾病诊疗》一书，以帮助基层儿科医师快速认识和诊治常见儿科神经与发育行为疾病。

该书设计以临床实际出发，满足基层儿童神经与发育行为疾病临床诊疗需要为目的，覆盖儿童神经与发育行为常见病诊疗流程，突出临床实用的特点。各章节密切结合儿科实践，基础理论和临床经验相结合，系统介绍常见儿童神经与发育行为疾病诊疗知识。本书具有知识新、科学性、实践性强、查阅方便的特点。

本书第一、第二章介绍儿童神与系统疾病与发育行为疾病的病史采集和体格检查要点及注意事项，使学习者能在较短时间内系统地了解小儿神经与发育行为疾病病史与体征。第三、第四章引入神经与发育行为疾病相关实验室检查、神经电生理检查、神经系统影像学检查及遗传学检查、儿童神经与心理行为测验常用量表的选择和临床应用，让学习者较快地学会在临床中如何选择适合的检查并对检查结果进行科学的解读。从第五章开始按临床思维模式展开，从临床症状入手，采用流程图形式引导医者进行辨证和分析判断，并就与具体症状相关常见疾病诊断要点、治疗原则及处方进行介绍，以达到简洁明了，实用性强的目的。部分章节后面汇总了该章节相关的临床常用治疗药物的药名、适应证及用法，方便读者查询。

本书是在第二届福建省医学会儿科学分会神经与发育行为学组全体成员倡议下组织编写的。正是由于学组各位专家的积极支持和付出才有本书的出版，在此由衷表示感谢！感谢福建省医学会儿科学分会杨长仪教授的信任与委托。感谢原中华医学会儿科学分会神经学组组长、北京大学人民医院秦炯教授，福建省医学会儿科学分会神经与发育行为学组副组长、漳州市立医院朱少波教授，原福建省医学会儿科学分会神经与发育行为学组副组长、中国人民解放军联勤保障部队第九〇〇医院任榕娜教授，原福建省医学会儿科学分会主任委员、福建医科大学附属协和医院陈达光教授共同作为本书顾问，在百忙中逐字逐句认真审阅和指导本书的编写！也特别感谢中华医学会儿科学分会神经学组组长姜玉武教授、中华医学会儿科学分会发育行为学组组长李廷玉教授及学组各位老师多年来对福建省医学会儿科学分会神经与发育行为专业的指导与大力支持。感谢省内外同道们，谢谢你们为福建省医学会儿科学分会神经与发育行为学事业的指导、支持和帮助。这本书不仅仅是儿科临床医师、儿童神经与发育行为亚专科医师、全科医师学习儿童神经与发育行为疾病的工具书，也见证福建省儿童神经与发育行为学组专业团队的建立和专科事业的发展。最后感谢化学工业出版社使得本书能如期出版！

福建省医学会儿科学分会神经与发育行为学组组长

陈燕惠

2022 年 3 月

目 录

儿童神经与发育行为疾病诊疗

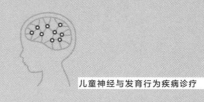

第一章　病史采集

病史是诊断疾病的最重要依据之一。对神经及发育行为疾病而言，其病史还有以下特殊意义。①有些疾病的诊断几乎完全依赖于病史才能得出，如癫痫患者就诊时多数发作已经停止，诊断主要是依据患者或旁观者对当时表现的描述；偏头痛等某些发作性疾病即使是在发作时来诊，阳性体征也不太多，且仅凭可能看到的某些体征如不结合病史，也是无法诊断。②病史可为神经及发育行为疾病的"定性诊断"提供重要线索和依据。如卒中多系突然发病，神经发育障碍性疾病常为自幼起病，神经遗传代谢性疾病多缓慢发生而进行性加重。③病史同时还可能提示病变的部位，如一侧肢体的瘫痪，表明是对侧大脑中央前回的病变；一侧周围性面瘫，常提示同侧面神经受累等。因此必须十分重视病史采集。

神经及发育行为疾病病史采集的方法和儿科其它疾病类似，但也具有其特殊性。本章主要介绍神经及发育行为疾病病史采集相关的症状及表现。

第一节　神经系统疾病的病史采集

一、意识状态

意识状态（consciousness）指大脑的觉醒程度，是中枢神经系统对内、外环境的刺激作出应答反应的能力。意识与网状结构及大脑皮质关系十分密切，觉醒状态主要与网状结构有关，意识内容与大脑皮质有关。意识的含义包括意识内容、清晰度和范围。

1. 清醒状态（clear-headed state）

清醒状态即意识清晰状态，是指大脑皮质处于适宜的兴奋状态或警觉状态。有完好的定向力、注意力及领悟能力。清醒状态的人应具备两个条件：一是对外界环境的准确认识，反映在高级神经活动中，最基本的就是对时间、地点和人物的定向力，其他还包括分析、综合、判断、推理、思考等；二是对自身的认识，也就是自知力，包括对自己的姓名、年龄、性别、身份等的确认。

2. 意识障碍（dysfunction of consciousness）

意识障碍是指人对周围环境及自身状态的识别和觉察能力出现障碍，即意识清晰程度受到破坏。以意识水平的减低、意识内容及意识范围的改变为表现形式。临床检查主要是给予言语和各种刺激，如呼唤其姓名、推摇其肩臂、压迫眶上切迹、针刺皮肤、与之对话、嘱其执行有目的的动作等，观察患者反应情况加以判断。意识障碍按其深浅程度或特点分为以下几类。

（1）嗜睡状态（somnolent state）　意识清晰度轻微降低，以各种心理过程的反应迟钝为特征。患者仍保持与外来刺激的相互联系，外表及举止仍连贯有序，能与人交谈，但言语缓慢、简单、计算困难、记忆力减低。在安静的环境下，患者常处于嗜睡状态，亦可被唤醒，但刺激一停即又复入睡。吞咽、瞳孔、角膜反射均存在。

（2）意识模糊（confusion）　又称朦胧状态（twilight state），意识障碍程度较嗜睡状态深。其特点是意识范围缩小的同时有时间、空间定向障碍。年龄较大的儿童如果出现时间、地点定向障碍一般即称为意识模糊。

漫游性自动症（ambulatory automatism）是意识模糊的一种特殊形式，以不具有幻觉、妄想和情绪改变为特征。患者在意识障碍中可进行无目的、无意义的、与当时处境不相适应的动作。突然发生，持续时间短暂，突然终止，事后遗忘，临床上较多见的有以下两类。

① 梦游症（somnambulism）：又称睡行症。多在入睡后 1～2h 突然起床，但并未觉醒，做些简单而无目的的动作，持续数分至数十分钟后突然入睡。翌晨醒来，完全遗忘。

② 昼游症（fugue）：旧称神游症。多发生于白天或于晨起时突然发作，患者无目的的外出漫游或外地旅行，持续数小时至一日或更长时间，突然清醒，事后有部分遗忘。

（3）昏睡状态（lethargic state）：意识范围明显缩小，精神活动极迟钝，对较强刺激有反应，不易唤醒；醒时睁眼，但缺乏表情，对时间、地点、人物的定向能力发生障碍。各种反射活动存在。

（4）昏迷（coma）　意识活动丧失，对外界各种刺激或自身内部的需要不能感知。可有无意识的活动，任何刺激均不能被唤醒。按对刺激的反应、反射活动等可分以下四级。

① 轻度昏迷（mild coma）：随意活动消失，对疼痛刺激有反应，各种生理反射（吞咽、咳嗽、角膜反射、瞳孔对光反应等）存在，体温、脉搏、呼吸多无

明显改变，可伴谵妄或躁动。

② 中度昏迷（moderate coma）：自发动作很少，对强烈疼痛刺激才有躲避反应，各种反射减弱（这是与轻度昏迷的区别），有大小便潴留或失禁。体温、脉搏、呼吸可有改变，并可出现病理反射。

③ 深度昏迷（deep coma）：随意活动完全消失，对各种刺激皆无反应，各种生理反射消失，可有呼吸不规则、血压下降、大小便失禁、全身肌肉松弛、去大脑强直等。

④ 脑死亡（brain death）：又称极度昏迷状态，是指大脑功能，包括脑干功能的不可逆的丧失。判断标准：a. 确诊为不可逆性脑器质性损害；b. 无自主呼吸；c. 脑干反射消失；d. 急剧血压下降和持续性低血压；e. 实验室标准为脑电图呈病理性电静息，阿托品试验心律不增加，脑血管造影颅内血管不显影，脑温比体温低，动脉、静脉血之间无氧差，鞘内注射放射性碘血清白蛋白（RISA）而放射活性在注射区完全停滞，提示脑脊液循环停止。上述症状持续24h以上，排除药物等因素的影响。脑死亡患者是真正的死亡，其昏迷是不可逆。

（5）特殊类型的意识障碍

① 去皮层综合征（apallic syndrome）：又称持续植物状态（persistent vegetation state）、醒状昏迷或睁眼昏迷，是大脑皮质受到严重的广泛损害、功能丧失，而脑干功能正常，出现皮质与脑干功能分离现象。有觉醒和睡眠周期。因中脑及脑桥上行网状激活系统未受损，故可保持觉醒-睡眠周期，能无意识地睁眼闭眼、咀嚼和吞咽。各种生理反射如瞳孔对光反应、角膜反射、吞咽反射、咳嗽反射存在，对外界刺激无反应，无自发性言语及有目的动作，呈上肢屈曲、下肢伸直姿势（去皮层强直状态），可有病理征。

② 谵妄状态（delirium state）：以意识内容改变为主的意识障碍。不仅意识清晰度明显降低，同时产生大量的错觉和幻觉。表现为在意识模糊的同时，伴有明显的精神运动兴奋，如躁动不安、喃喃自语、抗拒喊叫等。有丰富的视幻觉和错觉。事后可部分回忆而有如梦境，或完全不能回忆。

临床一些特殊的精神行为状态，需与意识障碍鉴别。

① 无动性缄默症（akinetic mutism）：患者起病多有精神因素，对外界刺激无反应，四肢不能活动，也可呈不典型去大脑强直状态，可有无目的睁眼或闭眼运动，睡眠-觉醒周期可保留或有改变，如呈睡眠过渡状态。伴有自主神经功能紊乱，如体温升高、心搏或呼吸节律不规则、多汗、皮脂腺分泌旺盛、尿便潴留或失禁等，发病时仍有情感反应（如眼角噙泪）及主动抗拒动作（如扒开其上眼睑时眼球有回避动作或双睑闭得更紧）。四肢肌张力多变或挣扎、乱动。瞳孔对

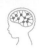

光反应存在，神经系统无阳性体征。心理治疗可获迅速恢复。

② 木僵状态（stupor state）：患者不动、不言、不食；面部表情固定，大小便潴留，对外界刺激缺乏反应，可伴有蜡样屈曲、违拗症，或言语刺激、触及其痛处时可有流泪、心率增快等情感反应。缓解后多能清楚回忆发病过程。见于精神分裂症的紧张性木僵、严重抑郁症的抑郁性木僵、反应性精神障碍的反应性木僵等。

③ 闭锁综合征（locked-in syndrome）：是由于脑桥腹侧病变，损及皮质延髓束和皮质脊髓束所致。表现为除眼睑及眼球垂直运动外，头面及四肢运动功能丧失，不能说话，貌似意识障碍，但实际意识完全清醒，只是不能表达而已。可以通过残存的眼睑及眼球运动回答"是"与"否"。

④ 发作性睡病（narcolepsy）：是一种不可抗拒的病理性睡眠。常在正常人不易入睡的场合下，如行走、骑车、工作、进食等情况下入睡，持续数分至数小时，可被唤醒，多伴有睡眠瘫痪、入睡幻觉及猝倒发作。唤醒后意识状态清醒。

⑤ 精神错乱状态（psycho-derangement）：临床表现与谵妄状态相似，但更严重。意识严重不清晰。以精神活动不协调，无法理解为特征。此时患者同现实环境失去接触而生活在错觉、幻觉和妄想观念之中，环境定向有严重障碍，自我意识则大多保存。常见片断的幻觉、妄想观念，多伴发运动性兴奋。持续时间可长达数周至数月，愈后回忆往往不全。

二、运动障碍（dyskinesia）

运动是由骨骼肌的协调收缩和松弛产生，可分为"随意"运动和"不随意"运动两类。随意运动是指由主观意志支配的动作，也称为自主运动，主要是锥体束的功能，由骨骼肌的收缩来完成。不随意运动是指不受主观意志控制的"自发"动作。在正常情况下，保持机体正常姿势的活动，主要是锥体外系和小脑系统的功能，由骨骼肌的不随意收缩来调节。所有运动都是在接受了感觉冲动以后所产生的反应，感觉功能直接参与了动作的准确执行。

1. 随意运动障碍（voluntary dyskinesia）

正常随意运动的完成，除了通过上运动神经元与下运动神经元实现外，还需要正常的肌肉和神经传导。上运动神经元起源于大脑额叶中央前回和旁中央小叶，其轴突组成皮质核束（即皮质脑干束，又称皮质延髓束）与皮质脊髓束，上运动神经元及其纤维束临床称为上运动神经单位。下运动神经元包括脑神经运动核与脊髓前角细胞，其轴突经脑神经运动根或脊髓前根、周围神经而到达所支配的肌肉。皮质脊髓束和皮质脑干束经放射冠分别通过内囊后肢和膝部下行。皮质脊髓束经中脑大脑脚中 3/5、脑桥基底部，在延髓锥体交叉处大部分纤维交叉至对侧形成皮质脊髓侧束下行，终止于脊髓前角；小部分纤维不交叉形成皮质脊髓前束，在下行过程中陆续交叉，止于对侧脊髓前角；仅有少数纤维始终不交叉直接下行，陆续止于同侧前角。皮质脑干束在脑干各个脑神经核的平面上交叉至对侧，分别终止于各个脑神经运动核。除面神经核下部及舌下神经核受对侧皮质脑干束支配外，其余脑干运动神经核均受双侧皮质脑干束支配，故中枢性脑神经受损仅出现对侧舌肌和面肌下部瘫痪。凡上或下运动神经元、神经肌肉接头、肌肉本身的病变均可导致随意动作的减退或消失，即瘫痪。

依据瘫痪部位可分为以下几型。

① 单瘫：单一肢体瘫痪。

② 偏瘫：为一侧肢体（上、下肢）瘫痪，常伴有同侧脑神经损害。

③ 交叉性偏瘫：为一侧偏瘫及对侧脑神经损害。

④ 四肢瘫：表现为双侧上下肢瘫痪。

⑤ 截瘫：为双下肢瘫痪，是脊髓横贯性损伤的结果。

2. 不随意运动障碍　(involuntary dyskinesia)

不随意运动障碍又称不自主运动（involuntary movement）或称异常运动（abnormal motion），是指患者意识清楚而不能自行控制的骨骼肌动作。临床上常见表现为抽动、痉挛、震颤、肌纤维震颤和肌束震颤、肌阵挛、舞蹈样动作、手足徐动、扭转痉挛等。

三、感觉障碍

临床上感觉障碍（sensory impairment）分为两大类。

1. 刺激性症状

感觉径路刺激性病变可引起感觉倒错、感觉过度、感觉异常及疼痛等。

2. 抑制性症状

感觉径路破坏时出现的感觉减退或缺失。同一部位各种感觉均缺失称为完全性感觉缺失；同一部位仅某种感觉缺失而其他感觉保存，则称为分离性感觉障碍。

四、失语症

语言是一种交流工具，语言有身体（姿势）语言、书面语言及口头语言。书

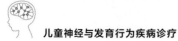

面语言中包括写、读。大脑的语言中枢与相应感觉或运动中枢靠近，额中回后部为写字中枢，额下回后部为说话中枢；缘上回和角回为听话中枢和阅读中枢。

失语症（aphasia）是由于脑损害所致的语言交流能力障碍，即后天获得性的对各种语言符号（口语、文字、手语等）的表达及认识能力受损或丧失。

1. 运动性失语 （motor aphasia）

运动性失语又称 Broca 失语。以口语表达障碍最为突出，呈典型非流利型口语，即语量少，口语理解相对较好。病变部位为优势半球 Broca 区（额下回后部），还有相应皮层下白质及脑室周围白质，甚至顶叶及岛叶。

2. 感觉性失语 （sensory aphasia）

感觉性失语又称 Wernicke 失语。口语理解严重障碍为其突出特点，患者对别人和自己讲的话均不理解，或仅理解个别词或短语；口语表达有适当的语法结构但缺乏实质词，表现为语量多，讲话不费力，发音清晰，语调正常，即流利型口语。病变部位为优势半球 Wernicke 区（颞上回后部）。

3. 命名性失语 （nominal aphasia）

命名性失语以命名不能为其主要特征，呈选择性命名障碍。在口语表达中表现找词困难、缺实质词，多以描述物品功能代替说不出的词，表现出赘语和空话较多。病变部位在优势半球颞中回后部或颞枕交界区。

五、失用症 （apraxia）

患者并无任何运动麻痹、共济失调、肌张力障碍和感觉障碍，也无意识及智力障碍等原因，但在企图做出有目的或细巧的动作时不能准确执行其所熟悉的随意动作。如不能按要求做伸舌、吞咽、洗脸、刷牙等动作。病变部位在左侧缘上回。

六、失认症 （agnosia）

患者并无视觉、听觉、触觉、智力及意识障碍等，但不能通过某一种感觉辨认以往熟悉的物体，但能通过其它感觉通道进行认识。

1. 视觉失认 （isual agnosia）

对眼前看到的、原来熟悉的物品不能正确认识、描述和命名。多见于后枕叶、纹状体周围区和角回病变。

2. 听觉失认 （auditory agnosia）

听力正常却不能辨别原来熟悉的声音。病变多位于双侧听觉联络皮质（如神经聋）、双侧颞上回中部皮质、优势半球颞叶皮质下白质。

3. 触觉性失认 (tactile agnosia)

在触觉、本体感觉和温度觉等均正常的情况下，不能单纯通过手触摸来认识手中感觉到的原来熟悉的物体。病变多位于双侧顶叶角回、缘上回。

4. 体象障碍 (body dysmorphic disorder)

有完好的视觉、温度觉和本体感觉，但却对躯体各个部位的存在、空间位置及各个组成部分之间关系的认识障碍，多见于非优势半球顶叶病变。表现为自体部位失认、偏侧肢体忽视、病觉缺失、患肢症及半侧肢体失存症。

5. Gerstmann 综合征

表现双侧手指失认、肢体左右失定向、失写和失算。多见于优势半球顶叶角回病变。

（陈燕惠）

第二节　发育行为疾病的病史采集

发育行为指在儿童成长过程（18 岁以前）中感知觉、大运动、精细动作、语言和社会适应性行为等方面的变化。当儿童发育过程中，其行为与年龄、性别、文化背景、社会期望不相适应，称之为发育行为问题。

常见发育行为问题分类如下。

① 运动行为问题：如儿童擦腿综合征、咬指甲、磨牙、吸吮手指、活动过多等。

② 生物功能行为问题：如遗尿、遗粪；多梦、睡眠不安、夜惊；食欲不佳、过分挑食等。

③ 性格行为问题：如惊恐、害羞、忧郁、社交退缩、交往不良、违拗、发脾气、躯体诉述等。

④ 社会行为问题：如破坏、偷窃、说谎、攻击等。

⑤ 语言问题：如语言发育迟缓、口吃等。

发育行为表现如下。

一、语言与言语 (language and speech)

语言（language）是由语音、词汇和语法构成的符号系统，是人类用来进行思想交流的工具。语言包括口头语言、书面语言和内部语言等三种形式及其有关的形态语言。语言的学习和使用基于表达和感受。

（1）语言障碍（language disorder，LD）　在语言的理解与（或）使用等方面存在缺陷，导致在各种形式的语言学习和使用中存在持续困难。有的儿童表现为理解困难；有的儿童表现为能够理解手势的含义但不开口说话；还有的儿童虽然表达流利，但内容贫乏、词不达意，交流功能明显缺陷。

① 发育性语言障碍（developmental language disorder）：是一组由中枢神经发育延迟引起，并非由于听觉或其它感觉的损伤、运动功能失调或其它躯体疾病（神经系统疾病）所致，也不能用智力障碍或全面发育迟缓来解释。

a. 表达性语言障碍（expressive language disorder）：是指儿童表达性口语应用能力明显低于其智龄的应有水平，但语言理解及非语言交流的能力在正常范围，发音的异常可有可无。表现为2岁时不会讲单词，3岁时不会讲2个词的短句，3岁以后词汇量少、讲话过短、句子结构幼稚、语法错误多、常忽略开头和结尾等。

b. 感受性语言障碍（receptive language disorder）：指接收和理解语言信息的能力存在缺陷，大多伴有语言表达和语音发育的异常。表现为12个月时对熟悉的名字无反应；18个月时不能识别常用物品；2岁时不能听从简单指令；3岁后不能理解语法结构，不理解别人语调、手势的意义。

② 语言发育迟缓（language developmental delay）：是指5岁以下儿童语言发育遵循正常的发育顺序，但是落后于同龄儿，未达到与其年龄相对应的水平。

（2）言语障碍（speech disorder）　是指口头语言中的发音、发声及言语节律性的障碍。正常儿童语言与言语的发展经过发音、理解和表述三个阶段。1岁以前的儿童主要是呀呀作语和初步理解阶段，1岁以后开始学说话，先说单词，然后组成句子，进入单词单句阶段。

① 构音困难（dysarthria）：语音是用以与他人交流的声音，构音障碍是指语音产生能力受损，影响了语音的可理解度，症状发生于发育早期，并非先天或获得性疾病所致。功能性构音障碍常常无明确的病因。

② 语流不畅（fluency disorder）：是指与个体年龄不相符的说话流利程度和停顿模式的紊乱，其特征常常是语音或音节的频繁重复或延长，以及字词的断裂、有声无声的阻断、迂回的说法、词语表达伴有过度的躯体紧张等其它形式的言语不流利，造成了儿童的交流焦虑并导致了社交表现的局限。

③ 特定言语发音障碍（specific speech articulation disorder）：表现为患儿运

用语音的能力低于其智龄的平均水平，但言语技能正常。这种发音障碍不是由于失语症引起，而是由于发育性表达和感受性语言障碍有关的清晰度障碍、口腔疾病、听力障碍、智力发育障碍等疾病引起的。常表现为言语发音延迟，其言语很难理解，患儿讲话时的语音省略、歪曲或代替的严重程度已超过正常儿童的变异范围。常见的现象有以下几种。

a. 舌根音化：以舌根音如 g、k、h 代替大多数舌前位音，如将"哥哥"说成"多多"，"草莓"说成"考莓"。

b. 舌前音化：以舌前音 d、t 代替某些语音，比如将"裤子"说成"兔子"。

c. 不送气音化：把送气音 p、t、k、c、s 用不送气音代替，如将"跑步"说成"饱步"。

d. 省略音化：省略语音的某些部分，如将"飞机"说成"飞一"等。

正常儿童言语与语言发育里程碑见表 1-1。

表 1-1　言语与语言发育与适应性行为里程碑

年龄	言语与语言	适应周围人物的能力与行为
新生儿	能哭叫	铃声使全身活动减少
2个月	发出和谐的喉音	能微笑，眼随物体转动
3个月	咿呀发音	头可随看到的物品或听到的声音转动180°；开始注意到自己的手
4个月	笑出声	抓面前物体；自己玩弄手；见食物表示喜悦
5个月	能喃喃地发出单词	伸手取物；能辨别人声；望着镜中人笑
6个月		能认识熟人和陌生人；自拉衣服；握足玩
7个月	能发"爸爸""妈妈"等音，但无意识	能听懂自己的名字
8个月	重复大人所发的简单音节	注意观察大人的行动；开始认识物体；两手传递玩具
9个月		能懂几个较复杂的词句，如"再见"；看见熟人会伸手出来要人抱；与人合作游戏
10～11个月	开始用单词，一个单词表示很多意义	模仿成人动作：招手、再见；抱着奶瓶自食
12个月	叫出物品的名字，如灯；指出自己的手、眼	对人和事物有喜憎之分；穿衣能合作；用杯喝水
15个月	能说出几个词和自己的名字	能表示同意，不同意
18个月	能认识和指出身体各部分	能表示大小便；懂得指令；会自己进食
2岁	会说2～3个字构成的句子	能完成简单动作，如拾起地上的物品；表达喜怒惧怕等

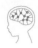

续表

年龄	言语与语言	适应周围人物的能力与行为
3 岁	能说短歌谣;数几个数	能认识画上的东西;懂得性别;用"我"称呼自己;表现自尊心、同情心、害羞
4 岁	能唱歌	能画人像;记忆力强;好发问
5 岁	开始识字	能分辨颜色;数 10 个数;懂得物品用途
6～7 岁	能讲故事	开始写字;能数十几个数;可简单加减;喜欢独立自主

二、运动与运动协调（movement and movement coordination）

1. 大运动

大运动指人体姿势和全身活动,如坐、爬、站、走、跑、跳等。这些动作按一定的顺序出现,正常儿童早期动作出现的平均年龄可概括为"二抬四翻六会坐,七滚八爬周会走",即 2 个月可以俯卧抬头,4 个月开始翻身,6 个月能够坐,7 个月来回翻身,8 个月可以爬行,1 周岁时学会独自走路。

2. 精细动作 (fine motor)

精细动作指手和手指的运动以及手眼协调操作物体的能力,如抓饼干、捏小米花、握笔绘画、穿串珠等。

3. 发育性协调障碍 (developmental coordination disorder, DCD)

主要表现为大运动和精细运动等方面的协调性障碍,表现为手部动作较笨拙,在进行抓握、书写任务时显示出障碍,日常生活中常出现系鞋带、扣纽扣困难等情况。

三、认知与适应

认知与适应（cognition and adaptation）是指个体对各种刺激的感知与反应。表现为婴幼儿在察觉周边环境的同时,可通过调整自己的行为来应对环境的需要,其认知的核心概念包括客体永存、因果关系、再认记忆和习惯注意。

四、注意缺陷

注意缺陷（attention deficit）是指注意集中困难和注意持续时间短暂,不能达到同年龄的水平,无法滤过无关刺激的表现。可表现为上课注意力不集中,在学习或活动中经常因为粗心发生错误，平时容易丢三落四，忘记日常活动的安排等，具有注意集中时间短暂、注意强度弱、注意范围狭窄、不善于分配注意等行为特点，从而对个体造成学业成就、职业表现、情感、认知功能、社交等多方面的损害。5～6 岁正常儿童通常持续注意时间为 12～15min；7～10 岁为 20min；11～12 岁为 25min；＞12 岁可达 30min 以上。

五、情绪与情感

情绪与情感（emotion and feeling）问题可以有以下表现形式。

1. 焦虑（anxiety）

（1）分离性焦虑　指儿童与其依恋对象分离时所表现出来的与其发育阶段不相称的、过度的害怕或者焦虑情绪。通常短暂性分离焦虑是幼儿社会化过程中的适应性反应，不影响儿童的社会功能。

（2）恐惧性焦虑（panicanxiety）　指儿童对某对象或处境产生过分的害怕，并且回避这类引起其产生害怕的情境。令儿童产生恐惧时的情境可因年龄而异，很多情境可出现在正常的发展过程中。儿童在恐惧时，常表现为哭闹、发脾气、呆滞或黏人，并且回避或躲避面对所害怕的情境。如果不可避免要接触恐惧对象，常见行为就是黏人和祈求照养者的帮助以逃避面对害怕的情境。

（3）社交性焦虑（social anxiety）　指一种对社交情境的显著或强烈的害怕或焦虑，儿童处于这类情境中因害怕被他人负面评价而出现一系列焦虑症状，例如脸红、发抖、流汗或口吃等。

（4）广泛性焦虑（generalized anxiety）　指对于诸多事件或活动产生过度的焦虑和担心，并且焦虑和担心的程度和频率与现实事件带来的冲击性不成比例，可能伴有坐立不安、感觉烦躁、注意力集中困难、易激惹等症状，还有可能出现多汗、心慌、气促、恶心、腹痛、夜惊、梦魇等生理反应。儿童往往很难控制担心的情绪，导致无法专注于学习或者日常生活任务。

2. 恐惧（phobia）

几乎每个儿童在发育的某一阶段都曾出现过恐惧反应，轻微的恐惧有利于儿童趋利避害，是对周围环境的一种必要的健康反应。

3. 选择性缄默（selective mutism）

选择性缄默指儿童经常在被期待发言的社交场合（如学校）无法发言，或当别人对其说话时无法给予回应，而在其它场合中可以说话，导致儿童的教育或学业方面受损。有该障碍的儿童通常具备正常的语言技能，但是他们在不需要交流的场合可能会表现出愿意参与社交。

4. 抑郁 (depression)

抑郁主要临床表现为持续性的抑郁心境，对几乎所有或所有活动的兴趣明显减少，儿童和青少年的心境可以表现为易激惹，同时可伴有食欲或体重、睡眠或精神运动性活动的变化，另外常常产生无价值感或内疚感，思考、集中注意力困难，或是反复思考死亡、有自杀观念或企图。

5. 强迫 (obsessive)

特征性行为表现是要强烈地反复思考（强迫性思维）或者反复做某个动作、仪式。这些思维或动作本不是个体本意但不能控制，对儿童青少年日常生活产生了不同程度的影响。儿童的强迫行为具有多样性，低年龄儿童的症状会被发脾气、成绩下降等所掩盖，高年龄儿童或青少年因自知力较好，能较好地描述自己内心的困扰体验。

6. 多动 (hyperactivity disorder) 与冲动 (impulsion)

多动的儿童行为常表现为活动过多，由于自我控制能力差，表现出与年龄不相称的多动，经常显得不安宁、小动作多、话多，难以从事安静的活动或者游戏。冲动的儿童行为常表现为爱插嘴，不能耐心等候，对不愉快的刺激反应过度，容易兴奋和冲动，不分场合、不顾后果，常与同伴发生打斗与纠纷，难以自控或伤害他人。

7. 攻击 (aggression)

攻击指有意对他人心理或躯体造成伤害并付诸行动的行为，包括身体、心理或言语方面，是不良情绪控制的结果。

8. 违拗 (negativism)

违拗是指一种对他人的要求或指令表现出抵制或反抗的行为。

六、学习能力 (learning ability) 障碍

学习能力是指在获得和运用听、说、读、写、计算、推理等的学习技能。学习能力障碍包括学习能力的偏异、协调运动障碍、听觉辨别能力差、理解与语言表达缺乏平衡、知觉转换障碍、视觉-空间知觉障碍等。

七、社会性行为 (social behavior)

1. 亲子关系

亲子关系指儿童与其主要抚养人（主要是父母）之间的交往关系。在婴幼儿

期，它几乎是儿童全部情感的依赖所在，在儿童生长发育过程中起着至关重要的作用。在这个过程中，婴幼儿在抚养人的支持与回应中健康成长，并形成良好、安全的依恋。

2. 同伴关系

同伴关系为儿童的社会情感发育和适应能力发展提供了重要和独特的背景，与同伴相处帮助儿童学会了换位思考、冲突处理、诚实、亲密等社会技巧，儿童从依赖父母成长到自我管理的过程中，同伴关系为其提供了重要的支持。

3. 亲社会行为

亲社会行为又被称为社会适应行为或社会认知，是物种之间在共同的社会生活中表现出来的、符合社会群体期望、并对其他个体或群体有益的行为。包括从基本的感知技能（比如面部和情感识别）到更复杂的技能（比如涉及精神状态的推论或者社会行为的解释），体现在情绪、社交等社会行为中。

4. 反社会行为

反社会行为是指个体不尊重符合社会常规的合法行为，漠视他人的愿望、权利或感受，为了获得个人的利益或愉悦，常常欺诈或操纵他人，冲动作出决定，表现出易激惹和具有攻击性，一般不能为自己做出的行为补偿或感到懊悔。

5. 社会退缩行为

社会退缩行为指的是个体在社会情境中产生的害羞、过分敏感、不合群以及社会焦虑等症状，常是儿童社会适应不良的一种表现形式，表现为不喜欢与人交往、喜独处；有与社会接触的兴趣，但因为社会技巧缺失等原因，受到同伴排斥；过分地害怕与同伴交往，具有较低的自尊水平。

6. 品行问题

品行问题是指儿童青少年期反复、持续出现的攻击性和反社会性行为，比如破坏财产、攻击人或动物、欺诈或盗窃等，这些行为常常侵犯了他人权利或违背了社会主要行为规范，影响了儿童本身的社会交往与学习功能，甚至影响到人格的正常发展。

7. 成瘾行为

成瘾行为指个体不可自制地反复渴求从事某种活动或滥用某种物质，以此来获得快感或者避免痛苦的行为，偏离了正常的嗜好和习惯。这种行为是通过激活个体的大脑犒赏系统得以强化，在儿童青少年群体中包括物质成瘾和网络成瘾，对其心理和社会功能均存在不同程度的损害。

（欧　萍）

第三节　病史采集注意事项

一、神经系统疾病病史采集要点

如何迅速抓住病史中的特点，最大限度地了解发病的基础，对选择针对性检查、尽快明确病因、确立抢救治疗措施、避免疾病进展、避免神经系统后遗症的发生有决定性价值。

快速准确采集病史：包括起病方式、首发症状、伴随症状、发生环境及既往健康状况、生长发育史、家族史等。

1. 起病方式

突然发生的神经系统症状常常是疾病急危症的表现。急骤发生的意识障碍，多为意外原因所致，如中毒、低血糖等；或慢性疾患所引起的急性并发症，如血管畸形引起的急性脑血管病、阿-斯综合征、颅内肿瘤引起的脑疝等。渐进加重的意识障碍，多见于中毒性或代谢性脑病、中枢神经系统感染等，这些患者多有原发病，如慢性肺、肝、肾病，糖尿病等，且原发病随着意识障碍的加重而加重。

2. 首发症状

症状时轻时重，病情波动性大，以中毒性或代谢性脑病居多。头部外伤陷入昏迷清醒后再陷入昏迷者，要考虑硬膜外血肿的可能性。定向障碍是意识障碍的一个可靠的和重要的标志，在一定程度上反映了疾病病理过程的轻重程度和性质。定向障碍出现时，常先累及时间定向，其后是地点定向，最后丧失人物定向。好转时定向恢复的次序则与定向障碍出现的次序相反。

3. 发生环境

（1）季节　冬季要考虑一氧化碳中毒；夏季要想到中暑。

（2）晨起发现的昏迷患者　应想到中毒（一氧化碳、药物等）或低血糖昏迷。

（3）公共场所发现的昏迷患者　多数为急骤发病者，如癫痫、脑出血、阿-斯综合征等。

（4）患者周围的事物　药瓶、未服完的药片、饮料或食物等应收集检验，注意呕吐物的气味。

（5）发病前状况　如情绪激动的可能诱因。

（6）有否外伤 注意可能的头部外伤史以及可能发生头部外伤的现场。

4. 伴随症状

要注意有无伴发热、头痛、呕吐、呕血、咯血、黄疸、水肿、血压变化、尿便异常等，以及这些症状与神经系统症状出现的先后次序。昏迷患者有无偏瘫，是区别脑血管病与其他昏迷疾病的主要依据之一。

5. 既往健康状况

如有无心、肝、肾、肺等脏器的慢性疾患；有无糖尿病、高血压以及类似的昏迷史等。对癫痫发作的患者应寻找与癫痫发作有关的既往疾病史（如脑膜炎、缺氧缺血性脑病、头部创伤），平时应用抗癫痫药物的习惯和剂量；糖尿病患者注射胰岛素的剂量和时间等。

6. 生长发育史

儿童神经系统处在发育期，行为发育尚不成熟，需要很敏锐地观察思维能力，临床诊断时必须极其小心，而且在作出诊断以后还应依据病情演变及治疗反应要反复地加以重新证实。采集发育史，特别需注意发育标志的任何平台期或缺失。对于年龄较大的儿童，学业成绩和社会交往史也是发育史的基本组成部分。

7. 家族史

儿童遗传性疾病发生率较高，需询问详细的家族史。在病史采集方面，除了需要掌握一般的问病史的方法外，还要特别注意：①了解病史的对象，不仅仅是患者，而且应包括患者的亲属或知情人。因为年龄小的儿童或出现意识障碍的患者，本身就没有能力叙述病史。②要注意判断患者的感受与实际病情的差异，在神经系统疾病的患者中，故意夸大或缩小病情的患者，要比其它系统疾病的患者多，因此，对病史分析时，要注意患者的诉说与实际体征及患者全身情况是否一致，否则，容易被患者不恰当的诉说引入误区，造成诊断和治疗的错误。③正确的分析与判断：通过问病史、体格检查及有关的辅助检查，获得了相应的临床资料，接下来就是将获得的临床资料，通过分析、判断而得出诊断。

二、发育行为疾病病史采集要点

1. 全面和重点兼顾

儿童的行为受到多方面因素影响，要意识到儿童的发育及行为问题与生物学因素、社会心理环境和理化环境相关，系基因与环境交互作用的结果，因此不能仅仅评价儿童的发育行为问题，而且要详细地了解儿童的现状和各个阶段的既往情况，充分了解就诊目的，围绕儿童的主观苦恼、功能损害询问相关病史，从而评估有利于儿童发展和改善问题的因素以及不利于儿童发展或恶化的因素。重点询问下列病史。

（1）现病史

① 本次就诊症状的具体表现：首次以及每次出现的时间、地点、情景、频次、强度、持续时间和缓解因素，家长、老师、同学对此行为的反应，以及家长为改变这种行为采取的措施、儿童的行为变化趋势等。

② 儿童功能受损情况：儿童的学习、家庭、社交、生活等社会功能是否因该种行为问题受到损害及损害的相关程度。

（2）围生期史、既往史　孕期、出生及新生儿期情况，既往是否存在其他疾病或者其他行为问题表现、干预措施及转归。

（3）生长发育史　各年龄阶段的生长发育情况。

（4）养育史　了解带养人情况及养育方式、家长经济及文化水平、父母关系、儿童的家庭及教育环境。

（5）家族史　家族是否有精神障碍病史及精神现状。

2. 多渠道、多形式的信息采集

为了对儿童做出准确的评估，需要从多渠道、多形式采集信息，尽量向多个知情者了解儿童的情况，包括家长、其他照养人、老师、同学乃至儿童本人等途径采集信息；还可以从儿童的各种形式记录获得有用的信息，包括既往相关的儿科、精神科、心理治疗记录等。

3. 情境观察

病史采集是发育行为评估最重要的过程，在这个过程中，可以观察儿童的表现、与家人的互动情况，通过询问病史，观察儿童的反应快慢、语言表达的流畅度和逻辑性、是否有焦虑抑郁等情绪表现，有助于对儿童的发育行为问题的完整采集，从而做出准确、全面的评估，并提供个体化的治疗方案。

（陈燕惠，欧　萍）

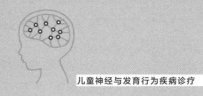

第二章　体格检查

第一节　一般查体

1. 一般情况

发育（好、中、差）、营养（好、中、差）、体位（自动、被动、强迫）、病容（急、慢、轻、危重）、神志（清晰、模糊、昏睡，谵妄、昏迷）、步态、表情和面容（安静、淡漠，痛苦、恐慌）、气味（肝臭味示肝昏迷，苹果味提示糖尿病酸中毒，大蒜味为敌敌畏中毒，尿臭味即氨味提示尿毒症等）、皮肤毛发分布情况、有无器官畸形。早产儿体格生长有一允许"落后"年龄范围，进行生长水平评价时应矫正胎龄至 40 周（足月）后再评价，身长允许追赶时间至出生后 40 月龄，体重至出生后 24 月龄，头围至出生后 18 月龄。

2. 生命体征

（1）体温　体温增高提示有感染性或炎症性疾患。体温过高则可能为中暑、脑干损害。体温过低则提示为休克、肾上腺皮质功能减退、寒冷损伤综合征或镇静药过量等。

（2）脉搏　脉搏不齐可能为心脏病，脉搏微弱无力提示休克或内出血等，脉搏过速可能为休克、心力衰竭、高热或甲亢危象，脉搏过缓提示颅内压增高或阿-斯综合征。

（3）呼吸　深而快的规律性呼吸常见于糖尿病酸中毒，称为 Kussmual 呼吸；浅而快速的规律性呼吸见于休克、心肺疾患或安眠药中毒引起的呼吸衰竭；昏迷患者呼吸障碍可提示中枢病变部位，昏迷患者呼吸障碍的定位见表 2-1。

表 2-1　昏迷患者呼吸障碍的定位

呼吸障碍表现	损害定位
过度换气后呼吸暂停	额叶
潮式呼吸（Cheyne-Stokes 呼吸）	间脑和中脑上部

续表

呼吸障碍表现	损害定位
呼吸过快、过深（中枢神经源性过度换气）	中脑下部和脑桥上部
交替式呼吸、间歇性呼吸	脑桥下部
共济性失调性呼吸或点头呼吸	脑桥下部和延髓上部

（4）血压　血压过高提示颅内压增高、高血压脑病或脑出血。血压过低可能为烧伤、脱水、休克、晕厥、肾上腺皮质功能减退或深昏迷状态。

3. 各系统检查

（1）皮肤黏膜　皮肤或黏膜黄染提示肝胆系统疾患或溶血性疾病可能；颜面及口唇紫绀提示急性缺氧或心肺疾病；口唇呈樱桃红考虑—氧化碳中毒；多汗提示有机磷中毒、甲亢危象或低血糖。苍白见于休克、贫血或低血糖。潮红为阿托品类药物中毒、高热、一氧化碳中毒等。皮肤或黏膜有出血点或瘀斑，提示有暴发性流行性脑膜炎、血液系统疾患或脓毒血症致弥散性血管内凝血（disseminated intravascular coagulation，DIC）可能；结节性硬化症的皮肤改变（色素脱失斑、面部血管纤维瘤、指趾甲纤维瘤及鲨鱼皮样斑）、斯特奇-韦伯综合征的面部血管瘤、神经纤维瘤病的咖啡牛奶斑、线状表皮痣的痣以及伊藤综合征的螺旋状色素沉着减少，均是特征性的查体发现。

（2）头面部　注意颅骨大小、形态，颅骨缝是否闭合。囟门大小，有无凹陷和隆起，头皮瘀斑或头皮下血肿提示头颅外伤。鼻和耳道溢液或出血常见于颅底骨折。注意观察有无先天性眼部缺陷。

（3）胸部　桶状胸、叩诊过度反响、唇甲紫绀、肺部听诊有啰音等提示有严重的肺气肿及肺部感染，可能合并肺性脑病。心律异常见于阿-斯综合征等。

（4）腹部　肝、脾肿大合并腹水者常为肝昏迷。

（5）四肢　有无肢体发育畸形、皮纹改变。杵状指提示慢性心肺疾患。肌束震颤见于有机磷中毒。双手扑翼样震颤多为中毒性或代谢性脑病。双下肢可凹性水肿可能提示有心、肾或肝疾患。21-三体综合征患儿常见通贯掌纹，草鞋足，趾球部约半数患儿呈弓形皮纹。

第二节　神经系统查体

神经系统查体就是检查神经传导通路是否正常，对定位诊断有十分重要的意义。

（一）意识状态

患儿因疾病或镇静实施过程中意识状态的评估见第四章第一节。

（二）脑神经检查

十二对脑神经核定位顺口溜：端脑一（嗅神经），间脑二（视神经）；第3、4（动眼、滑车神经）嵌中脑；5至8在脑桥（第Ⅴ～Ⅷ对脑神经）；9到12查延髓（第Ⅸ～Ⅻ对脑神经）。

（1）嗅神经　以特殊气味的物品分别测试双侧嗅觉，引起嗅觉障碍提示同侧嗅神经损害。鼻腔本身疾病也可引起嗅觉障碍。

（2）视神经　检查包括瞳孔反射、视力、视野、眼底检查等。眼底检查注意与某些神经皮肤病和遗传代谢性疾病有关的视网膜改变。颅内压增高时可有视盘水肿。

（3）动眼、滑车、展神经　这三对脑神经同司眼球运动，合称眼球运动神经。上睑下垂与眼球运动向内、向上及向下运动受限，均提示动眼神经麻痹。眼球向下及向外运动减弱，提示滑车神经损害。眼球向外转动障碍提示展神经受损。瞳孔反射异常可由动眼神经或视神经受损所致。巴比妥类中毒、吗啡鸦片类中毒、尿毒症者瞳孔缩小。瞳孔极度缩小提示有机磷或安眠药中毒、脑桥被盖病变；瞳孔散大、对光反应消失见于阿托品类药物中毒或深昏迷状态、中脑病变；双瞳孔不等大可能有脑疝形成；如果一侧散大，提示同侧发生了颞叶沟回疝；如果双侧散大，提示已发生了小脑扁桃体疝。

（4）三叉神经　面部感觉及咀嚼运动由三叉神经支配。三叉神经包括眼支，主要支配外眦以上前额和眼部感觉，上颌支主要支配面部上颌感觉，下颌支主管运动感觉。

（5）面神经　面神经主要支配面部表情肌和具有味觉功能。观察鼻唇沟是否变浅，口角有无低垂或歪向一侧。面神经损害时，舌前 2/3 味觉丧失。

（6）前庭蜗神经　包括前庭及耳蜗神经。检查包括听力及前庭功能检查。

（7）舌咽、迷走神经　询问有无吞咽困难、呛咳，观察腭垂是否居中，咽反射以及舌后 1/3 味觉是否异常。

（8）副神经　检查胸锁乳突肌与斜方肌是否萎缩，耸肩及转颈运动是否正常。

（9）舌下神经　观察舌肌有无萎缩，伸舌有无偏斜。

（三）运动功能检查

运动系统检查包括：肌力、肌容积、肌张力、平衡与共济运动、不自主运动、姿势步态改变。

1. 肌力测定

先观察自主活动时肢体动度，再用作对抗动作的方式测试上、下肢伸肌和屈肌的肌力，双手的握力和分指力等。须排除因疼痛、关节强直或肌张力过高所致的活动受限。肌力按六级分法记录，肌力的减退或丧失，称为瘫痪。"0级"为完全瘫痪。"1级"至"4级"，为不全性瘫痪或轻瘫；"1级"为有肌肉收缩而无肢体运动；"2级"为肢体能在床面移动而不能抬起；"3级"为肢体可抬离床面；"4级"为能抵抗部分外界阻力；"5级"为正常肌力。肌力评估方法参见表4 6、表4-7。

瘫痪按性质可分为：

（1）下运动神经元（周围性）瘫痪　见于脊髓前角细胞、前根以及运动神经病变。表现为肌力减退、肌张力减低、深反射消失、肌肉萎缩、可有肌纤维或肌束震颤。

（2）上运动神经元（中枢性）瘫痪　见于中央前回或皮质脊髓束损害。表现为肌力减退、肌张力增高、浅反射减弱或消失、深反射亢进，常有髌、踝阵挛，病理反射阳性，除失用性萎缩外，肌肉无局限性萎缩，亦无肌震颤。但在严重病变的急性期可出现为肌张力降低，深反射消失。

2. 肌容积

观察、触摸肌肉有无萎缩，两侧对比。必要时用尺测骨性标志如髌、踝、腕骨上下一定距离处且两侧肢体对等位置上的周径。肌萎缩见于下运动神经元瘫痪，亦可见于各种肌病，如肌营养不良症等。后者称肌源性肌萎缩。失用性肌萎缩见于上运动神经元瘫痪、关节固定等。肌病时还须注意腓肠肌等处有无假性肥大。

3. 肌张力

肌张力指肌肉在静息状态下的紧张度。除触摸肌肉测试其硬度外，还要测试完全放松的肢体被动活动时的阻力大小，并且两侧对比。肌张力可分为静止性肌张力、姿势性肌张力及运动性肌张力三类。

（1）肌张力减低　见于①"牵张反射弧"中断时，如下运动神经元瘫痪和后根、后索病变等；②上运动神经元瘫痪的休克期；③小脑病变；④某些锥体外系病变，如舞蹈症等。

（2）肌张力增高　①痉挛性肌张力增高：见于锥体束病变，系牵张反射被释放而增强所致。上肢屈肌张力增高，呈"折刀状"；下肢伸肌张力增高。②强直性肌张力增高：见于锥体外系病变，如震颤麻痹等。伸、屈肌张力均增高，呈"铅管样"或"齿轮状"。

此外，脑干前庭核水平以下病变还可见去大脑强直——四肢呈现强直性伸直。皮质广泛病变可见去皮层强直，表现为上肢屈曲内收，紧贴胸前，下肢强直性伸直。

临床上常采用改良 Ashworth 量表评估肌张力情况（参见表 4-10），还可通过婴儿运动关节活动度和被动活动肌张力分级来评估（参见表 4-8、表 4-9）。

4. 共济运动

共济失调是因小脑、本体感觉及前庭功能障碍所致的运动笨拙和不协调，而并非肌无力，可累及四肢、躯干及咽喉肌，引起姿势、步态和语言障碍。共济运动检查包括指鼻试验、跟-膝-胫试验、闭目难立征及快速轮替动作等。

（1）小脑性共济失调　表现为随意运动的速度、节律、幅度和力量的不规则，即协调运动障碍，还可伴有肌张力减低、眼球运动障碍及语言障碍。①姿势和步态的改变；②协调运动障碍，辨距不良和意向性震颤、协同不能；③语言障碍，吟诗语言和爆破性语言；④眼运动障碍，共济失调性眼球震颤；⑤肌张力减低。

（2）大脑性共济失调　大脑额、颞、枕叶与小脑之间有额桥束和颞枕桥束相联系，故当大脑损害时也可出现共济失调，少有眼球震颤，分为额叶性共济失调、顶叶性共济失调、颞叶性共济失调。

（3）感觉性共济失调　深感觉缺失所致，故睁眼视力代偿后，共济失调不明显。多累及下肢，出现肌张力减低，腱反射消失，震颤觉和关节位置觉丧失，行走时有如踩棉花感，为此，行走时举足过高，踏地过重，呈现"跨阈步态"。黑暗中症状更加明显。见于后索及严重的周围神经病变。

（4）前庭性共济失调　是指前庭损害时因失去身体空间定向能力所致，主要以平衡障碍为主，表现为站立不稳，改变头位可使症状加重，行走时向患侧倾倒，伴有明显的眩晕、恶心、呕吐、眼球震颤。四肢共济运动及言语功能正常。前庭功能检查如内耳变温（冷热水）试验或旋转试验反应减退或消失。病变越接近内耳迷路，共济失调越明显。

人体保持视物稳定、姿势平衡，主要依靠前庭、视觉和本体感觉系统的"平衡三联"协同。有人将共济失调编成便于记忆顺口溜：睁眼好闭眼不好，病变深感觉找；睁眼闭眼都不好，病变在小脑；睁眼好闭眼过会儿倒，病变前庭找。

5. 不自主运动

不自主发生的无目的异常运动。注意观察其形式、部位、速度、幅度、频率、节律等，并注意与自主运动、休息、睡眠和情绪改变的关系。两侧对比。不自主动作于安静时减轻，睡眠时完全停止，精神紧张或随意动作时加重，但感觉正常。

(1) 抽动　为肌肉快速、重复阵挛性或强直性的无意收缩，常为一组或多组肌肉同时产生，可以在面部或肢体，客观检查无异常。

(2) 痉挛　为肌肉或肌群断续的或持续的不随意收缩。某些痉挛可伴肌痛、肌强直或其他不自主运动及头、颈、肢体、躯干扭转畸形等。较持久的肌收缩称强直性肌痉挛。

(3) 震颤

① 静止性震颤：指肢体静止状态下出现的震颤。如震颤麻痹症，震颤多见于手及手指，典型者呈"搓药丸"样。

② 运动性（意向性）震颤：指肢体运动且指向一定目标时出现的震颤。震颤在肢体快到达目标时开始出现或变得更明显，多见于小脑病变。

(4) 肌纤维震颤和肌束震颤　为局限于肌肉的细小、快速或蠕动样颤动，不引起关节的活动。发生于下运动神经元变性期，肌肉极度萎缩时可消失。以手部最常见，其次为眼睑、头和舌部。

(5) 肌阵挛　为肌肉或肌群突发的、短促的闪电样不自主收缩。分为节律性和非节律性两种，以前者多见。

(6) 舞蹈样运动　为不规律的、不对称的、幅度不等的急促动作。如突发的肢体伸展、挤眉、眨眼、伸舌、摆头等。

(7) 手足徐动症　又称指划运动。以肌强直和手足缓缓地强直性伸屈性运动为特点，可发生于上肢、下肢、面部和头颅。躯干的徐动症又称扭转痉挛，临床上以肌张力障碍和四肢近端或躯干顺躯体纵轴畸形扭曲为特征，肌张力在扭转时增高，扭转停止时正常。

6. 姿势、步态改变

临床上最常见的为偏瘫步态：瘫侧上肢内收、旋前、屈曲，并贴近身体不摆动；下肢则伸直，不能屈曲，行走似划圈。见于锥体束病变恢复期。此外，尚有双下肢张力增高引起的剪刀（痉挛）步态，小脑病变引起的酒醉（蹒跚）步态，震颤麻痹引起的慌张步态，下肢松弛性瘫痪如进行性肌营养不良引起的摇摆（鸭行）步态等。

(四)感觉功能检查

1. 感觉分类

(1) 浅感觉　包括痛觉、触觉及温度觉。

（2）深感觉　包括运动觉、位置觉及震动觉。

（3）复合感觉　是指皮肤定位感觉、两点辨别觉和形体觉等，也称皮质感觉。

疼痛是机体对各种外界创伤刺激的反应，是一种主观的不愉快的反应。疼痛状态的评估是进行疼痛干预的前提，也是评价干预效果的手段。临床上部分患儿，尤其是婴幼儿，不会主动诉说疼痛，小儿疼痛评估相对于成人更困难。第四章第一节介绍了临床儿童疼痛评估方法可帮助临床医师进行快速评估。

2. 神经系统各部损伤所致感觉障碍表现

（1）周围神经型　单神经、神经干或神经丛病变。主要临床表现为受累神经支配区局部麻木、灼痛、刺痛、感觉过敏、实体感缺失等。

（2）节段型　后根受累表现为节段性完全性或分离性感觉障碍；脊髓前连合受累表现为双侧对称性节段性分离性感觉障碍。神经节段对应的皮肤感觉平面见表2-2。

表 2-2　神经节段对应的皮肤感觉平面

神经节段	皮肤感觉平面	神经节段	皮肤感觉平面
C_2	枕骨粗隆	T_8	第8肋间
C_3	锁骨上窝	T_9	第9肋间
C_4	肩锁关节的顶部	T_{10}	第10肋间
C_5	肘前窝的外侧面	T_{11}	第11肋间
C_6	拇指	T_{12}	腹股沟韧带中部
C_7	中指	L_1	T_{12}与L_2间上1/2处
C_8	小指	L_2	大腿前中部
T_1	肘前窝的尺侧面	L_3	股骨内髁
T_2	腋窝	L_4	内踝
T_3	第3肋间	L_5	足背第三跖趾关节
T_4	第4肋间(乳线)	S_1	足跟外侧
T_5	第5肋间	S_2	腘窝中点
T_6	第6肋间(剑突水平)	S_3	坐骨结节
T_7	第7肋间	S_{4-5}	肛门周围(作为一个平面)

（3）传导束型　脊髓横贯性损害时，病变平面以下传导束性全部感觉障碍，伴有截瘫或四肢瘫、尿便障碍。颈膨大损伤表现为损伤平面下的感觉全丧失；上肢周围瘫，下肢中枢瘫。胸髓横贯性损伤表现为损伤平面下感觉障碍。下肢中枢瘫，上肢不受影响。脊髓半横贯损伤表现为损伤平面下，患侧中枢瘫，本体觉丧失，而对侧痛温觉丧失。

（4）交叉型　如延髓背外侧（Wallenberg）综合征，病变累及三叉神经脊束、脊束核及对侧已交叉的脊髓丘束，表现为同侧面部及对侧偏身痛、温觉减退或消失，并有其它结构损害的症状和体征。

（5）偏身型　脑桥、中脑、丘脑及内囊等处病变均可导致偏身（包括面部）的感觉减退或缺失，可伴有肢体瘫痪或面舌瘫等。一侧脑桥或中脑病变可出现受损平面同侧脑神经下运动神经元瘫，对侧肢体中枢瘫。丘脑病变时深感觉重于浅感觉，远端重于近端，常伴有自发性疼痛和感觉过度；一侧内囊损伤，大多为完全的偏瘫，常表现为"三偏"——偏瘫，偏盲，偏侧感觉消失。

(五)自主神经功能检查

（1）眼心反射　眼球加压 20～30s 后，心率减慢 10～12 次/分，减慢超过 12 次提示副交感神经功能增强；心率加快提示交感神经功能亢进。迷走神经麻痹则无反应。

（2）卧立位试验　由卧位到立位脉率增加超过 10～12 次/分为交感神经兴奋性增强，由立位到卧位脉率减慢超过 10～12 次/分则为迷走神经兴奋性增强。

（3）皮肤划痕试验　用钝头竹签在皮肤上适度加压划一条线，数秒钟后，皮肤先出现白色划痕（血管收缩）高出皮面，以后变红属正常反应。如白色划痕持续较久，超过 5min，提示交感神经兴奋性增高。如红色划痕迅速出现且持续时间长，提示副交感神经兴奋性增高或交感神经麻痹。

(六)神经反射检查

反射是通过反射弧完成的，一个反射弧包括：感受器、传入神经元、中枢、传出神经元和效应器等部分。神经反射检查可帮助临床医师判断神经损伤、损伤程度、损伤部位，有助于早期发现神经系统发育异常或受损。

进行神经反射检查时应该在儿童安静清醒、半空腹状态的情况下进行。小儿神经反射的发育情况能反映其神经系统的发育水平，如出现神经反射左右不对称，该出现时不出现、该消失时不消失，或出现病理反射等情况，均提示神经或运动系统发育异常或受损。

1. 儿童期重要的反射发育

儿童期重要的反射依据发育时间大体分为 4 种情况：①出生就有且终生存在，如吞咽反射、牵张反射等；②出生就有且短期存在，如吸吮反射、拥抱反射；③出生后形成且短期存在，如紧张性颈反射等；④出生后形成且长期存在，如翻正反射、保护性伸展反射、降落伞反射等。儿童期重要反射见表 2-3。

表 2-3　儿童期重要的反射

反射水平	反射	正常持续时间	刺激	反应
原始反射（脊髓水平）	觅食反射	0～4 个月	用手指轻擦小儿一侧口角的皮肤	头转向刺激侧并张口的动作
	吸吮反射	胎龄 28 周至出生后 4 个月	将手指放入小儿口中	出现吸吮动作
	握持反射	胎龄 28 周至出生后 4 个月	将手指或适合的物体放入小儿手掌内侧处	手指屈曲握紧检查者的手指或物体，头部移至身体正中
	踏步反射	0～2 个月	腋下扶持于直立位并使身躯向前略倾，足底与床面接触	踏步动作或开步走姿势
	拥抱反射（moro 反射）	0～6 个月	仰卧，提起小儿双手，使其头颈离开床面约10°～15°，然后突然放开双手	拥抱型（0～3 个月）：双上肢向胸前屈曲回收呈状。伸展型（4～6 个月）：手先向两侧伸展张开，然后拥抱状
	交叉伸脚反射	0～2 个月	仰卧，按住膝关节使腿伸直，再刺激同侧足底	对侧下肢屈曲，然后伸直并内收
脑干水平反射	紧张性迷路反射	0～4 个月	①仰卧位：头正中，头部轻度后仰 ②俯卧位：头部前屈	①四肢伸展 ②四肢屈曲，臀高头低
	非对称性颈紧张反射	0～6 个月	仰卧，头于正中位，上下肢伸直，然后将其头部转向一侧	颜面侧上下肢伸展，而对侧上下肢屈曲
	Landau 氏反射	6～18 个月	①婴儿以胸腹部俯卧悬垂位于检查者手掌上 ②上述姿势，将头往下轻压	①头上仰，躯干伸直 ②下肢缩起
中脑水平反射	翻正反射	1～2 个月	小儿蒙眼抱起，仰视、俯视、身体倾向左侧、右侧	全身屈肌张力同时增高
	降落伞反射	9 个月至终生	握住婴儿腹胸部并突然往下移动	双手、双脚向外伸展
大脑水平反射	坐位反应	前方：6 个月至终生 侧方：7 个月至终生 后方：10 个月至终生	于坐位，检查者用手分别向前方、左右方向、后方推动小儿，使其身体倾斜	出现头部和胸部立直反应的同时，分别出现两上肢迅速向前方伸出；倾斜侧上肢立刻向侧方支撑、另一侧上肢有时伸展；两手迅速伸向后方做支撑动作
	迈步反应	前方：12 个月至终生 侧方：18 个月至终生 后方：24 个月至终生	于站立位，检查者用手分别向前方、左右方向、后方推动小儿，使其身体倾斜	为了维持平衡，脚相应地向侧方或前方、后方迈出一步，头部和躯干出现调整

2. 浅反射

刺激皮肤或黏膜引起的反应称为浅反射（表2-4）。

（1）角膜反射　反射弧：三叉神经眼支→脑桥→面神经核→眼轮匝肌作出闭眼反应。刺激一侧角膜→被检眼眼睑迅速闭合，称为直接角膜反射；刺激一侧角膜→对侧出现眼睑闭合反应，称为间接角膜反射。

① 直接与间接角膜反射皆消失，见于患者三叉神经病变（传入障碍）。

② 直接反射消失，间接反射存在，见于患侧面神经瘫痪（传出障碍）。

③ 角膜反射完全消失，见于深昏迷患者。

（2）腹壁反射　仰卧，两下肢稍屈，腹壁放松，然后用钝头竹签轻划上、中、下三个部位腹壁皮肤，可引起对应的腹壁肌收缩。

① 上部腹壁反射消失，定位于胸髓7～8节病损。

② 中部腹壁反射消失，定位于胸髓8～10节病损。

③ 下部腹壁反射消失，定位于胸髓11～12节病损。

一侧腹壁反射消失见于同侧锥体束病损、昏迷或急腹症患者，也可见于肥胖者和婴儿（腹肌薄弱）。

（3）提睾反射　用钝头木签由下向上轻划股内侧上方皮肤，可引起同侧提睾肌收缩，睾丸上提。双侧提睾反射消失见于腰髓1～2节受损。提睾反射减弱或消失也可见于锥体束损害或不足6个月龄的婴儿及局部病变（如腹股沟疝、阴囊水肿、睾丸炎等）。

（4）跖反射　检查方法及意义见表2-4。

（5）肛门反射　检查方法及意义见表2-4。

表2-4　浅反射

反射	检查法	反应	肌肉	神经	节段定位
角膜反射	细棉签在角膜外缘轻触角膜	眼睑迅速闭合	眼轮匝肌	三叉神经	
上腹壁反射	划过腹部上部皮肤	上腹壁收缩	腹横肌	肋间神经	$T_7 \sim T_8$
中腹壁反射	划过腹部中部皮肤	中腹壁收缩	腹斜肌	肋间神经	$T_9 \sim T_{10}$
下腹壁反射	划过腹部下部皮肤	下腹壁收缩	腹直肌	肋间神经	$T_1 \sim T_{12}$
提睾肌反射	刺激大腿上部内侧皮肤	睾丸上提	提睾肌	生殖股神经	$L_1 \sim L_2$
正常跖反射	轻划足底外侧	足趾及足向跖面屈曲	屈趾肌等	坐骨神经	$S_1 \sim S_2$
病理跖反射	轻划足底外侧	趾向足背伸直,其余足趾呈扇面张开	屈趾肌等	坐骨神经	锥体束
肛门反射	轻划或针刺肛门附近	外括约肌收缩	肛门括约肌	肛尾神经	$S_4 \sim S_5$

3. 深反射

刺激骨膜、肌腱引起的反应是通过深部感觉器完成的。有些患者精神过于紧张，下肢反射引不出，可嘱患者双手扣起，用力拉紧再试即可引出。常用深反射、检查方法及意义见表 2-5。

表 2-5 深反射

反射	检查法	反应	肌肉	神经	节段定位
二头肌反射	叩击置于二头肌腱上的拇指	肘关节屈曲	二头肌	肌皮神经	$C_5 \sim C_6$
三头肌反射	叩击鹰嘴上方的三头肌腱	肘关节伸直	三头肌	桡神经	$C_6 \sim C_7$
桡骨膜反射	叩击桡骨茎突	前臂旋前、屈肘	肱桡肌	桡神经	$C_5 \sim C_8$
膝反射	叩击髌腱	膝关节伸直	四头肌	股神经	$L_2 \sim L_4$
跟腱反射	叩击跟腱	足向跖面屈曲	腓肠肌	胫神经	$L_2 \sim S_2$

4. 病理反射

系锥体束病损导致的，表现为锥体束征阳性、深反射亢进（如踝阵挛、髌阵挛），检查方法及意义见表 2-6。下肢锥体束征包括巴宾斯基征（Babinski 征）、查多克征（Chaddock 征）、奥本海姆征（Oppenheim 征）、Gordon 征。上肢锥体束征，如霍夫曼征（Hoffmann 征）。<2 岁的婴幼儿由于锥体束尚未发育完善，可以出现上述反射现象，双侧不对称锥体束征阳性或 2 岁后儿童依然出现锥体束征阳性，则为病理反射。

表 2-6 病理反射

名称	检查法	阳性反应
Babinski 征	用钝物在足底外缘自后向前划过	踇趾背伸，其余各趾呈扇形展开
Chaddock 征	以针划过足部外踝处	踇趾背伸，其余各指呈扇形展开
Oppenheim 征	以拇指及食指沿胫骨前缘自上而下用力下滑	踇趾背伸，其余各指呈扇形展开
Gordon 征	用手捏压腓肠肌	踇趾背伸，其余各指呈扇形展开
Hoffmann 征	左手托住患者一侧的腕部，并使腕关节略背屈，各手指轻度屈曲，医生以右手食、中两指夹住患者中指远侧指间关节，以拇指迅速向下弹刮迅者中指甲	拇指内收，其余四指掌屈
踝阵挛	一手持小腿，一手持足掌前端，用力使踝关节过伸在患者仰卧，嘱其髋关节和膝关节稍屈曲。检查者一手托其胸部，另手握其足远侧端，强力推足背屈并维持一定推力，若踝关节出现节律性伸屈运动	踝关节出现节律性伸屈运动
髌阵挛	患者仰卧，下肢伸直，检查者以拇指和食指按住其髌骨上缘，突然用力如冲击状向下推，并持续的压于髌骨上缘，此时若出现髌骨有节律的跳动	髌骨有节律的跳动

5. 脑膜刺激征

（1）颈项强直　患者仰卧，检查者以手托扶患者枕部作被动屈颈动作，以测试颈肌抵抗力。颈椎病、骨折也可阳性。

（2）克尼格征（Kernig 征）　患者仰卧，先将一侧髋关节屈成直角，再用手抬高小腿，正常人可将膝关节伸达 135°以上，伸膝受限，疼痛、屈肌痉挛为阳性。

（3）布鲁津斯基征（Brudzinski 征）　患者仰卧，下肢自然伸直，医师左手托住患者枕部，一手置于患者胸前，然后使头部前屈，两侧膝关节、髋关节屈曲为阳性。

6. Lasegue 征

卧位，两下肢伸直，医师左手置于膝关节上，使下肢保持伸直，另一手将下肢抬起，正常可抬高 70°，若仅能抬高 30°～40°则为阳性。阳性提示坐骨神经根受刺激。

（陈燕惠）

第三节　发育行为疾病的查体

发育行为疾病除了常规的体格检查及相关神经专科检查，还有其特殊性。

1. 精神状态

精神状态反映的是人当时的心理情况，即人的思想意识的临时定位。也就是说精神状态，随着时间环境的变化，每个人都各不相同。注意在诊室的表现，与医师接触交谈是合作；思维是否清晰，有无思维障碍，如思维迟缓、思维奔逸、思维贫乏或不符合逻辑、错觉、幻觉、妄想等；有无怪异行为，如在地上爬行、用手捂眼睛或者无目的地跑来跑去等。是否过分羞涩、紧张、违拗、哭闹；有无伤人、自伤、攻击行为等。注意力的评估包括集中还是涣散、持久还是短暂，以及注意的广度等；记忆的评估包括远期记忆、近期记忆及保持力。

2. 情感活动

包括情感的性质、协调性以及稳定性。情感的性质，是适度，还是淡漠、抑郁、焦虑、憎恨、愤怒、紧张、易激惹、高扬、欣快或幼稚；情感与内心体验及外界环境是否协调。

3. 言语方面

注意语音、语调、语速、语量、流畅性，表达或理解语言方面有无困难；非语言表达方式（对手势的理解、姿势的表达）。

4. 感知觉检查

① 视觉：是否存在阅读不连贯、写字大小不一等情况，是否对图形之间的细微差别的辨别及辨色能力受限或不足。

② 听觉：评估是否存在听指令欠佳，对某些声音敏感或迟钝，时有大声喊叫或自言自语情况。

③ 触觉：触觉敏感时表现为不喜欢人触摸、社交能力差、不喜欢拥挤环境、幼儿时期不易戒除奶嘴，排斥刷牙、洗头、剪发等，往往难以接受原计划发生改变等。触觉迟钝时可表现为对冷热、疼痛不敏感，不知道躲避危险，喜欢搂抱别人、不断触摸物品和搓手等行为。

④ 味觉：评估是否存在偏食、挑食，拒绝或偏好某种食物或味道。

⑤ 嗅觉：评估是否排斥或偏好某种气味。

⑥ 本体觉：评估内容包括动作协调能力、精细动作，是否存在喜欢寻求感觉刺激如咀嚼衣服、咬指甲等，是否喜欢碰撞，方向感是否准确等。

5. 运动能力

正常儿童运动发育里程碑见表 2-7。

表 2-7 正常儿童运动发育里程碑

年龄	抬头	翻身	坐	匍匐、爬	站、走、跳
新生儿	俯卧抬头 1～2s	伸展脊柱从侧卧位到仰卧位	腰肌无力	俯卧位有反射性匍匐动作	直立时,可服众;出现踏步反射和立足反射
2 月龄				俯卧交替踢脚,是匍匐的开始	
3 月龄	抬头 45°,可自由转动		扶坐腰背呈弧形	用手撑住上身数分钟	
4 月龄		以身体为一体从侧卧位到仰卧位但无身体转动	扶坐时能竖颈		
5 月龄	复位抬头 90°				扶掖站时,双下肢可负重,可上下跳动
6 月龄		从仰卧位翻至侧卧位,或从俯卧位至仰卧位	双手支撑坐稳片刻		
7 月龄		上肢、下肢继而躯干,分段转动,连续从仰卧至俯卧,再翻至仰卧	坐稳,双手可玩玩具,活动范围大时身体向侧面倾斜失去平衡,发展前向保护反射	俯卧时可后退或原地转	
8 月龄			坐稳,背部竖直,左右转动,活动范围大时双手伸出维持身体倾斜时的平衡	匍匐运动	扶站片刻
9 月龄				跪爬	

续表

年龄	抬头	翻身	坐	匍匐、爬	站、走、跳
10月龄				熟练爬行	
12月龄			发展后向保护反射；自己爬上凳子，转身坐下		独站片刻，扶走
18月龄			独坐小凳子，弯腰拾物		跑，倒着走
2岁					
30月龄					单足站片刻，原地双足离地跳
3岁					上下楼梯、并足跳远、单脚跳
4岁					沿着直线走
5~6岁					脚尖对脚尖走，跳绳、溜冰

6. 神经系统软体征 (soft neurological signs)

神经系统软体征是指一组定义模糊的躯体所见，并可假设其反映了中枢神经系统的不成熟或亚临床损伤，但与神经系统硬体征相对而言，软体征没有明确的临床意义或定位价值。通常表现视觉精确度不良、说话不顺畅、动作技能差、运动不协调，尤其精细动作时显得笨拙或完成困难、镜像运动或左右混淆等。

（欧　萍）

第四节　体格检查注意事项

体格检查时要尽可能取得儿童及家长合作。

一、神经系统查体注意事项

1. 首先需要熟悉和了解神经系统的解剖和生理基础

神经系统犹如一个庞大而又十分有序的信息交通网，它的基本单位就是神经传导通路，通常由感受器、传入神经、中枢、传出神经、效应器构成神经系统网络。掌握了网络的"主干道"，就能较好地把握网络的主体，这对认识神经系统疾病十分重要。神经系统疾病的发生实质上就是网络上的某个环节、部位发生了故障。如凡上或下运动神经元、神经和肌肉接点部位、肌肉本身的病变均可导致瘫痪，但表现各异（参见第十章）。

2. 临床上依据病情需要进行全面而有重点有查体

疾病急危、时间紧迫时，根据病史，在评估生命体征后，可根据提供的线索确定查体的重点，如：注意体温、呼吸、脉搏、血压、瞳孔、巩膜、面容、唇色、口腔及耳部情况、呼气的气味等，并重点检查神经体征和脑膜刺激征，以便迅速定位，并进行病因诊断。婴幼儿注意力集中时间短，检查的顺序可灵活掌握，如在儿童安静时先检查易受哭闹影响的部位，如心肺听诊和腹部触诊；容易观察的部位可随时查，如四肢、躯干骨骼、浅表淋巴结等；有刺激的检查或患儿不易接受的部位最后查，如口腔、咽部等，有疼痛的部位也应放在最后检查。

3. 注意观察及询问日常活动情况

年龄小的儿童检查常常不能合作，尤其是小婴儿的检查，首先要观察其自然行动和对刺激的反应评估神经系统受累情况，如观察患者是否有肢体的自主活动，活动减少的一侧肢体或下肢外旋位提示该侧肢体有偏瘫；被动活动患者肢体，观察是否有肌张力的变化，能否维持功能姿势；无法维持功能姿势的一侧肢体提示肌张力低下、偏瘫；疼痛刺激四肢，观察是否有逃避动作，以此判断患者肢体是否瘫痪以及严重程度。

4. 进行临床诊断时，理论知识和逻辑思维要密切结合

面对神经系统疾病的患者，强调先定位诊断，再定性诊断。"定位"诊断即通过收集病史资料、神经系统查体，判断疾病发生的部位。然后，再根据病变部位及其它相关信息，确定发病的病因，即"定性"诊断。在这个过程中需要理论知识和逻辑思维的密切结合，如考虑病变部位位于颈膨大以上，对应的临床表现是四肢上运动神经元瘫；而颈膨大病变，产生的则是双上肢下运动神经元瘫与双下肢上运动神经元瘫。

二、发育行为查体注意事项

（1）注意儿童行为发育过程与其年龄、性别、文化背景、社会期望是否适应。

（2）要熟悉儿童行为模式及发育程序与个体差异。注意儿童行为发育是否符合生长发育规律，并结合发育里程碑进行行为评估和临床诊断。

（3）儿童状态，如饥饿、困乏、睡眠时间、注意力、配合情况、操作的姿势等可能影响查体结果。对于检查不合作患儿可通过在其他情景（如日常活动、游戏）中观察及通过询问父母、知情者、老师及伙伴获得相关发育行为检查信息及核对发育行为表现。

（4）需注意儿童发育受遗传、环境、疾病及教育干预等因素影响，目前的查体结果，并不能确定对将来适应环境能力和心理行为发育水平。

（陈燕惠，欧　萍）

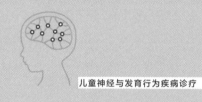

第三章　　辅助检查

辅助诊断措施的选择取决于所怀疑病变的类型和特点。临床应在病史询问和体格检查基础上，综合分析患儿临床特点，选择针对性的辅助检查。

第一节　　实验室检查

(一)脑脊液检查

脑脊液（cerebrospinal fluid，CSF）检查是神经系统疾病十分重要的辅助检查。脑脊液是存在于脑室及蛛网膜下腔中的无色透明液体。脑脊液检查能为多种中枢神经系统疾病提供重要的诊断性依据，特别是急慢性脑炎、脑膜炎和脑膜脑炎，只有靠脑脊液检查方可确立诊断。

CSF 常规检查包括目视检查、蛋白质定性实验、细胞计数及细胞分类计数等；常规生化检查如蛋白质定量、葡萄糖、氯化物。必要时按病情需要做细菌涂片和其它化学检查如乳酸、酶学、病原学、免疫学、病理学等检查辅助临床诊断。

采集脑脊液一般用腰椎穿刺术（腰穿）获得，必要时可通过小脑延髓池穿刺术或侧脑室穿刺术获得。凡为临床诊断、鉴别诊断以及确定疾病严重程度和进展等需要，须通过腰穿途径测定压力和（或）脑脊液检查进行辅助性诊断，在无腰穿禁忌证的情况下都应进行腰穿。

腰穿的禁忌证：①腰穿部位组织感染性等病变。②颅内压明显增高，如颅内占位性病变或阻塞性脑积水。视盘水肿为腰穿的相对禁忌证，如临床表现和 CT/MRI 无颅内占位性病变或脑积水的证据，而又须腰穿检查协助诊断时，可审慎地进行腰穿。③出血倾向患者：血小板计数低于 $50 \times 10^9/L$ 患者，只有在特别急需的情况下审慎腰穿；若血小板计数低于 $20 \times 10^9/L$ 时，须于腰穿前静脉输给血小板后方可进行。接受肝素治疗中的患者，腰穿前应给予鱼精蛋白；接受华法林治疗中的患者，腰穿前应给予维生素 K 或新鲜冻血浆。④枕骨大孔区和椎管内的占位性病变。⑤患者因精神和躯体的情况使不能或无法配合进行腰穿，如休克。

1. 脑脊液外观

正常脑脊液为无色透明液体。病理状态下，CSF 中出现各种细胞成分、致病微生物及炎性渗出物，可使 CSF 颜色或透明度发生改变。不同病因的脑脊液外观见表 3-1。

表 3-1　不同病因的脑脊液外观

脑脊液外观	病因(病原)
云雾状	细菌性感染
米汤样	细菌性脑膜炎
纤维膜	结核性脑膜炎
淡黄色	陈旧性出血、椎管梗阻、重症黄疸
血性	颅内出血或穿刺损伤

当取得脑脊液为血性时首先需先区别是损伤性穿刺还是病理性出血所致，两者的鉴别见表 3-2。

表 3-2　脑脊液穿刺损伤出血与病理性出血的鉴别

脑脊液	损伤出血	病理性出血
三管试验	第一管至第三管逐渐变淡	三管的颜色均匀不变
放置试验	可凝成血块	不凝
离心试验	上层液无色	上层液红色或黄色
潜血试验	阴性	阳性
细胞形态	正常、完整	皱缩，出现含红细胞的吞噬细胞
脑脊液压力	正常	常升高

注：①三管试验：取三只试管分别采集脑脊液，每管 2～3mL，观察第一管至第三管颜色变化。②放置试验：脑脊液采集后，静置 1～2h 后观察。正常脑脊液放置 24h 不形成薄膜，无凝块和沉淀。③离心试验：盛有脑脊液的试管经 3000r/min 离心 10～15min 后观察。④潜血试验：病理性出血 2h 以后由于氧合血红蛋白的出现，潜血试验呈阳性；而穿刺损伤出血，由于红细胞尚未溶解，潜血实验阴性。⑤细胞形态：脑脊液采集后立即用显微镜观察红细胞形态。

（1）评估出血量　脑脊液中有不同量的红细胞，出现的外观也有所不同，因此可以通过目测法观察脑脊液外观颜色和透明度来估计脑脊液中红细胞数量（表 3-3）。

表 3-3　目测法脑脊液中红细胞数量

外观变化	红细胞数量的估计/($\times 10^6$/L)
透明无色	<300
雾状或混浊	$300～1000$
粉红色	$1000～3000$
明显红色	$5000～10000$
血性	>10000

还可以通过公式估算大致出血量：

$$出血量(mL)=[脑脊液中红细胞数量(\times10^6/L)\times平均脑脊液数量(成人约$$
$$150mL)]/血中红细胞数量(\times10^6/L)$$

（2）出血时间估计　由于出血时间的不同，红细胞溶解产生的氧合血红蛋白和胆红素含量的差异，导致脑脊液的颜色也有所不同。

① 出血在2～4h内，脑脊液上层液可无颜色改变。

② 出血4～12h后，由于开始溶血，脑脊液因氧合血红蛋白而呈橘红色或粉红色。

③ 出血1.5～5天，因出现胆红素而呈现橙黄色（脑脊液中蛋白质超过100～150mg/dL，或者胆红素超过0.5mg/dL即可黄变）。

④ 3周后转为正常。

2. 颅内压测定

各年龄段儿童颅内压力正常值不同，可接受的最大增加范围也不相同，具体见表3-4。

表3-4　儿童各年龄段颅内压力和可接受的最大增加范围

年龄段	正常值范围/mmH$_2$O	可接受的最大增加范围/mmH$_2$O
新生儿(0～28 天)	20～60	—
婴儿(28天至1岁)	30～80	—
幼儿(1～15 岁)	40～100	80～200
青少年(15～18 岁)	<200	<200

3. 脑脊液细胞学、病理学检查

脑脊液中白细胞增多是脑膜刺激的表现，不一定都是感染性的。脑脊液中出现中性粒细胞、嗜酸性粒细胞、嗜碱性粒细胞、浆细胞、巨噬细胞及其他异常细胞均为病理性表现。脑脊液常见细胞分类及临床意义具体见表3-5。

表3-5　脑脊液常见细胞分类及临床意义

脑脊液细胞类型	临床意义
中性粒细胞	病理性,无病因特异性。见于中枢神经系统急性感染或慢性感染急性发作期
嗜酸性粒细胞	病理性,常见于变态反应性疾病,寄生虫病,非炎症性疾病如嗜酸细胞增多症、嗜酸细胞性脑膜炎、多发性硬化等
嗜碱性粒细胞	见于炎症、异物、寄生虫感染及癫痫持续状态。表明中枢神经系统存在独特炎症反应
浆细胞	病理性,局部免疫反应或中枢神经系统感染。常见于病毒感染及亚急性、慢性炎症过程
巨噬细胞	病理性,脂肪吞噬细胞见于脑实质损伤;红细胞吞噬细胞见于出血后;白细胞吞噬细胞见于机械性、药物性检查或病变

若有穿刺损伤出血，可以通过公式计算校正估算脑脊液中实际白细胞数：

实际 CSF 白细胞数＝CSF 白细胞总数－CSF 红细胞数/（700～1000）

4. 脑脊液生化检查

（1）脑脊液糖的测定　正常人脑脊液/血液葡萄糖含量的比数约为 0.6，除非患者有严重的低血糖症，一般脑脊液葡萄糖含量能维持在＞50mg/dL（2.78mmol/L）水平，低于 2.2mmol/L 时则有病理意义。

（2）脑脊液总蛋白测定　脑脊液总蛋白定量升高（＞0.45g/），是疾病存在的一个敏感指标，但对具体病种无特异性意义。混入血液的脑脊液可用每 $10000×10^6/L$ 红细胞可使蛋白增加 0.15g/L 折算。

（3）脑脊液乳酸　儿童脑脊液乳酸含量 0.88～2.71mmol/L。乳酸增高见于细菌性脑膜炎，特别是化脓性和结核性脑膜炎，亦可见于各种原因导致的脑血流量减少，大脑无氧代谢时，如癫痫持续状态、脑梗死、脑肿瘤、蛛网膜下腔出血及肝昏迷、尿毒症昏迷、脑死亡患儿。

不同年龄阶段脑脊液指标生化检查正常值及不同类型中枢神经系统感染脑脊液常规特点，见表 3-6，表 3-7。

表 3-6　不同年龄阶段脑脊液指标生化检查正常值

年龄阶段	细胞数/（$×10^6/L$）	糖正常值/（mmol/L）	蛋白正常值/（g/L）	乳酸/（mmol/L）
新生儿	0～30	3.9～5.0	0.2～1.2	0.88～2.71
婴儿	0～20	2.8～4.5	0.2～0.4	同上
儿童及成人	0～10	2.8～4.5	0.2～0.4	同上

表 3-7　不同类型中枢神经系统感染脑脊液常规特点

感染类型	压力/kPa	CSF 糖/（mmol/L）	CSF 蛋白/（g/L）	CSF 细胞数/（$×10^6/L$）	CSF 氯化物/（mmol/L）
细菌性脑膜炎	不同程度增高	明显降低	明显升高	数百至数千，多核为主	多数降低
结核性脑膜炎	增高	降低	增高	数十至数百，单核为主	降低
真菌性脑膜炎	增高或明显增高	降低	升高	数十至数百，淋巴为主	多数降低
病毒性脑膜炎	正常或轻度增高	正常	正常或升高	正常至数百，淋巴为主	正常

注意事项：脑脊液采集后分别收集于 3 个无菌小瓶或无菌试管中，每瓶 1～2mL，第一瓶做细菌学检查，第二瓶做化学检查，第三瓶做细胞计数。标本采集后立即送检，存放时间不得超过 1h，因放置过久可因细胞破坏或细胞包裹于纤维蛋白凝块中导致细胞数降低及分类不准、葡萄糖的分解使葡萄糖测定结果偏低或细菌自溶或死亡影响细菌检出率。

5. 脑脊液病原学检查

临床微生物学实验室使用的常规方法包括直接显微镜检查、病原学培养、抗原和抗体检测分析。以 FilmArray 为代表的多重 PCR 检测技术有很高灵敏度和特异度，在脑脊液病原检测中逐步得到应用。世界卫生组织推荐 Xpert MTB/RIF Ultra 可作为结核性脑膜炎确诊首选检查。

近年来高通量测序技术日益成熟，宏基因组二代测序技术（metagenomic next-generation sequencing，mNGS）备受关注。对于可疑中枢神经系统感染患儿，除留取脑脊液样本进行常规涂片、生化、培养及免疫相关指标检测外，同步留存脑脊液样本，若 3 天内未明确感染病原体且抗感染经验性治疗无效，可送检留存脑脊液标本进行 mNGS 检测，必要时可重复腰椎穿刺术采集脑脊液样本。对于疑似中枢神经系统病毒感染，行传统 PCR 检测方法未能明确感染病原体患者，同样可以行脑脊液 mNGS 检测。对于慢性中枢神经系统感染患者 mNGS 检测可作为首选检测。不同病原学检测方法的比较见表 3-8。

表 3-8　中枢神经系统感染的实验室方法比较

检测方法	可操作性	耗时	结果判读	优点	缺点
直接镜检	常规实验室可施行	0.5~1h	如与症状相关可直接诊断	快速	敏感度、特异度较差，对专业技能要求较高
抗原检测	常规实验室可施行	15~30min	如与症状相关可直接诊断	快速	假阳性
病原培养	实验室要求较高	2~14 天	确诊	可行药物敏感试验	耗时且灵敏度差；可培养的微生物有限
抗体检测	常规实验室可施行	2~8h	间接证据	自动操作	回顾性，可能存在交叉免疫，免疫抑制患者可能假阴性
分子诊断	常规实验室可施行	2~8h	直接判读	即时，不依赖活菌含量，不受抗生素影响	涵盖微生物种类有限，无法判断微生物活性
宏基因组测序	需高通量测序仪器	24~48h	需结合大样本数据、背景菌解读复杂、胞内菌可能漏检	无偏倚、覆盖度广、高通量	费用较高、样本质控要求高

注意事项：如怀疑为感染性疾病，应将脑脊液离心后的沉淀物做各种涂片染色检查：细菌（革兰氏染色）；结核菌（抗酸染色或免疫荧光染色）；隐球菌（印度墨汁染色）。收集较多量的脑脊液（10mL）做检查能提高病原体的检出率。

6. 神经系统免疫学检测

（1）脑脊液免疫球蛋白　免疫球蛋白是一类具有抗体活性的球蛋白。脑脊液中免疫球蛋白主要来自血清，IgG 分子量小，易透过血脑屏障；而 IgA/IgM 分子量较大，不易透过血脑屏障；中枢神经系统本身病变、全身性疾病和血脑屏障功能障碍均可能影响脑脊液中免疫球蛋白。正常 CSF 中免疫球蛋白含量见表 3-9。

表 3-9　正常脑脊液中免疫球蛋白含量

免疫球蛋白	正常值/(mg/L)	免疫球蛋白	正常值/(mg/L)
IgG	10～40	IgD	0
IgM	0～13	IgE	0
IgA	0～6		

（2）脑脊液寡克隆区带（oligoclonal band，OB）指 B 淋巴细胞克隆株在中枢神经系统（central nervous system，CNS）内活化转变为浆细胞而产生的特异性免疫球蛋白（γ-球蛋白），是两个及以上 B 细胞克隆活化生成的不连续区带。γ-球蛋白（正常＜15％），寡克隆区带以及碱性髓鞘蛋白的特殊检查有助于脱髓鞘性疾病如多发性硬化的诊断，但 OB 为非特异性，也可见于 CNS 感染。

（3）脑脊液 IgG 指数　CSF-IgG 合成指数及 CNS 24h IgG 合成率可做为中枢合成免疫球蛋白的标志。通常 CSF-IgG 合成指数≤0.58，＞0.7 为异常。24h IgG 合成率意义同 CSF-IgG 合成指数。

（4）中枢神经系统自身抗体　在过去的十年里，已发现了超过 25 种神经系统新型自身抗体，致病的机制包括抗体介导的受体内化、补体激活、蛋白-蛋白相互作用中断和信号转导等。根据靶抗原在神经细胞中位置的不同，可分为抗细胞内抗原抗体和抗细胞表面抗原抗体两类。儿童中枢神经系统自身抗体以抗细胞表面抗原抗体多见。

(二)血液/体液

神经系统疾病的血液检查主要包括一些代谢筛查，如液相色谱串联质谱法（liquid chromatography tandem mass spectrometry，LC-MS/MS）；血液中针对神经系统的自身抗体检测，如抗 MOG 抗体、乙酰胆碱受体抗体（Ach-R Ab）和周围神经病中抗神经节苷脂抗体、神经元特异性烯醇化酶等。

周围神经系统自身抗体。在过去的几十年里，发现了多种新的抗体和抗原靶点，抗神经节苷脂抗体领域已经成为自身免疫性神经病的主要病理生理途径，但大多数免疫介导的神经病中自身抗体缺乏敏感性和特异性。

LC-MS/MS 已成为氨基酸、有机酸及脂肪酸代谢病的常规筛查与诊断方法。气相色谱质谱联用法（gas chromatography mass spectrometry，GC-MS）是确诊有机酸代谢病的主要方法。临床上遇到：①新生儿期不明原因的反复惊厥，反复发作的急性脑病；②不明原因的智力、运动发育落后或倒退，不明原因的癫痫发作合并其他神经系统表现；③不明原因的低血糖、高血氨、代谢性酸中毒等，应及时行血 LC-MS/MS 及尿 GC-MS 检查以明确病因。

(三)酶活性测定

酶活性测定是诊断遗传代谢病的可靠手段，特异性高，有许多遗传性代谢病必须采用酶活性测定的方法或基因分析的方法才能确诊。如生物素酶活性测定是诊断生物素酶缺乏症的关键方法。溶酶体贮积症是一组由于溶酶体中酸性水解酶的缺陷所致的遗传性代谢病，包括了 40 余种疾病。出现以下临床特点时应考虑溶酶体贮积症的可能，可通过溶酶体酶活性检测协助诊断：①面容粗陋，骨骼异常，肝脾大；②智力、运动发育落后或倒退，或共济失调、惊厥及无力等神经系统症状。

(四)组织学检查

脑活组织检查（biopsy of brain tissue）是通过取材局部脑组织进行病理学检查的一种方法，可为某些脑部疾病的诊断提供重要的依据。脑活检主要适应证：①脑感染性疾病抗感染治疗效果不好需要进一步查明病因；②临床疑诊为某些遗传代谢性疾病，如脑白质营养不良，神经节苷脂沉积病、肌阵挛性癫痫、线粒体脑病和溶酶体病等；③影像学提示的脑内占位性病变诊断，鉴别肿瘤、炎症和胶质增生等；④炎症性疾病，如亚急性硬化性全脑炎、肉芽肿、血管炎等。

肌肉活组织检查（muscle biopsy）是临床常用的病理学检查手段，主要的临床适应证包括：①肌肉疾病的诊断与鉴别诊断；②鉴别神经源性或肌源性肌损害，如脊肌萎缩症的鉴别；③确定系统性疾病（如内分泌性肌病等）伴有肌无力者是否有肌肉组织受累、肌肉间质有无血管炎症或异常物质沉积等。原则上选择肌肉丰富、操作简便、损伤较轻的肱二头肌作为取材部位。常规进行苏木素伊红（HE）染色、改良 Comori 染色和 NADH-TR 染色。根据病情需要还可进一步行免疫组化染色。肌肉病理学检查因受取材和方法学等方面的限制，虽然可以为临床诊断提供很大的帮助，但仍有一定的局限性，只有结合家族史、临床表现和其他检查的结果才能对疾病作出最后诊断。

第二节　神经电生理检查

(一)脑电图检查

脑电图（electroencephalography，EEG）是脑生物电活动的检查技术，通过测定自发的有节律的生物电活动以了解脑的功能状态，是癫痫诊断和分类的最客观手段。脑电图可分为：常规脑电图、动态脑电图、视频脑电图和振幅整合脑电图。

检查适应证：①中枢神经系统疾病，特别是发作性疾病；②癫痫手术治疗的术前定位；③围生期异常的新生儿监测；④脑外伤及大脑手术后监测；⑤危重患者监测；⑥睡眠障碍；⑦脑死亡的辅助检查。电极固定部位头皮破裂伤或损伤为检查禁忌证。

近 20 年来，随着头皮脑电高频振荡信号检测技术进展，其在术前致痫区定位、评估癫痫发作严重程度及治疗效果、检测癫痫易感性及预测癫痫发作等多个领域发挥作用。作为一种非侵入性癫痫诊疗技术，头皮脑电高频振荡与发作起始区（seizure onset zone，SOZ）关系密切，可作为定位致痫区的潜在检测指标。

1. 脑电图电极的安放及记录

参照目前国际脑电图协会建议采用国际 10-20 系统电极放置法（图 3-1）。必要时可以加特殊电极，如蝶骨电极用于疑为颞叶癫痫的患者，可明显提高脑电图诊断的阳性率。硬膜外电极及深部植入电极用于癫痫患者手术前或手术中定位。

常规脑电图记录时间不应少于 20min，清醒状态下无干扰图形，并进行数次睁闭眼试验。闪光刺激和过度通气诱发试验应作为常规检查。睡眠监测至少应包括一个完整的睡眠周期，日间睡眠脑电图检查前患儿应进行 12～24h 的睡眠剥夺。长程脑电监测主要包括动态脑电图、长程视频脑电图和振幅整合脑电图（amplitude-intergrated electroencephalography，aEEG），其各有其优缺点，具体见表 3-10。

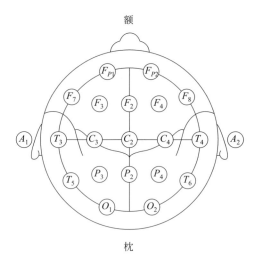

图 3-1　国际 10-20 系统电极位置

表 3-10 不同脑电监测方式优缺点

不同方式	适应证	优点	缺点
常规脑电图 动态脑电图	脑电筛查 鉴别癫痫发作、协助诊断起源及发作类型	不需预约、时效性强 记录时间长，阳性率高，携带方便，不需睡眠剥夺	阳性率低，小婴儿配合度差 无视频，有时难以确定发作类型；伪差多、易误判；电极接触不良无法及时修复
视频脑电图	同上	视频、脑电同步便于分析判读，伪差识别好	活动受限，长时监测小儿难以耐受；需院内完成
振幅整合脑电图	评估脑功能；鉴别癫痫和非癫痫发作、监测治疗反应、评估预后	结果实时直观，简单易读。有助于及时发现和处置某些严重的病情变化	不能对波形和频率进行分析；不能发现发作间期的癫痫样放电或 ICU 常见的周期性波；不能发现短时癫痫发作；伪差识别困难

2. 结果的解读

（1）正常 EEG 与成人不同，婴幼儿以慢波为主，随年龄增加慢波逐渐减少，而 α 波逐渐多，14～18 岁接近于成人脑电波。不同年龄阶段脑电背景见表 3-11。

表 3-11 不同年龄阶段脑电背景

年龄	<2 月	3～6 月	1 岁	3 岁	5～8 岁	9～14 岁
频段	无节律	δ～θ	θ	θ～α	α	α
脑电背景频率	—	3～4Hz	5～6Hz	7～8Hz	8～9Hz	9～12Hz

（2）非正常 EEG

① 界线性小儿电图：界线性小儿脑电图可为正常变异，也可见于轻度脑功能障碍小儿，临床不具有重要的诊断意义。在正常范围小儿脑电图的基础上，具有下列一项表现时为界线性脑电图：a. 脑波频率轻度落后于相应年龄的正常范围，慢波轻度增多，调节调幅不良（仅指年长儿）；b. 出现少量不典型棘波、尖波，或出现较多临床意义不确定的波形。

② 异常小儿脑电图：小儿脑电图出现以下情况属于明确的异常。

a. 背景脑波发育延迟：清醒时基本脑波频率明显落后于相应年龄的正常范围（基本节律慢化），该年龄段应出现的脑波未正常出现（如枕区节律），或应消失的脑波未如期消失（如 δ 刷形放电、TA 波形等）。

b. 脑波分布无部位差别：如无枕区优势频率。

c. 两半球对应区域明显持续不对称。

d. 广泛或局限性的持续慢波活动。

e. 非药物性持续中高波幅 β 活动。

f. 出现高度节律紊乱、爆发-抑制、低电压或电静息。

g. 睡眠周期或睡眠结构异常，或在长时间的睡眠记录中生理性睡眠波在一侧或两侧恒定消失。

h. 过度换气时诱发出棘（尖）波或出现两侧慢波明显不对称，或闪光刺激诱发出棘（尖）波或出现光搐搦反应。

i. 出现各种异常阵发性活动。

(二)诱发电位

诱发电位（evoked potential，EP）是神经系统在感受外来或内在刺激时产生的生物电活动。目前能对躯体感觉、视觉和听觉等感觉通路以及运动通路、认知功能进行检测。临床应用：①证实相应神经系统传导功能有无异常；②评估是否存在亚临床损害，尤其是怀疑脱髓鞘病变时；③协助了解病灶解剖学范围及病理生理状况；④通过随访，为病情转归提供客观生物学证据。局限性：①缺少疾病特异性；②测试结果受年龄因素影响；③检查结果需要患儿配合或睡眠中记录；④检查结果受传导系统终端病变影响。

临床常用诱发电位有：躯体感觉诱发电位（somatosensory evoked potential，SEP）、视觉诱发电位（visual evoked potential，VEP）、脑干听觉诱发电位（brainstem auditory evoked potential，BAEP）、运动诱发电位（motor evoked potential，MEP）。

(三)肌电图和神经传导速度

肌电图（electromyography，EMG）和神经传导速度（nerve conduction velocity，NCV）是神经系统的重要辅助检查，两者通常联合应用，其适应证是脊髓前角细胞及以下病变，主要用于周围神经、神经肌肉接头和肌肉病变的诊断。

1. 肌电图

广义的肌电图包括常规 EMG、神经传导速度、单纤维 EMG 等；广义的神经传导速度包括运动神经传导速度、感觉神经传导速度、F 波、H 反射以及重复神经电刺激等，通常情况下神经传导速度主要指运动神经传导速度和感觉神经传导速度。主要用于神经源性损害和肌源性损害的诊断及鉴别诊断（见表 3-12）。

表 3-12　肌源性损害与神经源性损害的肌电图鉴别

鉴别点	肌源性损害	神经源性损害
插入电位	正常或增加	增加
纤颤电位	＋(少见)或－	＋
正锐波	＋(少见)或－	＋
束颤电位	－	＋

鉴别点	肌源性损害	神经源性损害
运动单位电位(轻收缩)	MUP 时限缩短,波幅降低及多相波百分比增高	时限增宽、波幅增高及多相波百分比增高
募集相(最大收缩)	病理干扰相	单纯相、混合相
常见疾病类型	进行性肌营养不良、炎性肌病和其他肌病	脊髓前角细胞病变、神经根病变、神经丛和周围神经病等

2. 神经传导速度

神经传导速度是用于各种原因的周围神经病的诊断和鉴别诊断,能够发现周围神经病的亚临床病灶,能区分是轴索损害还是髓鞘脱失;结合 EMG 可以鉴别前角细胞、神经根、周围神经及肌源性损害等。神经传导速度通常包括运动神经传导速度(motor nerve conduction velocity,MCV)和感觉神经传导速度(sensory nerve conduction velocity,SCV)。MCV 和 SCV 异常表现为传导速度减慢和波幅降低,前者主要反映髓鞘损害,后者为轴索损害。

3. F 波与 H 反射

F 波是以超强电刺激神经干在 M 波(CMAP)后的一个较晚出现的小的肌肉动作电位。H 反射是利用较小电量刺激神经,冲动经感觉神经纤维向上传导至脊髓,再经单一突触连接传入下运动神经元而引发肌肉电活动。F 波与 H 反射的临床意义及应用见表 3-13。

表 3-13 F 波与 H 反射的临床意义及应用

项目	F 波	H 反射
临床意义	评估运动神经近端的功能,辅助诊断神经根病变	评估 S_1 神经根或其相关的反射弧损伤,辅助诊断 S_1 根病变
临床应用	吉兰-巴雷综合征(GBS)、遗传性运动感觉神经病、神经根型颈椎病等	吉兰-巴雷综合征(GBS)、腰椎病、腰骶神经根病变等

4. 重复神经电刺激（repeating nerve electric stimulation，RNES)

重复神经电刺激指超强重复刺激神经干后在相应肌肉记录复合肌肉动作电位,是测神经肌肉接头功能的重要手段,主要用于重症肌无力的诊断和兰伯特-伊顿肌无力综合征(Lambert-Eaton综合征)的鉴别。确定波幅递减是计算第 4 或第 5 波比第 1 波波幅下降的百分比。高频刺激波幅减低在 30% 以下,而波幅增加在 50% 以下。低频波幅减低＞15%(部分定为 10%)和高频刺激波幅减低＞30% 为异常,称为波幅递减;高频刺激波幅增加＞100% 为异常,称为波幅递增。

(四)多导睡眠检测（polysomnography，PSG）

多导睡眠检测是评估睡眠的客观依据，被认为是儿童睡眠呼吸障碍诊断的金标准。PSG 监测除包括脑电图外，还包括心电图、肌电图、眼动图、胸式和腹式呼吸张力图、鼻及口通气量、体位体动、血氧饱和度以及阴茎海绵体肌容积等十余个通道的生理信号。正常睡眠结构是由非快速眼动（non-rapid eyemovement sleep，NREM）睡眠和快速眼动（rapid eyemovement sleep，REM）睡眠两个阶段构成。NREM 睡眠时没有眼球的快速运动，无躯体运动，肌张力减低但仍能保持一定的姿势，呼吸平稳，心律缓慢，血压下降，代谢迟缓。NREM 睡眠由浅入深分为 4 期：第 1 期为思睡期，属于浅睡眠，表现为清醒时 8～13 Hz 的 α 波消失，成人脑电波波幅减低，频率变慢，波形较乱，幼儿则为波幅增高，频率亦变慢；第 2 期为轻度睡眠期，多在入睡 10～15min 内出现，以 12～14Hz 的纺锤波为主，并可出现明显的 K 复合波；第 3 期中度睡眠期和第 4 期为深度睡眠期，眼球和躯体无活动，不易被唤醒，肌张力消失，肌电图完全平坦，脑电图有睡眠梭形波和高波幅慢波。由于脑电图有大量高幅慢波，故又称慢波睡眠（slow wave sleep，SWS）。REM 睡眠典型特征是伴有眼球快速转动，肌电图显示下颏肌电消失，肌张力明显降低，脑电图以 α 波为主，混有低幅快波。此期可有自主神经功能变化，梦醒后能回忆。脉搏呼吸增快，脑血流量增加，血压升高，儿童可表现为微笑及皱眉等动作。NREM 和 REM 睡眠组成一个睡眠周期，正常一夜睡眠可有 4 个周期。NREM 睡眠 60～90min，一般成人在睡眠后 30～45min 后到达第 3、4 期，REM 睡眠约为 15min。

第三节　神经系统影像学检查

神经系统影像学检查（imaging of nervous system），用成像手段使颅脑、椎管和脊髓等解剖结构及病变显影，借以诊断疾病的检查方法。在神经系统检查中占着重要地位。常用的神经系统影像学检查包括 X 线、CT、磁共振检查、超声、放射性核素、血管造影检查等，其他如数字减影血管成像（DSA）、经颅超声多普勒（transcranial Doppler，TCD）用于脑血管疾病诊断。各种成像技术的融合技术近年来也发展迅速，如 CT 血管成像（CTA）是血管造影和 CT 快速扫描相结合的一种微创血管成像技术，主要用于头颈部血管病变和血供丰富的颅脑肿瘤检查。MRI-PET 融合技术已越来越多地用于肿瘤、神经退行性疾病诊断评估及致痫灶定位等。常见影像学检查的优缺点，见表 3-14。

表 3-14 常见影像学检查的优缺点

检查项目	优点	缺点
CT	快速、对钙化和出血灶敏感,密度分辨率较高,可量化,可后处理	颅后窝、脊髓病变易受骨影干扰;存在辐射、容积效应
MRI	无创、无辐射、密度分辨率高、灰白质分辨清晰、多平面成像能力、脑功能成像能力	成像速度慢,对钙化不敏感,扫描噪音大,体内金属异物植入禁忌检查
MRA/MRV	无创、成像时间短、血流信号强;不需造影剂	信号变化复杂,易产生伪影,对末梢血管评估准确性不如 DSA
DSA	显示血管结构清楚,是很多脑血管病诊断金标准	费用高昂、有创、需造影剂、对血管壁钙化显示不佳
SPECT	准确、安全、价廉,能显示结构性影像不能显示的病灶	组织解剖结构欠清晰,存在辐射
PET	反映脑局部功能变化、代谢异常	仪器设备、检查费用昂贵,存在辐射、组织结构显示欠清晰
MRI-PET	无创、软组织分辨率高、辐射剂量低	检查费用昂贵,存在辐射

(一)电子计算机体层扫描 (computed tomography, CT)

CT 可显示不同层面脑组织、脑室系统、脑池和颅骨等结构形态。必要时注入造影剂以增强扫描分辨率。CT 能较好地显示病变中较明显的钙化影和出血灶,但对脑组织分辨率不如 MRI 高,且对颅后窝、脊髓病变,因受骨影干扰难以清楚辨认。

CT 检查适应证:①围生期脑疾病,如新生儿颅内出血、缺氧缺血性脑病;②颅内肿瘤、占位;③脑积水及脑积水术后随访检查;④脑和脊髓先天性畸形(包括脊柱畸形);⑤颅内感染性疾病,如脑脓肿等。

CT 检查无绝对禁忌证。一般而言,在足够生命支持下,CT 适用于大多数可治疗的、生命垂危的不稳定患儿,但对颅后窝、脊髓病变,易受骨影干扰而影响检查结果。年幼儿童需考虑辐射剂量问题。

(二)磁共振成像 (magnetic resonance imaging, MRI)

MRI 优点是分辨率高、无放射线、不被骨质所阻挡,对颅后窝病变、中线结构病变、脊髓病变等都能显示清晰,能够清楚地分辨灰质、白质;此外颅磁共振血管造影(MRA/MRV)对血管病变有较大的诊断价值。不足之处是成像速度慢,对钙化不敏感等。

MRI 检查适应证:①脑血管病变:脑出血、脑缺血及脑血管畸形;②感染和炎症:各种感染性脑炎、脑膜炎及后遗症;③脑白质正常发育及病变:能观察正常脑白质发育情况及脑白质病变;④脑代谢及退行性病变;⑤脑、脊髓先天发育畸形;⑥颅内肿瘤;⑦脑室和蛛网膜下腔病变;⑧颅脑外伤病变。

MRI 检查禁忌证:①安装有心脏起搏器者;②可疑体内有金属异物者;

③体内有金属植入物者；④需要生命体征监护，监护仪及急救装置不能进入磁场者；⑤幽闭恐怖症者；⑥无自控能力或镇静药后无法配合者；⑦妊娠早期（3个月内）检查应慎重。

1. 常规 MRI

常规 MRI 能显示大多数病变及其组织学特征，但仍有部分病变互相重叠或不能确定，需做增强扫描。不同 MRI 序列成像技术和适用情况表见 3-15。

表 3-15　不同 MRI 序列成像技术和适用情况

序列	成像技术	适用情况
T1WI	为纵向弛豫时间,具有较高的信噪比	显示清晰的解剖结构
T2WI	为横向弛豫时间	有利于显示病变
FLAIR	抑制脑室及脑裂内脑脊液信号	有利于显示侧脑室旁及脑沟裂旁的信号
DWI	广义功能 MRI 技术	早期精确诊断脑梗死、区分新旧病灶
DTI	活体显示神经纤维束轨迹	对脑梗死、脑白质病变,脑肿瘤诊断、评估有重要价值
SWI	对组织磁化率、血氧水平依赖敏感的对比增强技术	可早期诊断脑出血,也用于静脉血栓或静脉窦血栓形成的诊断

注：T1WI，T1 加权像；T2WI，T2 加权像；FLAIR，液体衰减翻转恢复序列；DWI，弥散加权成像；DTI，弥散张量成像；SWI，磁敏感加权成像。

2. 磁共振波谱成像 (magnetic resonance spectroscopy，MRS)

MRS 是一种利用磁共振现象和化学位移作用进行一系列特定原子核及其化合物分析的方法，能无创检测组织的成分和代谢。检测代谢产物有 N-乙酰天门冬氨酸（NAA）、胆碱（Cho）、肌酸/磷酸肌酸（Cr）、乳酸（Lac）等。不同脑疾病 MRS 改变如表 3-16。

表 3-16　常见脑部疾病 MRS 表现

疾病	病灶 MRS 改变
脑梗死	NAA 显著减低、Lac 峰升高
颞叶癫痫	NAA 峰减低、Cr 和 Cho 峰升高
胶质瘤	NAA 峰降低、Cho 峰升高、NAA/Cr 和 NAA/Cho 峰降低
线粒体脑肌病	NAA 峰降低、Lac 峰明显升高

(三)功能影像学检查

单光子发射断层扫描（SPECT）、正电子发射断层扫描（PET）、脑功能核磁共振成像（fMRI）均属于功能影像学。SPECT 和 PET 是根据放射性示踪剂在大脑组织的分布或代谢状况，显示不同脑区的血流量或代谢率。癫痫发作间期的 PET 和发作期的 SPECT 在癫痫病灶的定位诊断中有重要意义。fMRI 指应用血氧水平依赖（BOLD）技术，利用局部血氧含量变化标记脑功能中枢的激活状态，用于评估运功、听觉、视觉、语言、记忆、儿童脑发育以及认知功能。

(四)神经超声

1. 颅脑超声

颅脑超声无创、便捷、实时，便于随访复查。新生儿及前囟未闭的小婴儿以前囟作为"声窗"具有得天独厚的检测条件。超声对脑中央部位的出血、水肿、液化、钙化性病变有很好的诊断效果，因此对新生儿颅内出血、脑室旁白质损伤及其他脑实质损伤具有很高的诊断敏感性和特异性，并可动态观察。超声的局限性是不可避免地存在盲区，对脑周边病变诊断敏感性欠佳。

（1）脑室周围-脑室内出血（periventricular-intraventricular hemorrhage，PIVH）是新生儿最常见的出血类型，占新生儿颅内出血的 85%～90%。出血常起始于双侧室管膜下的生发基质，尤其是尾状核头部区域，故又称为"室管膜下出血"或"生发基质出血"。PIVH 分度标准（2008 年）如表 3-17 所示。

表 3-17　脑室周围-脑室内出血分度标准

分度标准	严重程度	出血部位
Ⅰ度	轻度	出血局限于生发基质
Ⅱ度		血液进入侧脑室,在侧脑室内占据容积≤50%
Ⅲ度	重度	血液在脑室内占据容积>50%
Ⅳ度		在出血同侧的侧脑室旁发生出血性脑梗死,白质损伤

（2）早产儿脑白质损伤（white matter injury，WMI）是早产儿特征性的脑损伤形式之一。早产儿脑白质损伤被分为脑室旁白质损伤和弥散性脑白质损伤两种类型。早产儿脑室旁白质损伤最严重的结局是脑室旁白质软化（periventricular leucumalacia，PVL），多发生在小于 32～34 周的早产儿。

（3）新生儿脑病（neonatal encephalopathy，NE）常见的有新生儿缺氧缺血性脑病（hypoxic ischemic encephalopathy，HIE），其他还有炎症性脑病、低血糖脑病、胆红素脑病、代谢性脑病，大范围脑梗死等。急性脑病的本质是脑细胞损伤，脑组织破坏。脑病超声影像改变的基本规律基于脑病理改变。各种原因所致的脑内神经细胞损伤的病理过程遵循水肿发生、消退，或神经元坏死、凋亡，继之脑组织萎缩、液化的基本规律。动态超声检查可了解病变过程及其结局。

2. 经颅多普勒超声 (transcranial Doppler sonography，TCD)

TCD 是目前应用最广泛的脑血流动力学监测手段。利用新生儿囟门未闭的条件和不断进展的彩色多普勒超声（color pulsed Doppler ultrasonography）技术，可在显示脑的超声断层图像同时，直观目标血管走行，并能实时获得脑血管各项血流参数。朝向探头的血流为红色，背离探头的血流为蓝色。TCD适应证：①脑血管畸形；②脑内血液供应异常；③新生儿脑血流动力学评价。

3. 视神经鞘超声

视神经鞘直径（optic nerve sheath diameter，ONSD）与颅内压有较好的相关性。目前，ONSD作为无创评估颅内压的指标已被广泛用于监测颅内压增高的儿童及成人。ONSD诊断儿童颅内压增高临界值的统一标准为：≤1岁，4mm；1～4岁，4.5mm；≥4岁，5mm。视神经鞘超声评估颅内压增高影响因素较多，在临床应用中需注意视神经鞘阈值效应和滞后效应的存在。采用经眶高频超声、ONSD联合眼球横径（eyeball transverse diameter，ETD）、视神经鞘形变指数（deformability index，DI）评估颅内压增高可能较ONSD更为准确，能够更客观地评估颅内压。

第四节　遗传学检查

人遗传学检测通常是指直接检查与某种疾病相关基因的DNA（有时也指检查相应的RNA或蛋白质产物）。随着分子生物学和生物工程学的迅速发展，人类基因库的建立，基因与疾病的发生、发展之间的关系越来越清楚，人们可以通过遗传学检查推测疾病的发生以及其预后。常用的遗传学诊断技术包括：染色体G显带技术、荧光原位杂交（FISH）技术、染色体微阵列分析（CMA）、多重连接依赖的探针扩增技术（MLPA）、甲基化MLPA分析、基于高通量测序的第二代测序（NGS）技术和拷贝数变异（CNV）检测技术、全基因组测序技术（WGS）等。不同检测技术原理及优缺点见表3-18，不同遗传变异对应的检测方式见表3-19。

表 3-18　不同检测技术原理及优缺点

检测项目	技术原理	检测范围	优点	缺点
染色体核型分析	G显带技术	整倍体重复、缺失、倒位、易位、及环状染色体	价格低廉、可检出染色体平衡易位	需细胞培养、耗时较长，分辨率有限（>10Mb）
FISH	核酸分子杂交技术	染色体特定区域的DNA序列	快速、敏感性高、价技术格低廉	检测范围有限
aCGH，SNP-array	基因芯片技术	全基因组CNV	所需DNA样本量极少、分辨率高（精确到最小2Kb）、检测周期短（7～10天）、无需细胞培养、多种样本类型均可检测	不能检出平衡异位、倒位及复杂性重排，不能检测出低比例嵌合体（<10%），可能检出临床意义不明的CNV，不能检出基因表达异常和甲基化异常

续表

检测项目	技术原理	检测范围	优点	缺点
MLPA	多重连接依赖的探针扩增技术	针对已知的DNA小范围的CNV检测	经济高效、特异性高、试验周期短、操作方便	一次检测的区域范围有限
甲基化MLPA	同上	拷贝数定量和甲基化特异性扫描	高通量、高效稳定可靠、成本相对低	检测范围有限,无法检测染色体平衡易位和印记中心突变
CNV-seq	低深度NGS	全基因组CNV	＞100Kb CNV可检出,成本相对低	不能检出平衡易位、倒位及复杂性重排,可能检出临床意义不明的CNV
SGS	Sanger测序	单碱基变异	价格低廉、精准	效率低下
WES	NGS	全外显子组	速度快、通量高	无法了解内含子区等非编码序列
WGS	NGS	全基因组	基因组信息全面	数据量大,解读有挑战性

注：aCGH，微阵列比较基因组杂交；SNP-array，单核苷酸多态性基因芯片；SGS，单基因测序。

表3-19　不同遗传变异对应的检测方式

检测项目	光学显微镜	染色体G显带	染色体微阵列	WES	WGS
分辨率	整条染色体	5～10Mb	＞50～100Kb	1bp	1bp
变异类型	非整倍体	＞5Mb	微重复/缺失	编码区域	大多数变异
诊断率	低 ————————————————————————→ 高				

　　实际应用中应根据变异致病性、是否符合家系共分离及临床表型的符合度来判读变异与疾病关联程度，三者缺一不可，需谨慎解读。对阴性检测结果并不能排除患某种疾病的可能性，需要定期随访，必要时进一步检测；对于检测结果不明确病例，不宜作为临床决策及遗传咨询依据，必要时可对测序数据进行重新分析。基因变异致病等级可分为"致病""可能致病""临床意义不明""可能良性""良性"五个等级，基因变异致病等级提示"可能"是指有90%以上的致病性或良性。变异致病性标准不是一成不变，可能随证据变化而改变，因此，强调再分析的重要性。基因及CNV致病变异致病性的分类标准详见表3-20至表3-23。

表3-20　基因致病变异的证据分类和标准

致病证	分　类
非常强	PVS1:变异(无义变异、移码变异、经典的±1或2剪接位点,起始密码子,一个或多个外显子缺失)存在于一个基因,且清楚功能缺失的疾病机制

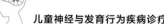
致病证	分 类
强	PS1:氨基酸改变相同,之前报道一致,不管核苷酸的变化 PS2:在患病个体中发现 de novo 变异(经过父本和母本的确认),无家族史 PS3:体外或体内功能研究用于支持基因或基因产物的损害程度 PS4:同对照组相比,患病个体中发现的变异的流行明显升高
中等	PM1:位于热点突变和(或)者位于关键的功能域(例如酶的活性部位),且在这些区域不存在良性变异 PM2:在 ESP 数据库、千人数据库、EXAC 数据库中正常对照人群中未发现的变异(或隐性遗传病中极低频位点) PM3:在隐性遗传病中,在反式位置上检测到致病变异 PM4:蛋白质长度改变是由于在非重复区域或终止子丢失导致框内缺失/插入 PM5:如果一个新的错义变异在发生的氨基酸残基中之前也发现过致病错义变异 PM6:假定为新发变异,因为并没有确定亲本的情况
支持	PP1:在多个患病家族成员中共分离分析出致病基因变异 PP2:错义变异发生在这样一个基因上,错义变异在这个基因上的频率低,且在这个基因上的错义变异是疾病的常见原因 PP3:此变异经过多个计算软件预测对于基因或产物有害(保守、进化、剪接等影响) PP4:在单一因素遗传疾病中,患者的表型或家族史具有高的匹配性 PP5:定义变异为致病的实验室或研究单位可靠,但是不能作为单独的证据

表 3-21　基因良性变异的分类标准

良性影响的证据	分类
独立支持	BA1:Exome Sequencing Project,1000 Genomes Project,or Exome Aggregation Consortium 中等位基因频率>5%
强	BS1:等位基因频率大于预期疾病频率 BS2:这个疾病发生在早期,且变异在健康成人中以隐性(纯合子),显性(杂合的),或者 X 连锁(半合子)状态存在 BS3:可靠的体内或体外功能实验证明没有损害蛋白功能或影响剪接 BS4:在家系患病成员中缺乏分离数据
支持	BP1:错义变异发生在一个基因上,并且了解这个基因的截短变异是导致疾病的原因 BP2:对于完全显性基因或疾病,观察到与致病变异在反式位置的变异,或者在任何一个遗传模式中观察到与致病变异在顺式位置 BP3:在不清楚功能的重复区域发现框内缺失插入 BP4:此变异经过多个计算软件预测属于对基因或产物无害(保守、进化、剪接等影响) BP5:在与已知发病机制不同的病例中发现的变异 BP6:定义变异为良性的实验室或研究单位可靠,但是不能作为单独的证据 BP7:一个同义(沉默)变异,剪接预测算法对剪接序列没有影响或者新的剪接位点或核苷酸不是高度保守的

表 3-22　基因变异致病性划分

认定标准	证据组合
致病变异	①1 个 PVS1 证据加上 a. ≥1 个 PS1～PS4 证据或 b. ≥2 个 PM1～PM6 证据或 c. 1 个 PM1～PM6 证据加上 1 个 PP1～PP5 证据或 d. ≥2 个 PP1～PP5 证据 ②≥2 个 PS1～PS4 证据或 ③1 个 PS1～PS4 证据加上 a. ≥3 个 PM1～PM6 证据或 b. 2 个 PM1～PM6 加上≥2 个 PP1～PP5 证据或 c. 1 个 PM1～PM6 加上≥4 个 PP1～PP5 证据
可能致病变异	①1 个 PVS1 证据加上 1 个 PM1～PM6 证据或 ②1 个 PS1～PS4 证据或加上 1～2 个 PM1～PM6 证据或 ③1 个 PS1～PS4 证据加上≥2 个 PP1～PP5 证据或 ④≥3 个 PM1～PM6 证据或 ⑤2 个 PM1～PM6 证据加上≥2 个 PP1～PP5 证据或 ⑥1 个 PM1～PM6 证据加上≥4 个 PP1～PP5 证据
良性变异	①1 个 BA1 证据或 ②≥2 个 BS1～BS4 证据
可能良性变异	①1 个 BS1～BS4 证据加上 1 个 BP1～BP7 证据或 ②≥2 个 BP1～P7 证据
致病性不明确的变异	①未满足上述的分级标准或 ②良性证据与致病证据相互矛盾

表 3-23　CNV 致病等级划分

致病等级	置信度 α	证据分类
致病性 CNV	$α≥0.99$	①在多个同行评议的出版物中报道的与一致的临床表型相关的 CNV,即使是减少的和(或)可变的,也具有记录良好的外显率和表达率 ②与已建立的剂量敏感区域完全重叠的独特 CNV ③已知至少有一个基因对剂量敏感的多基因 CNV,即使其他基因的意义不确定
可能致病性 CNV	$0.90≤α≤0.98$	①涉及已建立的单倍体不足(HI)基因的 5′端(加上额外的编码序列)的缺失(在没有已知可选起始点的情况下) ②涉及已建立的 HI 基因中的多个外显子(通过基因的 3′端)的缺失 ③涉及具有一致的、高度特异性的表型报告的多个病例的基因的缺失或重复
临床意义不明 CNV	$-0.89≤α≤0.89$	①超过实验室报告的大小阈值,但在受影响的基因组区间中没有基因的 CNV ②在普通人群中的少数病例中描述的 CNV,但频率不足以被认为是多态性(>1%) ③包含少量基因的 CNV,但不知道区间中的基因是否对剂量敏感 ④在多个相互矛盾的出版物和(或)数据库中描述的CNV,没有关于临床意义的确切结论 ⑤单个基因内的 CNV 对转录本阅读框架的影响不清楚

续表

致病等级	置信度 α	证据分类
可能良性 CNV	$-0.9 \leqslant \alpha \leqslant -0.98$	①在病例和对照观察之间没有统计学显著差异的变异 ②在普通人群中频繁观察到的变异（尽管频率低于 1%，这是通常接受的常见多态性的阈值）
良性 CNV	$\alpha \leqslant -0.99$	①CNV 通常已在多个同行评议的出版物中报道或在精选数据库中注释为良性变体，特别是如果拷贝数变异的性质已被很好地表征和(或)CNV 代表共同的多态性 ②CNV 应记录在 >1% 的人群中

（周有峰）

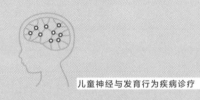

第四章　常用评估量表及解读

第一节　儿童神经疾病评估常用量表及解读

（一）意识状态的评估

1. 格拉斯哥昏迷评分（Glasgow coma scale，GCS）

格拉斯哥昏迷评分（GCS）是临床评估患者昏迷程度的常用方法。该方法用于评定患者神经功能状态，包括睁眼、语言及运动反应，三者相加表示意识障碍程度。

（1）Glasgow 昏迷评分（年龄＜4 岁）见表 4-1。

表 4-1　Glasgow 昏迷评分（年龄＜4 岁）

睁眼（E）	最佳言语（V）		最佳运动（M）	分值/分
—	—		遵嘱运动	6
—	发笑,对声音有定位,追踪物体,有互动		刺痛定位	5
自动睁眼	哭闹	应答	刺痛逃避	4
	安抚停止	应答错误		
呼唤睁眼	安抚减轻	呻吟	屈曲（去皮质强直）	3
刺痛睁眼	安抚无效	烦躁不安	过伸（去大脑强直）	2
不能睁眼	不能言语	不能言语	不能运动	1

【使用说明】 用于＜4 岁儿童。GCS 可用于评价意识水平，即评估昏迷的程度，但不能评价神经功能损害。计分方法：总分＝E(n1)＋V(n2)＋M(n3)。如：E(3)＋V(3)＋M(5)＝GCS(11)。总分值范围：3（最差）～15（正常）。90%GCS 评分≤8 分的患者符合昏迷的诊断。GCS≤8 分常被认为是昏迷的可行指标。轻度异常：12～14 分，中度异常：9～11 分，重度异常：3～8 分。注意运动评分左侧右侧可能不同，用较高的分数进行评分。GCS≥9 分的患者恢复机会大。3～5 分潜在高死亡危险，尤其伴有瞳孔光反应消失或无眼前庭反射者或颅高压者。

（2）Glasgow 昏迷评分（年龄≥4 岁）见表 4-2。

表 4-2　Glasgow 昏迷评分（GCS）（年龄≥4 岁）

睁眼(E)	最佳言语(V)	最佳运动(M)	分值/分
—	—	遵嘱运动	6
—	有定向力,准确交谈	刺痛定位	5
自动睁眼	定向力障碍,但能交谈	刺痛逃避	4
呼唤睁眼	用词错误	屈曲(去皮质强直)	3
刺痛睁眼	能发声,但无法理解	过伸(去大脑强直)	2
不能睁眼	不能言语	不能运动	1

【使用说明】评分方法同表 4-1。注意：①观察到刺痛睁眼时，应刺激四肢（对躯干的疼痛刺激引起痛苦表情时可以出现闭眼）；②运动无反应，指非偏瘫侧运动反应，并且应排除脊髓横断性损伤；③因插管无法测试言语的患者，在评分后加"T"作为标记。

（3）儿童改良 Glasgow 昏迷量表（modified Glasgow coma scale，MGCS）因为儿科患者年龄跨度大，不同阶段语言、运动、智力等发育情况各有特点，1995 年太原会议由中华医学会儿科学会急救学组制订了儿童改良 Glasgow 昏迷评分量表（表 4-3）。

表 4-3　儿童改良 Glasgow 昏迷量表（MGCS）

功能鉴定	<1 岁	>1 岁	评分/分
睁眼	自发	自发	4
	声音刺激时	语言刺激时	3
	疼痛刺激时	疼痛刺激时	2
	刺激后无反应	刺激后无反应	1
运动反应	自发	服从命令运动	6
	因局部疼痛而动	因局部疼痛而动	5
	因疼痛而屈曲回缩	因疼痛而屈曲回缩	4
	因疼痛而呈屈曲反应(似去皮质强直)	因疼痛而呈屈曲反应(似去皮质强直)	3
	因疼痛而呈伸展反应(似去大脑强直)	因疼痛而呈伸展反应(似去大脑强直)	2
	无运动反应	无运动反应	1

功能测定	0～23 个月	2～5 岁	>5 岁	评分/分
言语反应	微笑、发声	适当的单词、短语	能定向说话	5
	哭闹、可安慰	词语不当	不能定向	4
	持续哭闹、尖叫	持续哭闹、尖叫	言语不当	3
	呻吟、不安	呻吟	语言难以理解	2
	无反应	无反应	无说话反应	1

【使用说明】正常状态 15 分，小于 5 分一般预后差，5～8 分预后一般较好。

2. 匹兹堡脑干功能评分（Pittsburgh brain stem score，PBSS）

PBSS 用于评估昏迷患者的脑干反射，可以和 GCS 联合应用成为 Glasgow-Pittsburgh 昏迷评分，见表 4-4。

表 4-4 匹兹堡脑干功能评分（PBSS）

脑干反射		描述	分值/分
睫毛反射		双侧存在	2
		双侧消失	1
角膜反射		双侧存在	2
		双侧消失	1
头眼反射和(或)眼前庭反射		双侧存在	2
		双侧消失	1
瞳孔对光反射	右	存在	2
		消失	1
	左	存在	2
		消失	1
咽反射和(或)咳嗽反射		存在	2
		消失	1

【使用说明】计分方法：总分＝各个反射得分之和。总分值范围：6（最差）～12（正常）。

3. Glasgow 预后评分（Glasgow outcome scale，GOS）

GOS 普遍用于头部外伤及非创伤性昏迷的预后评估。Glasgow 预后评分见表 4-5。

表 4-5 Glasgow 预后评分（GOS）

评分/分	预后	内容
1	死亡	
2	植物状态	无意识,有心搏和呼吸,偶有睁眼,吸吮、哈欠等局部运动反应
3	严重残疾	有意识,但认知、言语和躯体运动有严重残疾,24h 均需他人照料
4	中度残疾	有认知、行为、性格障碍;有轻度偏瘫、共济失调、言语困难等残疾,在日常生活、家庭与社会活动中尚能勉强独立(自理)
5	恢复良好	能重新进入正常社交生活,并能恢复工作、就学,但可有各种轻度后遗症

【使用说明】评分分为 5 级，1 代表死亡、5 代表恢复良好。用于书面的随访时，GOS 具有简单性、可靠性及可重复性。但是级别间的界限比较模糊。

（二）肌力评估

肌力是指肌肉或肌群收缩的力量。肌力测定是测定受试者在主动运动时肌肉或肌群的力量，从而判别肌肉和支配该肌肉的神经功能。

1. 徒手肌力检查分级法（manual muscle strength test，MMT）

MMT（表 4-6）将肌力检查分为 6 级（0～5 级）评估因疾病、外伤、失用性萎缩等原因所导致的肌力低下的范围及程度。

表 4-6　徒手肌力检查分级法（MMT）

分级/级	标准	正常肌力/%
0	肌肉完全无收缩	0
1	可触及或见到肌肉的收缩,但无关节的活动	10
2	关节不抗重力全范围运动	25
3	关节抗重力全范围运动,可以克服地心引力	50
4	关节抗部分阻力全范围运动	75
5	关节抗充分阻力全范围运动	100

【**使用说明**】检查前先用通俗语言解释，必要时示范。①遵循测试的标准姿势，注意防止某些肌肉对受试肌肉的替代动作。②测试选择适当时机，疲劳、运动或饱餐后不宜进行。③左右两侧比较，先查健侧后查患侧，尤其在 4 和 5 级难以鉴别时。④先抗重力后抗阻力，抗阻力必须使用同一强度，阻力应加在被测关节的远端（不是肢体的远端）。⑤中枢神经系统病损所致痉挛性瘫痪不宜做 MMT。⑥肌力检查的禁忌证：如关节不稳定、骨折未愈合而未作内固定、急性渗出性滑膜炎、严重疼痛、关节活动范围极度受限、急性扭伤、骨关节肿瘤等。

2. 肌力补充分级法（muscle strength supplement grading）

当肌力按照徒手肌力检查分级标准进行分级，处于稍强或稍弱时，可采用肌力补充分级法，见表 4-7。

表 4-7　肌力补充分级法

分级/级	标准
0	无可测知的肌肉收缩
1	可轻微的肌肉收缩,但无关节运动
1+	可比较强的肌肉收缩,但无关节运动
2-	去除重力时,关节能完成大部分范围活动(ROM>50%)
2+	去除重力时关节完成全范围活动,同时抗重力时可完成小部分范围的活动(ROM<50%)
3-	抗重力时关节能够完成大部分范围运动(ROM>50%)

续表

分级/级	标准
3+	抗重力时关节能够完成大部分范围运动,同时抗较小阻力时关节能完成部分范围活动(ROM<50%)
4-	抗部分阻力时关节能够完成大部分范围运动(ROM>50%)
4+	抗充分阻力时关节能够完成小部分范围运动(ROM<50%)
5-	抗充分阻力时关节能够完成大部分范围运动(ROM>50%)
5+	抗充分阻力时关节能够完成最大范围运动(ROM100%)

【使用说明】①2～3级可以用运动幅度来规定"＋"或"－"。如：运动幅度达不到正常活动范围的一半,则用低一级别并用"＋"表示(2+);运动幅度超过一半,但小于正常范围,则用高一级别并用"－"表示(3-)。②4～5级若抗阻中等偏弱,记为"4+";若抗阻较正常稍弱,记为"5-"。

（三）肌张力评估

1. 婴儿运动关节活动度 （infant joint range of movements）

婴儿运动关节活动度见表4-8。

表 4-8　婴儿运动关节活动度

检查项目	1～3个月	4～6个月	7～9个月	10～12个月
内收肌角	40°～80°	80°～110°	100°～140°	130°～150°
腘窝角	80°～100°	90°～120°	110°～160°	150°～170°
足跟碰耳试验	80°～100°	90°～130°	120°～150°	140°～170°
背屈角	60°～70°	60°～70°	60°～70°	60°～70°

2. 被动活动 （passive range of motion，PROM） 肌张力分级

被动活动肌张力分级是通过被动活动时关节所通过的范围和弧度,评估肌张力情况。分级标准见表4-9。

表 4-9　被动活动 （PROM） 肌张力分级标准

分级/级	分度	标准
I	轻度	在PROM的后1/4时候,即肌肉处于最长位置时出现阻力
II	中度	在PROM的1/2是出现阻力
III	重度	在PROM的后1/4,即肌肉处于最短位置时出现阻力

3. 改良Ashworth量表 （modified Ashworth scale，MAS）

MAS简明易用,对肌张力的评估更为细化,在临床上颇为广用。具体见表4-10。

表 4-10　改良 Ashworth 量表（MAS）

分级/级	标准
0	正常肌张力
1	肌张力略微增加:关节活动到正常范围的 75％时有阻力
1+	肌张力轻度增加:关节活动到正常范围的 50％时有阻力
2	肌张力较明显地增加:关节活动到正常范围的 25％时有阻力
3	肌张力严重增加:关节活动在正常范围的全范围皆有阻力
4	僵直:受累部分被动屈伸时呈现僵直状态,关节不能被弯曲

【使用说明】体位和肢体位置与牵张反射可相互影响，不良的姿势和肢体位置可使肌张力增高；中枢神经系统的状态，紧张和焦虑等心理因素，不良的心理状态及患者对运动的主观作用也可使肌张力增高。

（四） House-Brackmann 面神经分级系统（H-B 分级量表）

H-B 分级量表用于评测面神经麻痹的严重程度。具体见表 4-11。

表 4-11　House-Brackmann 面神经分级系统（H-B 分级量表）

Ⅰ级	正常	各区面肌运动正常
Ⅱ级	轻度功能异常	大体:仔细检查时有轻度的面肌无力,可有非常轻的联带运动。静止状态:面部对称,肌张力正常。运动:额部正常,稍用力闭眼完全,口角轻度不对称
Ⅲ级	中度功能异常	大体:明显的面肌无力,但无面部变形,联带运动明显或半面痉挛。静止状态:面部对称,肌张力正常。运动:额部减弱,用力后闭眼完全,口角用最大力后轻度不对称
Ⅳ级	中重度功能异常	大体:明显的面肌无力和(或)面部变形。静止状态:面部对称,肌张力正常。运动:额部无,闭眼不完全,口角用最大力后不对称
Ⅴ级	重度功能异常	大体:仅有几乎不能察觉的面部运动。静止状态:面部不对称。运动:额部无,闭眼不完全,口角轻微运动
Ⅵ级	完全麻痹	无运动

【使用说明】House-Brackmann 面神经分级系统根据以下指标的严重程度将面神经麻痹分为 6 个等级。①整体外观；②静止状态的外观；③前额的运动；④眼睑的闭合；⑤口唇的外观；⑥联带运动，挛缩，偏侧面部的抽搐。

（五）疼痛状态评估

1. 改良面部表情评分法（the modified faces, legs, activity, cry and consolability scale, FLACC）

主要适合于 0～3 岁的婴幼儿。FLACC 包括面部表情（facial expression）、腿的动作（leg movement）、活动（activity）、哭闹（crying）、可抚慰性（consolability）五项内容（表4-12）。

表4-12　FLACC量表

项目	0分	1分	2分
表情(face)	微笑或无特殊表情	偶尔出现痛苦表情,皱眉,不愿交流	经常或持续出现下颚颤抖或紧咬下颚
腿部运动(leg)	放松或保持平常的姿势	不安,紧张,维持于不舒服的姿势	踢腿或腿部拖动
活动度(activity)	安静躺着,正常体位,或轻松活动	扭动,翻来覆去,紧张	身体痉挛,成弓形,僵硬
哭闹(cry)	不哭(清醒或睡眠中)	呻吟,啜泣,偶尔诉痛	一直哭闹,尖叫,经常诉痛
可安慰性(consolability)	满足,放松	偶尔抚摸拥抱和言语可安慰	难于安慰

【使用说明】每一项内容按0~2评分，总评最低分数为0分，最高为10分；0~3分为无痛或轻度疼痛，4~7分为中度疼痛，8~10分为剧烈疼痛。临床应用该项指标进行婴幼儿疼痛评估时，需要排除其他正常的生理活动和反射。

2. 儿童疼痛观察量表（pain observation scale for young children, POCIS）

POCIS由东安大略儿童医院评分法（CHEOPS）量表发展而来，适用于1~4岁的儿童，常用于评估术后短暂疼痛或长期疼痛。量表包括7种与疼痛相关的行为——哭闹、觉醒状态、呼吸不规则、上肢震颤或手指运动、踢腿或抬腿、扭动或躯体震颤、面部表情（表4-13）。

表4-13　儿童疼痛观察量表（POCIS）

项目	0分	1分
哭闹	无	有
面部表情	安静	痛苦
觉醒状态	觉醒	睡眠
呼吸不规整	规则	不规则
上肢震颤或手指运动	无	有
踢腿或抬腿	无	有
扭动或躯体震颤	无	有

【使用说明】每项评分为0~1分，总分越高表示疼痛程度越严重。0分为无疼痛，5~7分为疼痛剧烈。

3. Wong-Baker脸谱疼痛分级（Wong-Baker faces pain rating scale）

用微笑、悲伤至哭泣的6种表情来代表不同程度疼痛，分值为0~10分（图

4-1）。适用年龄为 3～18 岁，婴幼儿或者交流有困难的患儿也适用，不需要患儿有特定的文化背景，易于掌握。

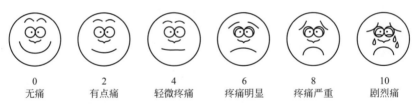

0	2	4	6	8	10
无痛	有点痛	轻微疼痛	疼痛明显	疼痛严重	剧烈痛

图 4-1　Wong-Baker 脸谱疼痛分级

【使用说明】评估时患儿从中选出一个代表疼痛程度的表情即可。需注意的是，患儿可能因为恐惧、饥饿或其它压力失去"笑脸"，疼痛评估时应排除这些因素的影响。

4. 视觉模拟评分量表（visual analogue scale，VAS）

VAS 用于 6 岁以上的儿童。VAS 的优点是简单、灵敏，可以提供连续的疼痛评估。具体见图 4-2。

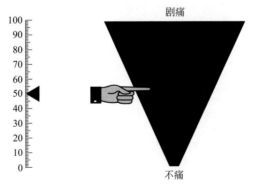

图 4-2　VAS 示意

【使用说明】VAS 是使用一条长约 10cm 的游动标尺，一面标有 10 个刻度，两端分别为 "0" 分端和 "10" 分端，"0" 分表示无痛，"100" 分代表难以忍受的最剧烈的疼痛。临床使用时将有刻度的一面背向患儿，让患者在直尺上标出能代表自己疼痛程度的相应位置，医师根据患儿标出的位置为其评出分数。临床评定以 "0～2" 分为优，"3～5" 分为良，"6～8" 分为可，>8 分为差。

（六）镇静状态评估

1. Brussels 镇静评分表（Brussels sedation scale，BAS）

BAS 主要用于评估机械通气患者镇静水平。

表 4-14　Brussels 镇静评分表（BAS）

状态	水平/分	评价
无法唤醒	1	镇静过度
对疼痛反应但对声音无反应	2	镇静过度
对声音无反应	3	镇静适当
清醒,安静	4	镇静适当
激动	5	镇静不足

【使用说明】各级别之间差异明显，易于掌握评价，用于接受机械通气患者的镇静监护评估水平，每 4h 评测一次。1 或 2 分为镇静过度，3 或 4 分为镇静适当，5 分为镇静不足。

2. 舒适度-行为（comfort behavior scale, comfort-B）量表

该量表由行为学指标构成，即神志、精神状态、呼吸（接受机械通气儿童的呼吸反应或未接受机械通气儿童的哭吵声）、肢体运动、血压、心率、肌张力和面部肌肉张力组成（表 4-15）。对于缺乏对疼痛进行自我描述的儿童尤其适用，包括≤7 岁不能进行语言交流的儿童或各种原因缺乏语言表达能力的儿童，如智力障碍、接受呼吸机治疗等。

表 4-15　舒适度-行为量表（comfort-B）评分

项目	评分/分				
	1	2	3	4	5
神志	深睡眠	浅睡眠	嗜睡	觉醒	警觉
精神状态	平静	轻度焦虑	焦虑	非常焦虑	恐惧/恐慌
呼吸	无咳嗽/无自主呼吸	自主呼吸,对通气无或轻度反应	偶咳嗽或对抗通气	自主呼吸活跃或规律性咳嗽	对抗通气,咳嗽或呛咳、窒息
肢体活动	无活动	偶轻度活动	频繁轻度活动	仅肢体活跃活动	全身活跃活动(包括头及躯干)
血压	低于基础水平	持续处于基础水平	较基础值升高15%或更多(1～3次/监测周期)	较基础值升高15%或更多(大于3次/监测周期)	持续较基础值升高15%
心率	低于基础水平	持续处于基础水平	较基础值升高15%或更多(1～3次/监测周期)	较基础值升高15%或更多(大于3次/监测周期)	持续较基础值升高15%
肌张力	无肌张力	肌张力减低	正常肌张力	肌张力升高,手指、足趾弯曲	肌肉强直,手指、足趾弯曲
面部肌肉张力	完全放松	面部肌肉张力正常,无面肌紧张的表现	部分面肌出现肌肉紧张证据	全部面肌出现肌肉紧张证据	面部表情扭曲,痛苦面容

【使用说明】不能用于瘫痪患儿。对于镇静深度评价：Comfort-B 评分≤10分表示镇静过深，11～22 分表示镇静适度，≥23 分表示镇静不足。作为疼痛评分临界值为≥13 分给予干预。

3. RASS 镇静程度评估表 (Richmond agitation sedation scale, RASS)

RASS 用来评估 ICU 患者意识和躁动行为的程度，及不同程度的镇静深度。具体见表 4-16。

表 4-16　RASS 镇静程度评估表（RASS）

有攻击性	有暴力行为	+4
非常躁动	试着拔出呼吸管、胃管或静脉滴注	+3
躁动焦虑	身体激烈移动，无法配合呼吸机	+2
不安焦虑	焦虑紧张但身体只有轻微的移动	+1
清醒平静	清醒自然状态	0
昏昏欲睡	没有完全清醒,但可保持清醒超过 10s	−1
轻度镇静	无法维持清醒超过 10s	−2
中度镇静	对声音有反应	−3
重度镇静	对身体刺激有反应	−4
昏迷	对声音及身体刺激都无反应	−5

【使用说明】RASS 评分从（−5）～（+4）共 10 级，分 3 个评估阶段进行。第 1 步：观察患者状态，是否是清醒状态（0 分）、是否有焦虑或躁动（1 分～4分）；第 2 步：如果患者非清醒状态，呼唤患者姓名，并指令其睁开眼睛，与评估人员目光接触（−1～−3 分），按指令伸舌、握手、动趾；第 3 步：如患者对语言刺激无反应。对患者进行身体刺激（−4～−5 分），可通过晃动肩膀或摩擦胸骨等物理刺激患者。适度的镇静水平可保持患者有效镇静并能容易唤醒，维持正常睡眠周期。浅镇静：白天 RASS＝+1～−2 分；夜间 RASS＝+1～−3 分。

4. 警觉镇静评分 (observer's assessment of alertness/sedation, OAAS)

OAAS 主要通过对患者进行声音指令和触觉干扰指令来评估清醒镇静水平。具体见表 4-17。

表 4-17　警觉镇静评分（OAAS）

反应	言语	面部表情	睁眼	评分/分
对正常呼名反应迅速	正常	正常	清澈,无眼睑下垂	5
对正常呼名反应迟钝	稍慢或含糊	轻微放松	呆滞,眼睑轻度下垂	4
仅对大声或反复呼名有反应	不清或明显减慢	明显放松	呆滞,眼睑明显下垂	3
对轻推有反应	—	—	—	2
对伤害性刺激物反应	—	—	—	1

【使用说明】1级：完全清醒，对正常呼名的应答反应正常。2级：对正常呼名的应答反应迟钝。3级：对正常呼名无应答反应，对反复大声呼名有应答反应。4级：对反复大声呼名无应答反应，对轻拍身体才有应答反应。5级：对拍身体无应答反应，但对伤害性刺激有应答反应。对伤害性刺激无反应，为麻醉状态。手术所需要的镇静深度为3或4级。

5. 密歇根大学镇静评分 (university of Michigan sedation scale, UMSS)

UMSS 该量表根据患儿对言语刺激及躯体刺激的反应，将意识状态分为五类（表4-18）。主要用于患儿镇静实施过程中的评估。

表 4-18　密歇根大学镇静评分 (UMSS)

镇静深度	描述	评分/分
清醒	清醒,警觉清澈	0
轻度镇静	疲惫,困倦,可对言语交流和(或)声音刺激作出恰当的反应	1
中度镇静	昏昏欲睡,对轻微接触性刺激或简单的语言指令有反应	2
深度镇静	深度睡眠,仅对明显生理刺激有反应	3
全身麻醉	无法唤醒,对对明显生理刺激无反应	4

（七）美国国立卫生研究院卒中量表（NIH stroke scale, NIHSS）小儿改良版（pediatric modification of NIHSS, PedNIHSS）

PedNIHSS 用于儿童卒中患者神经功能缺损程度及严重程度评估；基线评估可以评估卒中严重程度，治疗后可以定期评估治疗效果；溶栓时检测时间点：溶栓前；溶栓后2h；溶栓后24h；溶栓后7天；溶栓后90天。基线评估>16分的患者可能死亡，而<6分很有可能恢复良好，每增加一分，预后良好的可能性降低17%。该表总共11条，15项，评分范围为0~42分，分数越高，神经受损越严重。具体见表4-19。

表 4-19　美国国立卫生研究院卒中量表小儿改良版 (PedNIHSS)

项目和指令	评分标准	得分/分
1. 意识水平(LOC) (1)LOC-反应 即使因气管插管、语言障碍、气管创伤及绷带包扎等不能全面评价,检查者也必须选择1个反应。只在伤害性刺激不能引起患者的(除反射性体位以外的)任何活动时才能记3分	0＝清醒,反应灵敏 1＝嗜睡,轻微刺激能唤醒,可执行指令、回答问题、做出反应 2＝昏睡或反应迟钝,需反复刺激、强烈或疼痛刺激才有非刻板的反应 3＝昏迷,仅有反射性活动或自发性反应或完全无反应、软瘫、无反射	

续表

项目和指令	评分标准	得分/分
（2）LOC-提问 　询问患者当前月份及其年龄。仅对初次回答评分。失语和昏迷者不能理解问题记 2 分，因气管插管、气管创伤、严重构音障碍、语言障碍或其他任何原因不能完成者（非失语所致）记 1 分。只对最初的答案进行评分，且不能用语言或非语言提示来"帮助"患者 　2 岁及以上儿童进行此项目时必须有熟悉的家庭成员在场。问孩子"你多大了?"或者"你几岁了?"如果孩子说出了正确的年龄，或者显示了他/她的年龄中正确的手指数，则获得分数。对于第二个问题，问孩子"××在哪里?"××指在场的父母或其他熟悉的家庭成员。用孩子常用的名字称呼那个人，例如"妈咪"。如果孩子正确地指向或有目的地注视着家庭成员的方向则获得分数	0＝两个问题回答均正确 1＝一个问题回答正确 2＝两个问题回答均不正确	
（3）LOS-指令 　睁闭眼，非瘫痪侧握拳后松开。对于儿童，可以用"让我看看你的鼻子"或"摸你的鼻子"来代替握拳。如果手不能使用，用另一个步骤命令代替。有创伤、截肢或其他身体障碍的患者应给予适当的一步指令。只有第一次尝试得分。仅对最初反应评分，有明确努力但未完成的也给分。若对指令无反应，用动作示意，然后记录评分。对创伤、截肢或其他生理缺陷者，应予适当的指令。仅对最初反应进行评分	0＝两项指令均正确 1＝一项指令正确 2＝两项指令均不正确	
2. 最佳凝视 　只测试水平眼球运动。对随意或反射性（眼头反射）眼球运动记分，但不要做冷热水试验。若共轭性眼球偏斜能被随意或反射性活动纠正，记 1 分。若为孤立的周围神经麻痹（Ⅲ、Ⅳ、Ⅵ脑神经），记 1 分。对失语者，凝视是可以测试的。对眼球创伤、绷带包扎、盲人或有其他视力、视野障碍者，由检查者选择一种反射性运动来测试，确定眼球的联系，然后从一侧向另一侧运动，偶尔能发现部分性凝视麻痹	0＝正常 1＝部分凝视麻痹（单眼或双眼凝视异常，但无强迫凝视或完全凝视麻痹） 2＝强迫偏斜或完全凝视麻痹（不能被头眼反射克服）	
3. 视野 　面对面测试。手指计数适用于 6 岁以上儿童，视觉威胁适用于 2～6 岁儿童。用若能看到侧面的手指，记录正常。若单眼盲或眼球摘除，检查另一只眼。明确非对称盲（包括象限盲），记 1 分。若全盲（任何原因）记 3 分。若一侧偏盲，计 1 分，此结果也可用于项目"11 忽视"的评分。若濒临死亡记 1 分，结果用于回答问题 11	0＝无视野缺损 1＝部分偏盲 2＝完全偏盲 3＝双侧偏盲（包括皮质盲）	

续表

项目和指令	评分标准	得分/分
4. 面瘫 　　面部表情是否对称,要求患者示齿、用力闭眼、抬眉等。若患者无法理解指令,可用动作示意,或予以有害刺激,观察患者表情	0＝正常 1＝轻微(微笑时鼻唇沟变平、不对称) 2＝部分(下面部完全或几乎完全瘫痪) 3＝完全(单或双侧瘫痪,上下面部缺乏运动)	
5、6. 上、下肢运动 　　上肢:置肢体于合适的位置,坐位平举90°,卧位上抬45°,掌心向下。要求坚持10s。下肢:仰卧位将腿抬高30°,要求坚持5s。对于年龄太小而无法遵从精确指示或因任何原因不合作的儿童,应根据相同的评分方案,通过观察自发或诱发的运动来对每个肢体的力量进行评分,不包括时间限制。对失语的患者用语言或动作鼓励,不用有害刺激。评定者可以抬起患者的上肢到要求的位置,鼓励患者坚持。依次检查每个肢体,从非瘫痪侧上肢开始。只有在截肢或肩/髋关节关节融合,或静脉注射板固定的情况下,分数才可以是"9",并且测试者必须清楚地将得分的解释写为"9"。分别为每个肢体打分	5a 左上肢;5b 右上肢 0＝于要求位置,10s内无下落 1＝10s内下落,虽不能保持在要求位置,但未碰到床或其他支持物 2＝试图抵抗重力,但10s内下落到床或其他支持物 3＝无法抵抗重力,肢体立即下落,但仍可做某些运动(例如耸肩) 4＝无运动,无法引发上肢的随意运动 9＝截肢或关节融合 6a 左下肢;6b 右下肢 0＝于要求位置,5s内无下落 1＝5s内下落,虽不能保持在要求位置,但未碰到床或其他支持物 2＝试图抵抗重力,但5s内下落至床或其他支持物 3＝无法抵抗重力,肢体立即下落,但仍可做某些运动(例如屈髋) 4＝无运动,无法引发下肢的随意运动 9＝截肢或关节融合	
7. 肢体共济失调 　　检查时睁眼,若有视力障碍,应确保检查在无视野缺损中进行。进行双侧指鼻试验、跟膝胫试验(每项重复3～4次)。对于年龄太小(＜5岁)或不配合的儿童,可以用手去拿玩具代替上肢,用脚踢玩具或踢考官的手。若患者明显虚弱无法完成动作、不能理解治疗或肢体瘫痪则不记分。盲人用伸展的上肢摸鼻。从非瘫痪侧开始测试。截肢或关节融合患者跳过此测试,但应做记录	0＝无共济失调:动作流畅、准确 1＝1个肢体有共济失调:动作僵硬或不准确 2＝2个或更多肢体有共济失调:一侧肢体动作僵硬或不准确 9＝截肢或关节融合	
8. 感觉 　　检查患者肢体远端对针刺的感觉和观察表情,或意识障碍及失语者对有害刺激的躲避。对于年龄太小或不配合的儿童,观察对针刺的任何行为反应,并根据正常反应、轻度或严重反应相同的评分方案对其进行评分。只对与脑卒中引起的感觉缺失评分。偏身感觉丧失者需要精确检查,应测试身体多处部位:上肢(不包括手)、下肢、躯干、面部。脑干卒中双侧感觉缺失记2分。因此,昏迷和失语症患者可能得分为1或0分	0＝无感觉缺失 1＝轻～中度感觉缺失:患者感觉针刺不尖锐或迟钝,或针刺缺失但有触觉 2＝严重的完全感觉丧失:患者感觉不到到自己的脸、胳膊和腿被接触	

续表

项目和指令	评分标准	得分/分
9. 最佳语言 对于 6 岁及以上的语言发展正常的儿童:要求根据一幅图画描述一个场景、阅读几个句子,说出图画上几个物品的名字,重复单词或读句子。记录患者最好的一次得分。若视觉缺损干扰测试,可让患者识别放在手上的物品,重复和发音。气管插管者手写回答。给恍惚或不合作者选择一个记分,但 3 分仅给不能说话且不能执行任何指令者。2~6 岁的儿童(或更大的儿童,但卒中前的语言水平<6 岁),根据在考试中观察到的语言理解和说话能力来打分	0＝正常:语言功能无障碍 1＝轻~中度失语:流利程度和理解能力部分下降,但表达无明显受限 2＝严重失语:患者语言破碎,听者须推理、询问、猜测,交流困难 3＝完全失语:无法言语或无听力理解能力	
10. 构音障碍 读或重复表上的词语。若有严重的失语,评估自发语言时发音的清晰度。气管插管或其他物理障碍无法发音者跳过此测试,但应做记录	0＝正常:发音清晰、流畅 1＝轻~中度构音障碍:有些发音不清,但能被理解 2＝严重构音障碍:言语不清,不能被理解,或失声 9＝气管插管或其他物理障碍	
11. 忽视 通过检验患者对左右侧同时发生的皮肤感觉和视觉刺激的识别能力来判断患者是否有忽视。若患者严重视觉缺失影响双侧视觉的同时检查,但皮肤刺激均正常,则记分为 0。若患者失语,但确实表现为双侧的注意,记分为 0	0＝正常:正确回答所有问题 1＝视、触、听或空间觉:某一种刺激模式下对一侧的忽视 2＝偏侧忽视:在一种以上的刺激模式中对同一侧的忽视	

【使用说明】0~1 分:正常或近乎正常;1~4 分:轻度卒中/小卒中;5~15 分:中度卒中;15~20 分:中~重度卒中;21~42 分:重度卒中。

(陈燕惠)

第二节　儿童心理行为评估常用量表及解读

儿童神经心理发育的水平可通过感知、运动、语言和心理过程等各种能力及性格方面表现出来,对这些能力和特征的检查称之为心理测试。儿童心理行为测验常用量表见表 4-20。

表 4-20　儿童心理行为测验常用量表

量表分类	量表名称(英文缩写-简称)
1. 智力发育筛查	1-1　儿童心理行为发育预警征象筛查问卷(WSCMBD/预警征) 1-2　丹佛发育筛查测验(DDST) 1-3　0~6 岁儿童智力发育筛查检测(DST) 1-4　绘人测验

量表分类	量表名称（英文缩写-简称）
1. 智力发育筛查	1-5　瑞文渐进模型测验（RPM） 1-6　年龄与发育进程问卷（中文版）（ASQ）
2. 智力发育诊断	2-1　0～6岁儿童神经心理发育量表（儿心量表） 2-2　格塞尔发育量表（GDS） 2-3　贝利婴幼儿发育量表（BSID） 2-4　0～3岁婴幼儿发育量表（CDCC） 2-5　韦氏智力量表
3. 运动及协调能力	3-1　全身运动评估（GMs） 3-2　0～1岁神经运动检查20项（INMA） 3-3　Peabody运动发育量表-2（PDMS-2） 3-4　Alberta婴儿运动量表（AIMS） 3-5　粗大运动功能测试量表（GMFM） 3-6　儿童感觉统合量表 3-7　儿童运动协调能力评估量表（MABC）
4. 语言能力	4-1　早期语言发育进程量表（EIMS） 4-2　汉语沟通发展量表（CCDI） 4-3　图片词汇测试法（PPVT） 4-4　语言发育迟缓检查法（S-S）
5. 综合行为问题	5-1　Achenbach儿童行为量表（CBCL） 5-2　Conners评定量表（ASQ、PSQ、TRS） 5-3　症状自评量表（SCL-90） 5-4　长处和困难问卷（SDQ） 5-5　Rutter儿童行为问卷 5-6　HR儿童神经心理成套测验
6. 喂养与养育	6-1　儿童饮食行为问题筛查评估问卷（IMFeD） 6-2　婴幼儿喂养困难评分量表中文版（MCH-FS） 6-3　儿童喂养问卷（CFQ） 6-4　0～6岁儿童家庭养育环境量表（CHNEQ） 6-5　家庭养育方式问卷（FUSQ）
7. 睡眠行为	7-1　儿童睡眠习惯调查问卷（CSHQ） 7-2　青少年睡眠问题评估问卷（ASDQ） 7-3　青少年睡眠卫生评估量表修订版（M-ASHS） 7-4　儿童日间嗜睡量表（PDSS）
8. 情绪与社会性	8-1　儿童焦虑性情绪障碍筛查表（SCARED） 8-2　儿童抑郁障碍自评量表（DSRSC） 8-3　儿童抑郁量表（CDI） 8-4　行为抑制量表（BIS） 8-5　中国城市幼儿情绪及社会性发展量表（CITSEA） 8-6　儿童社交焦虑量表（SASC） 8-7　Piers-Harris儿童自我意识量表（PHCSS）
9. 气质与人格	9-1　中国儿童气质量表全国常模（CPTS） 9-2　艾克森个性问卷（EPQ）

续表

量表分类	量表名称(英文缩写-简称)
9. 气质与人格	9-3 明尼苏达多项人格问卷(MMPI) 9-4 幼儿人格发展趋向评定量表(PTSC)
10. 社会功能	10-1 婴儿-初中学生社会能力量表(S-M) 10-2 儿童适应性行为评定量表(CABR) 10-3 儿童生存质量测定量表(PedsQL)
11. 注意缺陷多动障碍	11-1 Rutter 儿童行为问卷 11-2 Weiss 功能缺陷量表(父母版)(WFIRS-P) 11-3 注意缺陷多动障碍筛查量表(SNAP-Ⅳ) 11-4 视听整合持续性操作测验(IVA-CPT) 11-5 Conners 简明症状表(ASQ) 11-6 注意缺陷多动障碍评定量表第四版:父母版(ADHDRS-Ⅳ-Parent;Inv) 11-7 注意缺陷多动及攻击评定量表(IOWA)
12. 孤独症谱系障碍	12-1 改良婴幼儿孤独症量表(中文版)(M-CHAT) 12-2 孤独症行为检查表(ABC) 12-3 儿童期孤独症评定量表(CARS) 12-4 克氏孤独症行为量表(CABS) 12-5 孤独症诊断访谈问卷修订版(ADI-R) 12-6 孤独症诊断观察量表(ADOS) 12-7 阿斯伯格综合征筛查量表(AS) 12-8 社交反应量表(第二版)(SRS-2)
13. 抽动障碍	13-1 多发性抽动症综合量表(TSGS) 13-2 耶鲁综合抽动严重程度量表(YGTSS) 13-3 抽动障碍严重程度分级及疗效评定
14. 学习障碍	14-1 学习障碍筛查量表(PRS)

1. 智力发育筛查

（1）儿童心理行为发育预警征象筛查问卷（WSCMBD） 简称"预警征"，适用于 0～6 岁儿童，是快捷筛查儿童发育行为疾病的简便工具，可评估大运动、精细运动、言语能力、认知能力（视、听力）、社会能力（孤独症）等方面能力。具体见表 4-21。

表 4-21 儿童心理行为发育预警征象筛查问卷

年龄	预警征象	
3 个月	①对很大声音没有反应 ②逗引时不发音或不会微笑 ③不注视人脸,不追视移动人或物品 ④俯卧时不会抬头	□ □ □ □
6 个月	①发音少,不会笑出声 ②不会伸手抓物 ③紧握拳松不开 ④不能扶坐	□ □ □ □

年龄	预警征象	
8 个月	①听到声音无应答 ②不会区分生人和熟人 ③双手间不会传递玩具 ④不会独坐	☐ ☐ ☐ ☐
12 个月	①呼唤名字无反应 ②不会模仿"再见"或"欢迎"动作 ③不会用拇食指对捏小物品 ④不会扶物站立	☐ ☐ ☐ ☐
18 个月	①不会有意识叫"爸爸"或"妈妈" ②不会按要求指人或物 ③与人无目光交流 ④不会独走	☐ ☐ ☐ ☐
2 岁	①不会说 3 个物品的名称 ②不会按吩咐做简单事情 ③不会用勺吃饭 ④不会扶栏上楼梯/台阶	☐ ☐ ☐ ☐
2 岁半	①不会说 2~3 个字的短语 ②兴趣单一、刻板 ③不会示意大小便 ④不会跑	☐ ☐ ☐ ☐
3 岁	①不会说自己的名字 ②不会玩"拿棍当马骑"等假想游戏 ③不会模仿画圆 ④不会双脚跳	☐ ☐ ☐ ☐
4 岁	①不会说带形容词的句子 ②不能按要求等待或轮流 ③不会独立穿衣 ④不会单脚站立	☐ ☐ ☐ ☐
5 岁	①不能简单叙说事情经过 ②不知道自己的性别 ③不会用筷子吃饭 ④不会单脚跳	☐ ☐ ☐ ☐
6 岁	①不会表达自己的感受或想法 ②不会玩角色扮演的集体游戏 ③不会画方形 ④不会奔跑	☐ ☐ ☐ ☐

【使用说明】测评时出现相应年龄段一项不通过即为可疑异常，建议转诊。该工具不能替代标准化筛查或诊断量表。

（2）丹佛发育筛查测验（Denver developmental screening test，DDST）　该量表分精细动作-适应性领域；大运动能力；语言能力；个人-社会四个领域测查，适用于 0～6 岁儿童的智力筛查。

（3）0～6 岁儿童智力发育筛查测验（developmental screening test for child under six，DST） 是我国自己编制的用于 0～6 岁儿童的智力筛查工具，符合我国国情。测试结果发育商（developmental quotient，DQ）或智力指数（mental index，MI）<70 为异常，70～84 为可疑，≥85 为正常。

（4）绘人测验（Draw a Person Test，DPT） 适用于 4～12 岁有绘画技能的儿童。是一种能引起儿童兴趣的、简便易行的智力测验方法，其既有发育筛查意义，又可投射儿童个性。

（5）瑞文渐进模型测验（Ravens，progressive matrices，RPM） 包括标准渐进模型（SPM）、彩色渐进模型（CPM）、高级渐进方阵（APM）三套测验，为非言语推理能力的测验工具，不受语言、文化种族的限制。该测验虽然了采用离差智商计算法，但应测的题形式不同于韦氏智力量表，因此，测验结果不能与韦氏智力量表等其他智力测验等同看待。

（6）年龄与发育进程问卷（ages & stages questionnaires，ASQ） 适用于 1 个月 0 天（矫正年龄）至 66 个月 0 天儿童。测评五个能区：沟通能区、粗大动作、精细动作、解决问题能力、个人-社会。便于家长对儿童发育行为进行评估。每个能区总分与相应能区的界值比较：高于界值，表示发育正常；接近界值，提示需要进行发育检测；低于界值，预示发育问题。

2. 智力发育诊断

（1）0～6 岁儿童神经心理发育量表（简称儿心量表） 适用于 0～6 岁儿童。测验内容分为大运动、精致行动、适应能力、语言和社会行为等五个能区。通过评定后得出分值，智龄＝五个领域分数之和÷5；发育商＝（智龄/实际月龄）×100。发育商参考范围：>130 为优秀；110～129 为良好；86～109 为中等；76～85 为临界；≤75 为发育异常。

（2）格塞尔发育量表（Gesell development scale） 是目前国际上应用最广泛的发育诊断量表。适用于 0～6 岁儿童。测验内容包括适应性行为、大运动行为、精细动作行为、语言行为、个人-社交行为 5 个能区；其中适应性行为是最重要的能区，被认为是预测智力潜力的主要根据。Gesell 发育商分级标准见表 4-22。

表 4-22　Gesell 发育商分级标准

项目/分级	项目/分级
超常 DQ≥130	低下 DQ<70
优秀 DQ=120～129	轻度 DQ=50～69

项目/分级	项目/分级
聪明 DQ=110~119	中度 DQ=35~49
中等 DQ=90~109	重度 DQ=20~34
迟缓 DQ=80~89	极重度 DQ=20 以下
边缘 DQ=70~79	

（3）贝利婴幼儿发育量表（Bayley scales of infant developmen，BSID）　适用于 2~30 个月婴幼儿。测试结果用智力发展指数（MBD）、运动发展指数（PDI）表示。

（4）0~3 岁婴幼儿发育量表（children's developmental center of China，CDCC）　是评价 0~3 岁儿童智力发育的诊断性量表。

（5）韦克斯勒智力量表（Wechsler intelligence scale，简称韦氏智力量表）分韦氏成人智力量表（WAIS-RC）、韦氏儿童智力量表（WISC）和韦氏幼儿智力量表（WPPSI）。韦氏儿童智力量表中国修订本（WISC-CR）适用于 6 岁至 16 岁 11 个月的儿童；中国修订韦氏幼儿智力量表（C-WYCSI）适用 3 岁 10 个月至 6 岁 10 个月岁儿童；WAIS-RC 适用于 16 岁以上的被试者。韦氏智力等级分布表及韦氏智力缺陷等级和百分位数见表 4-23，表 4-24。

表 4-23　韦氏智力等级分布表

智力等级	IQ 的范围	人群中的理论分布比率/%
极超常	≥130	2.2
超常	120~129	6.7
高于平常	110~119	16.1
平常	90~109	50.0
低于平常	80~89	16.1
边界	70~79	6.7
智力缺陷	≤69	2.2

表 4-24　韦氏智力缺陷等级和百分位数

智力缺陷等级	IQ 的范围	占智力缺陷的百分率/%
轻度	50~69	85
中度	35~49	10
重度	20~34	3
极重度	0~19	2

3. 运动及协调能力

（1）全身运动评估（general movements，GMs）　是一种非侵入性、非干扰性的新型神经学评估技术，通过记录并评估婴儿仰卧位时的全身运动录像，对脑瘫的预测具有较高的敏感度和特异度。适用于 0～5 个月的婴儿（早产儿采用矫正月龄），尤其适用于高危儿。评估结果：正常——"扭动运动正常"（PR）和"不安运动存在"（F+）；可疑——"单调性"（PR）或"偶发性不安运动"（F±）；异常——"痉挛-同步性"（CS）或"混乱性"（Ch）或"不安运动缺乏"（F-）或"异常性不安运动"（AF）。脑瘫高危因素的新生儿应该在纠正月龄 4 月龄内接受 2 次 GMs 评估（第一次在纠正 1 月龄内，第二次在纠正 3 月龄左右）。

（2）0～1 岁神经运动检查 20 项（INMA）　为 0～1 岁神经运动 52 项检查简化而来，包括四个方面，分别为视听反应、运动发育、主动和被动肌张力、姿势和反射。用于 0～1 岁高危儿早期脑瘫筛查及早期干预效果评估。

（3）Peabody 运动发育量表-2（PDMS-2）　为 0～5 岁儿童运动功能发展水平最常用的评估工具。量表包括以下 6 个分测验：反射分测验；姿势分测验；移动分测验；实物操作分测验；抓握分测验；视觉-运动整合测验。可用来评估小儿相对于同龄儿的运动能力；也可以对粗大运动商（GMQ）和精细运动商（FMQ）进行比较以确定小儿运动能力是否存在相对分离。

（4）Alberta 婴儿运动量表（Alberta infant motor scale，AIMS）　此量表主要通过观察婴儿的自发运动发育模式，从负重、姿势和抗重力运动三个方面特征进行分析和评估。适用于 0～18 个月龄婴幼儿。该量表不是诊断性量表，对于低百分位的解释需要谨慎。不适合有明显异常运动模式的婴幼儿运动发育的评价及检测。

（5）粗大运动功能测试量表（gross motor function measure，GMFM）　是国际上公认的脑瘫粗大运动功能测试工具。适用于脑性瘫痪儿童。具有正常运动功能的儿童在 5 岁以内能完成所有项目。

（6）儿童感觉统合量表　为针对儿童感觉统合失调的每一个亚型编制的核查量表，由父母填写。测验包含 5 个项目：①大肌肉及平衡；②触觉过分防御及情绪不稳；③本体感不佳，身体协调不良；④学习发展能力不足或协调不良；⑤大年龄的特殊问题。10 岁以上儿童由父母评定，适用于 6～12 岁的儿童。得分为 30～40 分为轻度失调，20～30 为中度失调，低于 20 分以下为严重失调。有一项得分低于正常值，则判断在某一方面存在失调。

（7）儿童运动协调障碍评估量表（the movement assessment battery for children，MABC）　用以评估 4～12 岁儿童的动作协调能力。2007 年修订的第

二版（MABC-2），适用年龄扩大到 3～16 岁。对于发育性协调障碍（CDC）的儿童可提供定性和定量评估。

4. 语言能力

（1）早期语言发育进程量表（early language mile-stone scale，EIMS） 量表采用横杆图形式，包括语音和语言表达、听觉感受和理解、与视觉相关的感受和理解三部分，得分等于或低于第 10 百分位数（P10）记为"异常"；得分大于第 10 百分位数（P10）为"正常"；如果得分等于第 10 百分位数，而该年龄组的第 10 百分位数与第 25 百分位数得分相等则为"可疑"。适用于 0～35 个月婴幼儿语言发育迟缓筛查。

（2）汉语沟通发展量表（Chinese communicative development inventory，CCDI） 可用于 8～30 月龄儿童的语言理解、语言表达、动作手势等沟通能力的测评，也可用于评估存在语言障碍的年龄较大的儿童，尤其适用于评估语言治疗的效果。该量表结果用百分位数表示，低于第 10 个百分位建议用诊断量表进一步评估。

（3）图片词汇测试法（Peabody picture vocabulary test，PPVT） PPVT 最初作为儿童智力筛查所用工具，后因智力测试渐渐被诊断性智力测试代替而少用。目前该测试主要测查 3 岁 3 月至 8 岁 5 个月儿童对语言的感受能力和对语言的理解能力。

（4）语言发展迟缓检查法（sign-significance，S-S） 为 1～6.5 岁语言发育迟缓儿童诊断及康复评定中最常用的测试工具之一。

5. 综合行为问题

（1）Achenbach 儿童行为量表（child behavior checklist，CBCL） 共有三种量表，即家长用的、老师用的和智龄 10 岁以上儿童自己填写的。主要用于筛查 4～16 岁儿童的各种行为问题，包括社会能力和行为问题两部分。根据孩子最近半年内的情况描述，评分按"0、1、2"三级评分，每个症状因子的各条目之和为这个因子的总粗分。社会部分有三个分量表，包括活动能力、学校能力和社交能力。行为问题有退缩、躯体化、焦虑、抑郁、攻击、违纪等行为问题。

（2）Conners 评定量表 用于筛查 3～17 岁儿童行为问题。共有 3 个量表：Conners 父母问卷（Conners parent symptom questionnaire，PSQ）、Conners 教师用评定量表（teacher rating scale，TRS）、Conners 简明症状问卷（ASQ）。PSQ 包括品行问题、学习问题、心身问题、冲动-多动、焦虑和多动指数 6 个因子。TRS 是教师用于评估儿童在学校环境中的行为表现。

（3）症状自评量表（self-reporting inventory，SCL-90） 适用于 16 岁以上

儿童及成人。该本量表共 90 个项目，包含有较广泛的精神症状学内容，从感觉、情感、思维、意识、行为直至生活习惯、人际关系、饮食睡眠等。它对有可能处于心理障碍边缘的人有良好的区分能力，适用于测查人群中哪些人可能有心理障碍、有何种心理障碍及其严重程度如何。SCL-90 测验为 1～5 级评分，总得分≥160 分，或 90 个项目数中阳性项目数超过 43 项，或任何一个因子分≥2 分者，可考虑筛查阳性，需要做进一步的检查。

（4）长处和困难问卷（strength and difficulties questionnaire，SDQ） 是由 Goodman（1997 年）根据 DSM-Ⅳ 和 ICD-10 诊断标准编制，有父母、教师、儿童（11 岁以上自评）三个版本。该问卷在国内由上海精神卫生中心杜亚松等进行修订。问卷含有 5 个因子分：情绪症状、品行问题、多动-注意缺陷、同伴交往问题和亲社会行为。适用于 4～16 岁儿童。

（5）Rutter 儿童行为问卷 该问卷包括教师问卷和父母问卷，分别对儿童在校和在家行为分别进行评定，问卷将行为问题分为两大类：一般健康问题和行为问题两方面。父母问卷总分的最高分为 62 分，教师问卷总分的最高分为 52 分。父母问卷以 13 分为临界值，教师问卷以 9 分为临界值。凡等于或大于此者，被评为有行为问题。有行为问题者，如"A 行为"总分大于"N 行为"总分，则归为"A 行为"；反之，则归为"N 行为"；评分相等者则为"M 行为"（即混合性行为）。

（6）HR 儿童神经心理成套测验 可测查儿童多方面的心理或功能状况。包括幼儿、少儿和成人三个版本的 HR 神经心理测验。由 10 个分测验组成，包括范畴测验、触摸操作测验、节律测验、手指敲击测验、Halstead-Wepman 失语甄别测验、语声知觉测验、侧性优势检查、握力测验、连线测验和感知觉障碍测验。评分是依据被试者在各测验操作所需的时间、出现的错误次数或得到的正确数，另外还通过左右两侧成绩差异和某些测验间差异比较，进行脑损伤的定位分析。可测查儿童多方面的心理或功能状况。

6. 喂养与养育

（1）儿童饮食行为问题筛查评估问卷（identification and management of feeding difficulties，IMFeD） 由三部分组成，分别是筛查问卷、诊断分类工具、干预指导健康处方。筛查评估问卷适用的对象是 1～6 岁儿童，应用目的是帮助临床儿科和儿童保健医师筛查和排除存在饮食行为问题，儿童的潜在器质性疾病，辨别特定的饮食行为和环境因素，以划分饮食问题的类型和程度，为儿童家长提供针对性的干预指导意见。

（2）婴幼儿喂养困难评分量表中文版（MCH-FS） 共 14 题，包括婴幼儿生长状况（12）；婴幼儿口腔运动功能（7.8.11）；家长喂养行为（1.2.9.10.13.14）；婴幼儿进食行为（3.4.5.6）。量表采用 7 级评分：50 分以下——无喂养困难，51～60 分——轻度喂养困难，61～70 分——喂养困难中度障碍，71 以上——喂养困难严重。适用于 6 个月～3 周岁婴幼儿。

（3）儿童喂养问卷（child feeding questionnaire，CFQ）　是目前应用最为广泛的父母喂养行为的自评工具，适用于 2～11 岁的儿童家长，主要用于评估父母在儿童喂养方面的行为和信念。量表条目采用 Likert5 级评分（1～5），各维度的分数越高，说明父母在该维度的控制欲越强。

（4）0～6 岁儿童家庭养育环境量表（0～6 years child home nurture environment questionnaire，CHNEQ）　该量表分为 0～1 岁、1～3 岁、3～6 岁三个阶段的量表，位于第 15 百分位数以下者为较差养育环境；大于第 85 百分位数者为良好养育环境；两者之间为一般养育环境。

（5）家庭养育方式问卷（family upbringing style questionnaire，FUSQ）适用于 10 岁以上儿童青少年，具有 3 年以上教育水平。结果以 10 个维度分为评价指标，分数越高代表教养方式越积极。也可按均数±1 个标准差将每个维度分正性、中间型和负性，如接纳（>47 分）、中间型（33～47 分）和拒绝（<33 分），对家庭教养方式做定性评估。

7. 睡眠行为

（1）儿童睡眠习惯调查问卷（children's sleep habits，questionnaire children，CSHQ）　适用年龄范围为 4～12 岁。由父母回忆过去 4 周内患儿的睡眠情况，选择表现比较典型的 1 周进行问卷填写。从八个方面反映患儿常见睡眠问题，分别为：①就寝习惯；②入睡潜伏期；③睡眠持续时间；④睡眠焦虑；⑤夜醒；⑥异态睡眠；⑦睡眠呼吸障碍；⑧白天嗜睡。

（2）青少年睡眠问题评估问卷（the adolescent sleep disturbance questionnaire，ASDQ）　从 6 个维度评估青少年常见睡眠问题，包括：入睡困难、睡眠维持障碍、再次入睡困难、觉醒障碍、晨醒障碍、睡眠呼吸障碍。适用年龄范围为 11～20 岁。

（3）青少年睡眠卫生评估量表修订版（the adolescent hygiene scale，M-ASHS）　适用于 12～18 岁青少年。适用于人群流行病学研究与临床睡眠障碍儿童睡眠卫生保健的评估。

（4）儿童日间嗜睡量表（PDSS）　用来评估 11～12 岁儿童的日间嗜睡程度。

8. 情绪与社会性

（1）儿童焦虑性情绪障碍筛查表（the screen for child anxiety related emotional disorders，SCARED） 该量表平行于 DSM-Ⅳ 对焦虑性障碍分类，共 41 个项目，分为躯体化/惊恐、广泛性焦虑、分离性焦虑、社交恐怖、学校恐怖 5 个因子。在国外使用信度效度较好，是一种有效的筛选工具，可为临床儿童焦虑性障碍的诊断提供帮助。适用于 8～16 岁儿童。

（2）儿童抑郁障碍自评量表（self-rating scale for depressive disorder in childhood，DSRSC） 共有 18 个条目。用于对有抑郁危险的 7～13 岁儿童的初步筛查。

（3）儿童抑郁量表（children's depression Inventory，CDI） 共 27 个条目，分为 5 个分量表：快感缺乏、负性情绪、低自尊、低效感、人际问题。用于测量 7～17 岁儿童和青少年抑郁情绪评估。

（4）行为抑制量表（behavioral inhibition scale，BIS） 适用于学龄儿童至青少年人群。量表的 42 个项目由 7 个因素组成，分为退缩行为和社会抑制两个维度，总得分越高表示行为抑制程度越高。

（5）中国城市幼儿情绪及社会性发展量表（CITSEA） 量表包含 4 个域：外化域（反映活动性/冲动性、攻击性/反抗性和同伴攻击性三个因子）、内化域（反映忧郁/退缩、焦虑、恐惧、强迫、分离焦虑和对新鲜事物退缩六个因子）、失调域（反映睡眠、负性情绪、饮食和感官敏感性四个因子）和能力域（反映依从性、注意力、模仿/游戏、掌握动机、移情和亲社会同伴关系六个因子）。适用于 1～3 岁幼儿早期情绪及社会性发展评估。情绪社会性问题维度（外化维度、内化维度和失调维度）T 分＞63 分为阳性，能力维度 T 分＜37 分为阳性（阳性表示在这一方面可能存在问题）。

（6）儿童社交焦虑量表（SASC） 共 10 个条目，包含两大因子，其一为害怕否定因子；其二为社交回避及苦恼因子。主要用于评价 6～16 岁儿童的社交障碍。常模量表总分 P90 为 8 分，以此作为划界分，即总得分≥8 分时有社交焦虑障碍的可能。

（7）Piers-Harris 儿童自我意识量表（PHCSS） 量表含 80 项测题，分六个分量表，即：行为、智力与学校情况、躯体外貌与属性、焦虑、合群、幸福与满足，可以个别施测，也可以团体进行，量表为正性记分，凡得分高者表明该分量表评价好。按原量表规定，PHCSS 总分在第 30 百分位至第 70 百分位之间为正常范围；得分低于第 30 百分位为自我意识水平偏低，提示该儿童可能存在某些情绪或行为问题或社会适应不良，有自信心不足、自我贬低倾向；得分高于第 70 百分位为自我意识水平过高，提示该儿童可能对自己要求过高，过于求全，对挫折的耐受能力不足。该量表主要用于评价 8～16 岁儿童的自我意识、行为、情绪。

9. 气质与人格

（1）中国儿童气质量表全国常模（CPTS）　由 100 个项目组成，根据各项目的得分可计算出九个维度得分，再根据其中五个维度（节律性、趋避性，适应性、反应强度、心境）的得分划分气质类型。适用于 3～7 岁儿童。

（2）艾森克个性问卷（EPQ）　问卷分为成人版和儿童版。各包括 4 个量表：E-内外向；N-神经质；P-精神质；L-谎说或自身隐蔽。用以测量人格结构的三个度即内外向、精神质和神经质。儿童版适用于 7～15 岁儿童。

（3）明尼苏达多项人格问卷（MMPI）　适用于 16 岁以上人群。包含 10 个临床量表和 4 个效度量表。10 个临床量表分别为：疑病，对身体功能的不正常关心；抑郁，与忧郁、淡漠、悲观、思想与行动缓慢有关；癔症，依赖、天真、外露、幼稚及自我陶醉，并缺乏自知力；精神病态，病态人格（反社会、攻击型人格）；男性化-女性化，高分的男人表现敏感、爱美、被动、女性化，高分妇女看似男性化、粗鲁、好攻击、自信、缺乏情感、不敏感，极端高分考虑同性恋倾向和同性恋行为；妄想狂，偏执、不可动摇的妄想、猜疑；精神衰弱，紧张、焦虑、强迫思维；精神分裂，思维混乱、情感淡漠、行为怪异；轻躁狂，联想过多过快、观念飘忽、夸大而情绪激昂、情感多变；社会内向，高分者内向、胆小、退缩、不善交际、屈服、紧张、固执及自罪，低分者外向、爱交际、富于表现、好攻击、冲动、任性、做作、在社会关系中不真诚。

（4）幼儿人格发展趋向评定量表（PTSC）　本量表理论上假设幼儿人格发展包含六个维度，分别为独立性、自我中心性、合群和适应性、情绪稳定性、探索主动性和意志水平。主要用于 2.5～3.5 岁幼儿。

10. 社会功能

（1）婴儿-初中学生社会能力量表（S-M）　共有 132 个项目，分 7 个年龄段和 6 个领域：独立生活、运动、作业操作、交往、参加集体活动、自我管理。适用于 6 个月至 14 岁的儿童。量表评定结果见表 4-25。

表 4-25　婴儿-初中学生社会能力量表评定结果

标准分/分	评定结果
≤5	极重度低下
6	重度低下
7	中度低下
8	轻度低下
9	边缘

续表

标准分/分	评定结果
10	正常
11	高常
12	优秀
≥13	非常优秀

（2）儿童适应性行为评定量表（CABR） 共 59 个条目，包括 8 个分量表、3 个因子，其中 8 个量表为感觉运动、生活自理、经济活动、劳动技能、言语发展、时空定向、个人取向、社会责任，3 个因子为独立因子、认知因子、社会自制因子。分量表与因子之间的对应关系为独立因子包括感觉运动、生活自理、劳动技能和经济活动；认知因子包括语言发展以及时空定向；社会自制因子包括个人取向、社会责任。用于评定 3～12 岁儿童的社会适应性能力状况。ADQ 评分标准：ADQN≥85 分即为 ADQ 正常，70～84 分为 ADQ 处于边缘状态，55～69 分为 ADQ 轻度受损，25～54 分为 ADQ 中、重度受损，25 分以下为 ADQ 极重度受损。

（3）儿童生存质量测定量表（PedsQL） 儿童自评量表包括 5～7 岁、8～12 岁、13～18 岁 3 个量表；家长报告量表包括 2～4 岁、5～7 岁、8～12 岁、13～18 岁 4 个量表。调查最近一个月内某一事情发生的频率。现有的疾病特异性模块包括癌症、哮喘、癫痫、风湿性疾病、心血管疾病、糖尿病、肥胖症等模块。各方面的分数为所含条目分数的总和除以所含条目数，总表的分数为各条目分数的总和除以全表条目数，分数越高，生存质量越高。PedsQL 除 2～4 岁仅有家长报告问卷外，其他每个年龄段的量表均包含小儿自评和家长报告两种量表。

11. 注意缺陷多动障碍

（1）Rutter 儿童行为问卷 是目前国内唯一的成套注意力测验，共分为六个分测验，具有测量注意的稳定性、注意的广度、注意的转移、注意的持续性等四大特征。适用于 6～17 岁儿童。

（2）Weiss 功能缺陷评定量表（父母版）（Weiss functional impairment scale-parent form，WFIRS-P） 包括家庭、学习/学校、生活技能、自我管理、社会活动和冒险活动共 6 个分量表，根据儿童情绪、行为方面的情况评估注意缺陷多动障碍（ADHD）患儿的社会功能。

（3）注意缺陷多动障碍筛查量表（the Swanson，Nolan，and Pelham-Ⅳ rating scale，SNAP-Ⅳ） 为教师和父母评定量表。此量表最早根据 DSM-Ⅲ 的诊断标准编制，以后根据 DSM-Ⅳ 的诊断标准编制了 SNAP-Ⅳ。量表内容涵盖 6

个功能领域：家庭、学习和学校、生活技能、儿童的自我观念、社会活动和冒险活动。各部分题目分数相加总分除以题目数，得分：0～1 正常；1.1～1.5 边缘；1.6～2 中度；＞2 严重。如果一个儿童得分≥1.5 应该进行 ADHD 访谈；如果得分在 1.1～1.5 之间且至少 5 项得分为 2 或 3，应该进行进一步的 ADHD 访谈。

（4）视听整合持续性操作测验（integrated visual and auditory continuous performance test，IVA-CPT）　主要用于测定儿童的反应控制力商数（谨慎、一致性和毅力）和注意力商数（警醒、注意集中和反应速度）。适用于 6 岁以上儿童，其分型标准见表 4-26。

表 4-26　视听整合持续性操作测验诊断分型标准

诊断分型	反应控制商数	注意力商数
注意力缺陷为主型	＞85	＜85
多动、冲动为主型	＜85	＞85
混合型	＞85	＞85

【使用说明】在理解力商数＞60％前提下，符合下列三项中的任意一项，可为 ADHD。①综合控制力商数（FRCQ）、综合注意力商数（FAQ）、听觉反应控制力商数（ARCQ）、视觉反应控制力商数（VRCQ）、听觉注意力商数（AAQ）、视觉注意力商数（VAQ）中的任何一个商数值＜80；②上述各项中的任何一个商数值为 80～85（即 80 商数值＜85），并且多动商数（HYP）＜85，或理解商数（COM）＜85；③谨慎商数、一致性商数、毅力商数、警惕商数、注意集中商数、速率商数中的任何一个商数值＜75，并且有 ADHD 症状病史。上述标准以外可排除 ADHD。

（5）Conners 简明症状量表（ASQ）　仅有 10 条的简明症状问卷（即多动指数），用于筛查儿童 ADHD 及追踪疗效，多动指数≥10 为阳性。

（6）注意缺陷多动障碍评定量表第四版：父母版（ADHD investigator-administered and scored，ADHDRS-Ⅳ-Parent：Inv）　该量表共有 18 个条目，包括 3 个因子分：多动、注意力不集中、品行问题。适用于 6～17 岁儿童。总分＞18 分，提示有注意缺陷多动障碍；得分越高，受损越严重。

（7）注意缺陷多动及攻击评定量表（IOWA）　该量表为作者从原来的 conners 教师量表中提取了多动和攻击的条目，产生了一个仅 10 项的量表，相当于 DSM-Ⅳ 描述的多动和注意缺陷、好争论和违抗的行为，该量表适用于 ADHD 的药物治疗研究，可以短期内多次评估疗效。量表按照 0～3 四级评分，将 1～5 项得分相加为注意缺陷/活动过度量表（I/O）分，将 6～10 项得分相加为对立/违抗（O/D）分。

12. 孤独症谱系障碍

（1）改良婴幼儿孤独症量表（中文版）（modified Checklist for autism in toddlers，M-CHAT） 适用于 18～24 月龄婴幼儿孤独症的筛查。量表根据孤独症儿童相互注意协调能力及象征扮演游戏能力的缺陷这两个核心症状设计而成，量表由 23 个条目组成，其中 A5、A7、B ii、B iii、B iv 为核心条目，如 5 个核心条目均为阳性，则判定被试者为孤独症高危人群；如仅 A7、B iv 为阳性，则判定被试者为孤独症中危人群；如没有，则判定被试者为低危人群。

（2）孤独症行为检查表（autism behaviour checklist，ABC） 该量表适用 1 岁半至 35 岁孤独症患者，包括行为症状表现 57 项，主要适用于孤独症儿童的家长或其他抚养人对孤独症儿童进行评定。筛查界限分为 53 分，而诊断分为 67 分以上，诊断阳性符合率达 85% 左右。

（3）儿童期孤独症评定量表（the childhood autism rating scale，CARS） 总分低于 30 分：无孤独症；30～60 分：有孤独症；其中 30～37 分：为轻到中度孤独症；37～60 分：重度孤独症。

（4）克氏孤独症行为量表（CABS） 仅 14 个条目，简明易行，适合孤独症儿童家长进行自测的简易量表，也常被临床医师用于门诊孤独症儿童的快速筛查。总分＞14 分，疑似孤独症可能，需要进行进一步评估。

（5）孤独症诊断访谈问卷修订版（autism diagnostic interview，ADI-R） 包括 3 个核心部分：社会交互作用方面（16 项），语言及交流方面（13 项），刻板、局限、重复的兴趣与行为（8 项），判断起病年龄（5 项）及非诊断记分（8 项,）；另有 6 个项目涉及孤独症患儿的一些特殊能力或天赋。量表的评分标准一般按 0～3 四级评分，其中评 2 或 3 分表示该项目的异常明确存在，只是存在程度的差异；评 1 分表示界于有/无该类症状之间的情况，0 分为无异常。

（6）孤独症诊断观察量表（autism diagnostic observation schedule，ADOS） ADOS 是一种半结构化的评估工具，其中设置了大量有关社会互动、日常生活的游戏和访谈，包含了一系列标准化、层层递进的活动和材料。它通常与孤独症诊断访谈量表修订版（ADI-R，1994）联合使用。目前，这两种量表在欧美国家已成为孤独症评定的"金标准"，在我国还未被广泛使用。

（7）阿斯伯格综合征筛查量表（Asperger syndrome，AS） 是以 AS 的核心症状的三个维度：社会性障碍、沟通障碍和局限而异常的兴趣模式。辅以临床诊断中常见的 AS 特征性表现，增加特殊的认知和运动感知觉功能两个维度，共五个维度编制。适用于 5～12 岁儿童。量表结果以 49 为划界分。

（8）社交反应量表（第二版）（social responsiveness scale second edition，SRS-2） 主要用于评定 2 岁 6 个月到成年期孤独症患者的社交能力。量表共 65 个条目，分为 5 点评分量表。分为正常、轻度、中度、重度四个等级，显示受试者互动社交行为方面的异常及日常社交行为中的困难程度。

13. 抽动障碍

（1）多发性抽动症综合量表（tourette syndrome global scale，TSGS） 是一个评估多发性抽动症症状和社会功能的多维量表，由 8 个单维量表组成，其中抽动方面主要包括 4 个单维量表：简单运动性抽动、复杂运动性抽动、简单发声性抽动、复杂发声性抽动。每个单维量表用于评估抽动的频度（分 0～5 级）和干扰的程度（分 1～5 级），对每一类抽动，其频度分和干扰分是多样的，最后要合计成一个总分。社会功能方面主要包括 3 个单维量表：行为问题、运动不宁、学习或工作情况。社会维度由 0（无损害）至 25（严重损害）连续等级分组成。抽动和社会功能评估分最后通过数学公式转换成一个总分。

（2）耶鲁综合抽动严重程度量表（Yale global tic severity scale，YGTSS）此量表分三个部分：①第一部分为问诊项目，包括运动性抽动和发声性抽动的主要部分和方式。②第二部分分别评估运动性抽动和发声性抽动的数量、频度、强度、复杂性、对正常行为的干扰 5 个方面，每项 0～5 六级评分，分数越高越严重。③评估抽动障碍所导致的损害，按 10～50 分评分加入抽动分中，最后得出量表总分。抽动障碍严重程度的分级及疗效评定见表 4-27。

表 4-27 YGTSS 严重程度分级及疗效评定

严重程度	评分	疗效评定	评分（减分率）
轻度	<25	显著	>60%
中度	25～50	好转	30%～59%
重度	>50	无效	<30%

【使用说明】总的严重程度分数（YGTSS 总分）＝运动性抽动分＋发声性抽动分＋损害率分。①<25 分为轻度；25～50 为于中度；>50 分，为重度。②YGTSS 量表还可用于疗效评判：减分率＝[（治疗前评分－治疗后评分）/治疗前评分×100%]，减分率>60%，为显著；30%～59% 为好转；<30%，为无效。依据 YGTSS 总分可进行抽动障碍严重程度的分级及疗效评定。

14. 学习障碍

学习障碍筛查量表（the pupil rating scale revised screening for learning disabilities，PRS） 本表由教师填写，共有 24 个条目，包括理解和记忆、语言、

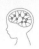

时间和方位的判断、运动能力、社会行为等 5 个功能区及其分属的 24 个条目构成。用于筛查 5～15 岁儿童学习障碍（LD）。量表总分＜60 分，或者言语型（第 1、2 功能区）得分＜20 分，或非言语型（第 3、4、5 功能区）得分＜40 分，即为 LD 可疑儿童。言语型得分＜20 分而非言语型得分≥40 分，为言语型学习障碍（VLD）；非言语型得分＜40 分而言语型得分≥20 分，为非言语型学习障碍（NLD）；同时达到言语型得分＜20 分和非言语型得分＜40 分标准，为混合型学习障碍（即共患 VLD＋NLD）。

（欧　萍）

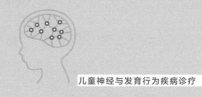
第五章　意识障碍

第一节　概述

意识和意识活动的基础是意识清晰状态。所谓意识清晰状态，是指大脑皮质处于适宜的兴奋状态或预激状态。在这种状态下，大脑皮质的张力得以保持，为各种高级神经活动过程的迅速发生和发展以及各种条件联系的顺利进行提供了条件。在意识清晰状态时，才能清晰地认识外在各种客观事物及其内心活动，并能清晰地意识到自己的各种精神活动，有完好的定向力、注意力及领悟能力。

意识障碍（dysfunction of consciousness）是指人对周围环境及自身状态的识别和觉察能力出现障碍，即意识清晰程度受到破坏。意识障碍表现形式为意识水平的减低、意识内容的改变和意识范围的缩小。意识障碍按其意识水平的深浅程度分为：嗜睡状态、意识模糊、昏睡状态、昏迷（参见第一章）。格拉斯哥昏迷评分（GCS）是临床上用于评估患者意识状态的常用量表（参见第四章）。

临床上依据意识障碍起病急缓、表现形式分为以下几型：

（1）急性意识障碍　主要是急性全身性疾病所致的对周围环境的意识障碍。

（2）间歇发作性意识障碍　为一种短暂而又频繁发作的意识障碍，间歇期意识活动恢复正常，属急性意识障碍的一种类型。较常见的是各种原因所致的晕厥、失神发作及癫痫发作时的意识障碍。

（3）慢性意识障碍　指意识丧失超过 28 天的意识障碍，如脑血管疾病、颅内感染、中毒、外伤、缺氧等所致的昏迷状态，在患者漫长的恢复过程中，呈现的不同程度意识障碍。

（4）自我意识障碍　自我意识是指个体对当前主观状态的确认，包括以下几种。①存在意识：是指能够对自身的存在有一个现实而又确切的体会，而不是虚无不实的。②能动性意识：是指能够意识到自己的精神活动是受其本人而不是受

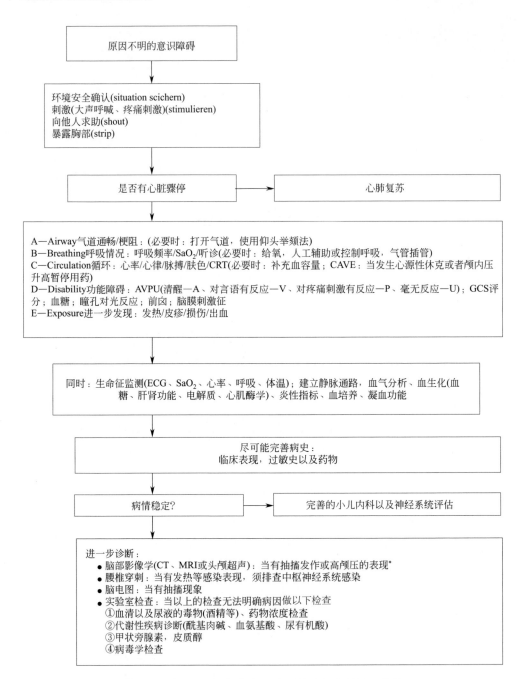

图 5-1 原因不明的儿童意识障碍的基本诊断处理流程

注 *：①原因不明的持续意识障碍，GCS 评分＜13 分；②剧烈的头痛、呕吐；③瞳孔大小与正常范围偏差＞50％；④新出现的局灶性神经功能障碍，特别是外展、滑车以及动眼神经麻痹；⑤肌肉张力增高，反射亢进；⑥复杂的癫痫发作或癫痫持续状态。

他人的支配和控制。③统一性意识：是指能够意识到在不同的时间内，自己是同一个人，而不是在不同时间内成为两个或两个以上的"我"。④统一意识：是指在同一时间内，自己是一个单一的人，同样又是一个独立的人。⑤界限意识：是指意识到自己和他人或事物之间，存在着一定的界限，并且体验到自己和他人或他物之间都是相互独立存在的不同个体。自我意识丧失见于由各种疾病所致的昏睡状态、昏迷状态或精神错乱状态。

正确认识各种类型意识障碍的特点，分析其原因并做出正确诊断，从而及时给予恰当的治疗，是患者生命能否得到及时挽救的重要因素。导致儿童意识障碍病因多种多样，概括起来大致可分为几种。①全身各种躯体疾病：如肝脏疾病、肾脏疾病、肺部疾病、心脏疾病、内分泌疾病及各种原因所致的水与电解质紊乱等。②感染中毒性疾病：如脓毒症及各种药物中毒及一氧化碳中毒等。③脑器质性疾病：如颅脑外伤、颅脑肿瘤、脑寄生虫病、脑变性疾病、脑血管疾病、癫痫发作等。④急性发作的各种功能性疾病：如急性心因性反应、癔症、急性精神分裂症及情感性障碍等。原因不明的儿童意识障碍的基本诊断处理流程见图 5-1。

第二节　自身免疫性脑炎

自身免疫性脑炎（autoimmune encephalitis，AE）泛指由于免疫系统针对中枢神经系统（CNS）抗原产生反应而引起急性或亚急性发作的神经精神症状的脑部炎症性疾病。典型临床表现包括认知功能倒退、运动与行为异常和癫痫发作等。AE 合并相关肿瘤者，称副肿瘤性 AE。根据病因不同，AE 分为非特异性CNS 抗原抗体相关性 AE 和特异性 CNS 抗原抗体相关性 AE。按抗体来源可分为：原发中枢性自身免疫性脑炎（包括抗 NMDAR 脑炎、MOG 抗体相关性脑炎等）以及继发于系统性自身免疫性疾病相关的脑炎（神经精神性红斑狼疮、系统性血管炎继发脑炎）。根据病理受累部位不同，可将自身免疫性脑炎分为灰质受累为主型、白质受累为主型以及血管炎型。自身免疫性脑炎的临床特点主要包括精神症状、认知功能障碍、亚急性或急性发作的癫痫等。与血管及神经系统的脑炎相比，AE 多呈亚急性起病，受累范围有限、存在炎症及相关抗体等特点。AE 的诊断包括临床表现、辅助检查、确诊实验与排除其他病因 4 个方面。诊断评估流程详见表 5-1。

表 5-1　自身免疫性脑炎的诊断评估流程

评估项目	评估内容
病史	性别、年龄、职业、居住地、旅居史、动物接触史 基础疾病、肿瘤病史、手术史、疫苗接种史、免疫状态 现症史：起病时间、病程时相特点、主要症状与伴随体征
体征	神经科体征：高级神经功能，脑干、小脑、锥体外系体征和脑膜刺激征等局灶性体征 一般内科体征 临床评分：改良 Rankin 评分、格拉斯哥昏迷评分
血液检查	血常规、生化、红细胞沉降率、甲状腺功能、抗甲状腺球蛋白抗体、抗甲状腺过氧化物酶抗体、抗核抗体等
X 线与超声	胸片、胸部 CT、盆腔 CT 和（或）超声、睾丸超声
脑电图	脑电图（含蝶骨电极、视频脑电图），必要时行同步视频多导睡眠图
神经影像学	头颅 MRI（平扫与增强）
PET	头颅与全身 PET（必要时）
脑脊液检查	压力、细胞计数与细胞学、生化、寡克隆区带；合理的感染病原体检测
抗神经元抗体	建议脑脊液与血清同时检测

注：PET 为正电子发射计算机断层显像。

一、原发中枢性自身免疫性脑炎（primary central auto-immune encephalitis）

已知与 AE 相关的 CNS 特异抗体有近 30 种，主要分以下三类：①细胞内抗原抗体；②细胞表面抗原抗体；③细胞外突触抗原抗体。不同抗体导致的 AE 好发的年龄阶段不同。在已知自身抗体中，与儿童 AE 相关最常见的是 N-甲基-D-天冬氨酸受体（N-methyl-D-aspartate receptor，NMDAR），其次是髓鞘少突胶质糖蛋白（myelin oligodendrocyte glycoprotein，MOG）和谷氨酸脱羧酶 65（glutamic acid decarboxylase 65，GAD65）等。多种抗体合并存在的 AE，称为抗体重叠综合征（overlapping syndrome），包括抗 NMDAR 抗体、MOG 抗体和抗 γ-氨基丁酸 B 型受体（GABABR）抗体同时存在等，其中抗 NMDAR 抗体与 MOG 抗体重叠综合征多见于儿童。

尚无确切的 AE 临床流行病学资料发表。人群所有类型脑炎年发病率约为（5～8）/10 万，其中 40%～50% 的病例仍然无法确定其病因。近年研究认为，没有特定感染性疾病流行条件下，AE 可能是儿童最常见的无菌性脑炎。

（一）抗 NMDAR 脑炎（anti-NMDAR encephalitis）

AE 患病比例占脑炎病例的 10%～20%，以抗 NMDAR 脑炎最常见，约占

AE 患者的 80%。

1. 诊断要点

多呈现急性或亚急性起病，一般在 2 周至数周达高峰，可有发热、头痛、咽痛、呕吐等前驱症状。按病程发展分为 5 期：前驱期、精神症状期、不随意运动期、无反应期以及恢复期。临床表现有 6 条核心症状：①精神行为异常或者认知功能障碍；②言语功能障碍；③癫痫发作；④运动障碍；⑤意识水平下降；⑥自主神经功能障碍或者中枢性低通气。

抗 NMDAR 脑炎的确诊标准、拟诊标准以及可能标准见表 5-2～表 5-4。尤其是可能标准的提出，为无条件做自身抗体检测、检测阴性及等待结果的患者提供了诊断治疗的意见，虽然此标准尚不完全适合儿童，但对儿童抗 NMDAR 脑炎诊断具有重要的参考价值。

表 5-2 抗 NMDAR 脑炎的确诊标准

抗 NMDAR 脑炎的诊断标准(满足以下 3 项标准)	
临床表型	6 项核心症状的 1 项或多项
辅助检查	抗 NMDAR 抗体阳性：以脑脊液采用基于细胞底物的实验(cell based assay, CBA)法测定的抗体阳性为准
合理地排除其他疾病	

注：NMDAR 为 N-甲基-D-天门冬氨酸受体。

表 5-3 抗 NMDAR 脑炎的拟诊标准

抗 NMDAR 脑炎的诊断标准(满足以下 3 项标准)	
临床表型	6 项核心症状的 1 项或多项
辅助检查	抗 NMDAR 抗体阳性：以脑脊液采用基于细胞底物的实验(cell based assay, CBA)法测定的抗体阳性为准
合理地排除其他疾病	

表 5-4 可能诊断为自身免疫性脑炎的诊断标准

可能诊断为自身免疫性脑炎的诊断标准(满足以下 3 项标准)	
临床表型	急性或亚急性起病(病程在 3 个月内快速进展)，表现为精神行为异常、意识障碍、近事记忆障碍或癫痫发作
辅助检查	具有以下至少 1 个阳性发现。①脑脊液：白细胞增多($>5\times10^6$/L)，或脑脊液细胞学呈淋巴细胞性炎症，或脑脊液寡克隆区带阳性。②头颅磁共振成像：呈脑炎改变，多累及边缘系统(一侧或双侧 T2 或 FLAIR 异常信号)或符合脱髓鞘或炎症改变累及其他区域的 T2 或 FLAIR 异常信号。③脑电图：局灶性癫痫或者癫痫样放电，或弥散性、多灶性慢波节律
合理地排除其他疾病	

2. 治疗原则

包括免疫治疗、对癫痫发作和精神症状的对症治疗、器官功能监护与支持治疗、康复治疗。合并肿瘤者进行切除肿瘤等抗肿瘤治疗。

3. 处方

（1）免疫治疗　一线免疫治疗包括糖皮质激素、静脉注射免疫球蛋白，重症病例可以联合治疗性血浆置换（therapeutic plasma exchange，TPE）每日或隔日1次，连续数次，症状改善后延长间隔时间（一般需要3～5次）等；二线免疫治疗如利妥昔单抗、静脉用环磷酰胺；一、二线免疫治疗病情反复可选择麦考酚酸酯、硫唑嘌呤长程免疫治疗，至少一年。免疫治疗程序见图5-2。

① 高剂量甲泼尼龙：30mg/（kg·d），最大不超过1g/d，连续3～5天后减量为1～2mg/（kg·d），维持约12周。

② 静脉注射免疫球蛋白（intravenous immunoglobulin，IVIG）：2g/kg（分2～5天），与高剂量甲泼尼龙联用。

③ 利妥昔单抗：每次375mg/m^2，儿童推荐总量为750mg/m^2（最大量1g），溶于生理盐水1mg/mL中，缓慢静脉滴注，间隔2周使用一次。

④ 静脉用环磷酰胺：剂量为0.5～1g/m^2，最大量为1g/次，每月1次，连用6～8次。首次剂量为0.5g/m^2，如无不良反应，第2个月可增至0.8～1g/m^2，第8次后改为每3个月1次，维持1～3年。

⑤ 霉酚酸酯（吗替麦考酚酯，mcophenolate mofetil，MMF）：10～30mg/（kg·d），分2次口服。

⑥ 硫唑嘌呤：1～2mg/（kg·d）一日1～2次，最大剂量150mg/d，分次口服。

⑦ 甲氨蝶呤鞘内注射：部分难治或重症患者采用甲氨蝶呤联合地塞米松鞘内注射有效（甲氨蝶呤5～10mg，地塞米松5～10mg，生理盐水2～3mL联合缓慢鞘内注射）。

（2）对症治疗　在免疫治疗基础上应用常规抗癫痫药物及抗运动障碍药物。恢复期AE患者如无继发癫痫不需要长期抗癫痫药物治疗。但AE患儿急性期的惊厥和运动障碍对常规的治疗措施常难以奏效。严重惊厥发作导致缺氧和心血管功能不稳定，或常规抗癫痫药物治疗无效，在严密监护和呼吸机支持下，试用丙泊酚或罗库溴铵等药物控制惊厥。

（3）器官功能的维护　重症AE除严重惊厥外，急性颅内压增高、心血管功能紊乱或中枢性低通气综合征等情况出现时，需要及时予以相应器官功能支持。

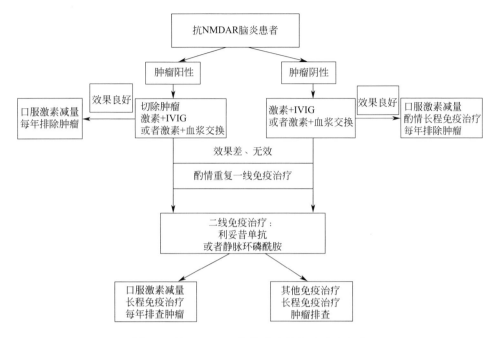

图 5-2 抗 NMDAR 抗体脑炎的免疫治疗程序

（二）MOG 抗体相关性疾病（MOG-IgG associated disorders, MOGAD）

抗髓鞘少突胶质细胞糖蛋白免疫球蛋白 G 抗体（MOG-IgG）相关疾病（MOGAD）是近年来提出的一种 MOG-IgG 介导的 CNS 炎性脱髓鞘疾病，不同于多发性硬化（multiple sclerosis，MS）和视神经脊髓炎谱系疾病（neuromyelitis optica spectrum disorder，NMOSD）的独立疾病谱。MOG-IgG 可能是 MOGAD 的致病性抗体。MOGAD 在儿童中发病率较高，性别差异不明显。MOGAD 可为单相或复发病程，主要症状包括视神经炎（optic neuriti，ON）、脑膜脑炎、脑干脑炎和脊髓炎等。糖皮质激素治疗 MOGAD 有效，但患者常出现激素依赖而反复发作。多数 MOGAD 患者预后良好，部分遗留残疾。

1. 诊断要点

（1）视神经炎（optic neuritis，ON） ON 是青少年和成人 MOGAD 最常见的首发临床表现。起病阶段视力下降通常严重，出现双侧视神经受累。尽管急性期视力下降严重，但通常恢复较好，尤其是儿童。眼底检测发现视盘水肿，严重者出现视乳头周围出血。除视神经外，近 50% 的 MOGAD 患者可出现 CNS 其他区域受累，可先于、继发于 ON 或与 ON 同时发生。

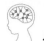

（2）横贯性脊髓炎（transverse myelitis，TM）　MOGAD 常以脊髓炎为首发表现，可孤立发生或伴发视神经炎及颅内病灶。当伴发脑干脑炎或 ADEM 样表现时应考虑 MOGAD 可能。

（3）急性播散性脑脊髓炎（acute disseminated ercephalomyelitis，ADEM）　儿童 MOGAD 常表现为 ADEM 或 ADEM 样综合征（ADEM 伴视神经炎、多相性播散性脑脊髓炎），这类患者的 MRI 表现不同于 MOG 抗体阴性 ADEM。脑干受累见于 30% 的 MOGAD 患者，并且是长期随访中高度致残的危险因素之一。脑干病变常伴视神经、脊髓和小脑受累。脑干任何部位均可受累，以脑桥最为常见，其次是延髓、小脑脚和中脑。脑干病灶临床常表现为瘫痪、脑神经麻痹、共济失调、低通气综合征、意识障碍。

暂无特征性的临床症状可以直接提示 MOGAD 诊断。在血清 MOG-IgG 阳性基础上，以病史和临床表现为依据，结合辅助检查，尽可能寻找亚临床和免疫学证据辅助诊断。同时，需要排除其他疾病可能。我国 MOGAD 推荐诊断标准的建议见表 5-5。

表 5-5　中国专家组建议的 MOGAD 诊断标准

符合以下所有标准：

(1)用全长人 MOG 作为靶抗原的细胞法检测血清 MOG-IgG 阳性

(2)临床有下列表现之一或组合：①ON,包括慢性复发性炎性视神经病变；②TM；③脑炎或脑膜脑炎；④脑干脑炎

(3)与 CNS 脱髓鞘相关的 MRI 或电生理(孤立性 ON 患者的 VEP)检查结果

(4)排除其他诊断

注：应注意的是，由于可能存在 MOG-IgG 短暂阳性或低 MOG-IgG 滴度的患者，因此对于存在非典型表现的患者，且在第 2 次采用不同细胞法检测后未确认 MOG-IgG 阳性的患者，应诊断为"可能 MOGAD"；ON 为视神经炎；TM 为横贯性脊髓炎；CNS 为中枢神经系统。

2. 治疗原则

包括两个主要目标，首先是针对急性发作期快速控制疾病的进展和阻止神经系统炎性破坏；另外一个目标则是针对缓解期预防或减少复发以降低复发相关的致残。

3. 处方

（1）急性发作/复发期治疗

① 糖皮质激素：大剂量、短疗程糖皮质激素治疗为最常用一线治疗方法，减药为先快后慢，后期减至小剂量长时间维持。甲泼尼龙 $10\sim30mg/(kg\cdot d)$，最大剂量≤1g/d，静脉滴注，每日 1 次，连用 3～5 天后，每隔 3 天减半量。至 60mg 改口服，缓慢阶梯减量至小剂量长时间维持，可每 1 周减 5mg；顺序递减

至中等剂量 0.75～1mg/（kg·d），逐步放缓减量速度，如每 2 周递减 2.5～5mg，至维持量（5～15mg/d），长期维持。若在减量的过程中病情明确再次加重或出现新的体征和（或）出现新的 MRI 病变，可再次甲基泼尼松龙冲击治疗。

②血浆置换（plasma exchange，PE）：对于症状较重及糖皮质激素治疗无效的患者，可采用血浆置换。通常为在 5～14 天内接受 4～7 次置换，每次置换约 1～1.5 倍血浆容量。一般建议置换 3～5 次，多数置换 1～2 次后见效。

③静脉注射免疫球蛋白（IVIG）：IVIG 对患者复发有明显的预防作用。推荐长节段脊髓病灶（＞3 个节段）者或对激素冲击治疗和免疫抑制剂反应欠佳者选用。具体用法常见本章抗 NMDAR 脑炎治疗。

④激素联合其他免疫抑制剂，如环磷酰胺。用于激素冲击治疗收效不佳时，尤其合并其他自身免疫性疾病的患者。

（2）缓解期预防性治疗　一线药物包括：硫唑嘌呤、霉酚酸酯、甲氨蝶呤、利妥昔单抗等。二线药物包括环磷酰胺、他克莫司、米托蒽醌，定期 IVIG 也可用于预防治疗，特别适用于不宜应用免疫抑制剂者。具体用法常见本章抗 NMDAR 脑炎治疗。

（3）对症及康复治疗　痛性痉挛可应用卡马西平、加巴喷丁、巴氯芬、普瑞巴林等药物。震颤可应用盐酸苯海索。尿失禁可选用丙咪嗪、奥昔布宁、哌唑嗪等；尿潴留应间歇导尿，便秘可用缓泻药。下肢痉挛性肌张力增高可用巴氯芬口服。

（4）心理支持治疗。

二、继发于系统性自身免疫性疾病相关的脑炎

(一)神经精神性红斑狼疮（neuropsychiatric lupus erythematosus, NPSLE）

神经精神性红斑狼疮（NPSLE）是系统性红斑狼疮（systemic lupus erythematosis，SLE）患者中枢或周围神经系统弥漫性或局灶性或混合性损害的结果，也被称为狼疮性脑病或狼疮性周围神经病，主要表现为精神障碍和神经系统受累。其病因学涉及遗传、神经特异性抗体，抗心磷脂抗体与血栓形成、免疫复合物和细胞因子等。NPSLE 可出现精神病样症状，如幻觉、妄想、定向力障碍、注意力涣散、记忆减退等，还常常出现癫痫表现，同时还有脑血管病的表现如偏瘫、偏身感觉减退，颅神经麻痹症状如复视、眼球震颤、吞咽困难等。头痛也是一个常见临床

表现。

1. 诊断要点

首先 SLE 诊断明确，同时存在相关精神、神经症状。脑脊液检查是 NPLSE 最基本和最重要的检查，脑脊液表现为压力增高，细胞数、蛋白、免疫复合物和 IgG 增加，C_4 降低，抗神经元抗体水平升高。同时血清免疫学检查也是重要诊断指标：血清中抗神经元抗体、抗核糖体 P 蛋白抗体和抗磷脂抗体阳性。头颅 MRI 异常。同时排除感染、代谢性脑病、电解质异常、精神疾病等因素所致。

2. 治疗原则

出现神经系统症状的 SLE 患儿病情都属于重度，在治疗 SLE 及对症支持治疗（降颅内压、抗精神病药物、抗惊厥药物等）的基础上，须使用糖皮质激素和（或）免疫抑制剂快速控制疾病活动。

3. 处方

诱导缓解期使用甲泼尼龙冲击联合静脉滴注环磷酰胺，维持期继续使用环磷酰胺治疗可改善病情。不能耐受环磷酰胺者可换用其他免疫抑制剂，如霉酚酸酯、环孢素、硫唑嘌呤、甲氨蝶呤。上述治疗措施效果不佳时，可考虑使用生物制剂、静脉滴注免疫球蛋白、血液净化、鞘内注射甲氨蝶呤和地塞米松。具体用法参见本章抗 NMDAR 脑炎治疗。

（二）中枢神经系统性血管炎（central nervous system vasculitis）

系统性血管炎（systemic vasculitis，SV）是一组病因不明、以血管壁炎症或坏死为主要病理特征，累及全身多个系统和器官的结缔组织疾病。SV 患者出现神经系统受累在临床上并不少见。CNS 的受累表现主要包括头痛、脑卒中和脑病症状（主要为认知障碍或精神症状）。

1. 诊断要点

首先系统性 CNS 血管炎的诊断需成立，可根据 CNS 受累（主要局限于大脑和脊髓）临床表现和体征，结合头颅影像学表现、脑脊液检查结果以及脑组织活检结果来诊断中枢神经系统性血管炎。血清学及脑脊液检查有助于鉴别原发性还是继发性系统性 CNS 血管炎。磁共振血管成像（mMRA）和数字减影血管造影（DSA）可用于评估 CNS 血管病变，诊断本病的最直接的证据是通过脑组织活检病理诊断。参见第六章第三节 继发性头痛中"原发性中枢神经系统性血管炎"。

2. 治疗原则

治疗原发病的基础上针对脑炎进行免疫治疗。

3. 处方

初始治疗方案推荐为大剂量糖皮质激素联合免疫抑制剂。糖皮质激素使用开始为冲击治疗（甲泼尼龙 500～1000mg，每日 1 次，连续 3 天，之后改为足量口服，规律减量。在免疫抑制剂的选择上，常用联合静脉用环磷酰胺每周 1 次，累计 4 次，之后每 2 周 1 次，累计 4 次，以后每 0.6～1g 维持，累计 6～8g 后延长用药间隔），同时可应用鞘内注射，一般选用地塞米松（10～15mg）联合甲氨蝶呤（10mg）缓慢注射，每周 1 次，一般不超过 3 次。可考虑使用生物制剂（如 IL-6 受体单克隆抗体、抗 CD20 单克隆抗体）、静脉滴注免疫球蛋白、血液净化联合治疗。具体应用参见本章抗 NMDAR 脑炎治疗。

第三节　中枢神经系统感染

中枢神经系统（CNS）感染是指脑实质和脊髓及其被膜和血管等受到病原微生物的侵袭而发生的急性或慢性炎症性疾病，是神经系统的常见疾病之一。儿童 CNS 感染主要包括病毒性脑膜炎和脑炎、细菌性脑膜炎、结核性脑膜炎等，是世界各国儿童致残和死亡的重要原因之一，其临床特点为发热、头痛、呕吐、烦躁不安、惊厥、嗜睡、昏迷、前囟隆起、颈项强直、脑脊液炎症性改变。不同病原体引起的 CNS 感染有着相似的临床表现，容易混淆误诊，但治疗方案截然不同，因此脑脊液检查结合临床表现综合判断显得尤为重要。表 5-6 进行了不同病原体导致的 CNS 感染辅助检查结果的比较。

表 5-6　不同病原导致的中枢神经系统感染患者辅助检查比较

不同病原	外周血	脑脊液	颅脑影像学
细菌	WBC 计数明显升高；CRP/PCT 明显升高；血培养支持诊断	压力明显升高；细胞数明显增多，以多核细胞为主；糖和氯化物下降；培养阳性率高	CT 提示边界不清的低密度区；MRI 提示 T2 高信号，T1 低或等信号，不强化或斑点状强化
结核分枝杆菌	WBC 计数正常；CRP/PCT 正常；结核免疫学检测常阳性	压力 > 400mmH$_2$O；单核细胞增多 [(50～500)×10^6/L]；蛋白增高 1～2g/L 甚至 5g/L；糖和氯化物下降；涂片、培养阳性率低	MRI 提示基底池和皮层脑膜对比增强或脑积水
病毒	WBC 计数正常；CRP/PCT 正常	HSV-1 型压力常升高；淋巴细胞增多 [(50～500)×10^6/L，甚至 100×10^6/L]；蛋白正常或轻度升高(800～2000mg/L)；糖和氯化物正常；HSV-DNA PCR 可早期快速诊断	MRI 提示脑实质 T1 低信号，T2 高信号病灶；CT 提示单侧或双侧颞叶、海马及边缘系统低密度区，其中散布点状高密度影提示 HSE

续表

不同病原	外周血	脑脊液	颅脑影像学
新型隐球菌	WBC 计数正常；CRP/PCT 正常	压力明显升高（＞200mmH$_2$O）；白细胞增多[（100～500）×10^6/L]；墨汁染色阳性率高达 79%～90%；培养阳性率高达 75%；荚膜多糖抗原敏感性高达 90%	缺乏特异性；MRI 提示脑实质、脑膜、基底节和中脑等部位的多发结节状强化病灶
脑囊虫	WBC 计数正常；CRP/PCT 正常；血清学抗体阳性	压力升高；细胞数增加，嗜酸性粒细胞占比例高；蛋白轻度增高；糖正常；脑脊液免疫学检测有助于诊断	CT 或 MRI 均可明确病变部位、大小及数目

注：CRP 为 C 反应蛋白；PCT 为降钙素原；HSE 为单纯疱疹病毒性脑炎。

一、细菌性脑膜炎（bacterial meningitis, BM)

细菌性脑膜炎（BM）是儿科常见的急性中枢神经系统感染性疾病，是儿童感染性疾病中病死率较高的疾病之一，幸存者中 30%～50% 遗留永久性神经系统后遗症。儿童细菌性脑膜炎的发生与年龄相关，多发生在 5 岁以内，尤其是婴幼儿。病原学较常见的病原菌为肺炎链球菌、B 族溶血性链球菌和大肠埃希菌。细菌性脑膜炎大多急性起病，临床上常出现感染中毒貌、颅内压增高症状和脑膜刺激征。可表现为发热、精神状态和意识改变、呕吐、颈项强直、惊厥发作和局灶性神经功能障碍；在严重颅内压增高时，可有血压升高、心动过缓和呼吸困难等；出现皮疹、瘀点瘀斑常常提示脑膜炎球菌感染。婴幼儿细菌性脑膜炎临床表现缺乏特异性，可表现为低体温、惊厥、前囟饱满紧张、激惹、意识改变等。

（一）诊断要点

对于临床怀疑 BM 患儿，按图 5-3 儿童细菌性脑膜炎诊断流程诊断，同时还要评估是否存在并发症，因为 BM 常常并发硬膜下积液或积脓、听力障碍、脑积水、脑血管病变、抗利尿激素分泌异常综合征、脑室炎和静脉窦血栓形成等。患儿在有效抗菌药物治疗 48～72h 后，体温不退或者体温下降后复升，或一般症状好转后又出现意识障碍、惊厥、前囟门隆起、头围增大、颅内压增高等症状，需警惕并发硬膜下积液、积脓或积血，以及脑积水等可能。细菌性脑膜炎主要和病毒性脑膜炎、隐球菌性脑膜炎、结核性脑膜炎等颅内感染相互鉴别。腰椎穿刺是疑似脑炎患儿一项必不可少的检查，以确认诊断并排除其他原因（不同类型中枢神经系统感染脑脊液常规特点详见表 3-7）。因此，除非有特殊的禁忌证，所有疑似脑炎的儿童都应该行腰椎穿刺。当患儿临床以抽搐和精神症状为主要改变时，还需要和自身免疫性脑炎、代谢性脑病相互鉴别；当出现颅内多发病灶、肉芽肿样改变时，需要和中枢神经系统脱髓鞘疾病、肿瘤性疾病、寄生虫等鉴别。

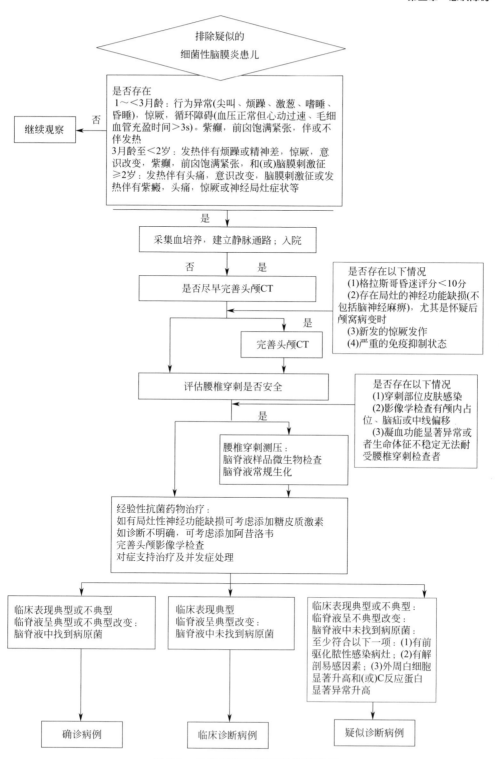

图 5-3　儿童细菌性脑膜炎诊断流程

（二）治疗原则

对于疑似或确诊儿童 BM，应尽早开始治疗。包括抗菌药物治疗、对症支持治疗。神经系统并发症可发生在脑膜炎症状开始后的任何时间，应注意监测随访，随访的内容包括发育评估、听力评估、脑室分流手术治疗后随访以及抗癫痫治疗随访等。

（三）处方

1. 抗菌药物治疗

疑似 BM 时，建议入院后 1h 内静脉应用足剂量、易透过血脑屏障、具有杀菌作用的抗菌药物。特别强调及时完成血和脑脊液培养；如果有任何原因使腰椎穿刺延迟，包括影像学检查，即使尚未明确诊断，在行血培养后，对疑似患儿也应立即开始经验性抗菌药物治疗。经验性治疗阶段建议联合应用抗菌药物。病因不明确的 BM 患者，可先以第三代头孢菌素加万古霉素作为初始经验治疗方案，对头孢菌素过敏患儿，可选用美罗培南替代治疗。一旦得到脑脊液病原学检查结果，应根据病原体药敏试验结果或经验治疗效果调整抗菌药物，治疗方案及推荐剂量详见表 5-7、表 5-8。

表 5-7　儿童社区获得性细菌性脑膜炎的抗菌药物治疗方案

细菌类型	药敏试验结果	标准治疗	替代治疗	疗程/d
肺炎链球菌	青霉素敏感	青霉素或阿莫西林	头孢曲松或头孢噻肟	10～14
	青霉素耐药第三代头孢菌素敏感	头孢曲松或头孢噻肟	美罗培南或头孢吡肟	10～14
	头孢菌素不敏感	万古霉素＋头孢曲松或头孢噻肟；或万古霉素＋头孢曲松或头孢噻肟＋利福平	利奈唑胺和(或)万古霉素＋莫西沙星	10～14
脑膜炎球菌	青霉素敏感	青霉素或阿莫西林	头孢曲松或头孢噻肟	7
	青霉素耐药	头孢曲松或头孢噻肟	头孢吡肟或美罗培南或氯霉素或环丙沙星	7
李斯特菌	无	阿莫西林或氨苄西林	复发新诺明或莫西沙星或美罗培南或利奈唑胺	至少 21
流感嗜血杆菌	β-内酰胺酶阴性	阿莫西林或氨苄西林	头孢曲松或头孢噻肟	7～10
	β-内酰胺酶阴性且氨苄西林耐药	头孢曲松或头孢噻肟＋美罗培南	环丙沙星	7～10
	β-内酰胺酶阳性	头孢曲松或头孢噻肟	头孢吡肟或氯霉素或环丙沙星	7～10

细菌类型	药敏试验结果	标准治疗	替代治疗	疗程/d
金黄色葡萄糖球菌	甲氧西林敏感	氟氯西林或萘夫西林或苯唑西林	万古霉素或利奈唑胺或利福平或磷霉素	至少14
	甲氧西林耐药	万古霉素	复方磺胺甲噁唑(新诺明)或利奈唑胺或利福平或磷霉素	至少14
	万古霉素耐药	利奈唑胺	利福平或磷霉素或达托霉素	至少14
大肠埃希菌	第三代头孢菌素敏感	头孢曲松或头孢噻肟	头孢吡肟或美罗培南或氨曲南或复方新诺明或阿米卡星	至少21
	头孢菌素不敏感	美罗培南	阿米卡星或氨曲南或复方新诺明	至少21
无乳链球菌	无	青霉素或氨苄西林	头孢曲松或头孢噻肟或阿米卡星	14～21

注：具体用药需要参照药敏试验结果；部分药物涉及超说明书使用，使用前应充分告知；李斯特菌考虑单药效果不好时，可根据临床需要考虑添加氨基糖苷类抗菌药物；针对大肠埃希菌以及无乳链球菌，可根据临床需要考虑添加氨基糖苷类抗菌药物；鉴于氨基糖苷类抗菌药物的耳毒性等不良反应，应谨慎使用，尤其是4岁以下的儿童，更应严格掌握适应证，密切监测不良反应，并根据现有的医疗规章制度予以充分告知。利福平、复方新诺明和磷霉素不建议作为单药治疗；氯霉素、喹诺酮类可作为耐药性肺炎链球菌、脑膜炎球菌、流感嗜血杆菌等病原菌的替代治疗方案，但鉴于其不良反应以及超说明书应用等情况，应尽量避免使用；如肺炎链球菌对头孢曲松或头孢噻肟高耐药，即最低抑菌浓度≥4.0mg/L，可考虑加利福平；对耐甲氧西林的葡萄球菌脑膜炎，选择万古霉素时，可考虑加利福平。

表 5-8　细菌性脑膜炎常用抗菌药物推荐剂量

抗菌药物	剂量	用法
头孢曲松	100mg/(kg·d)，最大剂量4g/d	q12h
头孢噻肟	300mg/(kg·d)，最大剂量8～12g/d	q6h
万古霉素	60mg/(kg·d)，实现10～15mg/L的谷浓度	q6h
青霉素 G	30万～40万 U/(kg·d)，最大剂量2400万 U/d	q4h～q6h
氨苄西林	200～300mg/(kg·d)，最大剂量12g/d	q4h～q6h
美罗培南	120mg/(kg·d)，最大剂量6g/d	q6h～q8h
阿米卡星	15～30mg/(kg·d)，最大量1.5g/d	q8h
利福平	20mg/(kg·d)，最大量1.5g/d	q8h
利奈唑胺	30mg/(kg·d)，≥12岁600mg/d	q8h，≥12岁 q12h

注：最大剂量不超过成人剂量。

2. 对症支持治疗

脑水肿、高颅压治疗目标是维持颅内压＜20mmHg的同时保证脑灌注压为

50～60mmHg。临床常用高渗性脱水剂，如 20％甘露醇 0.5～1.0g/(kg·次)，静脉注射（15min 以上），每 4～6h 重复 1 次，使用时需要监测 24h 出入量、电解质、肾功能，可联合利尿剂治疗。

3. 糖皮质激素

根据病原菌和病情严重程度决定是否早期应用糖皮质激素。早期糖皮质激素的应用可以降低听力减退或丧失的发生率，对 B 型流感嗜血杆菌脑膜炎有肯定疗效，对儿童肺炎链球菌脑膜炎可能有效。由其他病原菌引起的脑膜炎、抗菌药物治疗后的脑膜炎、耐 β 内酰胺酶类抗菌药物的肺炎链球菌感染及小于 6 岁的患儿均不推荐常规使用糖皮质激素治疗。伴有液体复苏失败的脓毒性休克的脑膜炎，推荐使用糖皮质激素。常用地塞米松 0.15mg/(kg·d)，每 6h 1 次，应用 2～4 天，应在抗菌治疗开始前或同时使用，在开始抗菌治疗后 4h 内仍可应用。

4. 神经系统并发症及后遗症的处理

BM 易并发硬膜下积液，大多数硬膜下积液可以自行吸收，无需特殊处理。如果积液量较大，或者通过前囟门穿刺诊断为积脓、积血改变时往往难以吸收，可考虑局部给药治疗，甚至需要神经外科干预。确诊脑室炎后，抗菌药物需延长至 6～8 周，必要时侧脑室穿刺引流或给药可用于缓解症状。鞘内注射、硬膜下腔或侧脑室给药：参照药敏试验结果，每次氨苄西林（10mg）、头孢曲松钠（30～50mg）、头孢噻肟钠（0.1g）或万古霉素（5～10mg），联合地塞米松 1mg，予以生理盐水 2～5mL 稀释，每日 1 次，1 个疗程为 2～5 次。遗留癫痫后遗症者，给予正规抗癫痫治疗。

二、病毒性脑炎（viral encephalitis，VE）

病毒性脑炎（VE）常表现为急性起病的发热、头痛、呕吐、惊厥或意识障碍。如果以抽搐、意识障碍、精神行为异常、局灶神经系统症状等脑实质受累表现为主可称为病毒性脑炎；如果以头痛、呕吐及脑膜刺激征阳性为主要表现，而没有明显脑实质受累表现，称为病毒性脑膜炎；如果脑实质和脑膜受累症状均很突出，即为病毒性脑膜脑炎。多数病毒性脑（膜）炎为自限性，尤其是病毒性脑膜炎，预后多数良好，但一些重症病毒性脑炎或脑膜脑炎可导致严重的临床过程和高病死率和致残率，成为危害儿童健康、致残甚至致死的重要原因之一。

（一）诊断要点

目前诊断可采用国际脑炎协作组的标准，必须有的主要标准：精神、意识状态改变持续＞24h，包括意识水平下降或改变、嗜睡或人格改变，无其他导致脑病的原因。次要标准：①明确记录的发热≥38℃，起病前72h或起病后72h；②既往已存在的发作性疾病不能完全解释的全面性或局灶性癫痫发作；③新出现的局灶神经系统表现；④脑脊液（CSF）有核细胞数>5×10⁶/L；⑤神经影像学：脑实质异常，且为既往没有，或起病时表现是急性的；⑥脑电图（EEG）符合脑炎改变，且无其他可解释的原因；⑦排除各种脑病，如外伤性、代谢性、肿瘤、乙醇滥用、脓毒症及其他非感染性原因所致的脑病。有2条为可能脑炎；≥3条为很可能脑炎。病毒性脑炎诊断流程见图5-4。

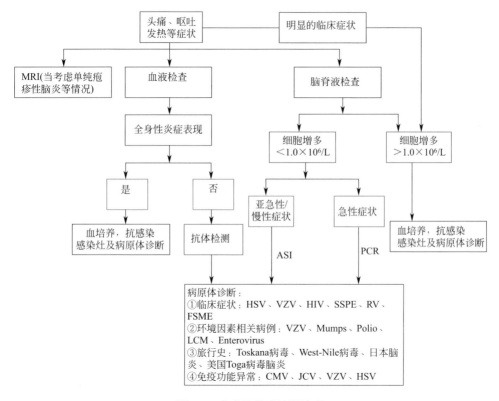

图5-4 病毒性脑炎诊断流程

HSV—单纯疱疹病毒；VZV—水痘带状疱疹病毒；SSPE—亚急性硬化性全脑炎；RV—风疹病毒；FSME—初夏脑膜脑炎；Mumps—腮腺炎病毒感染；Polio—脊髓灰质炎病毒；LCM—淋巴细胞脉络丛脑膜炎病毒；Enterovirus—肠道病毒；CMV—巨细胞病毒；JCV—约翰坎宁安病毒；ASI—抗体特异性指数

（二）治疗原则

因为大部分病毒并无特效的抗病毒药物，因此治疗基本以对症支持治疗为主，降颅内压、减轻脑水肿、镇静止痉、纠正水电解质紊乱。但对于一些特殊病毒如单纯疱疹病毒（herpes simplex virus，HSV）、水疱性口炎病毒（vesicular

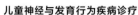

stomatitis virus，VSV）均应使用抗病毒药物治疗。

（三）处方

1. 抗病毒药物

虽然大部分病毒并无特效的抗病毒药物，但对于 HSV、VZV 均应使用阿昔洛韦。由于 HSV 脑炎是最常见的重症病毒性脑炎，因此对于疑似 HSV 的脑炎，在病原学检查没有明确结果的情况下，可先使用阿昔洛韦治疗。巨细胞病毒（cytomegalovirus，CMV）、人类疱疹病毒 6 可选用更昔洛韦和膦甲酸钠。流感病毒可应用奥司他韦。病原不明的轻症病毒性脑（膜）炎以对症治疗为主。抗病毒治疗剂量及疗程：阿昔洛韦治疗 HSV 脑炎，儿童 10mg/（kg·次），一次最大量不超过 800mg，每 8h 1 次，静脉注射，持续 14～21 天。对于新生儿 HSV Ⅰ型脑炎，有研究发现在完成 21 天静脉用阿昔洛韦治疗后继续口服 6 个月的阿昔洛韦，其后续神经发育的预后更好，目前证据尚不足以支持常规使用，可根据临床情况酌情考虑。阿昔洛韦也可用于 VZV 脑炎的治疗，剂量同 HSV 脑炎，持续 14 天，但效果有待进一步证实。更昔洛韦治疗 CMV 感染时，5mg/（kg·次），静脉滴注，2 次/d，维持期根据治疗反应、耐受性等个体化调整，多推荐在初始诱导治疗期与膦甲酸钠合用。

2. 糖皮质激素

目前糖皮质激素对于绝大多数病毒性脑炎的治疗存在争议，尚无统一的结论，有研究指出可减轻炎性反应，但对预后并无明显改善。但对于重症病毒性脑炎，可酌情应用，主要目的是减轻危及生命的脑水肿。常用甲泼尼龙 1～2mg/（kg·d），最大量 20mg/（kg·d），或地塞米松 0.15～0.3mg/（kg·d），3 天减一次半量，逐渐改为泼尼松口服，待病情稳定后减停。

3. 对症支持治疗

包括控制高热，及时处理颅内压增高（20% 甘露醇，0.5～1.0g/kg，每 4～6h 1 次，必要时可联合应用利尿剂、糖皮质激素等），维持呼吸循环功能（必要时予以机械通气及血管活性药物）以及控制惊厥，尤其是癫痫持续状态（包括惊厥性及非惊厥性癫痫持续状态）。

三、真菌性脑膜炎和（或）脑炎（fungal meningitis/fungal encephalitis）

真菌性脑膜炎和（或）脑炎是由真菌侵犯脑实质及（或）脑膜所引起的炎症，属于深部真菌病。起病缓慢，主要症状为低热、头痛、呕吐、情绪淡漠、惊厥等，如不及时救治，可致患者死亡或永久性脑损伤。引起感染的有致病性真菌和条件致病菌。前者有新型隐球菌、环孢子菌、皮炎芽生菌、副球孢子菌、申克孢子丝菌、荚膜组织胞浆菌等；后者有念珠菌、曲霉菌、接合菌、毛孢子菌属等。其中新型隐球菌性脑膜炎和（或）脑炎发病率近年来呈上升趋势，其原因可能与糖皮质激素和免疫抑制剂的大量应用、器官移植术的广泛开展、获得性免疫缺陷综合征发病率的升高及广谱抗生素的广泛应用有关。

新型隐球菌性脑膜脑炎（cryptococcal meningoencephalitis）发病隐匿，病程缓慢，主要呈现颅内高压症状、脑膜刺激征，以及颅内高压所引起的脑神经损害表现，其中以视神经损害最为常见，其次是前庭蜗神经；若累及脑实质则可出现癫痫发作、偏瘫、精神障碍、共济失调等。

（一）诊断要点

新型隐球菌性脑膜脑炎的严重程度和预后与受累部位、自身免疫状态、明确诊断时间、药物治疗方案、新型隐球菌对抗真菌药物的敏感性等因素相关。临床医师对于表现为头痛、发热、脑膜刺激征的患者，尤其是伴慢性疾病或免疫功能低下者，应警惕新型隐球菌性脑膜脑炎的可能，反复多次进行脑脊液细胞涂片，结合乳胶凝集试验和影像学检查结果以尽早明确诊断。腰椎穿刺脑脊液压力明显升高，脑脊液外观清晰透明，若有大量新型隐球菌存在可轻微混浊；白细胞计数轻至中度增加，蛋白定量升高，葡萄糖和氯化物降低，其中葡萄糖明显降低。脑脊液墨汁染色和计数是目前最常用的检测方法，但阳性率仅为50％～80％，阳性可以确诊，阴性不能完全排除诊断。脑脊液的乳胶凝集试验检测新生隐球菌荚膜多糖是一种简便、快速、常见的监测方法，且临床上抗原滴定检测结果与感染程度成比例，增长的滴度反映感染程度的加重，降低反映治疗有效。脑脊液真菌培养阳性并鉴定为隐球菌，是隐球菌性脑膜脑炎诊断的金标准，可作为治疗终点和愈后复发监测指标。脑脊液方法及结果分析详见第三章第一节。

（二）治疗原则

对于诊断明确的患者须采取长期抗真菌药物联合治疗方案，必要时可行外科手术治疗，同时加强对症支持治疗，已获得症状改善的患者应定期复查，避免复发。

（三）处方

1. 抗真菌药物

以能够不同程度通过血脑屏障的抗真菌药物为首选。目前临床常用的抗真菌药物包括两性霉素 B（AmB）、氟胞嘧啶（5-FC）、氟康唑（FCZ）。AmB 为广谱多烯类抗真菌药物，对多种真菌均具有杀菌作用，是治疗新型隐球菌性脑膜脑炎的首选。5-FC 单药治疗易产生耐药，临床多与 AmB 联合应用，而在 AmB 与 5-FC 诱导 2～4 周，再以抑菌药（如 FCZ）维持治疗至少 10 周。对 FCZ 耐药的患者，可选择伊曲康唑、伏立康唑、沙康唑和雷夫康唑作为二线维持治疗药物。

根据美国感染病协会 2010 年的隐球菌管理的临床实施指南，整个治疗过程分为诱导治疗、巩固治疗和维持治疗三个阶段。

（1）诱导治疗　对于非 HIV 感染及非器官移植的新型隐球菌性脑膜炎患儿，方案为：

① 两性霉素 B 脱氧胆酸盐制剂（AmB deoxycholate，AmB-D）1mg/（kg·d）联合 5-FC 100mg/（kg·d）（分 4 次口服），疗程≥4 周，为首选诱导治疗方案。对于无神经系统并发症及治疗 2 周后脑脊液真菌培养转阴者，本疗程可为 4 周；有神经系统并发症者疗程为 6 周。不能耐受 AmB-D 者，可使用两性霉素 B 脂质复合物（ABLC）5mg/（kg·d）或两性霉素 B 脂质体（L-AmB）5mg/（kg·d）替代。

② ABLC 5mg/（kg·d）或 L-AmB 5mg/（kg·d）联合 5-FC 100mg/（kg·d）（分 4 次口服），疗程≥4 周。

③ 未给予 5-FC 或其使用中断者（如因其副作用而不能耐受者），使用 AmB-D 1mg/（kg·d）、ABLC 5mg/（kg·d）或 L-AmB 5mg/（kg·d），疗程≥6 周。

④ 对于早期诊断的新型隐球菌性脑膜炎而且基础疾病或免疫抑制状态得到良好控制的、2 周的抗真菌联合治疗效果很好者，诱导治疗疗程可为 2 周。

（2）巩固治疗　诱导治疗后使用 FCZ 6mg/（kg·d）口服 8 周。

（3）维持治疗　FCZ 3mg/（kg·d）口服 6～12 个月。

2. 鞘内注射

AmB 难以透过血脑脊液屏障，静脉用药无法在脑脊液中维持足够的药物浓度。由于该药为浓度依赖性抗生素，足够的峰值药物浓度是其发挥疗效的基础。这可能是新型隐球菌性脑膜炎疗效差、疗程长、复发率高的主要原因。鞘内注射方法：先将 AmB 用注射用水稀释至 1mg/mL，首次剂量为 0.05～0.1mg，加地塞米松 2～5mg。腰穿后抽取脑脊液稀释，缓慢推注，注药过程中亦可反复稀释，以免因药物刺激而导致下肢瘫痪等的严重后果。

3. 对症与支持治疗

参见本章"病毒性脑炎"治疗。

4. 外科治疗

侧脑室、腹腔分流术是治疗新型隐球菌性脑膜炎和（或）脑炎并发脑积水的有效方法。

四、结核性脑膜炎（tuberculous meningitis，TBM）

TBM 是肺外结核病的严重类型，全球每年新发 TBM 约 10 万例，多见于 5 岁以下儿童。儿童 TBM 临床症状缺乏特异性，病原检出率低，早期诊断困难，病死率高达 50％。在存活患儿中其神经系统后遗症发生率亦高达 53.9％。儿童 TBM 的早期诊断和合理治疗是降低其病死率、改善预后的关键。儿童 TBM 主要的临床表现为结核分枝杆菌（mycobacteriumtuberculosis，MTB）感染后的中毒症状和神经系统受损症状。按照病情严重程度将其分为 3 期：Ⅰ期表现为非特异性中毒症状，如发热、消瘦等；Ⅱ期 Glasgow 评分 10～14 分或出现局灶性神经系统体征（如脑神经麻痹）；Ⅲ期 Glasgow 评分＜10 分，出现严重脑神经、脊神经和脑实质损害，严重者发生昏迷。儿童 TBM 的临床分期与其预后密切相关，Ⅲ期患儿病死率最高，预后最差。

（一）诊断要点

根据患儿病史、临床表现、影像学和脑脊液特点及病原学检测等特征，将儿童 TBM 分为可疑、可能、确诊 TBM 和非 TBM。

（1）可疑 TBM 诊断　有 TBM 临床表现（存在 1 种或多种脑膜炎症状和体征，如头痛、烦躁、呕吐、发热、颈部僵硬、抽搐、局灶性神经功能缺损、意识改变），诊断总评分 6～9 分（无头颅影像学结果）或总评分 6～11 分（有头颅影像学结果）且排除其他诊断。如果未进行腰椎穿刺或头颅影像学检查，则不能诊断或排除可疑 TBM。可疑/可能 TBM 评分标准见表 5-9。

（2）可能 TBM 诊断　有 TBM 临床表现，诊断总评分≥10 分（无头颅影像学结果），或总评分≥12 分（有头颅影像学结果）且排除其他诊断，总评分中至少 2 分是来自 CSF 或头颅影像学评分。可疑/可能 TBM 评分标准见表 5-9。

（3）TBM 确诊标准　有 TBM 临床表现，符合以下任何 1 项即可诊断：①CSF 抗酸染色阳性；②CSF 中 MTB 培养阳性；③CSF 中 MTB 核酸检测阳性；④脑或脊髓组织学变化符合结核病病理改变或明显的脑膜炎（尸检标本），且抗酸染色阳性。

（4）非 TBM 标准　其他诊断成立，除外 TBM。

表 5-9　可疑/可能 TBM 评分标准

评分标准	得分/分
临床标准	最高得分 6
症状持续>5d	4
结合病全身症状(≥1 条下列症状):体质量减轻;体质量增长缓慢;盗汗;持续咳嗽>2 周	2
仅适用于 10 岁以下儿童:近 1 年内有肺结核患者或 TST 或 IGRAs 阳性密切接触史	2
局灶性神经功能缺损(排除脑神经麻痹)	1
脑神经麻痹	1
意识改变	1
CSF 标准	最高得分 4
外观透明	1
白细胞计数(10～500)×10^6/L	1
淋巴细胞占比>0.5	1
蛋白>1g/L	1
CSF 与血浆葡萄糖比值<0.5 或 CSF 葡萄糖绝对值<2.2mmol/L	1
头颅影像学标准	最高得分 6
脑积水	1
基底脑膜强化	2
结核瘤	2
梗死	1
增强前基底部高密度	2
其他部位结核病证据	最高得分 4
胸片提示活动性结核病(肺结核=2 分,粟粒性肺结核=4 分)	2～4
CT/磁共振成像/超声提示神经系统外结核病变	2
其他部位标本中检测到抗酸杆菌或 MTB 培养阳性,如痰、淋巴结、尿液、胃液、血液	4
神经系统外标本中 MTB 核酸检测阳性	4

注:TBM 为结核性脑膜炎;TST 为结核菌素皮肤实验;IGRAs 为 γ 干扰素释放实验;CSF 为脑脊液;MTB 为结核分枝杆菌。

(二)治疗原则

儿童 TBM 治疗包括抗结核治疗、辅助治疗和并发症治疗等,其中抗结核治疗是关键。针对儿童 TBM,临床医师应在药敏试验结果指导下,选用血脑屏障通透性高的药物。儿童 TBM 在抗结核治疗同时需加用糖皮质激素抗感染治疗,以减轻脑水肿,降低病死率,但糖皮质激素治疗不能降低神经系统功能障碍的发生率。TBM 存活患儿多并脑积水、脑梗死、视力损伤及神经发育延迟等,应及早进行综合干预。

（三）处方

1. 抗结核治疗

异烟肼（isoniazid，H）、吡嗪酰胺（pyrazinamide，Z）、乙硫异烟胺（ethio-namide，Eth）、氟喹诺酮类（fluoroquinolones，Flq；如左氧氟沙星和莫西沙星）和环丝氨酸血脑屏障通透性高，其中异烟肼和吡嗪酰胺是 WHO 指南推荐治疗儿童敏感性 TBM 的一线药物。利福平和乙胺丁醇也是治疗儿童敏感性 TBM 的一线药物（见表 5-10）。儿童耐药 TBM 可选治疗方案及药物，表 5-11、表 5-12。

2. 糖皮质激素

具体剂量与用法见表 5-13。

3. 对症支持治疗

参见本章"病毒性脑炎"对症支持治疗。

4. 治疗并发症与后遗症

交通性脑积水可予乙酰唑胺和呋塞米治疗，90%的患儿颅内压降至正常；如果颅内压未改善，或非交通性脑积水首选手术治疗。

表 5-10　儿童一线抗结核药物

药物	每日剂量/(mg/kg)	日最大剂量/mg	通透比例/%	说明
异烟肼	10(7～15)	300	80～90	血脑屏障通透性高
利福平	15(10～20)	600	10～20	尽管通透性相对低,但增加剂量可提高其疗效
吡嗪酰胺	35(30～40)		90～100	血脑屏障通透性高
乙胺丁醇	20(15～25)		20～30	脑膜炎症消退后通透性低

注：美国指南建议 15 岁及以上或体质量＞40kg 的结核性脑膜炎患儿适用成人剂量；通透比例指药物的血脑屏障通透比例。

表 5-11　儿童耐药 TBM 可选治疗方案

耐药	WHO(方案 1)	Thwaltes 等(方案 2)		英国(方案 3)	
		强化期	巩固期	强化期	巩固期
异烟肼单耐药	6REZL	2REZFlq	10REZ	2REZH	10RZH
		2REZ	10RE	2REZFlq	10RZFlq
利福平单耐药	MDR-TB 方案	2HEZFlq	10HEZ		
		2HEZIa	10HEZ		
MDR	MDR-TB 方案	咨询专家			

注：TBM 为结核性脑膜炎；H 为异烟肼；R 为利福平；Z 为吡嗪酰胺；Ia 为注射药物，如阿卡米星、卡那霉素和卷曲霉素；Flq 为氟喹诺酮类药物，如左氧氟沙星和莫西沙星；MDR 为多药耐药；MDR-TB 为多耐药性结核；世界卫生组织（WHO）不建议卡那霉素和卷曲霉素用于治疗 MDR-TB；本表列出 3 种治疗方案，优先选择 WHO（方案 1），亦可根据临床状况选择；方案中的数字表示使用药物月数。

表 5-12　用于儿童耐药 TBM 的药物

分组	药物	每日剂量 /(mg/kg)	每日最大 剂量/mg	通透比例①/%	说明
A 组	左氧氟沙星	15～20	1500	70～80	血脑屏障通透性高
	莫西沙星	10～15	400	70～80	血脑屏障通透性高
		15～20			
	利奈唑胺②	10～12 或 15	600	40～70	脑脊液药代动力学 存在个体差异
	贝达喹啉③	200 或 400			
B 组	环丝氨酸	15～20	1000	80～90	
	特立齐酮	15～20	1000		血脑屏障通透性高
	氟法齐明	2～5	100		
C 组	阿卡米星	15～20	1000	10～20	脑膜炎症消退后通透性低
	乙硫异烟胺	15～20	1000	80～90	血脑屏障通透性高
	丙硫异烟胺	15～20	1000	80～90	血脑屏障通透性高
	吡嗪酰胺	30～40		90～100	血脑屏障通透性较高
其他	高剂量异烟肼④	15～20		80～90	血脑屏障通透性高

① 通透比例指药物的血脑屏障通透比例。

② 利奈唑胺剂量：体质量<16kg，15mg/(kg·d)，体质量>15kg，10～12mg/(kg·d)。

③ 贝达喹啉剂量：仅限于>5 岁儿童使用，体质量 15～29kg，首先以 200mg 给药 2 周，继以 100mg，每周周一、周三和周五给药，共 22 周；体质量>29kg，首先以 400mg 给药 2 周，继以 200mg，每周周一、周三和周五给药，共 22 周。

④ 对于多药耐药结核性脑膜炎，世界卫生组织（WHO）建议可选用高剂量异烟肼和吡嗪酰胺。

表 5-13　儿童 TBM 糖皮质激素用法

糖皮质激素	每日剂量/(mg/kg)	给药方式	疗程
泼尼松	2,严重者 4	口服	足量 2～4 周,之后 1～2 周逐渐减停
泼尼松龙	4	初始静脉给药,病情好转改口服	足量 4 周,之后 4 周逐渐减停
地塞米松	8①或 12	口服	足量 3 周,之后 3 周逐渐减停
	0.6	初始静脉给药,病情好转改口服	6～8 周逐渐减停

① 地塞米松剂量：儿童体质量<25kg，每日 8mg；体质量>25kg，每日 12mg。

注：TBM 为结核性脑膜炎。

五、脓毒症相关性脑病（sepsis-associated encephalopathy，SAE）

脓毒症相关性脑病（SAE）是指非中枢神经系统感染的脓毒症继发的弥散性脑功能障碍，也是危重症患者中最常见的脑病类型；重症监护病房（ICU）死亡患者 50％与 SAE 相关。SAE 的发病机制被认为与系统性炎症触发所致血脑屏障破坏、脑循环障碍、颅脑低灌注、神经递质异常、神经元细胞炎症反应、线粒体功能障碍、氧化应激反应、凋亡等密切相关。

SAE 核心临床特征为不能定位的弥散性脑功能意识受损、精神状态的改变，尤其是认知功能障碍和意识改变。谵妄是 SAE 常见临床表现。可伴有全身炎性反应综合征、脓毒症、脓毒性休克、多器官功能障碍综合征（MODS）表现，但 SAE 可出现在脓毒症早期，也可以出现在晚期。

脑电图（EEG）是识别 SAE 最灵敏的技术之一。EEG 多表现为弥漫性抑制状态，其抑制程度可以反映脑损伤的程度，脑电频率的改变作为脑损伤的预警指标较为敏感，其振幅的下降常提示脑损伤程度加重，EEG 反应缺乏与出院后 1 年内的病死率增高有关。高达 15％的患者可出现癫痫样放电。头颅 MRI：广泛脑部病变，主要表现为脑室、脑沟变窄甚至消失，白质与灰质边界模糊不清等；两侧基底节、丘脑、小脑、脑干和大脑等部位出现与 SAE 病理生理相关的异常表现，如白质高信号或缺血性灶等。血钙结合蛋白 β（S100β）水平、神经特异性烯醇酶（neuron-specific enolase，NSE）、炎性细胞因子标志物 IL-6、经颅多普勒超声（TCD）也被尝试用于 SAE 辅助诊断。

（一）诊断要点

SAE 的临床表现多种多样，尚缺乏统一的诊断标准，是一个排除性的诊断。SAE 诊断先决条件：存在颅外感染。脑功能障碍可作为首发临床表现，甚至在患者还没有达到脓毒症诊断标准之前出现；其次，局灶性感染也可导致 SAE，甚至在达到菌血症、脓毒症诊断标准之前出现。诊断 SAE 前必须排除中枢神经直接感染相关性脑病。根据既往病史排除头部损伤所致的脑病、卒中性脑病、代谢性脑病、感染中毒性脑病及毒物或药物中毒等疾病所致脑功能障碍，鉴别诊断见表 5-14。对疑似 SAE 的患者，先根据相关的评分量表（参见第四章第一节）对脓毒症患者进行意识状态评估，再选择适宜血液学及神经电生理和影像学检查作为诊断 SAE 的临床参考指标进行鉴别诊断。SAE 诊断流程见图 5-5。

表 5-14 脓毒症相关性脑病鉴别诊断

指标	脓毒症相关性脑病	病毒性脑炎	急性中毒性脑病	急性播散性脑脊髓膜炎
年龄	任何年龄段	任何年龄段	1～3 岁	任何年龄段
临床表现				
发热	普遍	普遍	普遍	可有可无
全身症状	有	少见	有	无

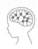

续表

指标	脓毒症相关性脑病	病毒性脑炎	急性中毒性脑病	急性播散性脑脊髓膜炎
意识改变	有	有	有	有
惊厥	少见	有	有	有
脑脊液表现				
压力	正常或轻度升高	正常或升高	升高	升高
外观	清亮	清亮	清亮	清亮
白细胞	无	正常至数百,淋巴细胞为主	无	数十至数百,淋巴细胞为主
蛋白	正常或轻度增高	正常或轻度增高	偶见轻度增加	正常或轻度增高
IgG 及寡克隆区带	—	—	—	IgG 升高,寡克隆区带阳性
微生物	—	特异性抗体阳性,病毒分离阳性	—	—
脑电图	异常	异常	异常	异常
MRI	细胞毒性水肿,缺血性病变、血管性水肿、可逆性后部脑病综合征等	炎性改变	脑水肿	脑白质多发性散在非对称性常 T2 信号,可侵犯基底核、丘脑、脑干、小脑及脊髓

（二）治疗原则

主要集中在控制脑组织的炎症反应、减轻脑组织氧化应激造成的损伤及增强脑组织的保护作用。治疗的基石在于通过抗生素治疗和支持衰竭器官来治疗脓毒症。尽管针对促炎介质的免疫疗法已经在脓毒症中进行了研究，但在 SAE 中没有明确的结论。没有证据支持或否定糖皮质激素在脓毒症患者中的使用价值。

（三）处方

1. 一般护理及支持治疗

最大程度减轻环境应激，如减少噪声、疼痛管理、集中操作减少刺激；夜间调暗灯光、改善睡眠、维持昼夜节律；进行认知刺激，减轻焦虑，利用装饰有日历、钟表、图片和熟悉物体的房间，使患者保持方向感，并对其幻觉和错觉予以解释和纠正；在安全范围内尽量减少身体约束、早期康复治疗、避免感觉剥夺等。

2. 针对脓毒症治疗

按照拯救脓毒症运动指南的标准给予集束化治疗，如管理个体化镇痛镇静、早期运动、家庭参与护理等。

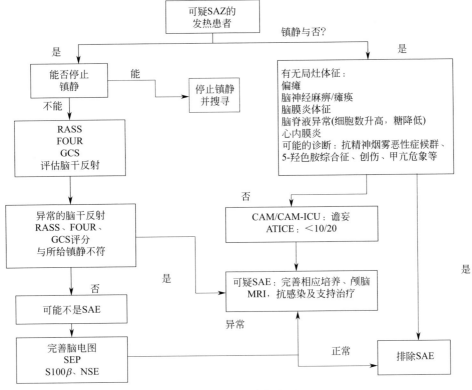

图 5-5　SAE 诊断流程

3. 积极寻找病因

进行抗感染治疗。

4. 对症治疗

器官支持治疗，保护重要脏器，防止因其他器官的功能障碍，进一步加重脑组织的损伤。如退热、止痉、减轻脑水肿、吸氧以及纠正水电解质平衡、合理的镇痛镇静治疗等。有明确证据表明，不建议对谵妄患者使用苯二氮䓬类药物，因为它们是导致谵妄的独立因素。右美托咪定则是更好的选择，其可以通过抑制细胞凋亡和减轻炎症应答，无谵妄天数明显增加，降低病死率。抑制钠离子通道的抗癫痫药物如卡马西平、奥卡西平、苯妥英钠可能更有效。

（刘　玲）

第四节　脑卒中

"脑卒中"（cerebral stroke）又称"中风""脑血管意外"（cerebral vascular

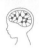

accident，CVA），是一种急性脑血管疾病，为脑血循环障碍导致的突发局限性或弥散性神经功能缺损的脑部疾病的总称。根据病理分为缺血性卒中（cerebral arterial thrombosis，CAT）及出血性卒中（hemorrhagic stroke，HS）。HS 通常包括自发性脑内出血（intracerebral hemorrhage，ICH）和非创伤性蛛网膜下腔出血。儿童 HS 最常见的病因是脑血管畸形，占 40%～90%，包括动静脉畸形、海绵状血管瘤和动脉瘤。高血压是儿童 ICH 的危险因素。有 9%～23% 的儿童 ICH 被认为是自发性。

儿童动脉缺血性卒中（arterial ischemic stroke，AIS）的年发病率为（1.2～2.1）/100000，HS 的年发病率为（0.7～5.1）/100000，1/3 的 AIS 患儿年龄不到 1 岁，1/2 的 AIS 患儿不到 5 岁。由于卒中本身或相关的潜在疾病，二者的病死率分别为 3.6%～14.0% 和 6%～54%。儿童卒中在危险因素、病因和病理生理学方面与成人卒中不同。儿童脑卒中发作很多病因不清，大约 66% 的患儿存在高危因素，如脑血管畸形、先天性心脏病、镰状细胞贫血、血管炎、感染、高凝状态、外伤等。非动脉粥样硬化性动脉病变和心脏病是儿童期 AIS 最常见的病因，尤其是复杂的发绀型先天性心脏病；而动静脉畸形是 HS 的最常见病因。

当急剧发生局部脑功能障碍时，医师首要应当详细询问病史，并仔细地进行全面的体格检查，根据前驱病史、运动障碍、失语、惊厥或昏迷等症状与体征做出初步的诊断（图 5-6）。临床表现因卒中类型、所涉及的血管和儿童的年龄而异。局灶性神经功能缺损和癫痫发作是 AIS 常见特征；头痛、呕吐和精神状态改变于 HS 中更为常见，而局灶性神经功能缺损于 HS 中较少见。目前成人可用的卒中识别工具无法准确区分儿童卒中与假性卒中，不建议使用。确定卒中严重程度可采用美国国立卫生研究院卒中量表进行评估（参见第四章第一节）。

神经影像对儿童卒中的诊断非常重要。当儿童出现下列症状：①局部无力；②视觉或言语障碍；③肢体不协调或共济失调；④精神状态改变；⑤头痛；⑥颅内压升高的迹象；⑦或伴神经症状的癫痫。提示卒中风险，应立即行神经体格检查及紧急神经影像学检查，影像学诊断流程见图 5-6。CT 的优势是大部分患儿无需镇静处理并且在大部分急诊科均可进行，CT 成像和 MRI 梯度回波序列［如磁敏感加权像（SWI）］在检测脑出血方面敏感度均较高。因此，当怀疑颅内出血，并无法及时采取镇静措施或 MRI 检查时，可进行 CT 检查。但 CT 在早期诊断缺血性梗死方面敏感度低，MRI 扩散加权成像（DWI）和表观扩散系数（ADC）序列作为可疑 AIS 的影像学诊断方法。

疑似或确诊卒中应该寻找近期感染史（发病前 6 个月内），特别是水痘带状疱疹病毒感染。可疑或确诊卒中的检查推荐如下。①实验室检查：血常规、生化

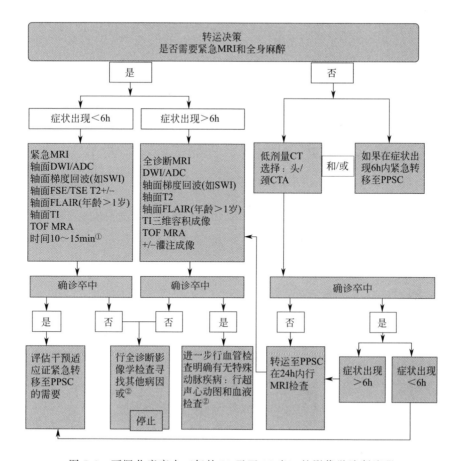

图 5-6 可疑儿童卒中（年龄 29 天至 18 岁）的影像学诊断流程

DWI 为扩散加权成像，ADC 为表观扩散系数，SWI 为磁敏感加权成像，FSE 为快速自旋回波，TSE 为涡轮自旋回波，FLAIR 为液体衰减反转恢复序列，TOF 为时间飞跃，MRA 为 MR 血管成像，CTA 为 CT 血管成像，PPSC 为初级儿科卒中中心。

① 不同的检查扫描时间不同。

② 对于考虑可能有其他诊断的儿童，如果后续成像困难且有创伤性（如幼儿或智力障碍儿童），应考虑完成完整的扫描以阐明病因。

③ 例如针对特殊动脉疾病的影像学检查包括：a. 使用血管壁成像（轴/冠状面增强前后 T1 加权成像）诊断颅内动脉疾病；b. 使用增强对比的 MRA 和轴/冠状面饱和脂肪序列增强前后 T1 加权成像诊断颈部夹层。

对于 13～18 岁的青少年来说，在无全身麻醉的情况下使用泵注造影剂进行成像，且要保证患儿保持固定姿势以减少运动伪影，有相当大的困难。

以上只起指导作用，临床实际由专业的放射科医师自由判断应做的序列

（尿素、肌酐、电解质、葡萄糖）、凝血筛检（国际标准化比值/凝血酶原时间、活化部分凝血活酶时间、纤维蛋白原）和血清铁。②颅内和颈部血管成像

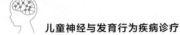

（MR/CT 血管成像）检查：发病 6h 内做头部 CT 检查大多正常，24～48h 后水肿梗死区域出现低密度灶，1 周末可出现液化性坏死，2～3 周后随着水肿消退，原来的低密度区变为等密度区。在梗死发生的 2～6h，MRI 即可以显示长 T1、长 T2 信号，并可被 Gd-DTPA 增强。MRA 可显示动脉血流中断、动脉狭窄表现，但对 1mm 以下血管显示不清。DSA 是目前诊断血管相关疾病最准确的方法，但因有创伤性、使用造影剂，受到年龄限制，目前难于儿科临床广泛应用。③超声心动图和心电图检查。④影像学证实卒中，但病因不明时，可检测血栓形成前因子（抗心磷脂抗体、狼疮抗凝物、抗凝血酶、蛋白 C、蛋白 S、活化蛋白 C 抵抗、凝血因子 V Leiden 和凝血酶原基因 *G20210A*、*MTHFRTT677* 突变体）和血清同型半胱氨酸。

一、缺血性脑卒中（cerebral arterial thrombosis，CAT）

缺血性脑卒中（CAT），又称脑梗死（cerebral infarction），指因脑血循环障碍导致脑血管堵塞或严重狭窄，使脑血流灌注下降，进而缺血、缺氧导致脑组织软化、坏死，并出现一系列相应的神经系统功能障碍，如惊厥、肢体瘫痪或失语等，是儿童脑血管病中较为常见的疾病。儿童缺血性脑卒中的危险因素，见表 5-15。

表 5-15   儿童缺血性脑卒中的危险因素

心脏疾病	先天性心脏病,尤其是发绀或复杂性心内膜炎、主动脉/二尖瓣狭窄、心律失常
感染	脑膜炎、脑炎、鼻窦炎、中耳炎
血管疾病	烟雾病、无脉病、川崎病、TCA/FCA、偏头痛
血管炎	肌纤维发育不良、SLE、JRA、结节性多动脉炎 皮肌炎、溶血性尿毒症综合征 炎症性肠病、TCA/FCA、偏头痛
血栓前状况	红细胞增多症、血小板增多症、抗磷脂抗体 DIC,抗凝血酶Ⅲ/蛋白 C/蛋白 S 缺乏症 FV Leiden 因子缺乏症
镰状细胞性贫血症	—
遗传/代谢疾病	同型半胱氨酸尿症、MELAS,一型戊二酸血症,法布里病 Menkes 综合征、尿素循环障碍、CADASIL
外伤	动脉夹层、A-V 瘘、假性动脉瘤
毒品	可卡因、苯丙胺
其他	放射原因、ECMO

注：TCA—短暂性脑动脉病、FCA—局灶性脑动脉病、DIC—弥散性血管内凝血、MELAS—线粒体脑肌病伴高乳酸血症和卒中样发作、CADASIL—伴皮质下梗死和白质脑病的常染色体显性遗传脑动脉病、ECMO—体外膜肺氧合。

新生儿动脉缺血性脑卒中（neonatal arterial ischemic stroke，NAIS）指出生后 28 天内新生儿发生的缺血性脑卒中。NAIS 最常受累的动脉是左侧大脑中动脉。约 60%NAIS 患儿在新生儿期出现症状，40%左右的患儿无明显症状，往往于出生后数月才出现运动或认知功能障碍。NAIS 的病因繁多，孕母和新生儿出生前、出生时及出生后等诸多因素均与 NAIS 的发生相关（表 5-16），而且往往是几种因素相互作用增加了发病风险。

表 5-16 新生儿动脉缺血性脑卒中（NAIS）常见病因

母亲危险因素	新生儿出生前及出生时的危险因素	出生后危险因素
绒毛膜羊膜炎	感染	先天性心脏病
子痫前期	胎儿心率异常	感染
糖尿病	胎盘或脐带异常	低血糖
血栓性疾病	宫内发育迟滞	红细胞增多症
自身免疫性疾病	胎-胎输血综合征	易栓症(包括凝血因子 V Leidlen 突变、凝血酶原 G20210A 突变、蛋白 C 缺陷症、蛋白 S 缺陷症,同型半胱氨酸、脂蛋白或亚甲基四氢叶酸还原酶突变、抗磷脂抗体等)
凝血功能障碍	围生期缺氧	体外膜肺治疗
初产妇	5min Apgar 评分<7 分	脐血管置管
不孕史		
吸烟		
发热		

（一）诊断要点

脑卒中的评估和诊断包括病史和体格检查、影像学检查、实验室检查、疾病诊断和分型等。CAT 中诊断标准：①急性起病；②局灶神经功能缺损（一侧面部或肢体无力或麻木，语言障碍等），少数为全面神经功能缺损；③影像学出现责任病灶或症状、体征持续 24h 以上；④排除非血管性病因；⑤头颅 CT/MRI 排除脑出血。对于存在 NAIS 高危因素，新生儿期出现惊厥特别是单侧肢体抽动者，应考虑 NAIS 的可能。发病初期头颅 CT 扫描的重要性在于排除脑出血，但在脑梗死的早期 CT 无异常发现。儿童缺血性脑卒中（CAT）诊断流程见图 5-7。

CAT 的临床表现取决于病因、病变部位、受累区域的大小。按血栓形成的部位分为以下几种。①颈内动脉 CAT：轻者可无临床症状或一过性单眼失明，重者可出现急性颅高压、昏迷，甚至死亡。②大脑中动脉 CAT：临床常见偏瘫、偏盲、偏身感觉障碍。左半球受累时可出现失语。③大脑前动脉 CAT：相对少见。偏身感觉障碍表现为下肢明显或仅有下肢感觉障碍，可有尿、便失禁。精神障碍表现为反应迟钝、易忘事或表现为莫名的兴奋。④大脑后动脉 CAT：典型症状为急性起病，深度昏迷，清醒后有短暂的遗忘，复视、垂直凝视麻痹、视野缺失、同向偏盲或皮质盲，可有轻瘫、对侧肢体深感觉障碍。⑤椎-基底动脉系统：最常见的是出现小脑下动脉血栓形成，表现为眩晕、恶心、呕吐、眼球震颤、吞咽困难、饮水呛咳、声音嘶哑、咽反射消失、软腭麻痹、身体平衡障碍。基底动脉血栓形成急剧发生时表现为突然昏迷、四肢瘫痪、甚至猝死；缓慢起病时常见闭锁综合征或强哭、强笑，四肢中枢性瘫痪、皮质盲或偏瘫。根据 CAT典型的症状和体征，如：运动障碍、感觉障碍、失语、脑神经受累、血管舒缩功能异常、惊厥以及行为、智力异常等，亦可将 CAT 分为偏瘫型、四肢瘫痪型、延髓瘫痪型和脑瘤型。

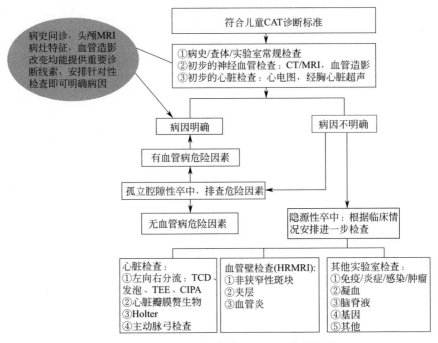

图 5-7 儿童缺血性脑卒中（CAT）诊断流程

（二）治疗原则

治疗包括两个方面：急性脑卒中的初始处理（保护神经功能）以及预防脑卒中复发的长期治疗。早期康复干预可能最大程度减少脑卒中的不良后果。推荐急性期后进行长期多学科团队的神经康复随访、评估和治疗。

（三）处方

1. 一般处理

维持血糖、水电解质等内环境稳定。保持良好的通气及氧合。维持心率、血压、体温正常。

2. 抗凝治疗

抗凝治疗可选用肝素、低分子肝素或小剂量阿司匹林，对排除出血的 AIS 患儿是安全的，常规抗凝治疗 5～7 天。①肝素：低分子量肝素（LMWH）1mg/（kg·12h），新生儿为 1.5mg/（kg·12h），皮下注射；普通肝素（UFH），婴儿 28U/（kg·h），稍大儿童 20U/（kg·h），青少年 18U/（kg·h），持续静脉滴注。②阿司匹林：3～5mg/（kg·d）。用药期间监测凝血功能。对于使用抗凝药物可能会引起出血的高风险的患儿，以及患有出血性疾病、血小板减少症、难以控制的高血压、进行性肾脏和（或）肝脏疾病者，尽量避免抗凝治疗。

NAIS 患儿不推荐常规抗凝治疗，在存在以下情况可考虑抗凝治疗：确定血栓来源于心脏、多发性脑或全身血栓、严重易栓症或复发的 NAIS 患儿。方法：UFH75IU/（kg·次），10min 内输注，维持剂量 28IU/（kg·h）；LMWH 1.5mg/（kg·次），皮下注射，每日 2 次；阿司匹林口服，2～4mg/（kg·d）。监测凝血功能、抗 Ⅹa 水平和血小板计数，及时调整用药。

3. 溶栓治疗

包括静脉溶栓和动脉溶栓。目前儿童 CAT 溶栓治疗时间窗尚无明确界定，血管内治疗适用于一些符合成人资格标准的卒中儿童，即经影像学诊断为大血管闭塞引起的 CAT，且在卒中症状出现后的 6h 内，13～18 岁的青少年静脉溶栓可与成人方案保持。儿童大脑处于发展发育阶段，有较大的代偿性和可塑性的修复能力，所以儿童溶栓治疗起始时间可以考虑适当放宽。禁忌证：急性内脏出血、急性颅内出血、陈旧性脑梗死、近 2 个月内进行过颅内或脊髓内外科手术、颅内肿瘤、动静脉畸形或动脉瘤、出血性素质、严重难控制的高血压患者。儿童 CAT 的脑血管病变多以短段型血管狭窄并血栓形成为主，通常采用接触式高浓度药物团注溶栓法治疗。近年来也有动脉和静脉联合溶栓治疗的方法，通常认为在发病 24h 内是动静脉联合溶栓的最佳时间。目前临床常用的溶栓剂是尿激酶和组织型纤溶酶原激活物（tPA），被批准用于脑卒中治疗，但不适用于 18 岁以下儿童。常用 tPA 剂量：0.3～0.9mg/kg（根据体重、年龄，具体情况具体分析，最大量不超过 90mg），先将总量的 10% 静脉注射超过 1min，余量于 1h 内静脉滴注。

4. 降纤治疗

降纤酶首剂 10U，隔日 5U，静脉注射，3 次为 1 个疗程。使用时须注意出血并发症，用药前后需检查血纤维蛋白原。

5. 对症治疗

包括降压治疗、抗感染治疗、降颅内压治疗、控制癫痫发作。①降低血液黏稠度：10％右旋糖酐-40（低分子右旋糖酐）10～15mL/（kg·次），每日 1 次，连用 10～15 天。②收缩压＞220mmHg，舒张压＞120mmHg 时应进行降压。注意事项：a. 降血压治疗时血压下降不宜超过 20mmHg，否则会扩大梗死灶面积加重神经系统损伤；b. 脑卒中发作的最初 24h 内血压下降不宜超过原血压的15％。③降颅内压治疗：包括甘露醇、甘油及甘油果糖、外科减压术。有明显的意识状态改变或其他有颅内压增高表现，尤其是空间占位大的小脑梗死压迫脑干时和恶性大脑中动脉梗死，外科减压术是值得推荐的。

6. 病因治疗

病因治疗有助于病情快速稳定和防止脑卒中复发，如中心血管导管血栓形成所致脑卒中者应及时拔除导管；红细胞增多症导致血液黏滞度增高者可进行部分换血疗法；血糖过低应积极纠正低血糖等；镰状细胞贫血进行换血疗法，3～6周进行 1 次，将血红蛋白增加至 10～12.5g/L 及血红蛋白 S 降至的 30％以下；烟雾病行外科血管重建术等。

7. 预防脑卒中再发

常用的药物有阿司匹林、华法林、低分子肝素钠。阿司匹林：用于预防脑卒中复发，长期治疗剂量为 3～5mg/（kg·d）；如出现胃肠道反应或出血倾向等情况，剂量降低为 1～3mg/（kg·d）。对于不能耐受阿司匹林的脑卒中患儿，可使用氯吡格雷代替，剂量为 1mg/（kg·d）。非心源性栓塞及夹层引起的 AIS 患儿，推荐每日服用阿司匹林至少 2 年。继发于心源性栓塞的 AIS 患儿，推荐使用低分子肝素或维生素 K 拮抗剂至少 3 个月。心源性或继发于夹层的 AIS 患儿，建议使用低分子肝素或华法林治疗 3～6 个月。后续治疗应取决于神经影像评估的狭窄严重程度和复发的缺血事件。

8. 康复治疗

改进脑代谢和脑血液循环药物，如尼莫地平 15～30mg/次，每日 3 次；氟桂利嗪 5～10mg/次，每日 1 次，可连用 3～4 周。γ-氨基丁酸受体激动剂、兴奋性氨基酸受体拮抗剂、自由基清除剂、抗氧化剂、神经营养因子、神经生长因子及神经节苷脂等多种脑保护剂的疗效尚不肯定。心理支持、物理治疗、作业治疗和语言治疗、针灸、推拿、理疗、高压氧等有助于减轻神经损害后遗症，提高生存质量。

二、出血性脑卒中（hemorrhagic stroke， HS）

出血性卒中（HS），又称脑出血，系指多种病因导致的原发性颅内出血性疾病，主要包括脑出血和蛛网膜下腔出血（SAH）。临床表现与血肿的部位和血肿量有关，出血量较大时可短时间内危及生命。儿童常见病因为脑血管畸形，包括动静脉畸形、动脉瘤、毛细血管扩张、静脉血管瘤等，其他病因包括高血压、血液病、颅内肿瘤、血管炎、烟雾病等。出血性脑卒中诊断流程见图 5-8。

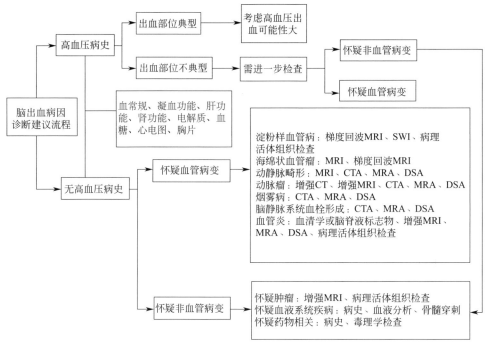

图 5-8 出血性卒中诊断流程

SWI 为磁敏感加权成像；CTA 为 CT 动脉成像；CTV 为 CT 静脉成像

按照出血部位分：

（1）基底节区出血 基底节区是最常见的脑出血部位，豆纹动脉的破裂出血血肿即位于基底节。基底节出血又可以细分为壳核出血、丘脑出血、尾状核头出血等。①壳核出血：占基底节 50%～60%，由外侧豆纹动脉破裂引起，为内囊外型出血，表现为内囊三偏征（对侧偏身感觉障碍、偏盲及偏瘫）和失语。出血量小可仅表现为肢体症状。②丘脑出血：主要由于丘脑穿支动脉或者丘脑膝状体动脉破裂导致，除与壳核出血类似的内囊外型偏身感觉障碍外，可出现精神障碍，如情绪低落、淡漠、记忆力下降等症状，由于位置靠近第三脑室，丘脑出血症状容易反复，还易出现持续性顽固高热等症状。③尾状核头出血：较为少见，出血量常不大，多破入脑室，出现急性脑积水症状如恶心、呕吐、头痛等，一般不出现典型的肢体偏瘫症状，临床表现可与蛛网膜下腔出血类似。

（2）脑叶出血　临床上以顶叶最为常见，根据不同的部位以及出血量，临床表现较为多见复杂，可有肢体偏瘫、癫痫发作、失语、头痛、尿失禁、视野缺损等。

（3）脑干出血　脑桥是较为重要的生命中枢，大于5mL的出血即可出现昏迷、四肢瘫痪、呼吸困难等症状，还可出现急性应激性溃疡、中枢性顽固高热、多器官功能衰竭。

（4）小脑出血　表现为眩晕、共济失调，患者可出现频繁呕吐、后枕部剧烈疼痛，一般不会出现肢体偏瘫症状，小脑出血量较大时出现脑桥受压影响呼吸功能。小脑蚓部（双侧小脑半球中央部位）出血后血肿可压迫四脑室影响脑脊液循环，短时间内出现急性脑积水。小脑位于颅后窝，出血大于10mL即有手术指征。

（5）脑室出血　原发性脑室出血较为少见，多见周围部位出血破入脑室。原发性脑室出血症状较为明显，少量时突发头痛、呕吐、颈强直等，大量出血可很快进入昏迷症状。少量时：头痛，恶心，呕吐，Kernig征（＋），伴或不伴意识障碍。大量时："铸型样"，并流入蛛网膜下腔。立即昏迷，患者四肢瘫痪，瞳孔先缩小，随后散大，高热，呼吸深大，去大脑强直，并迅速死亡。

（6）原发性蛛网膜下腔出血或脑实质出血破入蛛网膜下腔　表现为剧烈头痛，喷射性呕吐，感觉障碍，共济失调及动眼神经、展神经、面神经麻痹等脑神经压迫症状。严重者可逐渐发生意识障碍、昏迷、甚至脑疝。

（一）诊断要点

快速诊断对及时治疗、防止后遗症至关重要。依据突然发病，有头痛、呕吐、运动及意识障碍等神经症状及有神经系统阳性体征，如肌张力增高、肌力减退、病理征阳性，进行头颅CT可以确诊。腰穿可见血性脑脊液，目前已很少根据脑脊液诊断脑出血。有颅内压增高或有脑疝的可能时，禁忌做腰穿。头颅CT几乎100％确诊脑出血，可见脑内血肿呈高密度区域，对直径＞1.5cm的血肿均可精确地显示。头颅MRI对发现结构异常，对检出脑干和小脑的出血灶和监测脑出血的演进过程优于CT扫描，但对急性脑出血诊断不及CT。动态CT/MRI

检查还可评价出血的进展情况；MRI超急性期（24h内）：第2～3h显示高密度，第12～24h见等信号；急性期（第2～7天）：第2～3天等信号或低信号，第3～4天T1高信号；慢性期（1～2个月）为高信号；但残腔期（2个月至数年）为低信号。脑水肿为T1低信号、T2高信号，脑水肿演变初3h表现为轻度，24h可发展为重度，48h达高峰，72h后开始减轻，一般16天后水肿基本消失。数字减影脑血管造影（DSA）有助于检出脑动脉瘤、脑动静脉畸形、Moyamoya病和血管炎等导致HS的病因。

（二）治疗原则

包括安静卧床、脱水降颅内压、调整血压、防治继续出血、防治并发症，以挽救生命，降低病死率、残疾率和减少复发。

（三）处方

1. 一般治疗

安静卧床，床头抬高，保持呼吸道通畅，定时翻身，拍背，防止肺炎、褥疮。维持体温、脉搏、呼吸和血压稳定。用冰帽或冰水以降低脑部温度，降低颅内新陈代谢，有利于减轻脑水肿及颅内高压。

2. 对症治疗

① 降颅内压治疗：控制液体出入量，维持中心静脉压5～12mmHg或肺动脉楔压在10～14mmHg水平。脑出血后脑水肿约在48h达到高峰，维持3～5天后逐渐消退，依照病情可持续2～3周或更长，使用甘露醇2.5mL/（kg·次），q6h～q8h，呋塞米1mg/（kg·次），溶于50％葡萄糖液20～40mL静注。注意防止低钠血症，以免加重脑水肿。

② 血压、血糖过高或过低者，应及时纠正，维持血糖水平在6～9mmol/L。

③ 对烦躁不安者或惊厥者，应用镇静、镇痛和抗惊厥治疗。

3. 手术治疗

包括血肿穿刺抽吸引流、脑室引流、开颅血肿清除术。手术治疗的目的是尽快清除血肿，减少对周围组织的压迫，避免继发脑损伤及脑疝形成。急症手术（具备其中2条）：①浅昏迷或昏迷；②双侧瞳孔不等大，对光反应迟钝；③血肿＞60mL；④中线结构位移＞1cm。

4. 病因治疗及预防并发症

5. 康复治疗

理疗、体疗及针灸等。患者生命体征平稳，病情不再进展，宜尽早进行康复治疗，促进其神经功能恢复。

6. 使用促进神经代谢药物

如脑复康、胞二磷胆碱、脑活素、γ-氨酪酸、辅酶 Q_{10}、B 族维生素、维生素 E 及扩张血管药物等，也可选用中药活血化瘀、益气通络，滋补肝肾、化痰开窍等。

三、脑静脉和静脉窦血栓形成（cerebral venous and sinus thrombosis, CVST）

脑静脉和静脉窦血栓形成（CVST）是指由各种病因引起的颅内静脉或静脉窦血栓形成，使血液回流受阻或脑脊液循环障碍，导致颅内高压和局灶脑损害为特征的一类脑血管病，约占所有脑血管病的 0.5%～1%。不同年龄段患者的病因和危险因素不尽相同，婴幼儿以脱水和围产期并发症多见，儿童主要为头面颈部感染、结缔组织疾病、血液疾病和肿瘤。

CVST 可为急性、亚急性或慢性起病，一周内为急性期、一周到一个月内为亚急性期、一个月以上为慢性期。症状体征主要取决于静脉（窦）血栓形成的部位、性质、范围以及继发性脑损害的程度等因素。一般临床表现包括颅内高压和其他全脑损害、局灶性脑损害、痫性发作、硬脑膜动静脉瘘。临床上，对急性或反复发作的头痛、视物模糊、视盘水肿、一侧肢体的无力和感觉障碍、失语、偏盲、痫性发作、孤立性颅内压增高综合征，不同程度的意识障碍或认知障碍，以及不明原因的硬脑膜动静脉瘘，均应考虑 CVST 的可能。

由于闭塞的静脉（窦）部位不同，导致血液回流障碍程度和脑实质损害程度和部位也不同，临床表现各异。主要有以下几种表现。

（1）上矢状窦血栓形成　大多为非感染性，以婴幼儿、产褥期妇女和老年患者居多。临床表现与血栓形成部位、引流区受累范围以及基础病变有关。常为急性或亚急性起病，早期即可出现颅内压增高表现，如头痛、呕吐、视盘水肿等。婴幼儿可见喷射状呕吐，颅骨缝分离，囟门隆起，面、颈、枕静脉怒张。血栓部位靠上矢状窦后方者，颅内高压更为明显，可出现不同程度的意识障碍。如累及脑皮质静脉，可出现局限或全身性癫痫、偏瘫、偏身感觉障碍、双下肢瘫伴膀胱功能障碍、失语等表现。

（2）横窦和乙状窦血栓形成　可为感染性或非感染性，血栓向远端延伸，累及上矢状窦或直窦；向对侧延伸，形成双侧横窦、乙状窦血栓；血栓向近端延伸，导致颈静脉血栓形成。如果继发于化脓性中耳炎或乳突炎，除原发疾病的感染表现（如局部皮肤红肿、疼痛、压痛）外，主要表现为头痛、呕吐、视盘水肿等颅内高压症状和体征，也可伴有精神症状。若感染向岩窦扩展，可出现三叉神经和展神经瘫痪；向颈静脉扩展，则可出现颈静脉孔综合征；少数可累及上矢状窦而出现癫痫、偏瘫、偏身感觉障碍等。主要并发症有脑膜炎、脑脓肿、硬膜下或硬膜外脓肿等。颅内同时或先后多个静脉窦血栓形成，病情往往更加危重。非感染性血栓多继发于高凝状态，部分患者仅表现为隐匿起病的颅内高压症。

（3）直窦血栓形成　多为非感染性，病情进展快，迅速累及大脑大静脉和基底静脉，导致小脑、脑干、丘脑和基底节等脑深部结构受损，临床少见，但病情危重。多为急性起病，主要表现为无感染征象的高热、意识障碍、颅内高压、癫痫发作或脑疝等，常很快进入深昏迷、去大脑强直甚至死亡，部分以突发幻觉、精神行为异常为首发症状。存活者可遗留有手足徐动、舞蹈样动作等锥体外系受损表现。

（4）海绵窦血栓形成　多为感染性，常继发于鼻窦炎、鼻旁及上面部皮肤化脓性感染。急性起病，临床上有海绵窦血液回流受阻和经过窦壁脑神经受损的特异性表现。由于眶内静脉回流受阻，可出现眶内软组织、眼睑、眼结膜、前额部皮肤水肿，眼球突出；因动眼神经、滑车神经、展神经和三叉神经眼支行于海绵窦内，受累时可表现为患侧眼睑下垂、眼球各向活动受限或固定、瞳孔散大、对光反应消失、三叉神经眼支分布区感觉减退、角膜反射消失等。视神经也可受累而引起视力障碍，眼底可见瘀血、水肿、出血等改变。如感染由一侧海绵窦波及对侧，则可出现双侧症状。常见并发症有脑膜炎、脑脓肿、颈内动脉病变、垂体和下丘脑功能病变等。

（5）单纯脑深静脉血栓形成　约占所有 CVST 的 10％，以大脑内静脉和大脑大静脉受累较多，多合并皮质静脉或静脉窦血栓，由于深部静脉回流障碍，丘脑和基底节常出现水肿或出血，临床表现多样，以头痛、意识障碍和认知功能障碍等为主，严重者常波及直窦，可因颅内高压致脑疝而死亡。

（6）单纯大脑皮质静脉血栓形成　少见，约占所有 CVST 的 6％，以 Labbe 和 Trolard 等吻合静脉受累较多，可无临床症状。当局部皮质或皮质下水肿、梗死或出血时，常出现亚急性头痛和局灶性神经功能障碍（如癫痫、轻偏瘫、偏盲等），一般不伴明显颅内高压。血栓也可进展至静脉窦而出现相应静脉窦受累表现，临床易误诊为肿瘤、血管畸形等病变。静脉窦和皮质表浅静脉同时受累时，提示预后较差。

(一)诊断要点

头痛为 CVST 最常见的临床症状，90％的患者会出现。40％的患者出现局

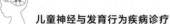

灶性或全面性癫痫发作；颅内压升高造成的视盘水肿、视力进行性下降；局灶性神经功能障碍，包括运动及感觉功能障碍、脑神经麻痹、失语及小脑体征。新生儿 CVST 最常见症状是惊厥，可出现淡漠、嗜睡等神经抑制症状，肌张力异常，呼吸暂停等；静脉梗阻引发颅内压升高和脑积水，严重时形成脑疝，导致死亡。辅助检查包括：血常规、凝血指标、D-二聚体及抗体、炎症反应指标检查。腰椎穿刺检查压力常增高。动脉内血管造影术始终是诊断 CVST 的金标准，但目前 MRI 和 MRA 被认为是诊断和随访 CVST 的最佳工具。

CVST 具体诊断流程见图 5-9。

（二）治疗原则

CVST 的病因和危险因素复杂多样，应积极查找导致血液高凝状态和血栓形成的各种因素。抗凝是脑静脉窦血栓最基本的治疗方式，抗凝一定要达标。单纯抗凝治疗无效时可行介入治疗。

（三）处方

1. 病因治疗

积极查找可能病因，如为感染性因素，应及早、足量使用敏感抗生素治疗，在未查明致病菌前，可使用广谱抗生素治疗。疗程宜长，一般 2～3 个月，或在局部和全身症状消失后再继续用药 2～4 周，以有效控制感染、防止复发。对于非感染性血栓，应在治疗原发病的基础上，积极纠正脱水、降低血液高凝状态、改善局部血液循环。

2. 抗凝治疗

抗凝治疗是儿童 CVST 的主要治疗方法，包括低分子肝素、普通肝素和华法林。INR 目标值 2.0～3.0。尚无有关 CVST 患者口服抗凝治疗最佳持续时间的充分资料。如果 CVST 继发于可迅速消退的危险因素，口服抗凝治疗可持续 3 个月；对于原发性 CVST 和存在轻度遗传性血栓形成倾向的患者，则需要治疗 6～12 个月；对于有过≥2 次 CVST 以及有过 1 次 CVST 但存在严重遗传性血栓形成倾向的患者，应考虑永久性抗凝治疗。①低分子肝素：治疗剂量应按体重进行调整，通常为 90～100IU/kg，每日 2 次皮下注射。小于 2 个月且小于 5kg 新生儿，每次 1.5mg/kg，每 12h 1 次，皮下注射，疗程为 6 周至 3 个月，期间 5～7 天复查影像学。②普通肝素：建议 100U/kg 静脉注射，每 2h 监测部分凝血酶原时间，使部分凝血活酶时间延长 1.5～2.5 倍。早产儿用量为 25～50U/kg，静脉注射，不少于 10min，然后初始维持剂量为 15U/（kg·h）；足月儿：75～100U/kg，静脉注射，不少于 10min，然后初始维持剂量为 28U/（kg·h），静

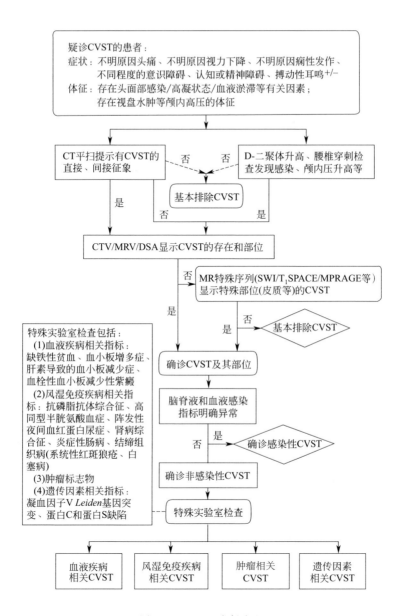

图 5-9　CVST 诊断流程

脉持续输注。③华法林：儿童华法林使用剂量见表 5-17。

表 5-17　儿童华法林使用剂量

日期	国际标准化比值(INR)	华法林剂量/(mg/d)
治疗第 1 天	1.0～1.3	起始剂量:0.2mg/kg

续表

日期	国际标准化比值（INR）	华法林剂量/（mg/d）
治疗第 2～4 天		维持剂量：
	1.1～1.3	重复起始剂量
	1.4～1.9	50%的起始剂量
	2.0～3.0	50%的起始剂量
	3.1～3.5	25%的起始剂量
	>3.5	停止口服直至 INR<3.5 之后，以最后服用剂量的 50%重新开始治疗
维持治疗		每周剂量
	1.1～1.4	剂量增加 20%
	1.5～1.9	剂量增加 10%
	2.0～3.0	不变
	3.1～3.5	剂量减少 10%
	>3.5	停止直至 INR<3.5 之后，以最后服用剂量的 50%重新开始治疗

注：剂量增加或减少是指在当前使用剂量的基础上增加或减少。

3. 对症治疗

包括抗癫痫药的使用、颅内压增高的处理、精神运动性激越的控制以及镇痛治疗。控制颅内压：对于轻、中度脑水肿患者，抗凝治疗可改善静脉回流，不需要其他降颅内压药物治疗。

4. 溶栓治疗

包括系统性静脉溶栓、静脉窦内接触性溶栓、动脉溶栓以及机械碎栓和抽栓，如进行机械开通、支架成形术等。尿激酶 50～150 万 U/d，静脉滴注，2～4 次/天，使用 5～7 天，同时检测保持纤维蛋白原≥1.0g；重组组织型纤溶酶原激活剂 0.6～0.9mg/kg，总量≤50mg。动脉溶栓：经颈动脉穿刺，尿激酶 10 万 U/d，1 次/d，每次 10～25min，缓慢注射，交替穿刺颈动脉，连续 5～7 天。

5. 外科治疗

外科治疗在 CVST 治疗中的应用有限，主要有开颅上矢状窦切开取栓术和去骨瓣减压术。去骨瓣减压术多用于急性颅内压增高或颅内血肿，占位效应明显，中线移位超过 1cm，即将发生脑疝者。

四、烟雾病（moyamoya disease， MMD）

烟雾病（MMD），又称自发性脑底动脉环闭塞症，是一组以双侧颈内动脉末端和（或）大脑前动脉、大脑中动脉起始部缓慢进展性狭窄以致闭塞，脑底出现代偿性异常血管网为特点的脑血管病。因其异常血管网在脑血管造影时形似"烟雾"，故称为"烟雾病"。主要表现为脑缺血和颅内出血两大症状。儿童期（≤15 岁）主要表现为颈内动脉系统缺血性改变，发生率约为 90％。成年组半数以上表现为蛛网膜下腔出血引起的症状。临床分以下四型。

（1）短暂性脑缺血发作（transient ischemic attack，TIA）型　最多见。约占全部特发性烟雾病的 70％。主要表现反复发生一过性瘫痪或力弱，多为偏瘫，亦可为左右交替性偏瘫或双偏瘫。发作后运动功能完全恢复。有自发缓解或发作完全停止的倾向。

（2）梗死型　急性脑卒中，导致永久型瘫痪、失语、视觉障碍和智力障碍。

（3）癫痫型　频发的癫痫发作，部分性发作或癫痫持续状态，伴脑电图癫痫样放电。

（4）出血型　蛛网膜下腔出血或脑实质出血，多见于年长儿及成人患者。

以上后三型也合称为"非 TIA 型"

(一)诊断要点

临床症状及其严重程度决定于侧支循环的代偿效果。临床主要表现为短暂性脑缺血发作（TIA）、可逆性缺血性神经功能缺失、脑梗死等。脑血管造影为诊断烟雾病的金标准，同时可根据脑血管造影进行分期（表 5-18）。脑血管造影显示颅内颈内动脉颅外段（ICA）终末或大脑前动脉（ACA）和（或）大脑中动脉（MCA）近端狭窄或闭塞；动脉闭塞或狭窄病变附近的异常血管增生；以上表现为双侧，其中儿童单侧病变亦可诊断。当 MRI 和 MRA 符合以上所有标准时，可以省略脑血管造影。

表 5-18　烟雾病或烟雾综合征患者的脑血管造影表现分期

分期(期)	脑血管造影表现
Ⅰ	颈内动脉末端狭窄,通常累及双侧
Ⅱ	脑内主要动脉扩张,脑底产生特征性异常血管网(烟雾状血管)
Ⅲ	颈内动脉进一步狭窄或闭塞,逐步累及大脑中动脉及大脑前动脉;烟雾状血管更加明显
Ⅳ	整个 Willis 环甚至大脑后动脉闭塞,颅外侧支循环开始出现;烟雾状血管开始减少
Ⅴ	Ⅳ期的进一步发展
Ⅵ	颈内动脉及其分支完全闭塞,烟雾状血管消失;脑的血供完全依赖于颈外动脉和椎-基底动脉系统的侧支循环

(二)治疗原则

目前没有确切有效的治疗药物，原则上诊断明确后尽早手术治疗。手术治疗的目的是使用来自颈外动脉系统的血液供应来增加颅内血流，从而改善脑血流量和脑血流储备能力。手术分为直接血运重建术、间接血运重建术以及联合（直接＋间接）血运重建术。

(三)处方

1. 药物治疗

主要应用于无手术指征（症状较轻或不能耐受手术）的患者，以防止脑血栓形成及对症（如头痛、癫痫）治疗。针对卒中危险因素或合并疾病的某些药物治疗可能是有益的，如阿司匹林、氯吡格雷、依达拉奉、丁苯酞以及一些中药制剂（如金纳多、丹参等）。抗血小板聚集治疗：阿司匹林 $1\sim5mg/(kg \cdot d)$，每日 3 次，口服；或使用氯吡格雷 25mg，每日 1 次，口服。

2. 手术治疗

血管重建术式主要包括 3 类：直接血管重建手术、间接血管重建手术及联合手术。适应证包括：①出现过与疾病相关的脑缺血症状，包括 TIA、可逆性缺血性神经功能缺损、脑梗死、认知功能下降、肢体不自主运动、头痛和癫痫发作等。②有证据提示存在脑血流储备能力下降，局部脑血流量减低等。③存在与疾病相关的脑出血，如头颅 MRI 弥散加权成像表现为急性或亚急性脑梗死的患者建议先予保守治疗并观察 $1\sim3$ 个月，再考虑行血运重建术。近期频发 TIA 的烟雾病患者，血流动力学很不稳定，可经保守治疗病情平稳后再进行手术。在脑出血急性期，若行血肿清除，术中应尽量保留颞浅动脉以备二次血运重建术，待 $1\sim3$ 个月病情平稳且血肿彻底吸收后择期行血运重建术。④排除其他手术禁忌证。儿童患者病情进展较成人更快，而且发病后学习能力显著降低，手术指征应适当放宽。对于偶然发现的无症状烟雾病患者，如果不存在血流动力学损害，可选择保守观察。一旦随访发现临床症状或血流动力学改变，就应该考虑手术治疗。

（曹时珍，陈燕惠）

第五节　脑白质病

脑白质病（leukoencephalopathy），是脑白质病变的简称，指大脑白质的相关临床表现及影像学突出于其他表现，是病因复杂的异质性疾病。该病神经系统症状、体征的多样性取决于病变部位及程度，临床可见视觉、运动、感觉、小脑、自主神经及认知功能障碍等，可分为遗传性脑白质病和获得性脑白质病变。

遗传性脑白质病（genetic leukoencephalopathy），又称脑白质营养不良，是指一组主要累及中枢神经系统白质的进展性遗传性疾病，其基本特点为中枢白质的髓鞘发育异常或弥漫性损害。根据其病理改变特点可以分为异常髓鞘化（形成异常髓鞘）、髓鞘化低下（髓鞘生产减少）以及海绵状变性（髓鞘囊性变性）。

获得性脑白质病（acquired leukoencephalopathy）是由于各种获得性病因所致，以脑白质病变为突出表现的异质性疾病。种类多样，如自身免疫性炎症（播散性脑脊髓炎、多发性硬化、小脑炎、横贯性脊髓炎）、感染性炎症（HIV、神经梅毒等导致中枢神经系统脱髓鞘病变）、中毒性脑白质病（一氧化碳中毒性脑病、药物治疗所致脑白质病变）、损伤后改变、血管因素、肿瘤（胶质瘤、中枢神经系统淋巴瘤）等。

临床上遇到出现神经系统相关症状、体征的患儿，需考虑脑白质病可能，可行颅脑 MRI 检查明确，但在判读头颅影像时，首先要排除没有临床病理意义的脑白质病变，避免过度检查及误诊误治。对于比较明确的、很可能有临床意义的脑白质病需要进行遗传性与获得性脑白质病鉴别。遗传性脑白质病大多起病隐匿，以运动认知倒退为主要表现，病程多呈进行性加重，头颅影像学病灶多为对称性分布，强化少见；结合家族史，通过基因检测进一步明确诊断。如考虑为获得性脑白质病则需寻找不同病因，需结合患儿年龄、基础疾病、前驱诱因、影像学特点进行综合考虑。脑白质病临床诊断流程见图 5-10。

一、遗传性脑白质病（hereditary leukoencephalopathy）

线粒体肌病和线粒体脑肌病（mitochondrial myopathy and mitochondrial encephalomyopathy，MM and ME）

线粒体病是由于线粒体 DNA（mitochondrial DNA，mtDNA）或核 DNA 缺陷，引起三磷腺苷（ATP）合成功能障碍，导致能量来源不足的一组异质性疾病，不包括其他因素导致的继发性线粒体功能障碍性疾病。其可累及全身各个系统，累及神经系统时称神经系统线粒体病。mtDNA 缺陷所致大多有母系遗传家族史。成年人 mtDNA 突变率为 1/5000，核基因突变率为 2.9/10 万，目前已知的与线粒体基因有关的疾病达 270 种，且大多有神经系统的表现。

本病临床症状和体征多样，全身各器官组织均可受累，临床表现分为肌肉、中枢神经系统和多系统症状。主要分以下 2 个类型。（1）线粒体肌病（MM）：

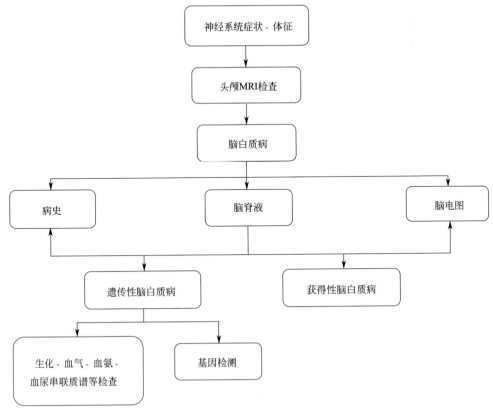

图 5-10 脑白质病临床诊断流程

病变主要侵犯骨骼肌，以骨骼肌极度不能耐受疲劳为主要特征。（2）线粒体脑肌病（ME）：病变同时侵犯中枢神经系统和骨骼肌，主要包括以下四种亚型：①线粒体脑肌病伴高乳酸血症和卒中样发作（mitochondrial encephalomyopathy with lactate acidosis and stroke-like episodes，MELAS）；②肌阵挛性癫痫伴破碎样红纤维综合征（myoclonic epilepsy with ragged red fibers，MERRF）；③Kearns-Sayre 综合征（Keams-Sayre's syndrome，KSS）；④线粒体神经胃肠型脑肌病（mitochondrial neurogastrointestinal encephalomyopathy，MNGIE）。

1. 诊断要点

线粒体脑肌病各个亚型临床表现较为相似，但各亚型又有其特征。

（1）临床表现 ①MELAS：年龄多在 40 岁左右，研究表明 65%～76% 的患者在 40 岁之前出现症状，主要包括发作性头痛、脑卒中样发作（失语、偏瘫、偏盲、偏身感觉障碍等）、癫痫发作、精神行为异常、恶心、呕吐、活动不耐受，患者多伴有身材矮小、智力减退、糖尿病、神经性聋，但上述症状缺乏特异性，上述症状反复发作后可致持续性、进行性听、视、智力低下及运动障碍，最终可导致死亡。②MERRF：多见于青少年或儿童，其特征为肌阵挛性癫痫伴小脑性共济失调，常合并周围神经病变、智力下降、视神经萎缩、感音神经性聋、肌无力和上睑下垂等。③KSS：多在 20 岁左右发病，常累及多系统，主要临床症状有进行性眼外肌麻痹、视网膜色素变性、心脏传导阻滞、生长缓慢、智力低下，可伴有脑脊液蛋白升高的痴呆。④MNGIE：发病年龄跨度较大，5 月龄至 60 岁均可发病，20 岁之前发病者约占 60％且临床症状明显，40 岁后发病者临床症状较轻微。临床表现主要累及消化及神经系统，主要症状有胃肠道症状和恶病质，表现为慢性进行性的胃肠功能障碍，小肠和胃蠕动障碍最为常见，腹胀、便秘、早饱、腹部痉挛性疼痛等最为常见。周围神经病变以脱髓鞘改变最为常见，几乎所有的患者均可出现，脑白质病变也见于所有 MNGIE 患者。少见症状有眼睑下垂和眼球各方向活动受限等眼部症状，其他症状还包括早发性神经听力损失、自主神经功能障碍、肝硬化乳酸血症等。

（2）生化检查　有临床提示意义的主要是血清和脑脊液乳酸值，其次还有肌酸激酶、乳酸脱氢酶等。脑脊液及血清乳酸值升高最常见于 MEIAS，其他类型的线粒体脑肌病血清及脑脊液乳酸值也可以升高或正常，因此血清及脑脊液乳酸值对于线粒体脑肌病的诊断仅有辅助作用，不具有特异性。乳酸丙酮酸最小运动量试验，虽敏感度较差，但对患者筛查有很高特异度。测定血清乳酸/丙酮酸测定水平：①安静状态下血乳酸＞2.0mmol/L，运动后＞4.0mmol/L 为异常；②口服葡萄糖乳酸刺激试验：患儿禁食 8h，口服葡萄糖前测定基础乳酸水平，按 1.75g/kg 口服葡萄糖液，分别于口服后 30min、60min 和 90min 测定血乳酸浓度，在基础值上升高＞2 倍为异常；③运动前血乳酸/丙酮酸＞20 提示呼吸链功能缺陷。另外纤维母细胞生长因子 21 可以作为线粒体病筛查的敏感标志，但不能用于预测特定疾病的预后及发展。mtDNA 编码蛋白突变所致的线粒体脑肌病患者可出现反复肌红蛋白尿。

（3）头部 MRI　线粒体脑肌病表现多样，大部分呈对称分布，游走性，多发性，与血管支配区分布不一致，T1 主要呈低信号，T2 呈高信号，病变主要累及颞叶、顶枕叶灰白质，甚至出现基底节区钙化、脑萎缩、脑室扩大。灰白质散在的异常信号，最常见于 KSS 综合征；MNGIE 最常见的 MRI 表现为脑白质营养不良改变。MRS 波谱分析是目前唯一可以观察活体组织代谢产物及生化变化的无创伤性技术，MRS 显示为乳酸双峰是 MELAS 的特征性表现。FLAIR 及 DWI 序列可以更清楚地显示病灶位置及性质，MRA 及 MRV 多表现正常，增强扫描无强化效应。

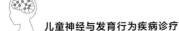

（4）肌肉活检　肌肉组织活检是诊断线粒体脑肌病的重要依据，以骨骼肌受累最为常见，通常取近端肌肉组织行冰冻切片并进行组织学（HE 染色）和酶学化学染色。光镜下可见变性、坏死的肌纤维，Gomori 三色染色可见破碎样红纤维（RRF）。RRF 是线粒体脑肌病的特异性病理改变，但并非所有线粒体脑肌病均可出现 RRF，最常见于 MELAS、MERRF、KSS 等。琥珀酸脱氢酶（SDH）染色通常呈阳性。电镜下可见线粒体体积、结构、数目异常，表现为肌膜下、神经元胞浆中大小不一、形态多样的线粒体大量堆积，线粒体嵴变平，相互融合变长，当线粒体中出现嗜锇性板层小体及类结晶样包涵体时更具有诊断意义。

（5）基因检测　是诊断的金标准，最常见的类型包括点突变、缺失突变及重复突变等，很多基因存在热点突变。不同类型的线粒体脑肌病具有不同的基因突变，MELAS 最常见的是 mtDNA 的 $A3243G$ 点突变，MERRF 最常见的是 mtDNA 的 $A8344G$ 点突变，KSS 最常见的是 mtDNA 片段缺失，其余常见基因突变如表 5-19 所示。

表 5-19　线粒体脑肌病常见基因突变类型

疾病	突变基因类型
MELAS	$A3243G$ $G13513A$ $A3596G$ $A11470C$ $T13046C$ $A3136G$ $T3336C$ $T2371C$ $T3291C$ $C3256T$ $A3260G$ $A3252G$ mtDNA 的大片段缺失
MERRF	$A8344G$ $A8363G$ $T8356C$ $G8363A$ mtDNA 的段缺失
KSS	mtDNA 大片段缺失
MNGIE	核基因 $TYMP$

（6）电生理检查　①肌电图检查：最常见的是肌源性损害，其次还可见神经源性损害，少数病例也可见肌源性和神经源性损害共存。②脑电图：主要表现为弥漫性背景活动减弱，部分慢波中夹杂少量尖波，双侧前头部为著，伴肌阵挛抽搐、癫痫样发作时可见普遍或局灶性的慢波、棘波、尖波以及棘慢复合波发放。③心电图：常规心电图可以发现各种类型的传导阻滞，对 KSS 的诊断具有重要意义。

目前国内外缺乏明确的线粒体脑肌病的诊断标准，在临床中可以根据临床特征、常规生化检查结果、头颅 MRI 及电生理改变，考虑线粒体病的可能性，进一步做基因检测明确诊断。当患者临床特征、生化结果、头部 MRI、肌肉活检、电生理符合上述表现时，基因检测结果可进一步证实和分型。线粒体脑肌病的诊断流程见图 5-11。

2. 治疗原则

绝大多数缺乏确切有效的治疗，主要集中于对症治疗，维持人体能量代谢平

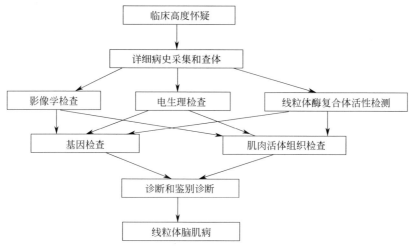

图 5-11　线粒体脑肌病的诊断流程

衡以提高患者生活质量是治疗本病的主要目标。

3. 处方

（1）支持治疗　通过补充三磷腺苷（ATP）、L-精氨酸（0.15～0.3g/kg）、左旋肉碱、多种辅酶合剂（如辅酶 Q_{10}）以及补充多种维生素（如 B 族维生素、维生素 C、维生素 E）等，改善能量代谢。

（2）清除代谢产物　乳酸堆积在线粒体脑肌病患者中最为常见，可导致不可逆的神经损伤，瓜氨酸和精氨酸可促进血乳酸代谢，改善线粒体能量代谢状态，主要用于 MELASL 的治疗。

（3）对症治疗　控制癫痫发作、治疗头痛、控制及预防发热等。对于并发癫痫发作的患者需积极抗癫痫治疗，非线粒体毒性的左乙拉西坦和拉莫三嗪为首选药物，若非线粒体毒性抗癫痫不能控制时，也可考虑使用具有线粒体毒性的丙戊酸钠和巴比妥类等抗癫痫药物。糖皮质激素可通过减轻患者乳酸中毒症状，缓解临床不适，对线粒体脑肌病并发脂质沉积病也有一定疗效。

（4）饮食治疗　应避免空腹，提倡高脂低糖饮食即生酮饮食。通过脂肪酸代谢产生 ATP，为 MD 患者提供能量。生酮饮食是通过脂肪酸分解代谢途径为机体提供能量，有研究报道可以治疗 MELAS，具有一定的理论可行性。

（5）物理治疗　使用微电极刺激，红光照射、蓝光治疗仪、肢体按摩等均可在一定程度上减轻患者躯体不适。线粒体脑肌病患者累及肌肉时可适量进行活动，以减缓肌肉萎缩速度。

（6）基因治疗　基因治疗是最根本也是最有希望的治愈方法，其基本策略包括：降低突变 mtDNA/野生型 mtDNA 的比例、输入同源基因、使用异质及错位表达以及利用限制性内切酶修复突变型的 mtDNA。但这些技术尚未在临床中广泛使用，仍处于科研阶段，未有大样本的临床数据证明其疗效。此外还可应用辅助生殖技术分离线粒体 DNA 和核 DNA，以降低线粒体疾病的母系遗传概率。

二、 X-连锁肾上腺脑白质营养不良（X-linked adreno-leukodystrophy， ALD）

X-连锁肾上腺脑白质营养不良（ALD）是过氧化物酶体功能异常导致的脂代谢异常疾病。为 *ABCD1* 基因突变所致，基因定位在 X*q28*。由于体内过氧化物酶缺乏、长链脂肪酸（C23～C30）代谢障碍，脂肪酸在体内尤其脑和肾上腺皮质沉积，导致脑白质脱髓鞘和肾上腺皮质病变。该病在男性中的发病率约为 1/21000，女性携带率为 1/14000。根据发病年龄、受累部位、进展速度等临床表型的差异，ALD 分为 7 型，包括儿童脑型、青少年脑型、成人脑型、肾上腺脊髓神经病型（adreno myeloneuropathy，AMN）、艾迪生型、无症状型和杂合子型。患儿在出生后 5 周就可以出现糖皮质激素分泌的亚临床异常，峰值发病率出现在 3～10 岁，约一半的患者没有出现盐皮质激素缺乏症，终生患病率>80%。

(一)诊断要点

1. 临床表现

表现形式多样。典型患者出现中枢神经系统损害和肾上腺皮质功能减退两类症状。神经系统症状和肾上腺皮质功能减退的症状可同时出现或相继出现，少数可单独出现。主要以听觉和视觉功能损害、智力减退、行为异常、运动障碍为主要表现。儿童脑型最为常见，占所有 ALD 患者 35%，多在 4～8 岁发病。初期表现为注意力不集中、记忆力减退、学习困难、步态不稳、行为异常，后逐渐出现视觉和听觉下降、构音障碍、癫痫发作、共济失调、瘫痪、痴呆等症状。临床表现进行性加重，多数患者在首次出现神经系统症状时，已有原发性肾上腺皮质功能不全表现，包括皮肤黏膜色素沉着、虚弱无力、多汗、嗜盐，伴有呕吐、腹泻甚至低血压晕厥等。本病预后差，一般在出现神经症状后 1～3 年死亡。

2. 辅助检查

(1) 肾上腺功能检测　测定基础血浆促肾上腺皮质激素（ACTH）和皮质醇水平评估肾上腺功能，必要时可行 ACTH 激发试验协助诊断。血浆 ACTH 升高 2 倍以上，血皮质醇、24h 尿皮质醇、24h 尿 17-羟皮质醇水平下降，提示为原发性肾上腺皮质功能减退症。

（2）血清或皮肤培养成纤维细胞中长链脂肪酸（VLCFA）测定 VLCFA浓度高于正常具有诊断价值。但VLCFA升高水平与病情的严重程度无关。血浆VLCFA检测是最常用的诊断方法，主要检测二十六烷酸（C26：0）和二十四烷酸（C24：0）水平，及与对二十二烷酸（C22：0）的比值（正常值C24：0/C22：0＜1.0；C26：0/C22：0＜0.02），其中二十六烷酸持续增高对诊断本病最有价值。

（3）基因诊断 *ABCD1* 基因突变。

（4）影像学表现 病变部位主要位于侧脑室三角区旁白质，并脱髓鞘常向前及向外发展，呈融合性病变直至大部分脑白质受累；听神经通路也常受累，可累及胼胝体压部，一般不会侵袭U形纤维和皮质。头颅CT平扫典型表现为顶、枕叶白质（三角区周围）大片状对称性低密度影，双侧病变通过胼胝体压部相连；MRI典型表现是双侧脑室三角区周围顶枕区白质内对称分布的、大片状、周边呈指状的蝶翼样异常信号，可显示病灶的三个组织病理带——中央坏死带表现为均匀的长T1长T2信号，中间带（活动的脱髓鞘及炎症带）增强扫描后可强化，外周带（无强化，表现为稍长T1稍长T2信号）。

（5）病理学检查 脑组织、肾上腺、周围神经、直肠黏膜等处的病理活检，细胞内含有板层状结构的胞浆包涵体，可确诊本病。

（6）基因检测 是诊断ALD最可靠的方法，可发现99％的男性的*ABCD1*基突变和93％的女性*ABCD1*基携带者。对于临床高度怀疑却未能发现基因突变的病例，可应用多重连接探针扩增技术、定量PCR及微阵列分析检出*AB-CD1*基因大片段的缺少或重复。

临床上发现男性患儿出现步态不稳、行为异常、偏瘫、皮质盲、耳聋等，缓慢进行性加重，应考虑本病可能；如伴肾上腺皮质功能减退表现为肤色变黑，ACTH试验异常可临床诊断。ALD诊断流程见图5-12。

症状前ALD婴儿和儿童内分泌监测流程参见图5-13。糖皮质激素缺乏症诊断后，每6个月1次监测ACTH、皮质醇、血浆肾素活性（PRA）和电解质；ALD诊断确立后头2年每3～4个月监测上述指标；≥2年后每隔4～6个月监测上述指标。脑型ALD患者，头颅MRI检查在1～3岁每年1次；3～10岁，每6个月1次；10～18岁，每年1次。AMN型患者每年进行临床神经病学评估。

(二)治疗原则

尚无特效的治疗手段。治疗以替代治疗为主。肾上腺皮质激素替代治疗可能延长生命，减少色素沉着，偶可部分缓解神经系统症状，但通常不能阻止髓鞘破

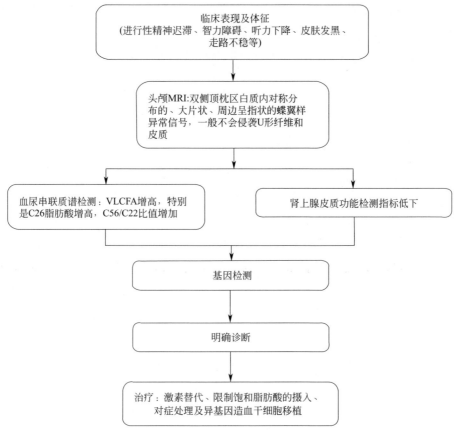

图 5-12 X-连锁肾上腺脑白质营养不良（ALD）诊断流程

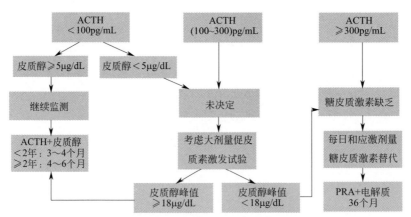

图 5-13 症状前 ALD 婴儿和儿童内分泌监测流程

PRA 为血浆肾素活性。糖皮质激素缺乏通常先于盐皮质激素缺乏。通过清晨 ACTH 和皮质醇水平，以筛查有无糖皮质激素缺乏。任何 ACTH 水平＞100pg/mL 和（或）任何早晨皮质醇水平＜5μg/dL 均被视为异常，需要进一步诊断评估

坏。HSCT 是目前治唯一疗早期儿童脑型患者最有效的方法，但对晚期脑型 ALD 患者无效。

（三）处方

（1）一般治疗　食用富含不饱和脂肪酸饮食，避免食用含长链脂肪酸食物可以降低 ALD 患者中极长链脂肪酸（VLCA）的水平。饮食治疗可使部分患者病情缓解，但不能逆转病情进展，对生活质量无明显改善。

（2）罗伦佐油（Lorenzo's Oil）　65％的患者服用 Lorenzo 油（三芥酸甘油酯与三酸甘油酯按 4∶1 混合）1 年后，血浆 VLCFA 水平显著下降或正常，但不能改变已发生的神经系统症状。患者可尝试进食罗伦佐油，以减少 VLCFA 的合成，使血浆中 C26 比值恢复正常。

（3）肾上腺皮质激素替代治疗　可疑糖皮质激素缺乏患者，如 ACTH 刺激后的皮质醇峰值水平 $<18\mu g/dL$，即应根据临床指征进行糖皮质激素替代治疗。具体用法和原发性肾上腺皮质功能减退症一样。儿童患者给予氢化可的松 $10\sim15mg/(m^2 \cdot d)$，每天 $2\sim3$ 次，如成年患者，泼尼松 $2.5\sim5mg/d$，如同时存在低钠血症，还需要加用氟氢可的松治疗。应激状态时，糖皮质激素剂量加倍。

（4）他汀类药物　如辛伐他汀、洛伐他汀，属于羟甲基戊二酰辅酶 A（HMG-CoA）还原酶抑制剂，可降低 ALD 患者皮肤成纤维细胞中的 VLCFA 水平，但疗效并不肯定。

（5）异基因造血干细胞移植（HSCT）　可使用 ALD 特异性神经功能量表（the ALD-specific neurologic function scale，NFS）和 Loes MRI 严重程度评分帮助确定患者是否适合移植。早期患者的疗效较进展型患者为佳。目前推荐的方法是对无症状患者每 $6\sim12$ 个月进行头部 MRI 检查，如果病变有进展，且临床上出现轻微的功能障碍，可考虑行 HSCT。对于已有明显脑部受累患者，如 IQ <80 或 ALD 神经系统严重程度量表（表 5-20）评分 $0\sim1$ 分和 MRI 严重程度评分（表 5-21）评分 <9 的患者，则不推荐行 HSCT。

（6）对症支持及康复治疗　对于出现癫痫、肢体活动障碍等症状的患者，可给予对症治疗。对存在的运动功能异常的患者进行康复治疗。

表 5-20　ALD 神经系统严重程度量表

症状/神经检查	评分/分
听力/听觉处理问题	1
失语/失用症	1
无法交流	3

续表

症状/神经检查	评分/分
视力障碍/字段切割	1
皮质盲	2
吞咽/其他中枢神经系统功能障碍	2
管饲	2
奔跑困难/反射亢进	1
行走困难/痉挛/痉挛步态(无辅助)	1
痉挛步态(需辅助)	2
需要轮椅	2
无随意活动	3
发作性尿失禁	1
完全尿失禁	2
非发热性癫痫发作	1
总分	25

表 5-21　ALD 患者 MRI 严重性量表

MRI 病变部位	评分/分
顶-枕叶白质(最大值 4)	
前颞叶白质(最大值 4)	
前额叶白质(最大值 4)	
侧脑室	
中央	
皮质下	
局灶性萎缩	
胼胝体(最大值 5)	
压部	
干	
膝	
压部萎缩	
膝萎缩	
视觉通路(最大值 4)	
视辐射	
视交叉	
外侧膝状体	
视神经束	

续表

MRI 病变部位	评分/分
听觉通路（最大值 4）	
内侧膝状体	
下丘臂	
外侧丘系	
脑桥	
投射纤维（最大值 2）	
内囊	
脑干	
小脑（最大值 2）	
白质	
萎缩	
基底神经节（最大值 1）	
脑萎缩（最大值 4）	
轻微	
中等的	
严重的	
脑干	

注：每个区域的得分为 0 分（如果正常），0.5 分（如果单侧）。如果病变或萎缩是双侧的，则为 1 分。最大严重程度得分为 34 分；1 分被认为是不正常的。

三、异染性脑白质营养不良（metachromatic leukodys-trophy，MLD）

异染性脑白质营养不良（MLD）是一种罕见的遗传性溶酶体疾病，呈常染色体隐性遗传，系 22 号染色体上芳基硫酯酶 A 基因发生变异，导致芳基硫酯酶 A 不足，不能催化硫酸脑苷脂水解而在体内沉积，引起中枢神经系统脱髓鞘。发病率为（0.8～2.5）/10 万，男多于女。

根据起病年龄可以区分为幼儿型（1～3 岁起病）、青少年型（4～15 岁起病）和成年型（16 岁以后起病），以幼儿型最为常见。典型者其病程可分为以下 3 期。①第 1 期：患儿发病前发育正常，1～2 岁发病；起病后逐步出现运动减少、肌张力降低、步态蹒跚、维持姿势困难、不能独立站坐，甚至抬头困难。②第 2 期：进行性智力减退、语言减少到消失、对周围环境逐步反应减少；尖叫、卧床不起、面无表情、吞咽动作缓慢、四肢肌张力增高。③第 3 期：为晚期，对外界反应极少，常有抽搐和肌阵挛发作，呈现特殊的去皮质强直体位，头后仰，项强直，肌强直，四肢腱反射减弱或消失，双侧锥体束征阳性；瞳孔散大、对光反应减弱，眼球游动或"玩偶"眼征，吸吮和吞咽严重障碍。成年型病者起病晚，进展缓慢，常有周围神经感觉缺失，晚期可有精神和行为异常。

(一)诊断要点

快速进展的运动障碍是典型的幼儿型和青少年型的特征，认知和行为障碍是成人型的特征。病初腱反射活跃，但周围神经受累时腱反射减弱或消失；后出现双下肢无力、步态异常、痉挛和易跌倒，伴语言障碍及智力减退。头颅 CT 或 MRI 证实两侧半球脑白质或脑室旁对称的不规则低密度区，无占位效应，不强化。MRI 早期皮质下 U 纤维保留，而皮质下及脑室周围白质受累，呈 T1 低信号、T2 高信号。轴位的 T2WI 显示双侧对称的"蝴蝶"状的白质高信号。矢状位的 T2WI 显示白质高信号融合，双侧对称。由于静脉周围髓磷脂的保留，使白质内的多条低强度线和点形成成为 MLD 特有的"虎型"或"豹型"图案。随着疾病的进展，大脑半球萎缩，并累及 U 纤维和小脑白质。尿液芳基硫脂酶 A 明显缺乏，活性消失，硫酸脑苷脂阳性支持本病诊断。诊断流程参见本章图 5-12 脑白质病临床诊断流程。婴幼儿出现进行性运动障碍、视力减退和精神异常，CT 或 MRI 证实两侧半球对称性白质病灶，尿芳基硫酸脂酶 A 活性消失，即可临床诊断，进一步基因诊断可确诊。

(二)治疗原则

目前本病无有效疗法，仍以支持和对症治疗为主。在症状尚未出现以前可考虑进行骨髓移植，以延缓或终止病情发展；对神经系统已有广泛病变者尚无满意治疗方法。

(三)处方

1. 一般治疗

由于维生素 A 是合成硫酸脑苷脂的辅酶，患儿应避免或限制摄入富含维生素 A 的食物。

2. 基因疗法

用腺病毒等载体将芳基硫酸脂酶 A 基因转染患者骨髓，但尚处于探索阶段。

（李金水，陈燕惠）

四、获得性脑白质病（acquired leukoencephalopathy）

(一)脑室周围白质软化症（periventricular leukomalacia, PVL）

脑室周围白质软化症（PVL），也称脑室周围白质减少症，是缺血缺氧所致的侧脑室周围白质病变引起的疾病。PVL 已成为早产儿脑损伤的最主要类型，在早产儿中的发生率为 8％～26％。胎龄越小，出生体重越轻，发生率越高，这与未成熟脑室旁白质供血动脉发育不完善，终动脉侧支循环尚未建立，且脑室旁白质区为生发中心，代谢旺盛，对缺血缺氧敏感有关。临床上常以不同程度双侧痉挛性偏瘫、四肢瘫、智力低下为特征。

PVL 神经病理学分 2 种类型，即局灶性和弥漫性白质损伤。局灶性白质损伤临床上表现为肢体运动以及视力障碍、智力落后、癫痫。弥漫性白质损伤临床上主要表现为眼球震颤、斜视、认知心理障碍以及癫痫。50％～60％的 PVL 可发生脑瘫。

1. 诊断要点

（1）存在高危因素　存在胎龄小、低出生体重、缺氧缺血、酸中毒、感染和（或）炎症等危险因素。

（2）临床表现　新生儿期症状常不典型，表现为反应淡漠，肌张力低下；随着年龄增长后期表现为脑瘫（主要是痉挛性肢体瘫痪）、智力落后、癫痫发作、眼球震颤、斜视、视力降低等。

（3）影像学检查　PVL 本身是无症状的，其诊断主要依靠头颅影像学检查，包括前囟门 B 超检查、头颅 CT、MRI，MRI 是诊断 PVL 最理想的检查手段。CT 与 MRI 部位主要见于双侧侧脑室三角区周围。超声中表现为双侧脑室前角、体部或三角部外上方对称性强回声区。CT 平扫为脑室旁三角区周围及半卵圆中心白质密度减低，并发出血时为高密度影；头颅 MRI 缺氧后 2～3 天见侧脑室周围白质斑点状或条状长 T1 长 T2 信号，4～14 天时 T2 信号降低，少数因为出血、顺磁性物质沉积、脑皮质层状坏死等出现 T1 高信号。DWI 可在超声及常规MRI 序列之前检出病变，表现为高信号，为细胞毒性水肿所致。MRS 显示脑室旁白质 Lac 增高及 NAA 降低。PVL 影像学分为 3 度。①轻度：侧脑室三角区周围白质减少，侧脑室三角区及枕角形态欠规则，脑室壁失去正常的圆钝光滑，侧脑室三角部周围或额角可见小片状长 T1 长 T2 信号，其余部位脑灰白质信号正常。②中度：脑白质明显减少，侧脑室三角区及额角与体部、半卵圆中心等区域可见散在斑片及条片状低密度与长 T1 长 T2 信号，可见小软化灶或囊变，脑沟、脑裂增宽，侧脑室扩大，可伴胼胝体形态和信号异常。③重度：正常脑白质几乎完全消失，两侧半卵圆中心可见较大囊腔，两侧侧脑室显著扩大变形，外侧裂和顶叶部位的脑灰质贴近侧脑室。

（4）脑电图　急性期振幅低，连续性差。慢性期节律紊乱，出现尖波，波幅增高。异常性尖波对脑室周围白质软化症的诊断有重要意义。

PVL 诊断流程见图 5-14。

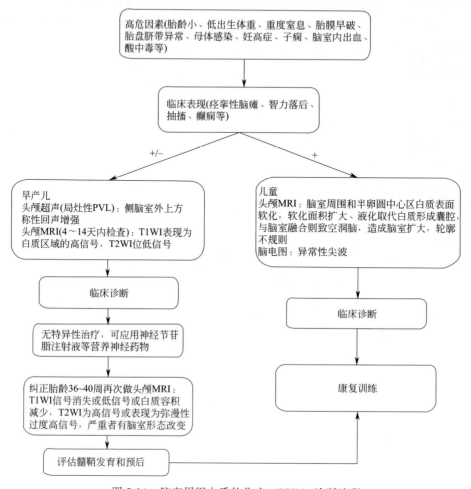

图 5-14 脑室周围白质软化症（PVL）诊断流程

2. 治疗原则

目前尚无特异性的治疗，重在早期确诊、早期积极对症治疗，并对其后遗症进行康复训练。

3. 处方

（1）对症支持治疗 在新生儿早期应密切关注血压和血气的稳定，积极纠正低血压、低血容量及循环功能不全，有助于避免脑缺血所致的脑白质损伤。低碳酸血症是早产儿 PVL 独立的高危因素，因此机械通气时要监测动脉血气分析，防止过度通气所致低碳酸血症，必要时适当给予碳酸氢钠，维持 $PaCO_2 > 3.33kPa$。

（2）原发病治疗 积极治疗原发病，避免高危因素，防止脑损伤进一步加重。

脑缺血缺氧后氧自由基大量增加，加重脑损伤，可使用自由基清除剂如维生素 E 等治疗 PVL。适量的外源性 NO 一方面减少肺血管重构，改善肺血管生长；另一方面直接作用于脑细胞或神经发育成熟过程，发挥其神经保护作用。早产儿于确诊后的第一个 24h 吸入 NO（10×10^{-6}/L），此后根据病情维持吸入 NO（5×10^{-6}/L）6 天左右，可减低发生认知障碍等后遗症的概率。

（3）神经营养药物　胞二磷胆碱 $100\sim125$mg/d 静脉滴注 $7\sim14$ 天；神经节苷脂（GMl）20mg/d，静脉滴注，1 个疗程为 14 天，根据病情用 $1\sim3$ 个疗程。

（4）康复训练　康复训练方法包括 Vojta 诱导疗法、Bobath 疗法、理疗、水疗等。

（5）定期随访　最初 6 个月以内每月 1 次，$6\sim12$ 个月龄隔月 1 次，1 岁以上每半年 1 次，每次随访包括三方面内容：①体检：体格及神经系统检查，后者包括 27 种原始反射、平衡反射、立直反射、姿势反射、视听检查、粗大运动及智力发育水平评估；②发育量表检查；③头颅 B 超、脑电图或头颅 MRI 检查；④认知行为评估。

(二)急性播散性脑脊髓炎 (acute disseminated encephalomyelitis, ADEM)

急性播散性脑脊髓炎（ADEM）是一种免疫介导的中枢神经系统（脑和脊髓）炎症性脱髓鞘疾病。呈急性或亚急性起病，表现为多灶性神经功能异常，伴有脑病（行为异常或意识障碍）症状，病程一般呈单相性。本病约 3/4 发生在急性感染或疫苗接种后，称之为感染后脑脊髓炎或疫苗后脑脊髓炎。感染与典型症状出现之间的潜伏期平均约为 2 周，范围从 $0\sim60$ 天不等。国内发病率为每年（$0.32\sim0.4$）/10 万。根据临床特征分为三型：脑型即指脑症状突出，如头痛、头晕、呕吐、惊厥、轻重不等的意识障碍、精神症状、偏瘫、肌张力障碍及脑膜刺激征等；脊髓型即指脊髓受累突出，根据受累部位不同，可有截瘫、四肢瘫、感觉障碍平面及尿便功能障碍；脑脊髓型即脑与脊髓均受累，两者表现均有。

1. 诊断要点

① 急性或亚急性起病，病前 1 个月常有前驱感染史或疫苗接种史。

② 起病时发热症状可有可无，根据临床特征分为三型：脑型、脊髓型、脑脊髓型。

③ 脑脊液检查：70％病例存在脑脊液轻度异常，表现为淋巴细胞轻至中度以上增高，蛋白质含量正常或轻度增高，糖与氯化物含量均正常。部分患儿脑脊液髓鞘碱性蛋白（MBP）及抗髓鞘少突胶质细胞糖蛋白抗体 IgG（MOG）升高，

少数寡克隆区带（OB）可阳性。

④ 电生理检查：脑电图常以特异性 θ 及 δ 波弥漫增多为主，少数有痫样放电。诱发电位依据受累部位可出现相应异常。本病可累及外周神经，出现传导速度减慢。

⑤ 头颅 MRI：为本病最有价值的检查，发病早期即可出现异常，典型表现为双侧多灶性、非对称性长 T1 长 T2 异常信号影，病变主要累及皮质下白质、脑干、小脑、丘脑及基底节，亦可累及脊髓。

2007 年，国际儿童多发性硬化研究组（IPMSG）提出了 ADEM 的诊断共识标准，并于 2013 年进行了更新。根据定义，儿童 ADEM 需要满足以下所有条件：①首次多灶性中枢神经系统（CNS）临床事件，推测为炎症性脱髓鞘原因；②存在不能用发热解释的脑病；③发病 3 个月后或更长时间未出现新的临床和MRI 发现；④急性期（3 个月内）头颅 MRI 异常；⑤典型脑 MRI 表现：弥漫性，边界不清，大（＞1～2cm）的病变，主要累及脑白质；白质 T1 低信号病变罕见，可存在深部灰质病变（例如丘脑或基底节）。ADEM 诊断流程见图 5-15。

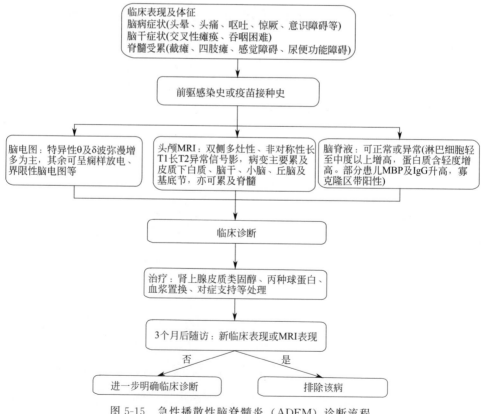

图 5-15 急性播散性脑脊髓炎（ADEM）诊断流程

2. 治疗原则

急性期用药主要通过免疫抑制剂而起到抗炎作用，糖皮质激素、大剂量丙种球蛋白或两药合用对急性期效果较好，可减少复发。对于暴发型或者对激素及丙种球蛋白无效的可采用血浆置换或其他免疫抑制剂治疗。

3. 处方

（1）一般治疗　生命体征监测及支持治疗。

（2）对症支持治疗　急性期予以脱水剂，如 20% 甘露醇 $0.5 \sim 1.0 g/(kg \cdot 次)$ 静脉注射（15min 以上），每 $4 \sim 6h$ 重复 1 次，使用时需要监测 24h 出入量、电解质、肾功能，可联合利尿剂治疗。注意每日出入量、热量及水电解质平衡。恢复期重视肢体功能训练及康复治疗。

（3）糖皮质激素

① 地塞米松：静脉滴入，剂量 $0.4 \sim 0.6 mg/(kg \cdot d)$，每天 2 次，持续 $10 \sim 15$ 天，后改为口服泼尼松片，按 $1.5 \sim 2.0 mg/(kg \cdot d)$，15 天后递减为 $1.0 mg/(kg \cdot d)$，持续 $1 \sim 2$ 周后渐减为 $0.5 mg/kg$，总疗程 $3 \sim 6$ 个月。

② 甲泼尼龙：冲击治疗，$10 \sim 30 mg/(kg \cdot d)$，最多 $1g/d$，持续 $3 \sim 5$ 天，后改为口服泼尼松片 $4 \sim 6$ 周。

③静脉丙种球蛋白（IVIG）：静脉滴注，总剂量 $2g/kg$，分 $2 \sim 5$ 天进行治疗，后改为口服泼尼松。IVIG 可作为起始治疗或与激素同时使用。

（4）血浆置换（PE）　主要针对严重或危及生命的患儿早期应用或者应用糖皮质激素及丙种球蛋白无效者,血浆置换后予口服泼尼松。

(三)多发性硬化

多发性硬化（multiple sclerosis，MS）是一种以中枢神经系统炎性脱髓鞘病变为主要特点的免疫介导性疾病，病变主要累及白质，具有时间多发（DIT）和空间多发（DIS）的特点。其病因尚不明确，可能与遗传、环境、病毒感染等多种因素相关。多发性硬化好发于青壮年，女性更为多见，患病率是男性的 $1.5 \sim 2$ 倍。$2.7\% \sim 5.6\%$ 的多发性硬化于 16 岁以前发病，$0.2\% \sim 0.7\%$ 的患者发生于儿童早期。根据病情演变临床分为四型，见表 5-22。

表 5-22　多发性硬化（MS）临床分型

病程分型	临床表现
复发缓解型（RR）	临床最常见，约占 85%,疾病早期出现多次复发和缓解,可急性发病或病情恶化,之后可以恢复,两次复发间病情稳定
继发进展型（SP）	R-R 型患者经过一段时间可转为此型,患病 25 年后 80% 的患者转为此型,病情进行性加重不再缓解,伴或不伴急性复发

续表

病程分型	临床表现
原发进展型(PP)	约占 10%，起病年龄偏大(40～60 岁)，发病后轻偏瘫或轻截瘫，在相当长时间内缓慢进展。 发病后神经功能障碍逐渐进展，出现小脑或脑干症状，MRI 显示造影剂钆增强病灶较继发进展型少，CSF 炎性改变较少
进展复发型(PR)	临床罕见，在原发进展型病程基础上同时伴急性复发

1. 诊断要点

（1）临床表现　表现多样，常见症状包括视力下降、复视、肢体感觉障碍、肢体运动障碍、共济失调、膀胱或直肠功能障碍等。儿童多发性硬化中 95% 为复发缓解型（RR），小于 11 岁的患儿诊断多发性硬化需谨慎，疾病首次发作类似于急性脑病或急性播散性脑脊髓炎（ADEM）过程，需要多次出现多发性硬化样发作，且需要排除其他诊断。具体诊断标准见 2017 年多发性硬化 McDonald 诊断标准（表 5-23～表 5-25）。

（2）脑脊液检查　细胞数大多数正常，少数细胞数升高，一般不超过 $50\times10^6/L$，以淋巴细胞为主，蛋白质含量正常或轻度增高，糖与氯化物含量正常。脑脊液寡克隆区带（OCB）分析是多发性硬化最特异的诊断指标之一，超过 90% 的临床确诊多发性硬化患者 CSF 可检测到 OCB。

（3）脑电图检查　无特异性，多数患儿脑电图异常，如全导联或者单侧导联慢波发放。

（4）头颅 MRI　是诊断多发性硬化必不可少的辅助手段。病灶以白质受累为主，分布的四个典型部位为近皮质、脑室旁、幕下、脊髓和视神经。急性期病灶为长 T1 长 T2 信号，少数患儿为典型的散在类圆形高信号。急性期病灶可强化，陈旧病灶无强化，新旧病灶共存。缓解期残余的斑块一般呈线状、斑点状长 T2 信号，较急性期缩小。

多发性硬化（MS）具体诊断流程见图 5-16。

表 5-23　多发性硬化 2017 年 McDonald 诊断标准

临床发作次数	有客观临床证据的病变数	诊断多发性硬化需要的附加数据
≥2 次	≥2 个	无[①]
≥2 次	1 个(并且有明确的历史证据证明以往发作涉及特定解剖部位的 1 个病灶[②])	无[①]

临床发作次数	有客观临床证据的病变数	诊断多发性硬化需要的附加数据
≥2 次	1 个	由不同中枢神经系统部位的临床发作或 MRI 检查证明了空间多发性
1 次	≥2 次	由额外的临床发作或 MRI 证明了时间多发性或具有脑脊液特异的嘉克降区带的证据
1 次	1 个	由不同中枢神经系统部位的临床发作或 MRI 检查证明了空间多发性并且由额外的临床发作或 MRI 证明了时间多发性或具有脑脊液特异的寡克隆区带的证据[3]
原发进展型多发性硬化		无论临床是否复发,残疾进展 1 年(回顾性或前瞻性确定)同时具有下列 3 项标准的 2 项:(1)在下列区域(脑室周围、皮质或近皮质、幕下脊髓)中≥1 个区域有≥1 个 T2 病灶[4];(2)在脊髓中有 2 个或更多 T2 病灶[4];(3)检测出脑脊液特异性寡克隆区带

①为不需要额外检查证明空间和时间的多发性,除非 MRI 不可用否则所有考虑 MS 的患者均应接受头颅 MRI 检查;此外,临床据不足而 MRI 据示 MS、存在 CIS 以外的表现或具有非 CIS 的患者,应考虑髓 MRI 或脑脊髓检查;如果完成影像学或其他检查（如脑脊液）且结果阴性,则在做出 MS 诊断前需谨情,并且应该考虑转代的诊断;②为基于客观的 2 次发作的临床发现做出的诊为可靠,在无记录在案的客观神经学部的情况下,既往 1 次发作的合理历史证据可以包括具有症状的历史事件及先前炎性脱髓鞘发作的演变特征,但至少有 1 次发作必须得到客观证据的支持。在无残余客观证据的情况下,诊断需谨慎;③为脑脊液特异的寡克隆区带的存在本身未体现时间多发性,但可作为这项表现的替代;④为 2017 年 McDonald 标准与 2010 年 MeDonald 标准不同,不要求区分有症状和无症状 MRI 病灶。

表 5-24　临床孤立综合征 MRI 上的多发性证据

多发性	诊断证据
空间多发性	在中枢神经系统 4 个区域的 2 个中,有 1 个或多个 T2 高信号病灶*: ● 脑室周围+ ● 皮质或近皮质 ● 幕下脑区 ● 脊髓
时间多发性	在任何时候同时存在钆增强和非增强性病变* 或无论基线 MRI 的时间如何,与基线相比,随访 MRI 中新的 T2 高信号或钆增强病变

注：*与 2010 年标准不同,不需要区分症状和无症状 MRI 病灶。

+对于某些患者（如 50 岁以上或具有血管风险因素）,临床医师寻找更多的脑室周围病变可能更谨慎周到。

表 5-25　原发进展型多发性硬化诊断标准

下述患者可以诊断为原发进展型多发性硬化:
独立于临床复发的 1 年残疾进展(回顾性或前瞻性确定)

续表

加上以下 3 项标准中的 2 项：

1. 在以下 1 个或多个区域，具有 1 个或多个多发性硬化的特征性 T2 高信号病灶 *：

- ●脑室周围
- ●皮质或近皮质
- ●幕下脑区
- ●脊髓

2. 脊髓中有 2 个或 2 个以上 T2 高信号病灶 *

3. 存在脑脊液特异性寡克隆区带

注：* 与 2010 年标准不同，不需要区分症状和无症状 MRI 病灶。

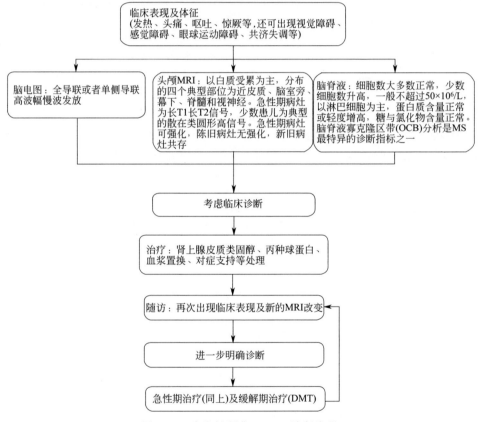

图 5-16　多发性硬化（MS）诊断流程

2. 治疗原则

多发性硬化为终身性疾病，其急性期治疗以减轻恶化期症状、缩短病程、改善残疾程度和防治并发症为主要目标。缓解期治疗以控制疾病进展为主要目标。

3. 处方

（1）一般治疗　康复治疗及生活指导。

（2）对症治疗　疼痛（安定类药物）、精神症状（按精神疾病治疗）、疲劳症状（金刚烷胺等）、膀胱直肠功能障碍（配合药物治疗或借助导尿等外科治疗等）。

（3）免疫治疗

① 急性期治疗

a. 糖皮质激素：大剂量甲泼尼龙冲击治疗，20～30mg/kg，静脉滴注 3～4h，1 次/d，共 5 天；症状完全缓解者，可直接停用，否则可继续给予口服醋酸泼尼松或泼尼松龙 1mg/(kg·d)，每 2 天减 5mg，直至停用。口服激素减量过程中，若出现新发症状，可再次甲泼尼龙冲击治疗或给予 1 个疗程静脉大剂量免疫球蛋白治疗（IVIG）。

b. 静脉大剂量免疫球蛋白治疗（IVIG）：缺乏有效证据，用于对激素治疗无效的儿童患者。推荐用法为静脉滴注 0.4g/(kg·d)，连续用 5 天为 1 个疗程，5 天后，如无效，则不建议患者继续使用，如果有效但疗效不是特别满意，则可继续每月用 1 天，连用 3～4 月。

c. 血浆置换：1～1.5 倍血浆容量，隔天 1 次，共持续 5～7 天，急性重症或对激素治疗无效者可于起病 2～3 周内应用。

② 缓解期治疗　疾病修正治疗（disease modifying therapy，DMT）能够有效地阻止复发或者减少复发的时间。临床上常用疾病修饰药物（DMAs）主要包括干扰素 β、醋酸格拉替雷、那他珠单抗、阿仑单抗等，详见表 5-26。IFN-β 和醋酸格拉默（GA）可以将残疾进展概率降低 24%～40%，一般用于 12 岁以上儿童，目前儿童用药往往是超说明书用药。

表 5-26　常用疾病修饰药物（DMAs）

DMT 类型	商品名	给药途径和频率	药物类别
干扰素	Rebif	皮下，每周 3 次	重组蛋白
	Avonex	肌内注射每周 1 次	重组蛋白
	Plegridy	皮下注射，每月 2 次	重组蛋白
	Betaferon/Betaseron Extavia(通用名)	皮下注射，隔日	重组蛋白
醋酸格拉替雷	Copaxone	皮下注射，20mg 每日 1 次； 或 40mg 每周 3 次	氨基酸寡聚物
	Glatiramer Mylan	皮下注射，20mg 每日 1 次； 或 40mg 每周 3 次	氨基酸寡聚物
	Glatopa	皮下注射，20mg 每日 1 次； 或 40mg 每周 3 次	氨基酸寡聚物

续表

DMT 类型	商品名	给药途径和频率	药物类别
口服免疫调节剂	Tecfidera	口服,每日 2 次	Fumarate/Nrf2 激动剂
	Vumerity	口服,每日 2 次	Fumarate/Nrf2 激动剂
	Bafiertam	口服,每日 2 次	Fumarate/Nrf2 激动剂
细胞迁移调节剂	Aubagio	口服,每日 1 次	DHODH 抑制剂
	Gilenya	口服,每日 1 次	S1P 抑制剂
	Zeposia	口服,每日 1 次	S1P 抑制剂
	Mayzent	口服,每日 1 次	S1P 抑制剂
细胞耗竭药物	Tysabri	静脉给药,每月 1 次	抗 VLA4 单克隆抗体
	Lemtrada	静脉诱导	抗 CD52 单克隆抗体
	Mavenclad	口服诱导	嘌呤类似物
	Novantrone	静脉诱导	细胞毒性化疗药物
	Crevus	静脉给药,每年 2 次	抗 CD20 单克隆抗体
	Kesimpta	皮下注射,每月 1 次	抗 CD20 单克隆抗体

注:很多没有在中国上市,故没有中文名。

(四)视神经脊髓炎

视神经脊髓炎(neuromyelitis optica,NMO)是一种免疫介导的主要累及视神经及脊髓的中枢神经系统脱髓鞘疾病,目前将视神经脊髓炎扩大为视神经脊髓炎谱系疾病(neuromyelitis optica spectrum disorders,NMOSD)。全球发病率约 1.82/10 万人,男女比例 1:9。

1. 诊断要点

参照国际视神经脊髓炎诊断小组制订的诊断标准:①视神经炎,单眼或双眼视力下降;②急性脊髓炎;③延髓极后区综合征,不能解释的顽固性呃逆、恶心及呕吐;④急性脑干综合征,头晕、恶心、共济失调;⑤发作性睡病或急性间脑综合征临床发作,嗜睡,体温调节异常,且头颅 MRI 显示间脑有典型的视神经脊髓炎谱系疾病病灶;⑥症状性大脑脚综合征,意识水平下降,高级皮质功能减退等,且头颅 MRI 显示间脑有典型的视神经脊髓炎谱系病病灶;⑦水通道蛋白4(aquaporin-4,AQP4)抗体的发现对视神经炎的早期诊断具有较高的敏感性及特异性。AQP4 抗体阳性和 6 个核心症状之一即可确诊。当 AQP4 抗体阴性或不能检查时,视神经炎、极后区综合征、脊髓炎也有同样的诊断价值。视神经脊髓炎诊断流程见图 5-17。

2. 治疗原则

因其致残率及复发率较高,急性期治疗以减轻急性期症状、缩短病程、改善残疾程度和防治并发症,之后通常需要序贯免疫治疗预防复发,减少神经功能障碍累积。预防复发是改善预后的关键。

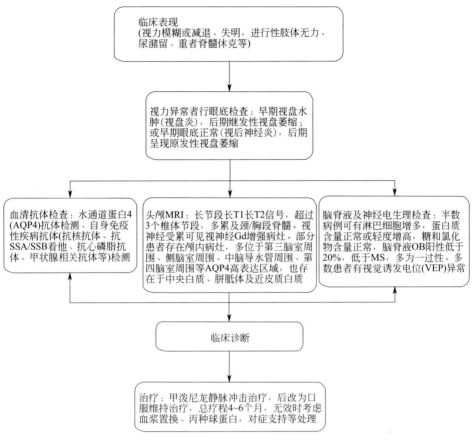

临床表现
(视力模糊或减退、失明，进行性肢体无力、尿潴留、重者脊髓休克等)

视力异常者行眼底检查：早期视盘水肿(视盘炎)，后期继发性视盘萎缩；或早期眼底正常(视后神经炎)，后期呈现原发性视盘萎缩

血清抗体检查：水通道蛋白4(AQP4)抗体检测、自身免疫性疾病抗体(抗核抗体、抗SSA/SSB看他、抗心磷脂抗体、甲状腺相关抗体等)检测

头颅MRI：长节段长T1长T2信号，超过3个椎体节段，多累及颈/胸段脊髓。视神经受累可见视神经Gd增强病灶。部分患者存在颅内病灶，多位于第三脑室周围、侧脑室周围、中脑导水管周围、第四脑室周围等AQP4高表达区域，也存在于中央白质、胼胝体及近皮质白质

脑脊液及神经电生理检查：半数病例可有淋巴细胞增多，蛋白质含量正常或轻度增高，糖和氯化物含量正常，脑脊液OB阳性低于20%，低于MS，多为一过性。多数患者有视觉诱发电位(VEP)异常

临床诊断

治疗：甲泼尼龙静脉冲击治疗，后改为口服维持治疗，总疗程4~6个月，无效时考虑血浆置换、丙种球蛋白，对症支持等处理

图 5-17 视神经脊髓炎诊断流程

3. 处方

（1）一般治疗 治疗急性损伤，康复治疗及生活指导。

（2）对症治疗 镇痛、抗抑郁焦虑。痛性痉挛可应用卡马西平（6岁以前开始每日按体重 5mg/kg，每周增加一次用量，直到疼痛缓解，一般为按体重 10~12mg/kg，约 0.25~0.3g，不超过 0.4g；6~12岁儿童第一日 0.05~0.1g，服 2次，隔周增加 0.1g 直到疼痛缓解；维持量调整到最小有效量，一般为每日 0.4~0.8g，不超过 1g，分 3~4 次服用）。慢性疼痛、感觉异常等可用阿米替林（口服，成人常用量开始一次 25mg，一日 2~3 次，然后根据病情和耐受情况，逐渐增至一日 150~250mg，一日 3 次，最高量一日不超过 300mg，维持量 50~150mg/d，6岁以下儿童禁用，6岁以上儿童根据体重参照成人剂量酌减）。当患儿出现抑郁、焦虑，可应用选择性 5-羟色胺再摄取抑制剂等药物如盐酸氟西汀（8岁以上儿童出现中重度抑郁焦虑时，推荐的起始剂量为每日 20mg，如果治疗

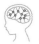

2 周仍未见效，应考虑增加药物剂量）以及心理辅导治疗。应用盐酸苯海索（开始 1～2mg/d，以后每 5～7 日增加 1～2mg，至疗效最好而又不出现副反应为止，极量为每天不超过 10mg，分 3～4 次服用，儿童根据体重，参照成人剂量酌减）等控制震颤。

（3）免疫治疗

① 急性期治疗

a. 糖皮质激素：大剂量甲基泼尼松龙冲击治疗，20～30mg/kg，静脉滴注 3～4h，1 次/d，共 3 天，症状完全缓解者，后改为口服泼尼松片，1～1.5mg/（kg·d），2～4 个月内酌情减量。

b. 血浆置换（PE）。

c. 大剂量免疫球蛋白（IVIG）：0.4g/（kg·d），静脉滴注，连续 5 天为 1 个疗程。

d. 免疫抑制剂：在激素冲击治疗收效不佳时，因经济情况不能行 IVIG 或 PE 治疗者，可以联用环磷酰胺治疗。

② 序贯治疗免疫抑制剂维持治疗：一线药物包括硫唑嘌呤、霉酚酸酯、甲氨蝶呤、利妥昔单抗（能减少复发和减缓神经功能障碍进展，具有显著疗效）等；二线药物包括环磷酰胺、他克莫司，定期 IVIG 也可用预防治疗。具体药物用法剂量参考本章第二节自身免疫性脑炎的治疗处方。

（曹时珍，刘　玲）

第六节　代谢性脑病

代谢性脑病（metabolic encephalopathy，ME）是由代谢障碍性疾病、系统性疾病或器官功能衰竭引起的内环境紊乱而导致脑功能紊乱的一组疾病。包括先天性和获得性疾病。表现为定向力障碍、精神行为异常、意识障碍等，可出现惊厥、去大脑强直等。常见的病因有低氧/低血糖、有毒物质增加、内分泌异常、内环境紊乱、血浆渗透压异常、某些维生素缺乏等，引起脑水肿、脑内神经递质传递障碍、代谢毒物蓄积、能量代谢障碍，从而造成脑功能障碍。

患儿在原发病的基础上出现意识状态的改变，随意识障碍程度加深及体内酸碱平衡失调的出现，可出现呼吸模式的变化，呼吸暂停或潮式呼吸的表现，并可有震颤、扑翼样震颤、肌阵挛、去大脑强直、去皮质状态等，有的可出现惊厥发作。神经系统检查双瞳孔等大等圆，瞳孔对光反应存在，眼球运动良好，眼脑反射、眼前庭反射均存在。实验室检查可行生化全套、血气分析、血尿渗透压、脑脊液检查等，若怀疑有毒物、药物中毒，需及时行血药浓度和毒物筛查协助诊断。脑电图表现为弥漫性慢波，并根据不同原因可以有三相波或尖波出现。头颅CT 或 MRI 常不提示脑组织有器质性损害。具体临床诊断思路可见图 5-18。

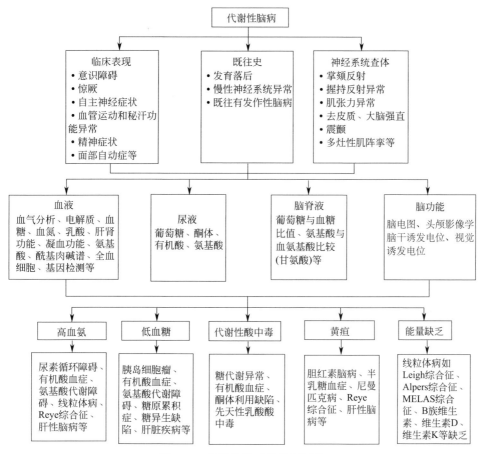

图 5-18　代谢性脑病的诊断思路

一、急性胆红素脑病（acute bilirubin encephalopathy，ABE）

急性胆红素脑病（ABE）指由于新生儿期发生的严重胆红素血症的毒性作用所致的中枢神经系统损害。此疾病主要发生于新生儿出生后 1 周内，新生儿胆红素脑病时，血清白蛋白结合能力不足或血脑屏障发育未成熟或被破坏，高浓度的血清游离胆红素进入脑内选择性沉积在苍白球、丘脑底核、脑干核、黑质以及小脑的齿状突、顶核和浦肯野细胞等敏感部位，导致中枢神经系统或脑区受损。胆红素诱导的神经功能障碍（bilirubin-induced neurological dysfunction，BIND），通

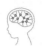

常指胆红素所致的隐匿性神经系统损害。急性胆红素脑病病情进展可逐渐形成慢性胆红素脑病（chronic bilirubin encephalopathy，CBE），遗留永久性临床后遗症。

(一)诊断要点

胆红素水平增高，新生儿（胎龄＞35周新生儿）血清总胆红素（TBS）＞20mg/dL（342μmol/L）或（和）上升速度＞0.5mg/dL（8.5μmol/L）；低出生体重儿在总胆红素水平为10～14mg/dL（171～239μmol/L），出现嗜睡、反应低下、吸吮无力、原始反射异常等情况，需警惕发生胆红素脑病的可能。具体诊治流程见图5-19。

胆红素脑病常在24h内较快进展，临床可分为4个阶段（表5-27）：

第一期：为警告期，轻微嗜睡的非特异性症状，喂养不良，吸吮不良，轻度肌张力减退和反射亢进，可见略高音的叫声，持续约12～24h。

第二期：为痉挛期，轻者仅有双眼凝视，重者出现肌张力增高、呼吸暂停、双手紧握、双臂伸直内旋，角弓反张，持续约12～48h。

第三期：为恢复期，吃奶及反应好转，抽搐次数减少，肌张力恢复，持续约2周。

第四期：为后遗症期。可表现为手足徐动、眼球运动障碍、听觉障碍、牙釉质发育不良、脑瘫、智力运动落后、癫痫等。

表5-27　胆红素脑病临床症状分期

	临系分期	Van Praagh 分期	分期	时限
新生儿期	1. 警告期	肌张力减退 嗜睡 吸吮反射弱	黄疸突然明显加深 嗜睡 吸吮反射弱、发热	约12～24h
	2. 痉挛期	发热(80%) 痉挛	痉挛或松弛、发热 呼吸衰竭	约12～24h
	3. 恢复期	上述症状消失	症状消失	约2周
1个月后	4. 后遗症期	持久性锥体 外系神经异常	持久性锥体 外系神经异常	

脑干听觉诱发电位（BAEP）是起源于耳蜗听神经和脑干听觉结构的生物电反应，是一种简单易行、无创、敏感的脑功能检测方法，特别是对亚临床型神经系统疾病和听力损害的早期诊断有重要临床应用价值。耳蜗核神经元和下丘脑对胆红素十分敏感，早期损伤即可出现BAEP反应阈升高，表现为Ⅰ、Ⅲ、Ⅴ波

的波峰潜伏期及Ⅰ～Ⅲ、Ⅲ～Ⅴ波的峰间潜伏期延长。大多数急慢性胆红素脑病的诊断可通过 MRI 来确定，主要表现为急性期基底核、丘脑底核 T1 加权像信号增高，尤其是双侧苍白球在 T1 加权像上会呈对称性高信号，数周或数月 T1 加权高信号逐渐消失，恢复正常。若相应部位呈现 T2 加权高信号，往往提示慢性胆红素脑病改变，预后不良。

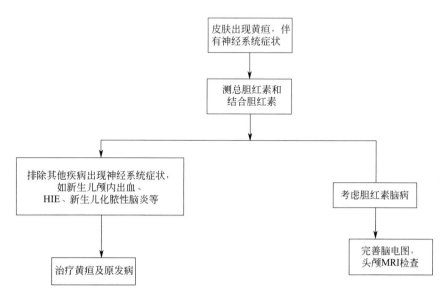

图 5-19　胆红素脑病的诊断流程

(二)治疗原则

蓝光照射、换血疗法是治疗 ABE 的主要手段。

(三)处方

（1）蓝光照射　是降低血清未结合蛋白简单有效的办法。选用波长为 425～475nm 的蓝光照射，婴儿双眼用黑色眼罩保护，尿布遮盖会阴、肛门部，其余均裸露，可以连续照射，也可间隔 12h 进行。光疗过程中需密切监测胆红素水平变化，一般 6～12h 监测一次。

（2）换血疗法　换出血中大量胆红素，防止发生胆红素脑病。已有急性胆红素脑病的临床表现者不论胆红素水平是否达到换血标准，或 TSB 在准备换血期间已明显下降，都应换血。换血量一般为患儿血量的 2 倍（约 150～180mL/kg），可换出 85% 的致敏红细胞和 60% 的胆红素及抗体。

（3）药物治疗　肝酶诱导剂苯巴比妥 3～5mg/(kg·次)，一天 3 次，口服；应用利胆中药如退黄合剂、茵栀黄等退黄。

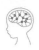

（4）对症治疗　防止低血糖、电解质紊乱，纠正缺氧、贫血等。

二、低血糖脑病（hypoglycemic encephalopathy，HE）

低血糖脑病（HE）是由于血糖过低引起的大脑神经细胞能量代谢障碍的一种代谢性脑病。轻者可表现为出汗、面色苍白、心悸、嗜睡，重者出现精神智力障碍、昏迷、瘫痪、不自主运动、惊厥等。新生儿血糖在出生后 24h 内＜2.2mmol/L，24h 后＜2.2～2.8mmol/L；婴儿和儿童血糖＜2.2mmol/L，或任何年龄血糖连续 2 次以上＜2.8mmol/L，即被认为是低血糖症。与低血糖脑损伤相关的危险因素包括新生儿期低血糖的严重程度持续时间以及伴随的临床情况（如有无惊厥或缺氧缺血）。1988 年 Lucas 报道的早产儿多中心的前瞻性研究发现，即使是轻度的低血糖（至少每天 1 次血浆葡萄糖＜2.6mmol/L 或 47mg/dL）持续≥3 天，可能有 30％的患儿神经发育结局异常，若≥5 天则神经发育异常的百分比增加至 40％。

(一)诊断要点

低血糖临床表现可为无症状和有症状，在有症状的婴儿中体征是非特异性的，反映了神经系统对葡萄糖剥夺的反应。这些可以归类为神经源性或神经糖减少症。神经源性（自主神经）症状是由低血糖引发的神经交感神经放电引起的变化，患儿可有抖动/颤抖出汗易怒，呼吸急促，苍白等症状。神经糖减少症状是由于葡萄糖供应不足导致脑能量代谢受损而引起脑功能障碍，可出现以下症状：病理性喂养不良、微弱或尖锐的哭声、意识水平的变化（嗜睡、昏迷）、癫痫发作、胎龄病理性肌张力减退等症状。低血糖脑病具体临床诊断流程见图 5-20。

脑电图可提示弥漫性慢波，有癫痫发作者可出现痫性放电。有作者通过脑干诱发电位（ABR）对新生儿低血糖性神经损伤作了研究，发现血糖＜45mg/dL 时，就出现潜伏期延长。最易累及的部位主要有脑皮质、基底节和海马。在发病 7～14 天内，头颅 CT 显示损伤区低密度，MRI 表现为 T2 加权像和 FLAIR 高信号，MRI 弥散加权成像（DWI）能更早发现异常。

(二)治疗原则

低血糖昏迷持续 1～2h 后，就会对脑细胞造成不可逆损伤。一旦低血糖发生，需立即进行治疗，及时纠正低血糖状态，治疗原发疾病，祛除诱因，防治脑损伤。

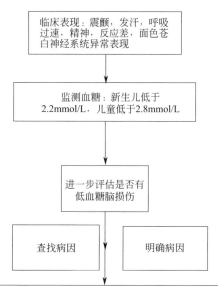

图 5-20　低血糖脑病的诊断流程

(三)处方

(1) 低血糖的治疗　采用 10％葡萄糖 5～8mg/(kg·min) 静脉滴注,两餐奶可加糖水,多数患儿低血糖可以得到纠正。新生儿静脉滴注葡萄糖最高浓度为 12.5％～15％,且不能经外周长期应用,可中心静脉给药或加用其他药物。

(2) 肾上腺皮质激素　可诱导生糖酶活性,提高血糖水平。地塞米松 0.5～1mg/(kg·d) 分 2 次静脉滴注,或氢化可的松 5～10mg/(kg·d),静脉滴注。

(3) 胰高血糖素　具有很强的促进肝糖原分解和糖异生,使血糖升高,当上述药物仍不能控制低血糖,可考虑此药。剂量是 0.025～0.1mg/kg,肌内或皮下注射,但在肝糖原储备不足的新生儿,如早产儿或小于胎龄儿,需慎用。

(4) 对症支持　对于脑影像出现改变,予以脱水,可使用 20％甘露醇 0.5g/(kg·次),每 8h 1 次,静脉滴注,营养脑神经治疗;出现惊厥,需予止惊处理,苯巴比妥钠 5～10mg/(kg·次),缓慢静脉注射。

三、 Wernicke 脑病 (Wernicke's encephalopathy)

Wernicke-Korsakoff 综合征是硫胺素 (维生素 B_1) 缺乏症最常见的神经系统并发症。该术语指的是两种不同的综合征,每一种都代表疾病的不同阶段。

Wernicke 脑病（Wernicke's encephalopathy，WE）是一种急性综合征，需要紧急治疗以防止死亡和神经系统疾病。Korsakoff 综合征是指一种慢性神经系统疾病，通常由 WE 引起。人体不能合成维生素 B_1，必须通过外源性补给，正常成人体内硫胺素储备仅能维持约 18 天，儿童日常需要量高于成人，因此凡是可以引起维生素 B_1 缺乏的因素均可导致 Wernicke 脑病的发生。Wernicke 脑病患儿多出现于禁食后 2～3 周，常见原因有摄入不足、吸收障碍、生理需要量增加、遗传因素、消耗增加等，外科手术后也不少见。对于长时间处于饥饿状态（超过 1 周左右），且短期内体重下降超过 10％患儿，常发生本病。

（一）诊断要点

Wernicke 脑病经典的三联征包括脑病、动眼神经功能障碍、步态共济失调，但 Wernicke 脑病患儿出现"三联征"者仅占 10.0％～16.5％，多数患儿仅出现其中的一个或两个征象。MRI 可显示第三脑室及中脑导水管周围有呈特征性对称性分布长 T1 长 T2 信号，急性期病灶表现为 DWI 高信号，经治疗后病灶可缩小或消失。血清二磷酸硫胺素水平和红细胞硫胺素转酮酶活性的测定有助于确诊 WE 病。临床诊断确定病因，及时处理，具体临床诊断流程见图 5-21。

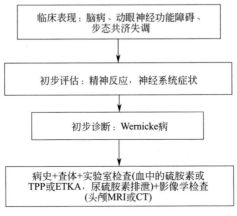

图 5-21 Wernicke 脑病的诊断流程

（二）治疗原则

本病病因治疗最为重要。

（三）处方

（1）补充维生素 B_1　Wernicke 脑病主要依靠足量的维生素 B_1 治疗，目前使用剂量及给药方式没有统一标准，尤其在儿童，采用 100mg/d 剂量肌内注射，症状及体征明显改善后改为 20mg/d 口服，能及时有效的纠正维生素 B_1 缺乏。

（2）对症处理 对于 Wernicke 脑病患者，做好饮食护理是促使患者早日康复的关键，向患者及家属讲解饮食的重要性，应摄入易消化，富含维生素 B_1 的饮食，有神经性厌食者鼓励少食多餐。

（3）慎重输注葡萄糖 体内维生素 B_1（硫胺素）贮备不足时，补充大量糖类可诱发典型的 WE 发作，是葡萄糖代谢耗尽体内的维生素 B_1（硫胺素）所致。伴意识障碍的营养不良、低血糖和肝病等患者，静脉输入葡萄糖前应通过非肠道补充维生素 B_1，防止诱发 WE。

四、肝性脑病（hepatic encephalopathy， HE）

肝性脑病（HE）又称肝性昏迷，是指严重肝病引起的以代谢紊乱为基础的中枢神经系统功能失调的综合征，其主要临床表现是意识障碍、行为失常和昏迷。肝性脑病的发生和发展标志着肝功能的衰竭，病死率较高。肝性脑病包括肝性昏迷先兆、肝性昏迷和慢性间歇性肝性脑病。

肝性脑病的分类是根据 1998 年维也纳第 11 届世界胃肠病大会（WCOG）将肝性脑病重新分类，包含了肝病的类型、神经异常表现特征及其持续时间等内容。按肝病类型可将肝性脑病分为 A、B 和 C 型 3 种类型，具体内容见表 5-28。

表 5-28 第 11 届世界胃肠病大会推荐的肝性脑病分类（1998 年，维也纳）

肝性脑病类型	定义	亚类	亚型
A 型	急性肝功能衰竭相关肝性脑病	无	无
B 型	门静脉-体循环分流相关性肝性脑病，无肝细损伤相关肝病	无	无
C 型	肝硬化相关肝性脑病,伴门静脉高压或门静脉-体循环分流	发作型肝性脑病	伴诱因

目前我国肝性脑病的分级是根据 West-Haven 分级，将肝性脑病分为 0~4 级，详见表 5-29。

表 5-29 肝性脑病 West-Haven 分级标准

肝性脑病分级	临床要点
0 级	没有能觉察的人格或行为变化
	无扑翼样震颤

续表

肝性脑病分级	临床要点
1级	轻度认知障碍
	欣快或抑郁
	注意时间缩短
	加法计算能力降低
	可引出扑翼样震颤
2级	倦怠或淡漠
	轻度定向异常(时间和空间定向)
	轻微人格改变
	行为错乱,语言不清
	减法计算能力异常
	容易引出扑翼样震颤
3级	嗜睡到半昏迷,但是对语言刺激有反应
	意识模糊
	明显的定向障碍
	扑翼样震颤可能无法引出
4级	昏迷(对语言和强刺激无反应)

(一)诊断要点

患儿在原发肝脏疾病的基础上出现性格、行为、智力改变和意识障碍等特有的临床表现需考虑肝性脑病的可能。肝衰竭时，机体内含硫氨基酸代谢中间产物（如甲硫醇、乙硫醇及二甲硫化物等）经肺呼出或经皮肤散发出的一种类似烂苹果味、大蒜味、鱼腥味的特征性气味，即"肝臭"。扑翼样震颤是肝性脑病最具特征性的神经系统体征，具有早期诊断意义。血氨升高是导致急性脑病的一个重要原因。当血氨在 $100\sim200\mu mol/L$ 时，部分患儿会出现呕吐、共济失调、激惹等脑病表现。血氨进一步增高，则表现为木僵、谵妄和进行性昏迷。肝功能实验如胆红素升高和白蛋白、凝血酶原活动度明显降低等肝功能严重障碍。脑电图表现为节律变慢。Ⅱ-Ⅲ期患者表现为 δ 波或三相波，每秒 4～7 次；昏迷时表现为高波幅的 δ 波，每秒少于 4 次。脑电图反映大脑皮质功能，只有在严重肝性脑病患者中才能检测出特征性三相波，故不能作为肝性脑病早期诊断的指标。急性肝性脑病患者进行头部 CT 或 MRI 检查时可发现脑水肿。慢性肝性脑病患者则可发现有不同程度的脑萎缩。

具体诊断步骤如下：①急性肝功能衰竭、肝硬化和（或）广泛门-体分流病史、神经精神异常的表现与血氨测定等辅助检查，并排除其他神经精神异常。

②可以采用 Wese-Haven、分级法对肝性脑病分级，对 3 级以上者可进一步采 Glasgow 昏迷量表评估昏迷程度。③轻微型肝性脑病的诊断则依据 HE 心理学评分（PHES），其中 NCT-A 及 DST 两项均阳性即可诊断轻微型肝性脑病。④神经心理学测试是临床筛查及早期诊断轻微肝性脑病（MHE）及 1 级 HE 最简便的方法，神经心理学测试方法被多国 HE 指南推荐作为 MHE 的筛查或早期诊断的重要方法（具体见表 5-30）。⑤影像学检查：影像学对肝性脑病诊断没有特异性，但可起到协助诊断，鉴别其他疾病的临床意义。脑电图显示背景节律变慢；核磁共振成像（MRI）中的弥散张量成像（DTI）可以显示脑白质结构损伤程度及范围。肝硬化及 HE 患者 MRI 表现正常的脑白质区，平均弥散度（mean diffusivity，MD）仍可显著增加，且与 HE 分期、血氨及神经生理、神经心理改变程度相关。肝性脑病诊断与病情评估流程见图 5-22。

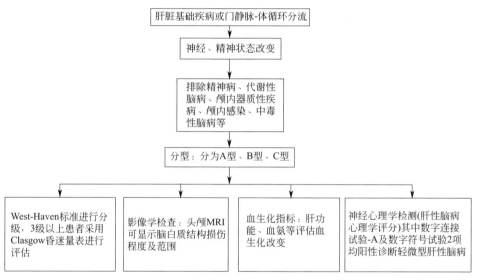

图 5-22　肝性脑病诊断与病情评估流程

表 5-30　肝性脑病患者临床常用的神经心理/生理学测试方法注解

测试方法	测试目的	时间	备注
心理测试			
HE 心理学评分（PHES）	是测定肝硬化患者认知功能障碍和诊断 MHE 的重要方法	包括数字连接试验 A/B，数字符号试验，系列打点试验、轨迹描绘试验、5 个子测试试验	纸，笔临床诊断至少需要 2 个试验阳性
数字连接试验 A	测定持续型注意力，精神运动速度。可用于门诊 MHE 快速筛查	30～120s	年龄及受教育程度校正后具有更好的准确性

续表

测试方法	测试目的	时间	备注
心理测试			
数字连接试验 B	测定持续型注意力,精神运动速度,分配型注意力。可用于门诊 MHE 快速筛查	1～3min	需要心理学专家 比数字连接试验 A 更加复杂
数字符号试验	测定持续型注意力,精神运动速度。可用于门诊 MHE 快速筛查	2min	需要心理学专家
Stroop 智能手机应用（EnoephalApp）	测定注意力。可用于门诊 MHE 快速筛查	3～5min	可靠、容易使用
可重复性成套神经心理状态测验	测定顺应性和工作记忆,视觉空间能力、语言,认知处理速度	25min	纸、笔 需要心理学专家 ISHEN 推荐作为 HE 心理测量评分的替代指标
抑制控制测试	测定注意力、反应抑制、工作记忆	15min	计算机处理 需要患者配合、在测试前需要患者学习
神经生理学测试			
闪光融合频率	视觉辨别,可用于门诊 2 级以下 HE,辅助诊断价值小	10min	在测试前需要患者学习
脑电图	广义脑活动,适用于儿童	变化	需要神经学专家和专业工具
诱发性电位	测试电刺激和反应之间的时间差	变化	听觉 P300 已被用于 MHE 的诊断

注:HE 为肝性脑病,MHE 为轻微肝性脑病,SHEN 为国际肝性脑病和氨代谢学会。

(二)治疗原则

去除诱因,减少氨的吸收和加强氨的排出。

(三)处方

1. 调整饮食结构

肝硬化患者常有负氮平衡,因此应补充足够蛋白质。但高蛋白饮食可诱发肝性脑病,因此对有肝性脑病患者应该限制蛋白质摄入,保证热能供给。肝性脑病患者应首选植物蛋白。乳制品营养丰富,如病情稳定可适量摄入。每日最优蛋白质摄入量应为 1.2～1.5g/kg 体重。少食多餐,尽可能均匀的分配每餐的营养摄入和时间,鼓励夜间加餐,夜间推荐摄入 20～40g 蛋白质和 50g 碳水化合物以减少体内蛋白质分解代谢。白天禁食时间不应超过 3～6h。HE 患者蛋白质补充按照可以下要点施行：3～4 级肝性脑病患者应忌蛋白饮食；轻微 HE 或 1～2 级肝性脑病患者急性期应限制蛋白质摄入，每日 20g 以内，随着症状逐渐缓解，每2～3 天可增加 10～20g 蛋白质。

2. 避免诱因

①对于肝硬化发生肝性脑病的患者，最常见的诱发因素往往是感染，肝硬化患者肠道屏障功能下降，免疫力较正常人低下，存在炎症状态及潜在的感染风险，故应积极寻找感染源，即使没有明显感染灶，抗菌药物治疗可缓解这种炎症状态。因此，应尽早开始经验性抗菌药物治疗。一旦诊断证实严重感染应该接受静脉抗生素，如果延误治疗可导致更高的病死率。经验性抗感染治疗开始应该尽可能选择不良反应少且广谱的抗生素。②止血和清除肠道积血：上消化道出血是肝性脑病的重要诱因。因此，食管静脉曲张破裂出血者应采取各项紧急措施进行止血，并输入血制品以补充血容量。③纠正电解质和酸碱平衡紊乱：肝硬化患者由于进食量少，利尿过度，大量排放腹水等造成低钾性碱中毒，可诱发或加重肝性脑病。因此利尿剂的剂量不宜过大，大量排放腹水时应静脉输入足量的白蛋白以维持有效血容量和防止电解质紊乱。④慎用镇静药，如巴比妥类、苯二氮䓬类会诱发或加重肝性脑病。如患者出现躁狂时，应禁用这些药物，试用异丙嗪、氯苯那敏（扑尔敏）等抗组胺药。

3. 对症与支持治疗

有缺氧应予吸氧，低血糖者可静脉注射高渗葡萄糖，如有感染应及时控制。

4. 降血氨治疗

（1）减少肠道氨的生成和吸收　a. 乳果糖（lactulose，β-半乳糖果糖）、乳梨醇（lactitol，β-半乳糖山梨醇），对于乳糖酶缺乏者也可试用乳糖；对于预防HE 或治疗 HE，推荐每天使用乳果糖 20～30g（或 30～45mL），口服或鼻饲摄入，每日 3～4 次，根据患者服用药物反应情况调整剂量，以每天 2～3 次软便为宜。必要时可配合乳果糖保留灌肠治疗，可使用乳果糖 120～300mL，搭配相同体积生理盐水保留灌肠 3～4 次/天，直到临床症状显著改善。b. 口服抗生素可抑制肠道产尿素酶的细菌，减少氨的生成，常用抗生素有新霉素、甲硝唑等；c. 口服某些不产尿素酶的有益菌可抑制有害菌的生长，减少氨的生成。

（2）促进体内氨的代谢　L-鸟氨酸-L-门冬氨酸是一种鸟氨酸和门冬氨酸的混合制剂，能促进体内的尿素循环（鸟氨酸循环）而降低血氨。当血氨＞200μmol/L，静脉滴注给予精氨酸 300mg/(kg·d)、苯甲酸钠 500mg/(kg·d)、苯丁酸钠 250mg/(kg·d) 或 500mg/(kg·d) 口服。

五、瑞氏综合征（Reye syndrome）

瑞氏综合征又称急性脑病合并内脏脂肪变性综合征，是由脏器脂肪浸润所引起的以脑水肿和肝功能障碍为特征的一种临床与病理综合征。本病多发生在 6 个月至 15 岁的婴幼儿和儿童，平均年龄 6 岁，我国以婴幼儿发病为主。病因多认为与病毒感染、黄曲霉素、水杨酸制剂或环境、遗传因素有关。临床表现以脑部损害症状为主，突然出现频繁呕吐和剧烈头痛，起始为兴奋烦躁、精神错乱、嗜睡，后逐渐出现惊厥、昏迷、呼吸不畅等。有早期昏迷、去大脑强直、反复惊厥、血氨在 $176\mu mol/L$（$300\mu g/dL$）以上、高血钾症、空腹血糖低于 2.2mmol/L（40mg/dL）提示预后不良，病死率为 $10\%\sim40\%$，存活者中可有智力低下、癫痫、瘫痪、语言障碍或行为异常等后遗症。

（一）诊断要点

诊断主要依靠临床表现及相应的生化检查结果。确诊依赖于肝脏的活体组织检查，可见肝细胞内有大量脂肪滴，电镜下可观察到线粒体膨大以及致密体的减少或消失等特征性改变。为便于流行病学研究，美国疾病控制中心发布了瑞氏综合征的诊断标准 B1。

（1）急性非炎性脑病，临床诊断包括 2 个方面：①意识改变，②脑脊液白细胞数$\leqslant8\times10^{6}/L$ "或脑组织学样本显示脑水肿而无脑膜及脑血管周围炎表现。

（2）急性肝病，临床包括：肝活检提示瑞氏综合征，或 ALT、AST 或血氨水平升高 3 倍以上。

（3）无其他可解释脑及肝脏异常的原因。这个标准对于诊断典型的瑞氏综合征十分敏感，因而适于流行病学调查，但对于排除这个疾病缺乏特异性。为方便临床使用，国外专家提出了新改进的临床诊断评分标准，改良改良 Hall 瑞氏综合征评分（modified Hall Reye's syndrome score），评分见表 5-31。这些方案的提出提高了诊断特异性，有利于临床医师排除易与瑞氏综合征相混淆的代谢性疾病及神经系统感染等疾病。

表 5-31　改良 Hall 瑞氏综合征评分

表现	分数/分
明确的前驱症状	存在＝2；无记载＝1；无＝0
呕吐	中～重度＝2；轻或无记录＝1；无＝0
血清 ALT/AST	＞3 倍＝3；<3 倍～未升高＝2；未测＝1
血氨	＞3 倍＝3；<3 倍＝2；未测＝1；未高＝0

续表

表现	分数/分
脑脊液白细胞	$<8\times10^6/L=2$；未测、血污染或未记录$=1$；$>8\times10^6/L=0$
肝脏病理学	肉眼脂肪变、无病理$=1$；全小叶型微多孔脂肪变$=3$；提示或典型 RS 病理$=2$；无病理$=0$
排除其他疾病的检查	已进行$=2$；未进行$=0$
具有多个不典型表现之一（家族史、反复发作、猝死等不常见表现）	存在$=-2$

注：评分标准：14～17 分＝RS；11～13 分＝可能 RS；9～10 分＝不像 RS；0～8 分＝排除 RS。

(二)治疗原则

采取综合治疗措施。重点是纠正代谢紊乱，控制脑水肿、降低颅内压和控制惊厥等对症处理。

(三)处方

（1）生命监护及支持治疗　瑞氏综合征常常表现严重脑部受损的临床表现，必须予以心肺和颅内压监护：①监测体温、呼吸、脉搏、血压等生命征；②监测颅内压：可用蛛网膜下或硬膜外的测压计，使颅内压维持在 20mmHg 以下；③监测血气：保持呼吸道通畅，防止低氧血症和高碳酸血症，以避免加重脑水肿；④维持正常血压：以保证脑内灌注压在 50mmHg 以上（脑灌注压＝平均动脉压－颅内压）。

（2）降低颅内压　限制液体入量，用渗透性利尿剂，20％甘露醇 2.5～3mL/（kg·次）静脉滴注，开始时每 4～6h 一次。呋塞米 1mg/（kg·次）和地塞米松 0.2～0.3mg/（kg·d）可同时应用。在降低颅内压的同时，还要维持脑的灌注压，以免引起脑缺氧，加重脑水肿。

（3）降低血氨　可给以食醋灌肠，10～20mL/次，再加 2 倍无菌生理盐水稀释后保留灌肠。口服 50％乳果糖混悬液 2～3mL/（kg·d）。供给足够热量（30～40kcal/kg）。谷氨酸钠液加于葡萄糖液中静脉注射每日 20～40mL，每日 2 次。有条件者也可用腹腔透析，新鲜血液或血浆置换疗法。

（4）防治出血　维生素 K、输注凝血因子或新鲜血浆等。

（5）纠正低血糖　必须及时纠正，静脉输入 10％～20％葡萄糖，每日为 120～160mL/kg，严密监测血糖，使血糖维持在 150～200mg/dL。

（6）纠正代谢紊乱　维持水电解质及酸碱平衡，防止低钙血症。

六、肝豆状核变性（hepatolenticular degeneration，HLD）

肝豆状核变性（HLD），又称 Wilson 病（Wilson's disease，WD），是一种常染色体隐性遗传的铜代谢障碍疾病，因致病基因 *ATP7B* 编码的铜转运 P 型 ATP 酶功能缺陷或丧失，造成胆道排铜障碍，大量铜蓄积于肝、脑、肾、骨关节、角膜等组织和脏器，以铜代谢障碍引起的肝硬化、基底节损害为主的脑变性疾病为特点。本病在世界范围的患病率为 1/2600～1/30000，携带率约为 1/90。本病在中国较多见。常于儿童和青少年期起病，发病年龄多在 5～35 岁，男性稍多于女性。病情可有阶段性缓解或加重，亦有进展迅速者。

临床分型：

（1）肝型 ①持续性血清转氨酶增高；②急性或慢性肝炎；③肝硬化（代偿或失代偿）；④暴发性肝功能衰竭（伴或不伴溶血性贫血）。

（2）脑型 ①运动障碍：扭转痉挛、手足徐动、舞蹈症状、步态异常、共济失调等。②口-下颌肌张力障碍：流涎、讲话困难、声音低沉、吞咽障碍等；③精神症状。

（3）其他类型 以肾损害、骨关节肌肉损害或溶血性贫血为主。

（4）混合型 以上各型的组合。

肝豆状核变性患者各器官系统表现见表 5-32。

表 5-32　肝豆状核变性患者各器官系统表现

临床表现
肝脏表现：
溶血性黄疸
脂肪肝、肝肿大、肝硬化
脾肿大
急性肝炎、慢性肝病、急性肝衰竭
神经表现：
震颤、不自主运动、共济失调
肌张力障碍、肢体僵硬、运动迟缓
流涎、构音障碍、假性球麻痹
自主神经功能异常、偏头痛
癫痫
精神表现：
躁狂、抑郁、精神分裂

神经质行为、失眠、人格改变	
其他表现：	
角膜 K-F 环、向日葵样白内障	
皮肤黝黑	
溶血性贫血	
氨基酸尿、肾结石	
骨关节病、骨骼畸形、骨质疏松	
心肌病、心律失常	
胰腺炎	
甲状旁腺功能减退	
月经失调、不孕、反复流产	

注：K-F 环为 Kayser-Fieischer 环。

(一)诊断要点

美国肝病学会（2008 年）、中华医学会神经病学分会（2008 年）以及欧洲肝病学会（2012 年）相继发布了肝豆状核变性的诊断与治疗指南。根据青少年起病、典型的锥体外系症状、肝病体征、角膜 K-F 环和阳性家族史等不难诊断（临床表现见表 5-32）。如果头颅 CT 及 MRI 有双侧豆状核区对称性影像改变，血清铜蓝蛋白显著降低和尿铜排出量增高则更支持本病。铜蓝蛋白＜80mg/L 是诊断 Wilson 病的强烈证据，若铜蓝蛋白＜120mg/L 应引起高度重视，需进行 *ATP7B* 基因检测明确诊断。我国肝豆状核变性患者主要有 3 个高频致病变异，即 *p.R778L*、*p.P992L* 和 *p.T935M*，占所有致病变异的 50%～60%。临床上高度怀疑 WD 的患者可先筛查上述致病变异，未检出者应筛查 *ATP7B* 基因全长编码区及其侧翼序列。对于诊断困难者，应争取肝脏穿刺做肝铜检测。肝豆状核变性的诊断需结合患者的临床表现（尤其是肝脏和神经精神症状）、角膜 K-F 环、血清铜蓝蛋白及血清铜和 24h 尿铜等综合判断。欧洲指南提出将评分系统应用于肝豆状核变性的诊断，肝豆状核变性评分系统见表 5-33。

表 5-33　肝豆状核变性的评分系统

常规指标	分值/分	特殊检查	分值/分
K-F 环		肝铜(无胆汁淤积者)	
有	2	＞5×正常值上限(ULN)	2
		(＞4μmol/g)	1

续表

常规指标	分值/分	特殊检查	分值/分
无	0	0.8~4.0μmol/g	
神经系统症状		正常（＜0.8μmol/g）	-1
重度	2	罗丹宁阳性的颗粒	1
轻度	1	尿铜（无急性肝炎者）	
无	0	正常	0
铜蓝蛋白		1~2×ULN	1
正常（＞0.2g/L）	0	＞2×ULN	2
0.1~0.2g/L	1	正常，但使用青霉胺后＞5×ULN	2
＜0.1g/L	2	突变分析	
Coombs 阴性溶血性贫血		两个染色体均有突变	4
有	1	一个染色体有突变	1
无	0	无突变	0

注：≥4分，诊断成立；3分疑拟诊断，需进一步检查；≤2分，排除诊断。

（二）治疗原则

早期治疗，终身治疗，终身监测。症状前个体的治疗及治疗有效患者的维持治疗，可单用锌剂或联合应用小剂量络合剂。治疗前需做头颅 MRI 评估 WD 患者脑部受累情况。开始治疗后需定期检查血尿常规、肝肾功能、凝血功能、24h 尿铜，前 3 个月每月查 1 次，病情稳定后每 6 个月复查 1 次。肝脾 B 超建议 3~6 个月查 1 次，若多次复查正常，可 1 年查 1 次。后根据具体情况进行复查。肝豆状核变性的治疗策略图详见图 5-23。

（三）处方

1. 饮食治疗

避免进食含铜高的食物，如动物肝脏、贝壳类、蘑菇、蚕豆、豌豆、玉米和巧克力等。

2. 药物治疗

以驱铜药物为主，驱铜及阻止铜吸收的药物主要有两大类药物，一是络合剂，能强力促进体内铜离子排出；二是阻止肠道对外源性铜的吸收。

（1）青霉胺　为一线治疗用药。小剂量逐步加量给药以提高患者对青霉胺的耐受性。成人或 12 岁以上青少年起始剂量一般为 250~500mg/d［＜12 岁儿童剂量 20mg/（kg·d），分 2~3 次，口服］，每 4~7 天增加 250mg，直至 750~

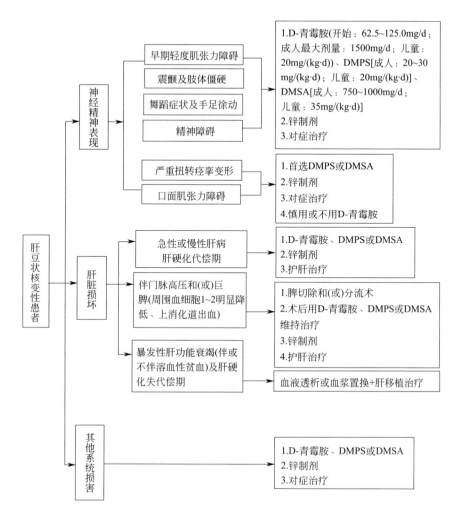

DMPS—二硫丙磺酸钠；DNSA—二硫丁二酸胶囊

图 5-23　肝豆状核变性的治疗策略

1500mg/d，分 2～3 次口服。推荐餐前 1h 或餐后 2h 口服，避免食物对药物吸收的影响。在停止治疗很长时间的患者，快速恢复用药可能会诱发或加重神经系统症状。青霉胺会干扰维生素 B_6 的代谢，故需常规补充维生素 B_6（10～20mg/d，分 3 次，口服）。青霉胺过敏反应主要发生在用药的第 1～3 周，表现为发热、皮疹、淋巴结肿大，外周血中性粒细胞和血小板减少以及蛋白尿。迟发的不良反应包括中毒性肾损害、红斑狼疮样综合征、肺出血肾炎综合征以及皮肤毒性反应。

（2）锌制剂　锌剂作为神经型患者或者无症状患者的一线治疗以及普通患者的维持治疗。常用的锌盐制剂包括硫酸锌（25mg/片）、葡萄糖酸锌（70mg/

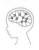

片）。推荐的剂量按锌元素计算为 150mg/d，相当于硫酸锌 26 片或葡萄糖酸锌 15 片，分 3 次，饭前 30min 口服。≤50kg 的儿童按锌元素计算剂量为 75mg/d。目前并不清楚联合应用锌剂与螯合剂青霉胺能否增加治疗效果，但为避免螯合剂与锌的抵抗作用，建议两者分别在饭前和饭后服用。

（3）曲恩汀　成人 900～2000mg/d，分 2～3 次口服，维持治疗 900～1500mg/d。儿童用量为 20mg/(kg·d)，分为 2～3 次口服。建议饭前 1h 或饭后 3h 服用。

（4）二巯丙磺酸钠（DMPS）　其含有两个巯基，平均排铜作用是青霉胺的 3 倍，是治疗神经型以及暴发型等重症患者的理想选择。推荐剂量为 5mg/kg 加入 10% 葡萄糖溶液 250mL 中静脉滴注，1 次/d，6 天为 1 个疗程，休息 2 天后可以进行第 2 个疗程，总疗程 7～9 周。二巯基丙磺酸钠可与青霉胺联合应用或用于暂时不适合口服青霉胺的患者的替代治疗。

（5）二巯丁二酸（DMSA）　可与青霉胺交替用，可作为长期维持治疗。推荐用于有轻-中度肝损害以及神经和精神症状的 WD 患者。约 55% 患者于治疗早期发生短暂脑症状加重。

（6）手术治疗　严重脾功能亢进者可行脾切除术，严重肝功能障碍时可以考虑肝移植。

（曹时珍，刘　玲）

第七节　缺氧、中毒性脑病

一、新生儿缺氧缺血性脑病（hypoxic-ischemic enceph-alopathy，HIE）

新生儿缺氧缺血性脑病（HIE）是指足月和近足月的新生儿由于围产期缺氧导致的急性脑损伤害，进而在临床上表现出一系列神经功能异常。病因较为复杂，围产期窒息是主要原因。凡是造成母体和胎儿间血液循环和气体交换障碍，使血氧浓度降低者均可造成窒息。由宫内窒息引起者占 50%，娩出过程中窒息占 40%，先天疾病所致者占 10%。

HIE 临床分度主要参照改良的 Sarnat 标准对脑病严重程度进行评估，高危儿生后 6h 内每小时都要进行神经状态评估并记录脑病严重程度，可评为正常、轻度、中度或重度脑病（表 5-34），且不同程度的新生儿缺氧缺血性脑病有其相应的临床特点（表 5-35）。

表 5-34　HIE 严重程度分类（改良的 Sarnat 标准）

评定标准	脑病的严重程度			
	正常	轻度	中度	重度
意识水平	可唤醒	兴奋、易激惹	昏睡	昏迷
自主活动	正常	正常或增多	减少	无
姿势	正常	正常	远端弯曲,完全伸展	去大脑强直
肌张力	正常	正常或增高（躯干和四肢）	降低(局部或全身)	松软
吸吮反射	正常	正常或不完全	减弱	消失
拥抱反射	强	强,低阈值	不完全	消失
自主神经系统	瞳孔等大、对光反应正常;心率和呼吸正常	瞳孔等大、对光反应正常;心率和呼吸正常	瞳孔缩小;心动过缓或周期性或不规则呼吸	瞳孔偏斜或扩大或对光反应消失;变异心率或呼吸暂停

表 5-35　不同程度缺氧缺血性脑病临床特点

分度	特点
轻度	出生后前几天肌张力轻度增高、深反射活跃;可观察到短暂行为异常,如喂养欠佳、易激惹、过度哭闹和嗜睡;出生后 3～4 天中枢神经系统检查正常
中度	昏睡,肌张力明显降低,深反射减弱;握持、拥抱、吸吮反射减弱或消失;偶尔出现呼吸暂停;出生后 24h 内可出现惊厥。1～2 周内可完全恢复,远期预后较好。早期正常新生儿或轻度缺氧缺血性脑病新生儿病情突然恶化,提示有进行性脑细胞功能异常,有损伤和死亡可能,此时惊厥发作强度可增加
重度	典型昏迷。患儿对任何物理刺激均无反应;可有呼吸不规则,患儿常需呼吸机支持 常见全身肌张力降低和深反射减弱;新生儿原始反射(吸吮、握持、拥抱、吞咽反射)消失;脑神经检查可见眼部运动障碍(如眼球偏斜、眼球震颤、快速摇动。以及"洋娃娃眼"即共轭运动丧失);瞳孔可扩大、固定或对光反应不灵敏。惊厥出现早而频繁,对常规治疗反应差;惊厥发作常为全身性,发作 24～48h 后频率会增加,与发生再灌注损伤有关;随损伤进展惊厥会消退,脑电图显示等电位或暴发抑制,此时意识状态进一步恶化,囟门膨起,说明脑水肿加重;再灌注损伤阶段心率和血压常不规则,可因呼吸循环衰竭死亡
临床解释	轻度患儿出生后 3～4 天神经系统检查通常正常,因此较少需要支持治疗;中度和重度患儿状况显著差,需支持治疗的强度取决于器官损害的程度

(一)诊断要点

对出生有窒迫病史或出生后几小时出现意识障碍或出惊厥、难以启动自主呼吸或难以维持呼吸、肌张力低下和反射抑制等神经功能障碍表现的新生儿应怀疑新生儿脑病。但新生儿脑病不等同于新生儿缺氧缺血性脑病,后者需要有充分证据证明有围生期和（或）分娩时缺氧和（或）缺血性损伤存在,需同时具备以下 4 条者可确诊,第 4 条暂时不能确定者可作为拟诊病例。

（1）有明确的可导致胎儿宫内窒迫的异常产科病史,以及严重的胎儿内窒表

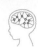

现［胎心＜100 次/min，持续 5min 以上］；和（或）羊水Ⅲ度污染，或者在分娩过程中有明显窒息史。

（2）出生时有重度窒息，指 Apgar 评分 1min≤3 分，并延续至 5min 时仍≤5 分，和（或）出生时脐动脉血气 pH≤7.00。

（3）出生后不久出现神经系统症状，并持续至 24h 以上，如意识改变（过度兴奋、嗜睡、昏迷）、肌张力改变（增高或减弱）、原始反射异常（吸吮、拥抱反射减弱或消失），病重时可有惊厥、脑干征（呼吸节律改变、孔改变、对光反应迟钝或消失）和前囟张力增高。

（4）排除电解质紊乱、颅内出血和产伤等原因引起的抽搐以及宫内感染、遗传代谢性疾病和其他先天性疾病所引起的脑损伤。

新生儿缺氧缺血性脑病具体诊断流程见图 5-24。

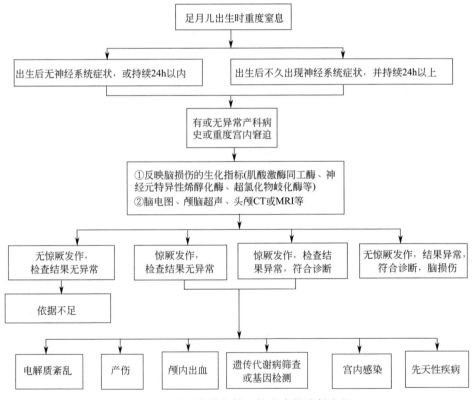

图 5-24　新生儿缺氧缺血性脑病的诊断流程

（二）治疗原则

新生儿缺氧缺血性脑病常出现单个或多个系统器官受累表现，包括肾脏、肝脏、血液、心脏、代谢和胃肠等。应对患儿进行个体化管理，连续监测心肺状态，早期发现和治疗惊厥及多器官损伤。

（三）处方

1. 亚低温治疗

治疗新生儿缺氧缺血性脑病的黄金时间是不超过 6h，进而在新生儿缺氧缺血性脑病发生后 6h 内紧急实施亚低温疗法，并且要维持 48～72h，才最大限度地发挥其持久的保护神经作用，否则治疗效果将明显降低。一般认为，实施亚低温疗法的患儿且体重＞1.8kg 且孕周＞35 周，这是目前国际普遍共识。近年来国内外许多专家提出，应重新修订准入标准使更多的患儿获益，包括出生 6h 之后的患儿，孕周＜35 周的早产儿以及体重＜1.8kg 的患儿。有选择性头部亚低温（冰帽系统）和全身亚低温（冰毯系统）两种方式。

2. 支持对症治疗

详见表 5-36。

（1）维持良好的通气、换气功能，使血气和 pH 值保持在正常范围。

（2）维持周身和各脏器足够的血液灌流，使心率和血压保持在正常范围。

（3）维持血糖在正常范围，以保证神经细胞代谢所需。

表 5-36　新生儿缺氧缺血性脑病全身各个系统对症支持方案

系统	注意事项
呼吸	●根据需要行机械通气治疗。警惕出生后 6h 内出现高氧血症，这是亚低温治疗患儿出现不良结局的危险因素 ●警惕过度通气和继而出现的低碳酸血症，可致严重脑灌注不足、细胞碱中毒和不良神经发育结局
心血管	●可发生低血压、休克、心脏扩大、心律失常、心力衰竭或心肌缺血 ●足月新生儿应维持平均动脉压在 35～40mmHg 以上；如有低血压需要正性肌力药 ●如不能确定是否有低血容量存在，液体复苏需谨慎避免医源性高血压 ●可通过超声心动图检查明确是否有低血容量、心肌收缩力弱和低血流状态
神经	对符合以下任意 1 条的婴儿进行脑病程度连续临床评估 ●持续复苏≥10min；10min Apgar 评分≤5 分 ●脐动脉血气或出生后 1h 血气 pH＜7.0 和（或）BE≤－12mmol/L；应持续监测心率、呼吸、氧饱和度。每小时记录观察效果，包括体温、血压和缺氧缺血性脑病程度，避免体温超过 37.5℃ ●对中到重度缺氧缺血性脑病：如可能应连续 96h 行振幅整合脑电图检查，或行脑电图检查，脑电图可证实临床发作和亚临床发作，并有助于判断预后 ●关于惊厥管理，参考第七章第三节中"癫痫"

续表

系统	注意事项
肾脏	●可出现少尿、血尿、蛋白尿、肌红蛋白尿、多尿等 ●必须监测肾功能，检测血肌酐、尿素 ●避免肾毒性药物；监测庆大霉素血药浓度，接受亚低温治疗新生儿需延长给药间隔（例如 36h）； ●如出现少尿或无尿需维持循环血容量，有低血容量时可静脉滴注 0.9%氯化钠；插导尿管，给予多巴胺或其他正性肌力药
代谢	●可出现低血糖症/高血糖症、低钙血症、低钠血症、低镁血症、乳酸酸中毒 ●需监测血糖、血钙、血镁、乳酸、电解质、血清和尿渗透压；维持血糖在正常生理范围内；早期测定血糖水平，可参考第七章第三节"癫痫"
血液	●可有血小板减少症、血栓形成、有核红细胞增多，可监测全血细胞计数 ●肝脏缺氧损伤是发生弥散性血管内凝血的重要危险因素，因此须监测肝功能 ●如有出血、血小板减少或瘀点需检测凝血功能。根据情况给予新鲜冷冻血浆或其他血液成分治疗，给予第 2 剂维生素 K
胃肠道	●新生儿有发生坏死性小肠结肠炎的风险；在接受亚低温治疗期间不要喂奶，复温后最好用母乳小心恢复喂养
感染	●感染可能和缺氧缺血性脑病同时存在，应排除败血症，并根据当地情况选用青霉素和庆大霉素

3. 对症治疗

（1）控制惊厥　首选苯巴比妥，负荷量为 20mg/kg，静脉缓慢注射，负荷量最大可达 30mg/kg。12h 后给予维持量 5mg/(kg·d)，若负荷量为 30mg/kg，维持量应为 3mg/(kg·d)。若采用苯巴比妥后仍惊厥，可加用 10% 水合氯醛 0.5mL/(kg·次)，肛门注入，或地西泮 0.1~0.3mg/kg 静脉缓慢注射，直至临床症状明显好转停药。有兴奋激惹患儿，虽未发生惊厥或者无临床症状仅表现 EEG 异常也可早期应用苯巴比妥 10~20mg/kg。

（2）降低颅内压　首选呋塞米 1mg/kg，静脉推注或肌内注射；还可选用甘露醇，但有明显肾功能损害的患者，甘露醇应慎用。

（3）神经营养药物　有报道神经营养药物如鼠神经生长因子、促红细胞生成素（EPO）等对神经损伤有修复作用，但不作为常规推荐。

（4）康复治疗　对出现神经系统发育异常的患儿，早期进行神经康复治疗和功能训练。

二、一氧化碳中毒性脑病（acute carbon monoxide poisoning, ACOP)

一氧化碳中毒是常见的中毒之一，也是急性中毒死亡的最主要原因。一氧化碳中毒性脑病（ACOP）是吸入较高浓度一氧化碳（CO）后引起的急性脑缺氧性疾病，少数患者可有迟发的神经精神症状。CO 被人体吸收量依赖于每分钟通气量、CO 暴露时间、CO 浓度及环境含氧量。CO 浓度越大，CO 暴露时间越长，中毒越重。

(一)诊断要点

根据吸入较高浓度 CO 的接触史和急性发生的中枢神经损害的症状和体征，结合血中碳氧血红蛋白（HbCO）及时测定的结果，并排除其他病因后，可诊断为急性一氧化碳中毒。

1. 接触反应

出现头痛、头昏、心悸、恶心等症状，吸入新鲜空气后症状可消失者。

2. 轻度中毒

具有以下任何一项表现者：①出现剧烈的头痛、头昏、四肢无力、恶心、呕吐；②轻度至中度意识障碍，但无昏迷者。血液碳氧血红蛋白浓度可高于 10％。

3. 中度中毒

除有上述症状外，意识障碍表现浅至中度昏迷，经抢救后恢复，且无明显并发症者。血液碳氧血红蛋白浓度可高于 30％。

4. 重度中毒

具备以下任何一项者。

（1）意识障碍程度达深昏迷或去大脑皮质状态。

（2）患者有意识障碍且并发有下列任何一项表现者。①脑水肿；脑局灶损害，如锥体系或锥体外系损害体征。碳氧血红蛋白浓度可高于 50％。②头部 CT 检查可发现脑部有病理性密度减低区；脑电图检查轻度可见局部（额叶多见）慢波增多，中、重度患者慢波弥漫性增多、呈广泛中度或重度异常。头颅 MRI 显示早期双侧苍白球长 T1、T2，双侧大脑半球白质等 T1、稍长 T2，DWI 及 FLAIR 为稍高信号或高信号。偶见内囊、大脑脚、黑质、海马异常信号。晚期半卵圆中心、侧脑室周围长 T1、T2，FLAIR 高信号，脑室扩大，脑沟增宽，脑萎缩征象。ACOP 对诊断有重要参考意义，定量检测血 HbCO 浓度可信度高；用比色方法定性检测，易出现假阳性和假阴性，需有同期健康对照。

ACOP 具体诊断流程见图 5-25。

(二)治疗原则

当患者出现急性一氧化碳中毒时，需迅速将患者移离中毒现场至通风处。及时进行急救与治疗：轻度中毒者，可给予氧气吸入及对症治疗；中度及重度中毒

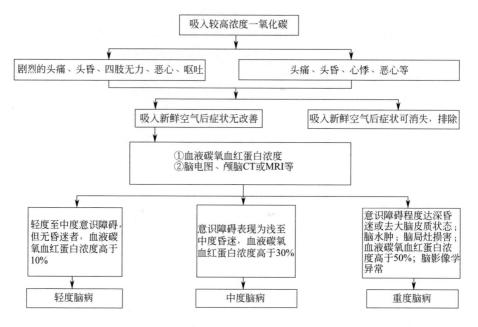

图 5-25　一氧化碳中毒性脑病患者的诊断流程

者应积极给予常压口罩吸氧治疗，有条件时应给予高压氧治疗；重度中毒者视病情应给予消除脑水肿、促进脑血液循环、维持呼吸循环功能及镇痉等对症及支持治疗，加强护理、积极防治并发症及预防迟发脑病；对迟发脑病者，可给予高压氧、糖皮质激素、血管扩张剂与其它对症与支持治疗。

(三)处方

1. 院前急救

转移病患到空气新鲜处，解开衣领，保持呼吸道畅通，将昏迷患者摆成侧卧位，避免呕吐物误吸。利用现场准备的吸氧装置，立即给予氧疗。急性 CO 中毒现场氧疗的原则是高流量、高浓度。

（1）鼻导管给氧　现场氧疗鼻导管或鼻塞给氧是最为经济简便和便于实施的方法。双侧导管法比单侧导管法方便，吸氧效果与单侧鼻导管相似，是患者最易接受的一种方法。

（2）面罩法　①简易面罩法：简易面罩适用于缺氧严重而无 CO 潴留的患者。②贮氧袋面罩：用贮氧袋组在患者症状消失和意识改善方面均优于普通面罩组。

（3）呼吸机　使用 HDP-D 高频通气呼吸机在中毒现场和院前急救时第一时间给予中毒患者高频喷射通气给氧。适用于意识不清，但呼吸道通畅，痰液不多的患者。

2. 亚低温治疗

目前主要的方式有选择性头部亚低温（冰帽系统）和全身亚低温（冰毯系统）两种方式，使脑温迅速下降并维持在亚低温水平（33～35℃），肛温在37.5℃左右。一氧化碳中毒临床治疗指南推荐对昏迷患者可早期应用亚低温疗法，昏迷未清醒的患者亚低温持续 3～5 天。特别注意复温过程，复温不宜过快。

3. 高压氧治疗

有条件时，尽早高压氧治疗可以尽早排出体内 CO。

4. 支持治疗

①维持良好的通气、换气功能，使血气和 pH 值保持在正常范围。②维持周身和各脏器足够的血液灌流，使心率和血压保持在正常范围。③维持血糖在正常范围，以保证神经细胞代谢所需。

5. 对症治疗

①控制惊厥：苯巴比妥，负荷量为 20mg/kg，维持量为 5mg/(kg·d)，静脉滴注或肌内注射。②降低颅内压：首选呋塞米 1mg/kg，静脉推注或肌内注射；还可选用甘露醇。③糖皮质激素使用：急性重症患者无明显禁忌证时，根据病情需要，可以考虑用糖皮质激素改善重症病情。考虑到其不良作用和局限性，糖皮质激素不能作为常规治疗手段。

6. 神经营养药物

吡咯烷酮类如吡拉西坦、奥拉西坦等。

7. 康复治疗

附表　意识障碍的主要治疗药物种类、适应证及用法

药物种类	适应证	药名、用法
糖皮质激素	自身免疫性脑炎、急性播散性脑脊髓炎、多发性硬化（MS）、视神经脊髓炎等免疫相关中枢神经系统疾病以及重症中枢神经系统感染、低血糖脑病、X-连锁肾上腺脑白质营养不良	①免疫性疾病:甲泼尼龙冲击治疗,高剂量甲泼尼龙 30mg/(kg·d)，最大不超过 1g/d,静脉滴注,连续 3～5 天后减量为 1～2mg/(kg·d)口服,或改为泼尼松口服,维持约 12 周 ②重症感染:小剂量甲泼尼龙 1～2mg/(kg·d)静脉滴注,或者地塞米松 0.15～0.3mg/(kg·d),缓慢静脉推注,短期使用,病情稳定后减停。结核性脑膜炎关于激素的使用详见表 5-13 ③免疫疾病或重症感染:鞘内注射地塞米松 2～5mg 联合甲氨蝶呤治疗免疫性脑炎或者联合两性霉素 B（AmB）治疗隐球菌脑膜和（或）脑炎 ④免疫性疾病:地塞米松静脉滴注,剂量 0.4～0.6mg/(kg·d),每次 2 次,持续 10～15 天 ⑤低血糖脑病:地塞米松 0.5～1mg/(kg·d),每天 2 次静脉滴注 ⑥低血糖脑病:氢化可的松 5～10mg/(kg·d),每天 1 次,静脉滴注;X-连锁肾上腺脑白质营养不良,氢化可的松 10～15mg/(m²·d)分 2～3 次/d

药物种类	适应证	药名、用法
免疫调节剂	免疫缺陷、重症感染、自身免疫性疾病	静脉注射免疫球蛋白(IVIG)2g/kg(分2~5d)
免疫抑制剂	治疗免疫性疾病	①环磷酰胺：剂量为0.5~1g/m²，最大量为1g/次，每月1次，连用6~8次。首次剂量为0.5g/m²，如无不良反应，第2个月可增至0.8~1g/m²，第8次后改为每3个月1次，维持1~3年 ②霉酚酸酯(吗替麦考酚酯，MMF)10~30mg/(kg·d)，分2次口服 ③硫唑嘌呤1~2mg/(kg·d)，一日1~2次，最大剂量150mg/d，分次口服 ④利妥昔单抗375mg/(m²·次)，儿童推荐总量为750mg/m²(最大量1g)，溶于生理盐水1mg/mL中，缓慢静脉滴注，间隔2周使用一次 ⑤甲氨蝶呤鞘内注射，部分难治或重症患者采用甲氨蝶呤联合地塞米松鞘内注射有效
疾病修饰药物	多发性硬化	干扰素β、醋酸格拉替雷、那他珠单抗、阿仑单抗等，具体剂量用法见表5-19
抗感染药物	适用于中枢神经系统感染	①抗细菌感染详见表5-7、表5-8； ②抗病毒感染：阿昔洛韦，儿童患者推荐剂量10mg/(kg·次)，1次最大量不超过800mg，每8h1次，静脉注射，持续14~21天。更昔洛韦治疗CMV感染时，5mg/(kg·次)，静脉注射，2次/d ③抗真菌感染：诱导治疗：AmB-D(两性霉素B脱氧胆酸钠)1mg/(kg·d)和5-FC 100mg/(kg·d)(分4次口服)；不能耐受AmBd者，可使用ABLC(两性霉素B脂质复合物)5mg/(kg·d)或L-AmB(两性霉素脂质体)5mg/(kg·d)。巩固治疗：氟康唑(FCZ)6mg/(kg·d)口服8周。维持治疗：FCZ 3mg/(kg·d)口服6~12月。鞘内注射AmB 0.05~0.1mg，加地塞米松2~5mg ④抗结核感染：异烟肼和吡嗪酰胺是WHO指南推荐治疗儿童敏感性TBM的一线药物。利福平和乙胺丁醇也是治疗儿童敏感性TBM的一线药物，见表5-10。儿童耐药TBM可选方案及药物，表5-11、表5-12
利尿剂	脱水、降颅内压	20%甘露醇0.5~1.0g/(kg·次)静脉注射(15min以上)，每4~6h重复1次。呋塞米0.5~1mg/(kg·次)，6~8h一次，病情严重时呋塞米可与甘露醇交替使用
营养神经药物	用于中枢神经系统损伤，如血管性、损伤性、缺氧性等	①神经节苷脂(GM-1)：20mg静脉滴注，1次/d，在出生后3~4天开始使用，连用10天后停药10天，以此为1个周期，共3个周期。对病情严重的患儿，可适当延长疗程至1~2个周期 ②胞二磷胆碱100~125mg/d静脉滴注7~14天 ③吡咯烷酮类如吡拉西坦、奥拉西坦
止惊药	控制缺氧、中毒性脑病引起的惊厥	①新生儿缺氧缺血性脑病：苯巴比妥，负荷量为20mg/kg，静脉缓慢注射，负荷量最大可达30mg/kg。12h后给予维持量5mg/(kg·d)，若负荷量为30mg/kg，维持量应为3mg/(kg·d)。若采用苯巴比妥后仍惊厥，可加用10%水合氯醛0.5mL/(kg·次)，肛门注入，或地西泮0.1~0.3mg/kg静脉缓慢注射，直至临床症状明显好转停药。有兴奋激惹患儿，虽未发生惊厥或者无临床症状仅表现EEG异常也可早期应用苯巴比妥10~20mg/kg ②其他脑病：苯巴比妥，负荷量为20mg/kg，维持量为5mg/(kg·d)缓慢静推或肌内注射

续表

药物种类	适应证	药名、用法
抗凝治疗	缺血性脑卒中、脑静脉和静脉窦血栓形成	①肝素：低分子量肝素（LMWH）1mg/（kg·12h），新生儿为1.5mg/（kg·12h），皮下注射。普通肝素（UFH），婴儿28U/（kg·h），稍大儿童20U/（kg·h），青少年18U/（kg·h），持续静脉滴注 ②阿司匹林：3～5mg/（kg·d） ③氯吡格雷（clopidogrel）代替，剂量为1mg/（kg·d） ④华法林：使用剂量见表5-17 常规抗凝治疗5～7天，用药期间监测凝血功能。INR目标值2.0～3.0
溶栓治疗	缺血性脑卒中、脑静脉和静脉窦血栓形成	①尿激酶：50～150万U/d，静脉滴注，2～4次/d ②组织型纤溶酶原激活物（tPA）：0.3～0.9mg/kg（最大量90mg），先将总量的10%静脉推注超过1min，余量于1h内静脉滴注 使用5～7天；使用期间保持纤维蛋白原≥1.0g
降纤酶	缺血性脑卒中、脑静脉和静脉窦血栓形成	降纤酶首剂10U，隔日5U，静脉注射，3次为1个疗程 使用时须注意出血并发症，用药前后需检查血纤维蛋白原
脑代谢和脑血液循环药物	缺血性脑卒中、脑静脉和静脉窦血栓形成	①尼莫地平15～30mg/次，每日3次 ②氟桂嗪5～10mg/次，每日1次，连用3～4周
肝酶诱导剂	胆红素脑病	①苯巴比妥3～5mg/（kg·次），每天3次，口服 ②利胆中药如退黄合剂、茵栀黄
胰高血糖素	低血糖脑病	胰高血糖素0.025～0.1mg/kg，肌内或皮下注射
促进氨代谢	肝性脑病	①精氨酸300mg/（kg·d）qd静脉滴注 ②苯甲酸钠500mg/（kg·d）qd静脉滴注 ③苯丁酸钠250mg/（kg·d）qd静脉滴注或500mg/（kg·d）口服
驱铜药物	肝豆状核变性	①D-青霉胺20mg/（kg·d）2～3次/d，口服 ②二巯丙磺酸钠（DMPS）20mg/（kg·d）2～3次/d，口服 ③二巯丁二酸（DMSA）35mg/（kg·d）2～3次/d，口服
阻止肠道铜吸收	肝豆状核变性	硫酸锌，儿童0.1～0.2g/d，分3次口服；年长儿可增加至每日0.3g，分3次口服

（曹时珍，刘　玲）

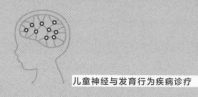

第六章 　头痛与疼痛

第一节　概述

头痛（headache）是由于颅内、外痛敏结构内的痛觉感受器受到刺激，经痛觉传导通路传导到达大脑皮质而引起的位于头颅上半部，包括眉弓、耳轮上缘和枕外隆突连线以上部位的疼痛。

"头痛疾病的国际分类"第 3 版（ICHD-Ⅲ）将头痛分为：①原发性头痛；②继发性头痛；③痛性脑神经病变、其他面痛及其他类型头痛。其中原发性头痛包括偏头痛、紧张型头痛、三叉自主神经性头痛及其他原发性头痛 4 部分（表 6-1）。

表 6-1　国际头痛疾病分类第三版（ICHD-Ⅲ）

国际头痛疾病分类第三版（测试版）（ICHD-Ⅲ beta version）
1. 原发性头痛
（1）偏头痛
（2）紧张型头痛
（3）三叉自主神经性头痛
（4）其他原发性头痛
2. 继发性头痛
（5）归因于头颅和（或）颈部外伤或损伤的头痛
（6）归因于颅内或颈部血管疾患的头痛
（7）归因于颅内非血管性疾患的头痛
（8）归因于某物质或物质戒断的头痛
（9）归因于感染的头痛
（10）归因于内稳态紊乱的头痛
（11）归因于头颅、颈部、眼、耳、鼻、鼻窦、牙齿、口腔或其他头面部结构疾患的头面痛
（12）归因于精神疾患的头痛
3. 脑神经痛、其他面痛及其他类型头痛
（13）痛性脑神经疾病与其他面痛
（14）其他类头痛

　　疼痛（pain）为患者的主观体验。世界卫生组织（WHO）和国际疼痛研究协会（IASP）定义疼痛为：实际或潜在的组织损伤相关联，或者就这样的损伤而言描述的令人不快的感觉和情绪感受。由于疼痛影响之广泛、深远，目前疼痛已成为继体温、脉搏、呼吸、血压之后的"第五大生命体征"。疼痛分为急性疼痛和慢性疼痛，根据疼痛持续的时间和性质，3个月以内被称为急性疼痛，3个月以上称为慢性疼痛。急性疼痛是机体正常的保护性反应，发生快，与具体损伤病灶结合出现，一般情况下在原发的损伤愈合后，疼痛即可消失，但也有可能在各种情况下演化为慢性疼痛。慢性疼痛病因病灶原因复杂，涉及生物、心理和社会等多种因素，可分为慢性原发性疼痛、慢性癌症相关性疼痛、慢性术后和创伤后疼痛、慢性继发性肌肉骨骼疼痛、慢性继发性内脏痛、慢性神经病理性疼痛和慢性继发性头痛或口面部痛七大类。

　　慢性疼痛分类：①慢性原发性疼痛，是指发生在身体的一个或多个部位的慢性疼痛，其特征是显著的情绪情感异常（焦虑、愤怒/沮丧或抑郁情绪）或功能障碍（日常活动受到影响，社会活动参与减少）。②慢性癌症相关性疼痛，是指由原发癌症本身或肿瘤转移所致的疼痛（慢性癌痛）或癌症治疗引起的疼痛（慢性癌症治疗后疼痛）。③慢性术后或创伤后疼痛，是指在组织损伤（包括烧伤在内的各种创伤）后发生发展或加剧的疼痛，并且在愈合后持续存在（即手术或组织创伤后持续存在至少3个月）。疼痛部位常位于创伤区域，或投射到位于该区域神经的支配区域，特别是躯体深部或内脏组织损伤后。④慢性继发性肌肉骨骼疼痛，是指源于骨骼、关节、肌肉、椎骨、肌腱或相关软组织的慢性疼痛。⑤慢性继发性内脏痛，是指源于头颈部以及胸部、腹部和盆腔区域的内脏器官疼痛，具有持续性或反复发作性。⑥慢性神经病理性疼痛，是指由躯体感觉神经系统病变或疾病引起的慢性疼痛。此类疼痛可能是自发性的或诱发性的。慢性神经病理性疼痛表现为对疼痛刺激的反应增强（痛觉过敏）或对正常非疼痛刺激产生痛觉反应（痛觉超敏）。诊断为慢性神经病理性疼痛需要患者有神经系统损伤或疾病的病史，并且疼痛具有神经解剖学的分布合理性。⑦慢性继发性头痛或口面部疼痛，是指包括所有有潜在病因的头痛和口面部疼痛疾病。这种疼痛在3个月或更长时间内有一半以上的天数发作，每天疼痛至少持续2h。

　　原发型头痛及疼痛的患者体格检查和神经系统检查完全正常，详尽的病史采集对诊断至关重要。病史采集包括起病年龄、发作形式（包括诱因、前驱症状、起病方式、发展过程、加重或缓解因素）、痛的特征（部位、性质、疼痛程度、频率、持续时间）、伴随症状（恶心、呕吐、畏光和恐声）、既往史及基础疾病（是否有伴随疾病、近期是否有创伤、当前的用药情况）、生活习惯（睡眠、运动、

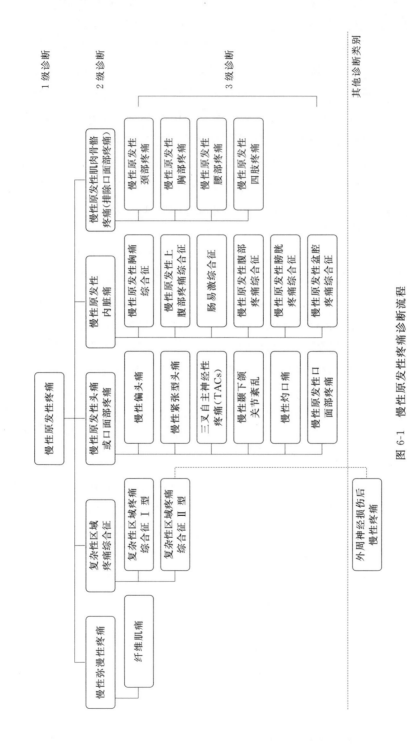

图 6-1 慢性原发性疼痛诊断流程

体质量、生活方式的变化等）和家族史。特别需要注意的是，在症状不典型的原发性头痛临床诊断中，阳性家族史常能给出重要提示。但一些原发性头痛类型可能有特定的异常表现。部分偏头痛和紧张型头痛的患者可能会有颅周肌肉压痛。由于三叉神经血管系统外周或中枢敏化，偏头痛患者可能出现皮肤痛觉过敏和触诱发痛。以丛集性头痛为代表的三叉自主神经性头痛在体格检查时可能发现自主神经激活的表现。体格检查及辅助检查时发现其他异常，有助于明确继发性头痛的病因。

慢性原发性疼痛及头痛的病因及诊断流程见图 6-1、图 6-2。

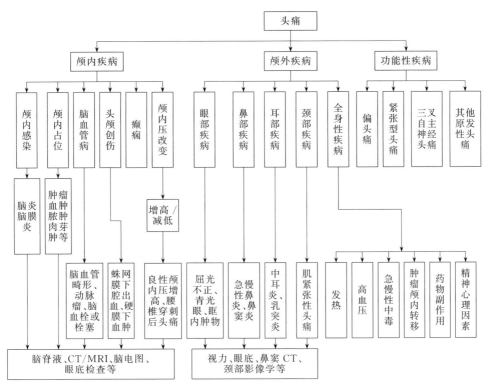

图 6-2　头痛的诊断流程

第二节　原发性头痛

原发性头痛包括偏头痛、紧张型头痛、三叉自主神经性头痛和其他原发性头痛四个大类。其发病率随着年龄增长逐年增加，女童是男童的 4 倍，可从幼年时发病，病情从间歇性发作到慢性每日发作均有可能，部分患儿头痛可延续至成年。其中 90% 的患者为偏头痛和紧张型头痛。在三叉自主神经性头痛中，因丛集性头痛程度剧烈，患者通常会积极就诊，但其人群发病率较低（＜1%）。季节性也是丛集性头痛的就诊特点，其发作高峰一般在春季（3、4月份）和秋季（9、10月份）。常见的原发性头痛的诊断流程见图6-3，鉴别诊断见表6-2。

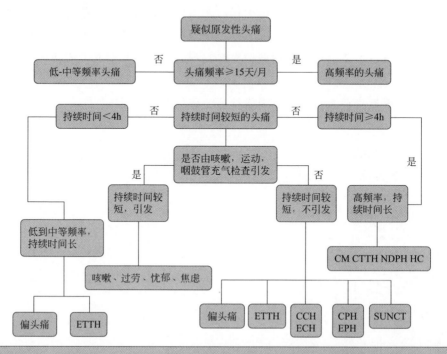

图6-3　原发性头痛的诊断流程

表6-2　常见原发性头痛鉴别诊断

类别	紧张型头痛	偏头痛	丛集性头痛
头痛部位	双侧	单侧或双侧	单侧（眼周、眶上及沿着头、面的一侧）
疼痛性质	压痛、紧箍样痛、非搏动性	搏动性，年轻患者可为跳痛或爆炸样痛	可变，可为刀割样、钻孔样、烧灼样或紧箍样痛
疼痛程度	轻或中等	中等或严重	严重或非常严重
活动对头痛的影响	日常生活的常规活动不会加重	日常生活的常规活动加重或导致头痛	发作时坐立不安或躁动，发作后可继续原活动
其他症状	无	对光和（或）声异常敏感，恶心和（或）呕吐，可有视觉症状、感觉症状和（或）言语障碍的先兆症状	头痛侧可有红眼和（或）溢泪、鼻充血和（或）流涕、眼睑水肿、前额和面部出汗、瞳孔收缩和（或）眼睑下垂
头痛持续时间	30min，持续不断	成人：4～72h；儿童：1～72h	15～180min

一、儿童偏头痛（children migraine）

儿童偏头痛是儿童和青少年常见病。年长儿童单侧或是双侧的搏动性头痛发作多伴随恶心、呕吐、畏光、畏声、头晕等，运动后症状会加重，任何时间均可能发作，可影响睡眠。学龄前或者年幼的儿童偏头痛通常是双侧的，可有不能描述或不存在搏动性感觉，而且往往只能通过他们的行为来推断是否畏光或畏声。患儿头痛可持续1～48h，甚至72h，睡眠可以减轻症状。

(一)诊断要点

国际头痛疾病分类第三版儿童偏头痛诊断标准见表6-3。

表 6-3　国际头痛疾病分类第三版儿童偏头痛诊断标准

无先兆偏头痛	先兆偏头痛
①至少有5次满足标准②～④的头痛发作 ②发作持续2～72h(未经治疗或治疗无效) ③头痛至少具有下列4项特征中的2项：a. 双侧额颞部疼痛；b. 搏动性；c. 中或重度疼痛程度；d. 日常活动导致头痛加重或头痛导致日常活动受限(如走路或登楼) ④头痛发作时至少有下列1项：a. 恶心和(或)呕吐；b. 畏光和畏声 ⑤无法用另一种ICHD-Ⅲ的头痛疾患诊断来更好地解释	①至少有2次符合标准②和③的发作 ②以下1种或多种完全可逆的先兆症状：a. 视觉症状，包括阳性症状(如点状色斑或线形闪光幻觉)和(或)阴性症状(如视野缺损)；b. 感觉症状，包括阳性症状(如针刺感)和(或)阴性症状(如麻木感)；c. 言语和(或)语言障碍如失语；d. 运动无力；e. 脑干症状(如构音障碍、眩晕、耳鸣、听觉减退、复视、共济失调、意识水平下降等)；f. 视网膜症状(如反复发生的单眼视觉障碍，包括闪光点、暗点或盲) ③下列4项特征中至少有2项：a. 至少1种先兆症状逐渐进展≥5min和(或)两种或多种症状相继出现；b. 每个先兆症状持续5～60min；c. 至少1个先兆症状是单侧的；d. 先兆伴随头痛或在先兆发生60min内发生头痛 ④没有另一个ICHD-Ⅲ的头痛疾患诊断能更好地解释，且短暂性缺血发作已被排除
慢性偏头痛 ①每月头痛(紧张型头痛性或偏头痛性)≥15天，持续3个月以上，且符合标准②和③ ②患者至少有5次发作符合：无先兆偏头痛标准的②～③和(或)先兆偏头痛标准的②和③ ③3个月以上，每月≥8天符合下列任1项： a. 无先兆偏头痛标准的③和④；b. 先兆偏头痛标准的②和③；c. 当患者认为发作是偏头痛时，用曲坦类或麦角胺类药物可以缓解 ④没有另一个ICHD-Ⅲ的头痛疾患诊断能更好地解释	偏头痛持续状态 ①头痛发作符合标准②和③ ②见于无先兆偏头痛和(或)先兆偏头痛患者，除持续时间和严重程度度外，发作典型 ③有以下2项特征：a. 超过72h不缓解；b. 头痛和(或)伴随症状使人极度虚弱 ④没有另一个ICHD-Ⅲ的头痛疾患诊断能更好地解释

(二)治疗原则

偏头痛的治疗包括急性期治疗和预防性治疗以及行为和生活方式的改变。

1. 急性期治疗

根据患者的头痛模式、严重程度、残疾以及期望、需要和治疗目标进行个体化定制（图6-4）。

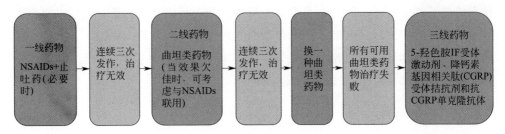

图6-4 对偏头痛的急性治疗阶梯式护理

2. 预防性治疗

大多数儿童的头痛预防受益于急性期治疗联合行为与生活方式的改变，并不需要额外的药物或生物行为的预防治疗。当头痛发生的频率和严重程度足够并导致与偏头痛相关的残疾时，应考虑进一步预防偏头痛，残疾评估依据小儿偏头痛残疾评估量表（PedMIDAS）。心理干预治疗可采用CBT、生物反馈或放松疗法。

（三）处方

1. 急性期治疗

① 轻-中度头痛：非甾体抗炎药类（NSAIDs），如对乙酰氨基酚15mg/（kg·次），口服，可用于3个月以上婴儿及儿童；布洛芬（10mg/kg），可用于6个月以上的儿童；萘普生可用于6岁以上或体重25kg以上的儿童；双氯芬酸可用于体重16kg以上的儿童；阿司匹林可用于10岁以上儿童；麦角胺类药物不能用于儿童青少年。布洛芬和对乙酰氨基酚是儿童青少年偏头痛急性期治疗的首选药物。

② 中-重度头痛：青少年可予以复方舒马曲普坦/萘普生钠片（10/60mg、30/180mg、85/500mg）、佐米曲普坦鼻喷剂（5mg）、舒马普坦鼻喷剂（20mg）、利扎曲普坦崩解片（5mg或10mg）或阿莫曲坦片（6.25mg或12.5mg）来减轻头痛。如对一种曲坦类反应不完全，可以在曲坦的基础上增加布洛芬或萘普生，以促进偏头痛的缓解。

2. 支持及对症治疗

止吐剂可选用甲氧氯普胺（胃复安）［0.2～0.3mg/（kg·次），肌内注射］和多潘立酮［0.3mg/（kg·次），每日3次，口服］，但<10岁儿童禁用。

3. 预防性治疗

可依据病情、年龄、病理生理变化选用托吡酯［2～3mg/(kg·d)，每日2次］，口服；氟桂利嗪［0.2mg/(kg·次)，<40kg者2.5～5mg/d，睡前顿服］；桂利嗪［<30kg 1.5mg/(kg·d)］或>30kg者50mg/d，每日2～3次）；普萘洛尔（20～40mg/d，每日2～3次）、阿米替林［1mg/(kg·d)，每日2～3次］或尼莫地平（10～20mg/d，每日2～3次），口服。观察期为4～8周，若有效需持续约6个月，然后酌情缓慢减药或者停药。

4. 避免诱因，心理支持

如调整饮食结构，减少巧克力、奶酪、咖啡因、碳酸饮料等的摄入，控制体重，改善生活作息，保持良好的心理卫生健康等。

二、紧张型头痛（tension-type headache，TTH)

紧张型头痛（TTH）是8～12岁青少年最常见的头痛，儿童患病率达31%。紧张型头痛多是双侧顶、额颞、枕颈区域短暂性疼痛。

(一)诊断要点

患者头痛时感觉头部有束带状及压迫感而非搏动性的疼痛，头痛部位较偏头痛广泛，疼痛程度却常常小于偏头痛，并常在下午或夜间加重，可能会涉及斜方肌等颈部肌肉或存在颅骨膜压痛。紧张型头痛可根据发作频率分为偶发性紧张性头痛、频发性紧张性头痛和慢性紧张性头痛。TTH的诊断标准与分型具体见表6-4。

表6-4　紧张型头痛的诊断与分型

分型	诊断标准
偶发性TTH[a]	①平均每月发作少于1天,但至少发作10次以上(每年少于12天),并符合诊断标准②～④。②头痛持续30min至7天。③头痛至少具备下列特点中的二项:a.性质为压迫性或紧箍样(非搏动性);b.轻度或中度头痛;c.日常活动如步行或上楼梯时头痛不加重。④需具备下列两项:a.无恶心和呕吐(厌食可出现);b.无畏光及恐声,或只有一项。⑤排除其他疾病
频发性TTH[b]	本亚型除"平均每月发作大于1天,小于15天,但至少发作10次(每年≥12次,并<180天),至少3个月以上"外,其余同少发性发作性TTH
慢性TTH[c]	①平均每月发作15天,且在3个月以上(每年≥180天),并符合诊断标准②～④。②头痛持续数小时或持续不断。③头痛至少具备下列特点中的两项:a.双侧头痛;b.性质为压迫性或紧箍样(非搏动性);c.轻度到中度头痛;d.日常活动如步行或上楼梯时头痛不加重。④需具备下列两项:a.畏光、恐声或轻度恶心中不超过一项;b.无中或重度恶心,亦无呕吐。⑤排除其他疾病

续表

分型	诊断标准
很可能的 TTH	
很可能的偶发性 TTH	①尚缺其中任何一项,头痛发作就完全符合偶发性发作性 TTH 诊断标准的①～④。②不符合无先兆偏头痛的发作。③排除其他疾病
可能的频发性 TTH	①尚缺其中任何一项,头痛发作就完全符合频发性发作性 TTH 诊断标准的①～④。②不符合无先兆偏头痛的发作。③排除其他疾病
很可能的慢性 TTH	①～④与慢性 TTH 的诊断标准相符;⑤排除其他疾病,但目前或在近两日内有药物滥用,且符合药物滥用引起的头痛中任何亚型中的诊断标准

a 根据触诊时患者是否伴有颅周肌肉压痛本亚型可进一步分为:有颅周肌肉压痛的偶发阵发性 TTH;无颅周肌肉压痛的偶发阵发性 TTH;b 根据触诊时患者是否伴有颅周肌肉压痛可进一步分为:有颅周肌肉压痛的频发阵发性 TTH;无颅周肌肉压痛的频发发性 TTH;c 根据触诊时患者是否伴有颅周肌肉压痛可进一步分为:有颅周肌肉压痛的慢性 TTH;无颅周肌肉压痛的慢性 TTH。

(二)治疗原则

与偏头痛相似,包括急性期快速镇痛,缓解期预防性治疗。

(三)处方

1. 急性期治疗

非甾体消炎镇痛药(NSAIDs)是首选药物,可选用布洛芬、对乙酰氨基酚、阿司匹林、萘普生等。其他药物,如肌肉松弛剂、5-羟色胺(5-HT)1B/1D 受体激动剂、CGRP 受体拮抗剂和抗 CGRP 单克隆抗体等。

2. 预防性治疗

对于频发性和慢性 TTH 患者应考虑使用预防性药物进行治疗,可降低头痛发作频率,减轻头痛严重程度。常见药物包括阿米替林、加巴喷丁及褪黑素等。

3. 非药物治疗

包括心理行为治疗、肌电生物反馈、针灸和物理治疗等。放松技术可有效减少肌肉的紧张度,是最常用的干预措施。

三、丛集性头痛（cluster headache）

丛集性头痛是三叉自主神经性头痛中最常见的头痛,主要表现为单侧眼眶、眶上、颞部或这些部位任意组合位点的剧烈疼痛,没有搏动性。伴随与疼痛侧同侧的自主神经症状,如结膜充血、流泪、鼻塞、流涕、前额和面部出汗、瞳孔缩小、上睑下垂、眼睑水肿等。目前发病机制未明,可能是三叉神经单侧激活,通过唾液上核激活副交感神经系统,引起同侧疼痛的自主神经症状。

(一)诊断要点

诊断标准：

(1) 至少发作 5 次符合下述（2）～（4）项。

(2) 位于偏侧眶、眶上和（或）颞部的严重或剧烈疼痛，持续 15～180min（未经治疗）。

(3) 符合下列 1 项或 2 项　①至少下列 1 项头痛侧症状和体征：a. 结膜充血和（或）流泪；b. 鼻塞和（或）流涕；c. 眼睑水肿；d. 前额和面部出汗；e. 前额和面部发红；f. 耳朵胀满感；g. 瞳孔缩小和（或）上睑下垂。② 不安或激越。

(4) 活动期，半数以上的发作频率为隔日 1 次到每日 8 次。

(5) 没有另一个 ICHD-Ⅲ 的头痛疾患诊断能更好地解释。

丛集性头痛包括复发性丛集性头痛和慢性丛集性头痛（表 6-5）。

表 6-5　丛集性头痛的分类

发作性丛集性头痛
- 诊断标准：
- ①发作符合丛集性头痛的诊断标准并呈发作性(丛集期)
- ②至少有 2 次持续 7 天至 1 年(未经治疗)的丛集期,其中间隔持续 1 个月以上的无痛缓解期

慢性丛集性头痛
- 诊断标准：
- ①发作符合丛集性头痛的诊断标准及下列②标准
- ②发作超过 1 年无缓解或缓解期<1 个月

(二)治疗原则

与偏头痛治疗基本相同，分为急性期治疗和预防性治疗。

(三)处方

1. 急性期治疗

①吸氧：在发作时给予面罩吸入 100% 的氧气（7～12L/min，持续 15～30min）。②曲普坦类药物：使用舒马曲坦鼻喷剂滴鼻或经鼻给予利多卡因。③麦角胺：急性发作早期使用。④糖皮质激素：在急性期短程使用糖皮质激素，如泼尼松，0.5～1mg/(kg·次)，每日 2～3 次，口服。

2. 预防性治疗

可选用维拉帕米、氟桂利嗪，也可选择皮质类固醇、舒马曲坦和麦角胺。若无效，也可选用丙戊酸钠、托吡酯。

3. 神经调节治疗

如蝶腭骨的神经节（SPG）刺激、侵入性枕神经刺激、深部脑刺激（DBS）

和迷走神经刺激等。

四、其他原发性头痛

包括与体力活动相关的头痛（如原发性咳嗽头痛、原发性运动头痛等）、物理刺激引起的头痛（如冷刺激或外压头痛等）、嗜睡性头痛等，临床上可通过详细询问病史和体格检查及排他性辅助检查进行诊断。

第三节　继发性头痛

继发性头痛的病因包括结构性（如蛛网膜下腔出血、硬膜下血肿、硬膜外血肿、颅内出血、垂体卒中、脑积水等）、血管性（颈动脉异常、高血压脑病、颞动脉炎等）、感染性（脑膜炎、脑炎等）、环境因素（一氧化碳中毒）、其他（如急性闭角型青光眼等）。继发性头痛的诊断标准见表6-6。

表6-6　继发性头痛的诊断标准

（1）头痛满足以下列举的特征中至少一项，而且满足（3）和（4）
①缘于头颈部损伤的头痛
②缘于头颈部血管病变的头痛
③缘于非血管性颅内疾病的头痛
④缘于某一物质或某一物质戒断的头痛
⑤缘于感染的头痛
⑥缘于内环境紊乱的头痛
⑦缘于头颅、颈、眼、耳、鼻、鼻窦、牙、口或其他面颈部结构病变的头面痛
⑧缘于精神疾病的头痛
（2）可以证明头痛的原因是其他疾病
（3）头痛与其他疾病在时间上一致，和（或）有其他证据能够证明头痛与其他疾病的因果关系
（4）在病因治疗成功或自然缓解后，3个月内头痛明显缓解或消失

对继发性头痛患者的诊疗，最重要的是及时识别需要紧急处理危及生命的头痛。临床上可使用SNNOOP10法来记忆继发性头痛的可能病因及危险征象：全身性症状（systemic）（包括发热）、肿瘤史（neoplasm）、神经功能障碍（neurologic）（包括意识下降）、突然发作（onset）、头痛模式改变或近期新发头痛（pattern）、体位性头痛（positional）、打喷嚏或咳嗽或运动诱发头痛（precipitated）、视盘水肿（papilledema）、进行性头痛（progressive）和不典型表现、眼痛（painful）伴自主神经症状、创伤后头痛发作（post-traumatic）、免疫系统病变（pathology）（如HIV感染）、镇痛药过度使用（painkiller）或新使用某药时

发生头痛。

颅内压异常（abnormal intracranial pressure）

颅内压异常包括颅内压增高综合征及低颅压综合征。颅内压（intracranial pressure）是指颅腔内容物对颅腔内壁的压力。颅腔内容物与颅腔容积相适应是维持正常颅内压的条件。颅腔内容物主要为脑组织、脑脊液和血液，三者的体积分别占颅腔容积的 $80\%\sim90\%$、10% 和 $2\%\sim11\%$。脑脊液是颅内三种内容物中最易改变的成分，因此在颅腔空间代偿功能中发挥着较大的作用；脑的自动调节功能（压力自动调节和代谢自动调节）主要是通过改变脑血流量来发挥作用的；而脑组织是相对恒定的，不会迅速改变体积来适应颅内压力的改变。三种内容物中任何一种体积变化必然导致其他两种内容物代偿性改变，以确保颅内压力的稳定。但是，这种空间的代偿能力是有限的，当超过一定范围后，即会导致颅内压的异常。脑脊液循环通畅时，通常以侧卧位腰段蛛网膜下腔穿刺所测的脑脊液静水压力为代表，正常为 $80\sim180\mathrm{mmH_2O}$，女性稍低，儿童为 $40\sim100\mathrm{mmH_2O}$。

(一)颅内压增高综合征（intracranial hypertension syndrome）

颅内压增高综合征是指颅内压力超过 $200\mathrm{mmH_2O}$，多为颅腔内容物的体积增加并超出颅内压调节代偿的范围，是颅内多种疾病所共有的临床综合征。

（1）根据颅内压增高范围可分为两类。①弥漫性颅内压增高：是由于颅腔狭小或脑实质体积增大而引起，其特点是颅腔内各部位及各分腔之间压力均匀升高，不存在明显的压力差，因此脑组织无明显移位。临床所见的弥漫性脑膜脑炎、弥漫性脑水肿、交通性脑积水、静脉窦血栓等所引起的颅内压增高均属于这一类型。②局灶性颅内压增高：因颅内有局限的扩张性病变，病变部位压力首先增高，使附近的脑组织受到挤压而发生移位，并把压力传向远处，造成颅内各腔隙间的压力差，这种压力差导致脑室、脑干及中线结构移位，更易形成脑疝。

（2）根据病变进展速度，颅内压增高可分为急性、亚急性和慢性三类。①急性颅内压增高：见于急性颅脑损伤引起的颅内血肿、高血压性脑出血等。其病情发展快，颅内压增高所引起的症状和体征严重，生命体征（血压、呼吸、脉搏、体温）变化剧烈。②亚急性颅内压增高：病情发展较快，颅内压增高的反应较轻，多见于颅内恶性肿瘤、转移瘤及各种颅内炎症等。③慢性颅内压增高：病情发展较慢，可长期无颅内压增高的症状和体征，多见于生长缓慢的颅内良性肿瘤、慢性硬脑膜下血肿等。

（3）脑疝（brain herniation）是神经系统疾病最严重的症状之一，是颅内压增高的严重后果，如不及时发现或救治，可直接危及生命。临床上最常见、最重要的是小脑幕裂孔疝和枕骨大孔疝。

① 脑幕裂孔疝：因颅内压增高而移位的脑组织由上而下挤入小脑幕裂孔，统称为小脑幕裂孔疝。可分为外侧型（钩回疝）和中央型（中心疝）。a. 钩回疝：颞叶内侧海马回及钩回等结构疝入小脑幕裂孔而形成钩回疝。表现为颅内压增高的症状明显加重，意识障碍进行性恶化，动眼神经麻痹可为早期症状（尤其瞳孔改变），出现双侧锥体束损害体征，继而可出现去大脑强直及生命体征的改变。最常继发于大脑半球的脑卒中。b. 中心疝：指中线或大脑深部组织病变使小脑幕上内容物尤其是丘脑第三脑室、基底核等中线及其附近结构双侧性受到挤压向下移位，并压迫下丘脑和中脑上部，通过小脑幕裂孔使脑干逐层受累。表现为明显的意识障碍，进行性加重，呼吸改变较明显，瞳孔可至疾病中晚期才出现改变，较易出现去皮质或去大脑强直。多见于中线或大脑深部占位性病变，也可见于弥漫性颅内压增高。

② 枕骨大孔疝：小脑扁桃体及邻近小脑组织向下移位经枕骨大孔疝入颈椎管上端称为枕骨大孔疝。可分为慢性和急性枕骨大孔疝。慢性枕骨大孔疝症状相对轻，而急性枕骨大孔疝多突然发生或在慢性脑疝基础上因某些诱因，如用力排便、不当的腰穿等导致。枕骨大孔疝表现为枕颈部疼痛，颈强直或强迫头位，意识障碍，伴有后组脑神经受累表现。急性枕骨大孔疝可有明显的生命体征改变，如突发呼吸衰竭、循环功能障碍等。主要见于颅后窝占位性病变，也可见于严重脑水肿的颅内弥漫性病变。幕上病变先形成小脑幕裂孔疝，随病情进展合并不同程度的枕骨大孔疝。

1. 诊断要点

临床表现为头痛、呕吐（可以是喷射性呕吐）和视盘水肿"颅内压增高三联征"，婴幼儿腰椎穿刺脑脊液压力超过 $100mmH_2O$；>3 岁儿童颅内压 $>200mmH_2O$，新生儿颅内压 $>80mmH_2O$，即可诊断颅内压增高。

诊断标准如下

（1）主要指标　①呼吸节律不整；②瞳孔大小改变或不等大；③前囟隆起或紧张；④高血压，血压 $>$[年龄$\times2+100$(mmHg)]；⑤视盘水肿。

（2）次要指标　①意识障碍；②惊厥或四肢肌张力增高；③呕吐；④头痛；⑤静脉注射甘露醇 1g/kg，症状于 4h 内明显改善。根据主要指标 1 项，次要指标 2 项以上可初步诊断。急慢性颅内压增高临床表现鉴别见表 6-7。

表 6-7 急性和慢性颅内压增高临床表现鉴别

临床表现	急性颅内压增高	慢性颅内压增高
头痛	极剧烈	持续钝痛,阵发性加剧,夜间痛醒
视盘水肿	不一定出现	典型且具有诊断价值
单或双侧展神经麻痹	多无	较常见
意识障碍及生命体征改变	出现早而明显,甚至去大脑强直	不一定出现,如出现则为缓慢进展
癫痫	多有,可为强直阵挛发作	可有,多为部分性发作
脑疝	发生快,有时数小时即可出现	缓慢发生甚至不发生
常见病因	蛛网膜下腔出血、脑出血、脑膜炎、脑炎等	颅内肿瘤、炎症及出血后粘连

良性颅内压增高（benign intracranial hypertension），又称为"假脑瘤"。腰穿脑脊液压力＞200mmH$_2$O，可有颅内压增高三联征，但无其他神经系统定位体征。头颅 CT 或 MRI 显示无脑室扩大或颅内占位性病变。排除颅内占位性病变、梗阻性脑积水、颅内感染、高血压脑病及其他脑内器质性病变等。多数患者可自行缓解，预后良好。

2. 治疗原则

主要针对引起病因及症状进行治疗。急性或慢性颅内压增高均可导致脑疝发生。一旦确定有颅内高压，积极降颅内压治疗及寻找颅内高压的原因至关重要。

3. 处方

（1）一般护理及支持治疗

①卧床休息：将头颈上半身抬高 15°～30°（脑疝时除外），以利于颅内静脉回流；保持安静，避免诱发颅内压增高的因素，如强烈刺激、搬动、颈部扭转或屈伸，憋尿，及时处理高热、抽搐和咳嗽。以防颅内压突然变动诱发脑疝。②保持大便通畅：避免用力屏气排便，可给予缓泻剂，需灌肠者禁用高压将大剂量灌肠液灌入，以免诱发颅内压骤增而发生脑疝。③严密观察生命体征的变化：对呼吸、血压、脉搏进行监测，有条件者可进行颅内压监测。观察患儿的意识变化，突然烦躁不安提示颅内压增高；意识障碍加重或突然昏迷，多提示脑疝。④定期观察瞳孔：一侧瞳孔突然散大，或两侧对光反应迟钝或消失，提示脑疝的发生，需紧急处理或做手术准备。⑤各种并发症的处理：严重的颅内压增高可引起各种并发症，如抽搐、呼吸、循环功能障碍、肾功能衰竭和水电解质紊乱等。常危害患儿的生命，需积极处理。

（2）祛除病因　治疗感染、缺氧、酸中毒、休克、低钠血症等。

（3）降颅压治疗　①限制液体入量：基础液体量按 $800～1200mL/m^2$ 计算，

视尿量及异常丢失量酌情补充，保持轻度脱水状态，维持血压正常范围。②脱水疗法：予以脱水剂 20％甘露醇 0.5～2.0g/（kg·次）静脉滴注（20～30min），q4h～q6h；10％甘油果糖，按甘油剂量 0.5～1.0g/（kg·次）静脉滴注（20～30min），q4h～q6h；呋塞米 0.5～1.0mg/（kg·次）静脉推注 q4h～q6h；20％白蛋白 0.5～1.0g/（kg·次）＋5％或 10％GS 静滴以"边补边脱"原则进行液体疗法。③糖皮质激素，如地塞米松 0.5～1mg/（kg·次）或甲泼尼龙 1～2mg/（kg·d），静脉滴注，每日 1～2 次。④过度通气疗法：运用呼吸机进行控制性通气，维持 pH 7.50～7.55，$PaCO_2$ 25～35mmHg，PaO_2 90～150mmHg。⑤减压手术：在应用脱水剂和利尿药无效后，或颅内压增高发生脑危象早期时应用，可选用颞肌下减压、枕下减压。也可脑室穿刺引流或脑室分流术。⑥低温疗法：用冰帽或冰袋、冰槽进行头部降温。

（4）对症处理 控制惊厥，降温，纠正水、电解质、酸碱平衡紊乱，保护脑功能（氧疗、镇静、脑细胞活化剂等）。

（5）预防并发症。

(二)低颅压综合征（intracranial hypotension syndrome）

低颅压综合征是指脑脊液压力降低（＜60mmH_2O）而出现的一组综合征。包括自发性低颅压综合征和继发性低颅压综合征。自发性低颅压综合征又称原发性低颅压综合征，目前病因不清，可能与病毒感染、脑血管功能障碍、脉络膜丛脑脊液生成吸收障碍有关。

继发性低颅压综合征常有明确病因。①外伤：外伤导致脑膜或脊膜撕裂，脑脊液漏出。②医源性：如腰椎穿刺术、颅脑或脊柱手术、过量应用脱水剂或高渗液体等。③继发于其他疾病：如马方综合征、糖尿病、重症感染、维生素 A 缺乏、频繁呕吐、腹泻、慢性消耗性疾病合并症（脱水、低血压、休克、低钠血症）等。

1. 诊断要点

诊断低颅压综合征需具备以下条件：随体位改变的头痛、头晕、恶心、呕吐等症状；正常呼吸时，侧卧位腰穿脑脊液压力＜60mmH_2O；增强 MRI 有广泛硬膜强化；放射性核素显像或影像学检查显示脑脊液漏出；排除因慢性小脑扁桃体疝堵塞枕骨大孔或椎管梗阻所致以及腰穿时脑脊液压力降低。

2. 治疗原则

本病一旦确诊，应使患儿去枕平卧，适当增加液体入量，必要时行鞘内注射生理盐水和过滤空气，促进脑脊液的分泌，提高颅内压。

3. 处方

（1）一般治疗 ①卧床休息，采取去枕平卧或头低脚高位（床尾抬高30°）。②饮水、静脉滴注低渗（0.5%）或生理盐水。Leiche疗法，即静脉滴注蒸馏水，20～40mL/次。③应用脑血管扩张剂，如CO_2吸入疗法。④应用促进脑脊液生成的药物，如咖啡因、地塞米松等。

（2）硬膜外注射治疗 包括鞘内注射生理盐水或氧气，或鞘内注射自体血。

（3）外科手术 修补漏口等。

（4）病因治疗。

（三）高血压脑病（hypertensive encephalopathy）

高血压脑病是指当血压急剧升高超过脑血流自动调节的阈值时，脑血流出现高灌注，毛细血管压力过高、渗透性增强，导致脑水肿和颅内压增高，甚至脑疝的形成，引起的一系列暂时性脑循环功能障碍的临床综合征。临床以血压急剧升高后引起的剧烈头痛、烦躁、恶心、呕吐和意识障碍为特征性表现。

1. 诊断要点

急骤起病，病情发展非常迅速。儿童常由急性肾小球肾炎引起。可出现高血压脑病三联征（头痛、抽搐、意识障碍），动脉压升高，颅内压增高（剧烈头痛、喷射性呕吐、颈项强直、视盘水肿、视网膜动脉痉挛并有火焰样出血和动脉痉挛以及绒毛状渗出物），阵发性呼吸困难，其他脑功能障碍症状如失语、偏瘫、偏盲、黑矇、暂时性失明等表现。

2. 治疗原则

① 降血压治疗：降低血压的同时保证脑部血流灌注，避免使用减少脑血流量的药物。降压目标：一般以静脉给药为主，1h内将收缩压降低20%～25%，血压下降幅度不可＞50%。

② 降低颅内压，消除脑水肿。

③ 控制惊厥。

3. 处方

（1）降血压治疗 硝普钠，初始剂量$0.5\mu g/(kg \cdot min)$，静脉滴注，逐渐加量，最大剂量$80.5\mu g/(kg \cdot min)$，有降压、利尿双重作用，停药时应逐渐减药以防反跳，静脉滴注时应注意避光。硝苯地平$0.25mg/(kg \cdot d)$，最大剂量$1mg/(kg \cdot d)$，口服或舌下含服。利血平$0.005～0.02mg/(kg \cdot d)$或$0.15～0.6mg/(m^2 \cdot d)$，分1～2次口服或肌内注射或静脉注射。二氮嗪$1～3mg/(kg \cdot 次)$，5～15min后可重复，直至血压控制，最大量$\leqslant 4mg/(kg \cdot 次)$，症状缓解后改口服降压药维持等。

（2）降低颅内压　可采用呋塞米、甘露醇等。

（3）病因治疗　祛除病因或治疗病因，如有肾功能衰竭者可行透析治疗。

（四）脑积水（hydrocephalus）

脑积水是指因许多种原因导致脑脊液生成和循环吸收过程发生障碍，使颅内蛛网膜下腔或脑室内的脑脊液异常积聚的现象。单纯脑室扩大者称为脑内积液，单纯颅内蛛网膜下腔扩大者称为脑外积水。正常成年人脑脊液量为 100～150mL，脑脊液生成速度大约 0.3mL/min，一天大约产生 450mL。脑积水可能在任何年龄出现，多数于出生后 6 个月出现。脑积水的临床分类如下。

（1）依据病因可分为先天性脑积水和继发性脑积水（其他疾病造成的影响）。

（2）依据液体是否能够自由流动的病理分类：梗阻性脑积水、交通性脑积水、外部性脑积水三大类。①梗阻性脑积水：也称为非交通性脑积水，是脑脊液循环通路有梗阻所致，使脑脊液流入蛛网膜下腔的通路发生障碍，梗阻部位多见于室间孔、导水管和第四脑室出口等处。其特征是梗阻以上部位脑脊液过多的积聚，导致脑室扩大，颅内压增高，可伴随因为脑脊液的挤压所导致的继发性脑实质萎缩。②交通性脑积水：是由于脑脊液的吸收不畅所引起的病理现象。在交通性脑积水中，脑室之间各个孔道都是通的，但问题出在蛛网膜下腔，导致脑脊液可以到达蛛网膜下腔，但不能通过蛛网膜颗粒被吸收。③外部性脑积水：又称"假性脑积水"，是发生在婴儿时期的一种年龄依赖性和自限性病症，是交通性脑积水的一种特殊类型；临床以不明原因的抽搐或（和）头围异常增大，CT 或 MRI 显示颅内各原有腔隙增宽，脑室增大。

（3）依据疾病发展速度，分为急性脑积水、慢性脑积水、正常颅内压脑积水、静止性脑积水。

1. 诊断要点

脑积水的诊断主要根据病因、病史、临床表现和影像学检查来进行确认。①急性脑积水：主要有头痛、恶心、呕吐、视力下降、视物不清等急性颅内压增高症状。若不及时抢救可发生脑疝而死亡。②慢性脑积水：以慢性颅内压增高为其主要特征，可出现双侧颞部或整个头的疼痛，伴有精神萎靡、精神运动发育迟缓、智力下降、癫痫、视力及嗅觉障碍、眼球震颤、斜视、运动障碍等。婴儿因颅缝尚未闭合，出生后头颅明显快速增大、前囟扩大或膨出，呈头大面小、额部前突、前囟扩大隆起、颅缝分离的特殊头型，额颞部静脉怒张、落日征、头颅叩诊破壶音（Maceen）征。③正常颅内压脑积水：实际上是一种间歇性高颅压性慢性脑积水。虽然脑脊液压力在正常的范围，但脑室和脑实质之间继续存在着轻度的压力梯度（压力差），使脑室不断扩大，脑白质逐渐受损。④静止性脑积水：是指脑积水发展到一定程度达到动态平衡的一种状态。主要特点是脑脊液的分泌与吸收趋于平衡，脑室和脑实质之间的压力差消失，脑实质不再受压，脑室的容积保持稳定或缩小，不再出现新的神经功能损害。表现为原有脑积水的症状不再加重，发育行为逐渐改善。头颅 CT/MRI 检查示颅腔扩大，颅骨变薄，颅缝分离，前后囟扩大。梗阻性脑积水可见脑室系统扩大，脑实质显著变薄。交通性脑积水时鞍上池等基底池增大，额顶区蛛网膜下腔增宽。

2. 治疗原则

包括手术治疗和药物治疗，以手术治疗为主。在诊断明确，有手术指征，无禁忌证的情况下，建议及早手术治疗。

3. 处方

（1）支持与对症治疗　脑出血、蛛网膜下腔出血、感染等导致的脑积水早期，充分引流血性脑脊液，可降低继发性脑积水发生率。

（2）药物治疗　主要用于减少脑脊液的分泌或增加体内水分的排出，一般作为暂时对症或手术治疗的辅助治疗，不宜长期使用。首选乙酰唑胺，可抑制脑脊液分泌，但此药可引起代谢性酸中毒；亦可选用高渗脱水药物与利尿药物，如甘露醇、呋塞米等，降低颅内压；对有蛛网膜粘连者可试用糖皮质激素。腰穿脑脊液压力不高者，也可以选择保守治疗。

（3）手术治疗　可分三类：解除梗阻；减少脑脊液形成，如侧脑室脉络丛切除术等；脑脊液分流术。手术指征：①有头围逐渐扩大（周长＞50cm），颅内压增高（ICP＞250cmH$_2$O）的各类型脑积水患儿；②有脑损害症状，如智力发育受影响者；③脑室扩张者；④由肿瘤等引起的继发性脑积水，原发疾病不能处置者，可单纯针对脑积水治疗，以缓解症状，提高生存质量；⑤脑室扩张明显，腰穿脑脊液压力不高者，如存在进行性神经功能损伤，也建议手术治疗。

(五)其他原因所致头痛

许多系统性疾病（如内分泌疾病）、神经系统疾病（包括中枢神经系统感染、脑静脉窦血栓、颅内占位性疾病、中枢神经系统性血管炎、视神经脊髓炎谱系疾病、多发性硬化、脑血管畸形）、心理情绪问题、睡眠障碍等亦可表现为头痛，临床上需要根据头痛的部位、性质、伴随症状及其他特点进一步寻找病因及诊断。

(六)颅内占位性疾病（intracranial mass lesions）

颅内占位性病变是在颅腔内占据一定空间位置的一组疾病的总称，临床上以颅内压增高和局灶性神经损害为特征，其中以颅内肿瘤、脑脓肿、脑寄生虫等常见。

1. 诊断要点

临床表现为颅内压增高、头痛、呕吐、视盘水肿、癫痫发作，严重者出现脑疝。颅脑 CT、MRI 和脑血管造影检查是诊断颅内病变的主要方法。

2. 治疗原则

早诊断、早治疗。根据不同病因选择针对性的治疗。

3. 处方

（1）病因治疗。

（2）对症治疗　如降低颅内压、控制癫痫发作、控制精神症状等。

（2）手术治疗。

（七）中枢神经系统性血管炎（central nervous system vasculitis，CNSV）

中枢神经系统性血管炎是一类累及中枢神经系统的炎性血管病，由多种病因引起，慢性病程，缺乏特异性诊断指标。其临床表现复杂多样，主要为头痛、肢体麻木、肢体无力、癫痫、认知障碍等局灶性或弥漫性中枢神经系统损害症状。

CNSV 可分为三大类，即原发性中枢神经系统性血管炎、原发性系统性血管炎以及继发性血管炎。原发性中枢神经系统性血管炎（primary angiitis of thecentral nervous system，PACNS）指局限于 CNS 的血管炎，而原发性系统性血管炎（primary systemic vasculitides，PSV）合并全身多系统受累，也可继发累及 CNS。20％的原发性系统性血管炎可累及 CNS，如神经白塞综合征、SLE、干燥综合征等，13％患者以 CNS 症状为首发。继发性血管炎主要有感染性、药物性、放射性以及肿瘤性。PACNS 局限于中枢神经系统，目前发病机制尚不明确，可能与机体免疫异常有关。

1. 诊断要点

PACNS 可引起多种非特异表现，以头痛、认知改变和局灶性神经系统障碍如偏瘫、偏侧感觉减退、共济失调、失语、构音障碍和视觉障碍等多见。多呈急性或亚急性起病，部分患者隐匿起病；头痛常为首发症状，表现为类偏头痛样，程度可轻可重，癫痫发作和脑病是其典型表现。其诊断金标准需要通过脑实质和软脑膜活检，但阴性结果并不能完全排除 PACNS 的诊断。MRI、MRA、DSA 或脑脊液（CSF）检测有助于提供诊断线索。PACNS 的诊断依据：①有仅限于中枢神经系统的脑损害症状、体征，临床症状主要为头痛和多灶性神经系统障碍；②脑脊液检查无异常或仅有轻度非特异性异常；③符合血管炎性改变的

MRI 病灶特点及血管成像学特点；④对免疫抑制剂治疗较敏感；⑤经持续 3～6 个月的病程随访，除可有复发病变外，未发现其他相关性血管炎改变的疾病，可排除系统性、感染性血管炎；⑥经病理学检查有符合 PACNS 的证据。符合上述 ①～④＋⑥条者为确诊；符合①～⑤条为临床确诊；符合①～④条为可能。PNCNS 诊断流程见图 6-5。

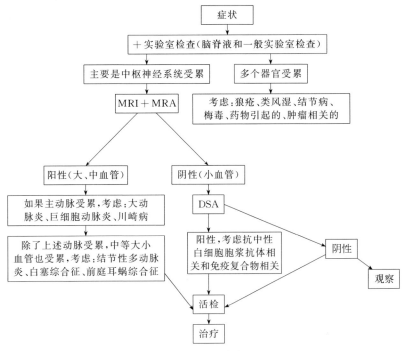

图 6-5　PNCNS 诊断流程

感染性中枢神经系统（CNS）血管炎是由各种微生物感染引起的 CNS 血管炎性疾病。感染性 CNS 血管炎病因主要包括细菌感染、病毒感染、真菌感染及寄生虫感染等。发病机制包括感染直接损伤、感染诱发的间接性损伤或二者并存。临床及影像主要表现为脑缺血、脑梗死、血管狭窄、动脉瘤、脑出血及蛛网膜下腔出血等，常合并发热、乏力等表现，与脑膜炎、脑炎、脑室炎等多种 CNS 病变共存。血液学或脑脊液检查可检测到病原体。特征性病理改变为血管管壁的炎性改变。

2. 治疗原则

分为急性期治疗和慢性期治疗。急性期治疗主要为病因治疗及糖皮质激素治疗，病情危重者可给予静脉注射甲泼尼龙冲击治疗；病情较轻者可直接口服激素治疗，并根据疗效确定是否联合其他免疫抑制剂。慢性期治疗为免疫调节与免疫抑制治疗。

3. 处方

（1）一般支持性治疗。

（2）病因治疗　对于感染引起的动脉炎症性脑血管病，需予以抗感染治疗。

（3）免疫治疗　①急性期治疗：病情危重者可给予静脉注射甲泼尼龙冲击治疗，20～30mg/(kg·d)，连用3～5天；然后调整为泼尼松1mg/(kg·d)，口服，4周左右逐渐减量；环磷酰胺1.5mg/(kg·d)或0.75g/(m²·月)，连用3～6个月，联合糖皮质激素；也可给予硫唑嘌呤1～2mg/(kg·d)，口服，联合糖皮质激素。②慢性期治疗：常用糖皮质激素联合环磷酰胺治疗。对于糖皮质激素和免疫抑制剂不敏感的患者可给予霉酚酸酯治疗。

（4）对症治疗。

（5）康复治疗。

(八)脑血管畸形（cerebrovascular malformation）

脑血管畸形是一种先天性、非肿瘤性脑血管发育异常，儿童脑血管畸形以颅内动静脉畸形、海绵状血管瘤及脑静脉畸形为主，其中以颅内动静脉畸形最为常见。儿童颅内动静脉畸形占全部脑血管畸形的15%～20%，发病年龄多在6～12岁，男：女为1.4：2.0。

1. 诊断要点

脑血管畸形患儿大多以头痛急诊就诊，其主要原因为颅内出血（参见第五章第四节脑卒中），也可出现渐进性的神经功能障碍，可表现为突发的意识障碍、头痛、恶心、呕吐、癫痫、肢体偏瘫、麻木、视觉障碍等症状。目前临床常用的无创性血管检查方法有CTA和MRA，对于畸形团块较大、管径较粗、血流较快的血管结构可明确诊断。DSA是诊断的金标准和最终诊断手段。

2. 治疗原则

手术治疗为主。治疗目标是实现血管畸形的完全闭塞，以保护正常脑组织，防止出血。

3. 处方

（1）手术治疗　包括介入栓塞、立体定向放射治疗、显微外科手术等。血管内栓塞作为其他治疗方法的辅助治疗以及作为一种单一的治疗方式，有助于改善患者的预后。根据治疗目的的不同，介入栓塞分为显微外科切除术前栓塞、放射前栓塞、治愈性栓塞。

（2）对症治疗　对已经出现脑出血和癫痫等症状需要进行及时的治疗。

第四节　颅神经痛、中枢或原发性面痛

颅神经痛、中枢或原发性面痛是指由三叉神经、中间神经、舌咽神经和迷走神经的传入纤维，以及通过枕神经的颈上根，将痛觉输入传送到脑干的中枢通路，并传送到处理头部和颈部痛觉和疼痛的脑区。大脑在受神经支配的区域感知疼痛，其包括三叉神经痛、枕神经痛等。

一、三叉神经痛（trigeminal neuralgia）

三叉神经痛又称"痛神经痉挛"，是指在三叉神经分布区域出现阵发性、针刺样、电击样剧烈疼痛，历时数秒至数分钟，疼痛呈周期性发作，间歇期无症状。任何刺激口腔颌面部的"扳机点"均可引起疼痛。可分为原发性三叉神经痛和继发性三叉神经痛。

(一)诊断要点

诊断标准：

（1）反复发作的单侧颜面疼痛，分布局限在三叉神经的一个或多个分支；并满足（2）和（3）标准。

（2）疼痛具有以下所有特征　①持续时间从 1s 至 2min；②疼痛强度严重；③阵发性、针刺样、电击样剧烈疼痛。

（3）疼痛分布局限在受影响的三叉神经分布区域内。

（4）没有另一个 ICHD-Ⅲ 的头痛疾患诊断能更好地解释。

(二)治疗原则

以镇痛为目的，首选药物治疗，无效行神经阻滞或手术治疗。继发性三叉神经痛对所致病因进行相关治疗。

(三)处方

1. 药物治疗

镇痛可用卡马西平、苯妥英钠、氯硝西泮、加巴喷丁，注意副反应。

2. 神经阻滞

用于药物治疗无效或不耐受药物治疗、不适宜手术治疗者。

3. 半月节射频热凝或伽马刀（γ-刀）治疗

适用于药物和神经阻滞治疗无效者，手术治疗复发、无效及不适宜手术者。

4. 手术治疗

对血管压迫所致效果较好。

二、枕神经痛（occipital neuralgia）

枕神经痛常见病因有椎管内病变、外伤、环枕部畸形、感染及神经炎等。

(一)诊断要点

疼痛局限于后枕部和颈部，向外耳、乳突、头顶部放散。疼痛性质呈针刺样、刀割样、烧灼样、搏动样、持续性，阵发性加剧。头部活动、咳嗽等动作诱发或加重。枕外隆凸下、枕大神经、枕小神经通路有压痛。枕神经分布区有感觉过敏和缺失。依据疼痛部位、性质、压痛点可诊断。

(二)治疗原则

寻找病因，对症治疗。

(三)处方

1. 对症治疗

可用卡马西平、苯妥英钠、氯硝西泮、加巴喷丁等镇痛药。

2. 针对病因治疗

对所致病因进行相关治疗。

3. 神经营养剂

维生素 B_{12}、维生素 B_1 等。

4. 针刺理疗及封闭治疗。

5. 手术治疗

疼痛重、保守治疗无效者，可行枕大、枕小神经干筋膜下切断术。

附表　头痛和疼痛的药物种类、适应证及用法

药物种类	适应证	药名、用法
非甾体抗炎药物（NSAIDs）	可用于原发性头痛急性期缓解症状首选药物治疗以及预防性药物治疗	①布洛芬：可用于 6 个月以上的儿童，7.5～10mg/（kg·次），最大量 1200mg/d ②对乙酰氨基酚：可用于 3 个月以上婴儿及儿童，15mg/（kg·次），最大量 4000mg/d ③阿司匹林：可用于 10 岁以上儿童，300～1000mg/d，最大量 4000mg/d ④奈普生：可用于 6 岁以上或体重 25kg 以上的儿童，口服：250～1000mg，直肠给药：1 次 250mg，静脉给药：275mg ⑤双氯芬酸：体重 16kg 以上的儿童，50～100mg/d，最大量 150mg/d，于饭前吞服

续表

药物种类	适应证	药名、用法
曲坦类药物	原发性头痛的急性期治疗、缓解疼痛	①复方舒马曲普坦/萘普生钠:适用于≥12岁,起始剂量选用10/60mg口服,可增加至85/500mg ②佐米曲普坦鼻喷剂(5mg):喷鼻,适用于≥12岁 ③舒马普坦鼻喷剂(20mg):喷鼻 ④利扎曲普坦崩解片:5~10mg,口服,适用于6~17岁 ⑤阿莫曲坦片:适用于≥12岁,6.25~12.5mg口服
三环类抗抑郁药	原发性头痛共患有抑郁或焦虑的患儿	阿米替林:阿米替林一般在每晚睡前服用,1mg/(kg·d),可逐渐增加剂量,直至患者感觉症状缓解或出现不良反应,最大维持剂量为75mg
钙离子通道拮抗剂	儿童原发性头痛预防性治疗	①桂利嗪:体重≤30kg者,1.5mg/(kg·d);体重>30kg者,50mg/d ②氟桂利嗪:7岁以下儿童,5mg/次,睡前一次,1次/d;7~17岁儿童和青少年,睡前一次,10mg/次,1次/d ③尼莫地平:10~20mg,tid
肾上腺素能受体阻滞剂	儿童原发性头痛预防性治疗二线用药	普萘洛尔:一般起始剂量1~2mg/(kg·d),若能耐受,可缓慢加量至3mg/(kg·d)
抗癫痫药物	儿童原发性头痛预防性治疗二线用药	①丙戊酸钠:10mg/(kg·d)起始,分早晚两次口服,必要时增至400mg/d,最大量不超过30mg/(kg·d) ②托吡酯:2~3mg/(kg·d),分2~3次口服,最大量100mg/d;也可起始量0.5mg/(kg·d),每周递增1mg/(kg·d),最大量3mg/(kg·d)
止吐剂	用于缓解原发性头痛伴随的其他症状(恶心、呕吐等)	①甲氧氯普胺(胃复安):可用于10岁以上儿童和青少年,可口服、直肠给药、肌内注射或者静脉注射,2.5~5mg/次,每日3次,最大量不超过0.5mg/(kg·d) ②多潘立酮:可用于10岁以上儿童和青少年,0.3mg/(kg·次),每日3次,最大量不超过80mg/d
脱水剂	用于继发性头痛中颅内高压的降颅内压治疗	①20%甘露醇:0.5~2.0g/(kg·次)静脉滴注(20~30min),q4~6h; ②10%甘油果糖:按甘油剂量0.5~1.0g/(kg·次)静脉滴注(20~30min),q4~6h ③呋塞米0.5~1.0mg/(kg·次)静脉推注,根据情况可q4h~q8h,可与甘露醇交替使用 ④20%白蛋白0.5~1.0g/(kg·次)+5%或10%GS静脉滴注
糖皮质激素类	用于继发性头痛的治疗	①地塞米松0.5~1mg/(kg·次)+5%GS静脉推注qd~bid ②甲泼尼龙1~2mg/(kg·d)+5%GS静脉滴注
降压治疗	用于高血压脑病的降压治疗	①硝普钠5~20mg+5%GS 100mL静脉滴注[初始剂量0.5μg/(kg·min),逐渐加量,最大剂量80.5μg/(kg·min)] ②二氮嗪1~3mg/(kg·次)+5%GS微注泵推注。5~15min后可重复,直至血压控制,最大量≤4mg/(次·d),症状缓解后改口服降压药维持

续表

药物种类	适应证	药名、用法
降压治疗	用于高血压脑病的降压治疗	③硝苯地平 0.25mg/(kg·d)[最大剂量 1mg/(kg·d)]口服或舌下含服 ④利血平 0.005～0.02mg/(kg·d)或 0.15～0.6mg/(m²·d)分 1～2 次口服或肌内注射或静脉推注
抗癫痫药	脑神经痛、中枢或原发性面痛的镇痛治疗	①卡马西平：4 岁或 4 岁以下儿童，初始剂量在 20～60mg/d，然后隔日增加 20～60mg。4 岁以上儿童，初始剂量可 100mg/d，然后每周增加 100mg。有效剂量为 10～20mg/(kg·d) ②氯硝西泮：10 岁或体重 30kg 以下的儿童开始每日按体重 0.01～0.03mg/kg，分 2～3 次服用，以后每 3 日增加 0.25～0.5mg，至达到按体重每日 0.1～0.2mg/kg 或出现了不良反应为止 ③氯硝西泮的疗程应不超过 3～6 个月 ④加巴喷丁：可用于 3 岁以上儿童。开始剂量为 10～15mg/(kg·d)，每日 3 次，可增加至 40～50mg/(kg·d)
抗凝治疗	脑静脉窦血栓	①低分子肝素：治疗剂量应按体重进行调整，通常为 90～100IU/kg，每日 2 次皮下注射。小于 2 个月且小于 5kg 新生儿：每次 1.5mg/kg，每 12h 1 次，皮下注射，疗程为 6 周至 3 个月 ②普通肝素：100U/kg 静脉注射，每 2h 监测部分凝血酶原时间，调整肝素微泵注射速度和总量。早产儿：静脉注射 25～50U/kg，不少于 10min，然后初始维持剂量为 15U/(kg·h)，静脉持续输注。足月儿：静脉注射 75～100U/kg，不少于 10min，然后初始维持剂量为 28U/(kg·h)，静脉持续输注 ③华法林：使用剂量见表 5-17 常规抗凝治疗 5～7 天，用药期间监测凝血功能。INR 目标值 2.0～3.0
溶栓治疗	脑静脉窦血栓	①尿激酶：50 万～150 万 U/d，静脉滴注，2～4 次/d，使用 5～7 天，同时检测纤维蛋白原≥1.0g ②重组组织型纤溶酶原激活剂 0.6～0.9mg/kg，总量≤50mg。使用 5～7 天；使用期间保持纤维蛋白原≥1.0g
免疫抑制剂	中枢神经系统性血管炎	①环磷酰胺 1.5mg/(kg·d)或 0.75g/(m²·月)，连用 3～6 个月 ②硫唑嘌呤 1～2mg/(kg·d)口服
封闭治疗	脑神经痛、中枢或原发性面痛较重且药物治疗不佳者	用 2% 利多卡因 2mL 加泼尼松龙 1mL 或 1%～2% 普鲁卡因 2mL 加维生素 B₁₂ 100μg 行眶上切迹内封闭。每日 1 次，根据情况决定疗程
心理行为治疗	头痛的非药物治疗	如肌电生物反馈、放松训练、认知行为疗法

（林晓霞，陈燕惠）

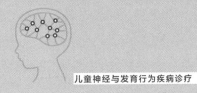

第七章　惊厥与癫痫发作

第一节　概述

惊厥（convulsion）是痫性发作的常见形式，是指大脑神经元异常和过度超同步化放电所造成的以强直或阵挛等骨骼肌运动性发作的临床现象。

癫痫发作（seizure）是指大脑神经元异常和过度的超同步化放电所造成的临床现象。

癫痫（epilepsy）是由多种原因引起的慢性脑部疾病。其特征是脑内神经元群过度同步放电，引起突发、反复、不可预测的癫痫发作，可出现意识、运动、感觉、精神或自主神经功能异常，对躯体、认知、精神心理和社会功能等产生诸多不良影响。

惊厥、癫痫发作与癫痫概念既有区别又有联系。惊厥与癫痫发作均系大脑神经元异常放电所造成的临床症状，惊厥是指以骨骼肌强烈收缩为特征的癫痫发作；但癫痫发作可以是惊厥性发作，也可以是非惊厥性发作，如失神发作、失张力发作、自主神经性发作等；而癫痫是以反复癫痫发作为表现的一种慢性中枢神经系统疾病。

癫痫综合征（epileptic syndrome）是指一组具有相近的特定临床表现和电生理改变的癫痫（即脑电-临床综合征），如儿童良性癫痫伴中央颞区棘波、青少年肌阵挛性癫痫等。

癫痫性脑病（epileptic encephalopathy，EE）是指由于频繁癫痫发作和（或）癫痫样放电造成的进行性神经精神功能障碍或退化。对于这类患者，癫痫活动本身是导致脑病或发育减慢的主要原因。但癫痫患儿认知功能的恶化也可能来自于遗传病因，而与癫痫活动无关。因此，2017 年国际抗癫痫联盟（ILAE）引入了一个新概念——发育性及癫痫性脑病（developmental and epileptic encephalopathy，DEE），指因发育性脑损伤伴频繁痫性活动引起的智力倒退和后续发育迟缓。DEE 患儿出现的脑病与病因及癫痫活动均相关，即癫痫发作即使能够完成控制，其脑病表现也不能完全恢复，甚至还可能随着年龄增长而继续加重，如 Dravet 综合征，*KCNA2*、*STXBP1* 基因相关 DEE。

临床接诊诸如惊厥、癫痫等痫性发作性疾病患儿时，需与非痫性发作疾病进行鉴别。两者的鉴别要点：痫性发作是由于脑部神经元高度同步化异常放电造成，具有发作性、刻板性、短暂性、重复性的特点；而非痫性发作是非脑电异常放电所致，可以由躯体性疾病、精神心理因素所致。在临床诊断过程中，详细地询问病史、仔细的体格检查、必要的辅助检查是诊断上述疾病的重要手段。痫性发作的诊断流程及惊厥病因分类见下图（见图 7-1、图 7-2）。

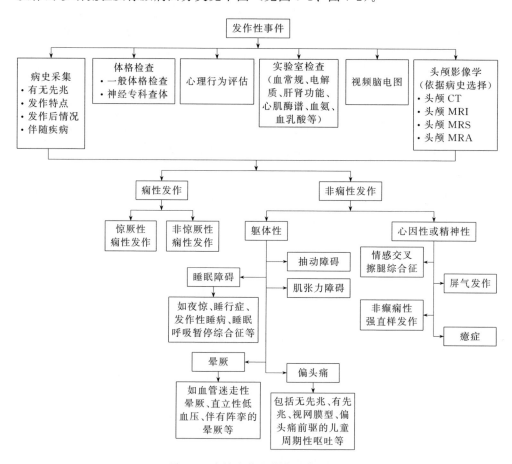

图 7-1　痫性发作的临床诊断流程

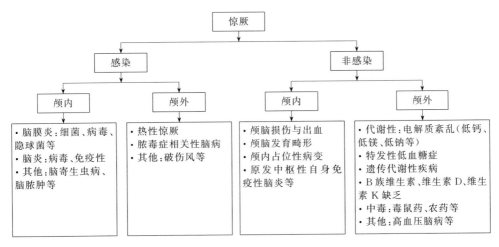

图 7-2 惊厥病因分类

第二节 热性惊厥

热性惊厥（febrile seizure，FS）是儿童常见的惊厥性疾病，与发热时体温骤升有关。儿童期患病率为 3%～4%，男孩稍多于女孩，发作年龄为 6 个月至 3 岁，平均 18～22 个月，5 岁以后较少发作。热性惊厥的确切发病机制尚不明确，主要系脑发育未成熟、髓鞘形成不完善、遗传易感性及发热等多方面因素交互作用所致。本病具有明显的年龄依赖性及家族遗传倾向，常为多基因遗传或常染色体显性遗传伴不完全外显。家系连锁分析常提示常染色体显性遗传伴不同外显率，基因位点在 19p 和 8q13～21。

一、诊断要点

热性惊厥为在儿童特定发育时期（通常在 3 个月至 5 岁），当发热 24h 内（肛温≥38.5℃，腋温≥38℃）出现的惊厥发作，无中枢神经系统感染证据及导致惊厥的其他原因，既往也没有无热惊厥病史。根据起病年龄、临床发作，本病可分为单纯性热性惊厥和复杂性热性惊厥，其分类见表 7-1。

表 7-1 热性惊厥分类

项目	单纯性热性惊厥	复杂性热性惊厥
起病年龄	6 月至 5 岁	<6 月，6 月至 5 岁，>5 岁
发病率	65%～90%	10%～35%

续表

项目	单纯性热性惊厥	复杂性热性惊厥
发作形式	全身强直阵挛发作	局灶性或不对称发作
持续时间	≤15min	≥15min
发作出现时间	热初24h内	不固定
发作次数	1次热程仅1~2次	24h反复发作超过2次
复发总数	≤4次	≥5次
神经系统异常	无	可出现

热性惊厥诊断依据临床表现不难诊断，但如果惊厥时体温不高，腋温<38℃；一次热程反复多次惊厥，惊厥表现为局灶性发作或惊厥持续状态，有癫痫家族史的患儿需警惕热敏感性癫痫综合征。热性惊厥具体诊断流程见图7-3。

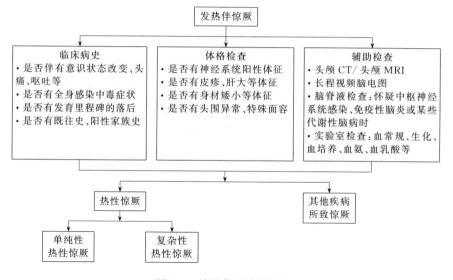

图7-3 热性惊厥诊断流程

二、治疗原则

1. 急性期治疗原则

惊厥发作期应保持环境安静，禁止喂水或喂物，保持呼吸道通畅，防止跌落或受伤；勿刺激患儿，可让患儿头偏向一侧或侧卧位，避免窒息；同时监测生命体征，保证正常心肺功能，必要时吸氧，建立静脉通路。若惊厥发作持续时间>5min，则需要使用药物止惊。同时密切监护发作后状态，积极退热，寻找并处理发热和惊厥的原因。热性惊厥急性期处理流程见图7-4。

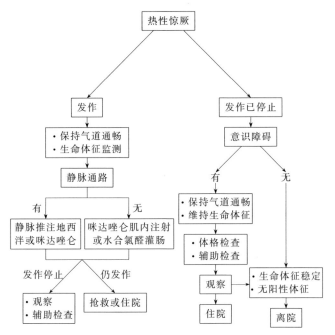

图 7-4　热性惊厥急性期处理流程

2. 间歇期预防治疗原则

① 短时间内频繁惊厥发作（6 个月内≥3 次或 1 年内≥4 次）；②发生惊厥持续状态，需止惊药物治疗才能终止发作者。符合上述条件之一者，可采用间歇期预防治疗。

3. 长期预防治疗原则

复杂性热性惊厥患儿或发生过热性惊厥持续状态的患儿具有继发癫痫高风险，需进一步评估惊厥的原因，并给予较长时间的抗癫痫治疗。

三、处方

1. 退热

①物理降温。②解热药：布洛芬 5～10/mg(kg·次)，口服，间隔 6～8h 可重复；对乙酰氨基酚 10～15mg/(kg·次)，口服，间隔 4h 可重复。

2. 止惊药物

急性期（包括惊厥持续状态）治疗、间歇期预防治疗及长期预防治疗处方详见表 7-2。惊厥持续状态处理流程详见图 7-5。

表 7-2　热性惊厥的各期处理指征与处方

类型	处理指征	药物(各项列举药物选择其中一种)
惊厥发作急性期	• 惊厥发作＞5min • 用药 10min 发作持续	• 地西泮 0.3mg/kg(≤10mg/次)iv • 咪达唑仑 0.3mg/kg(≤10mg/次)，iv 或 im 10% 水合氯醛 0.5mL/kg 灌肠

续表

类型	处理指征	药物(各项列举药物选择其中一种)
惊厥持续状态	• 惊厥持续状态＞30min	• 详见惊厥持续状态处理流程
间歇性预防	• 短时间内频繁惊厥发作(6 个月内≥3 次或 1 年内≥4 次)	• 发热初期做好退热
		• 地西泮口服 0.5mg/(kg•次)q8h
	• 或既往有惊厥持续状态	• 氯硝西泮 0.1～0.3mg/(kg•d),每日 1 次
		• 水合氯醛＜3 岁 250mg/次,＞3 岁 500mg/次
		• 左乙拉西坦 15～30mg/(kg•d)bid
长期预防	• 间歇性预防无效或 1 年内发作≥5 次	• 丙戊酸钠 20～30mg/(kg•d)bid
	• 或出现惊厥持续状态	• 左乙拉西坦 15～30mg/(kg•d)bid
	• 或复杂性热性惊厥预测癫痫高风险儿	• 上述疗程 1～2 年

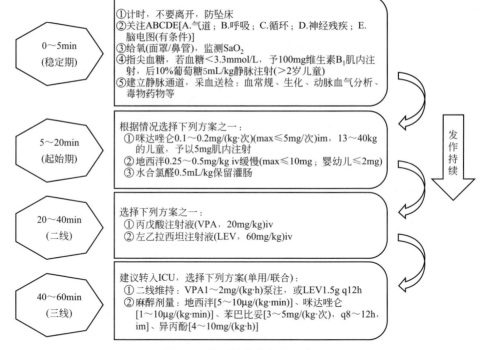

图 7-5 惊厥持续状态处理流程

第三节 癫痫

癫痫(epilepsy)是儿科神经系统常见病之一,我国癫痫整体患病率约为 4‰～7‰,年发病率为 35/10 万,其中约 60% 患者起源于小儿时期,其病因复杂，涉及遗传性、结构性、代谢性、免疫性、感染性、原因不明等。癫痫诊断新体系见图 7-6。

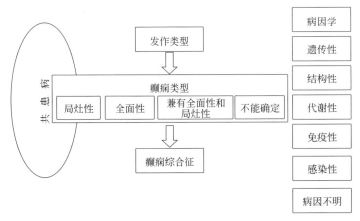

图 7-6 癫痫诊断新体系

(一)诊断要点

2014 年 ILAE 更新了癫痫的诊断，具体如下。

（1）一次非诱发（或反射性）发作后的未来十年内再次发作的可能性与两次非诱发发作后再发风险相当（至少60％）。

（2）至少两次间隔＞24h 的非诱发性（或反射性）发作。

（3）诊断为某种癫痫综合征。以上条件中满足一条即可诊断为癫痫。临床上，癫痫的诊断主要分为五个步骤：①确定癫痫发作：判断临床发作性事情是否符合癫痫发作，即至少 2 次间隔＞24h 的非诱发性（反射性）发作；②确定癫痫发作类型：根据临床发作结合脑电图表现；③癫痫及癫痫综合征：根据临床发作、脑电图特征、神经影像学、年龄、预后等进行诊断；④确定癫痫病因；⑤确定功能障碍和共患病。

癫痫的具体诊断流程见图 7-7。

癫痫发作分类分为局灶性发作、全面性发作和起始不明的发作。局灶性发作是指发作起始于固定的单侧半球的致痫网络，可扩散或不扩散至双侧脑网络。局灶性发作可伴或不伴意识障碍。局灶性发作包括运动起始、非运动起始。全面性发作是指发作起始于双侧半球的致痫网络的某一点，并迅速扩散至双侧网络，可出现意识障碍。癫痫发作分类见图 7-8。

根据起病年龄分类的癫痫综合征：新生儿期、婴儿期、儿童期、青少年-成年期。具体见图 7-9。

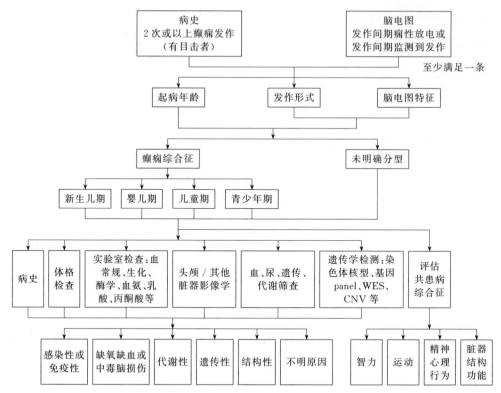

图 7-7 癫痫的临床诊断流程

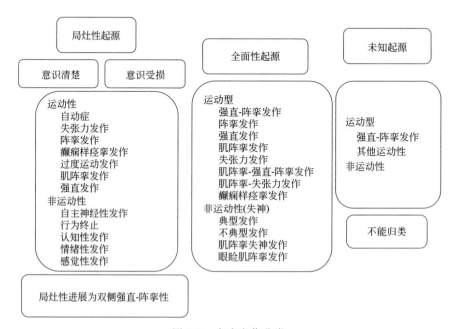

图 7-8 癫痫发作分类

（二）治疗原则

癫痫药治疗的目的是控制发作、清除病因、维持精神神经功能的正常。癫痫的治疗需要早期诊断、早期干预、个体化治疗、共患病治疗、多学科合作。抗癫痫治疗的同时，要定期随访和进行治疗药物监测（TDM），尽量避免或减少治疗不良反应，使患儿在长期的治疗中能够正常生活并保持和提高生活质量。具体治疗模式见图7-9。

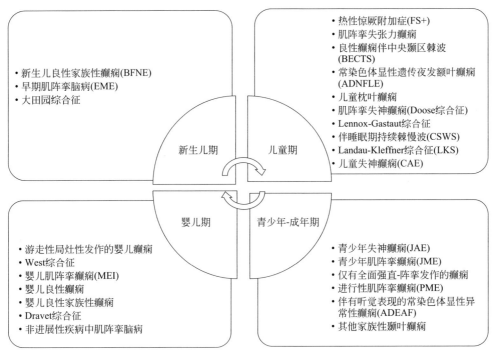

- 新生儿良性家族性癫痫(BFNE)
- 早期肌阵挛脑病(EME)
- 大田园综合征

- 热性惊厥附加症(FS+)
- 肌阵挛失张力癫痫
- 良性癫痫伴中央颞区棘波(BECTS)
- 常染色体显性遗传夜发额叶癫痫(ADNFLE)
- 儿童枕叶癫痫
- 肌阵挛失神癫痫(Doose综合征)
- Lennox-Gastaut综合征
- 伴睡眠期持续棘慢波(CSWS)
- Landau-Kleffner综合征(LKS)
- 儿童失神癫痫(CAE)

新生儿期　儿童期

婴儿期　青少年-成年期

- 游走性局灶性发作的婴儿癫痫
- West综合征
- 婴儿肌阵挛癫痫(MEI)
- 婴儿良性癫痫
- 婴儿良性家族性癫痫
- Dravet综合征
- 非进展性疾病中肌阵挛脑病

- 青少年失神癫痫(JAE)
- 青少年肌阵挛癫痫(JME)
- 仅有全面强直-阵挛发作的癫痫
- 进行性肌阵挛癫痫(PME)
- 伴有听觉表现的常染色体显性异常性癫痫(ADEAF)
- 其他家族性颞叶癫痫

图7-9　起病年龄分类的癫痫综合征

（三）处方

1. 一般性支持治疗

避免诱发因素，如过度劳累、睡眠不足、喝酒等。制订有效的随访计划，做好预后评估及遗传咨询。对患儿及家长进行健康教育及心理指导，如帮助家长及患儿掌握癫痫发作或先兆发生时的护理和安全防护。

2. 病因治疗

寻找病因，针对不同病因采用不同治疗手段，如遗传性（采用精准治疗参见表7-3、药物作用机制见表7-4）、结构性（可采用手术切除致痫灶）、感染性（控制感染）、免疫性（采用免疫治疗）、代谢性（采用特殊饮食）等，是控制癫痫发作的首要因素。

表7-3 针对癫痫致病基因的精准治疗

癫痫致病基因	离子通道	突变效应	疾病	治疗选择	加重（避免使用）
ALDH7A1			PDE(吡哆醇依赖症)	维生素B₆	
BRAT1			多灶性癫痫综合征(RMFSL)	ZNS	
CDKL5			X连锁,女性患儿为主	FBM,VGB,CLB,VPA,类固醇激素,LTG,ZNS	
CHRNA4	乙酰胆碱受体			ZNS	
COL4A1				VPA,VGB	
CYP2C9 3					PTH
DEPDC5,NPRL2,NPRL3		mTOR去抑制	家族性病灶可变的局灶性癫痫	mTOR抑制剂:雷帕霉素,依维莫司	
GABRA1	配体门控氯离子通道GABA受体基因			VPA,LEV	闪光刺激,OXC谨慎
GABRG2	配体门控氯离子通道GABA受体基因		FS,FS+,GEFS+,儿童失神癫痫,DS等EE	VPA,VGB,LEV	
GRIN2A/2B/2D	编码NMDA受体亚基	功能获得	EE,BECT,LKS,CSWS	美金刚,FBM(假说)	PB,PHT,CBZ
HLA-A-3101					CBZ
HLA-B 1502					CBZ,OXC,LTG
KCNA1				KD	
KCNA2	电压依赖性钾通道	功能丧失	EE	4-氨基吡啶	
KCNH1				VPA,LTG,TPM,CBZ	OXC,CZP,泼尼松、乙琥胺效果不佳
KCNQ2	电压门控钾离子通道	功能丧失	BFNS,EOEEs	钠离子通道阻滞剂CBZ,PHT,LTG,EZG(依佐加滨/替瑞加滨),VPA,OXC	
KCNQ3	钾离子通道	功能丧失	EE	SCB	

续表

癫痫致病基因	离子通道	突变效应	疾病	治疗选择	加重（避免使用）
KCNT1	钠离子通道	功能获得	ADNFIF,EIMFS,EOEEs	奎尼丁,beripril(伯普地尔)	
MECP2				CBZ	
PCDH19			X连锁,女性多发	司替戊醇,Bromide,CLB	
PIGA				KD	
PNPO				5'磷酸化吡哆醛	
POLG					VPA
PRRT2		功能丧失	PKD,ICCA,BFIC	OXC,CBZ	
SCN1A	钠离子通道	功能丧失	SCN1A相关癫痫	VPA,CLB,芬氟拉明	LTG,PHT等钠通道阻滞剂
SCN2A	钠离子通道α2亚单位	功能获得	从良性癫痫综合征到EE,如EIMFS,SCN1A相关癫痫,	LTG,OXC,PHT,高剂量CBZ3个月以内婴儿效果好,大于3个月患儿疗效差甚至可能加重	
SCN5A	钠离子通道				钠通道阻滞剂
SCN8A	钠离子通道	功能获得	EE	OXC,PHT,高剂量CBZ	
SCN9A	钠离子通道			OXC	
SLC2A1		功能丧失	症状多样	KD	
STXBP1	参与调节突触囊泡融合的过程		大田原综合征,West综合征等EE	LEV	
SYNGAP1				VPA	
TSC1/TSC2	mTOR去抑制		TSC相关性癫痫	雷帕霉素,依维莫司,VGB,LEV	

注：FBM（非尔氨酯）、VGB（氨己烯酸）、CLB（氯巴占）、VPA（丙戊酸）、LTG（拉莫三嗪）、TPM（托吡酯）、LEV（左乙拉西坦）、ZNS（唑尼沙胺）、CBZ（卡马西平）、OXC（奥卡西平）、PHT（苯妥英）、KD（生酮饮食）、EE（癫痫性脑病）。

表 7-4 抗癫痫药物的作用机制

AED	Na⁺ 通道阻滞	Ca²⁺ 通道阻滞	增强 Cl⁻ 通道电流	谷氨酸受体拮抗作用	增强 GABA 能系统	抑制碳酸酐酶
苯妥英钠	×			×(NMDA)		
卡马西平/奥卡西平	×				×(CBZ>OXC)	
巴比妥类/苯二氮䓬类					×(GABAₐ)	
乙琥胺		×				
丙戊酸	×	×			×	
非氨酯	×	×		×(NMDA)	×	
加巴喷丁		×	×	×(NMDA)		
拉莫三嗪	×	×	×	×(KA)		
托吡酯	×	×		×(AMPA/KA)	×	×
噻加宾					×(再摄取)	
左乙拉西坦				×(KA)		
唑尼沙胺	×	×				×
普瑞巴林		×				
LCM	×(慢钠通道)					
卢非酰胺	×					
氨己烯酸					X(代谢)	

注："×"为药物作用靶点。

3. 抗癫痫药物治疗

药物治疗是控制癫痫发作的首选治疗。根据癫痫病因、癫痫发作和癫痫综合征分类选择合适的抗癫痫药物（表7-5）。药物治疗指征：一般认为在出现两次无诱因发作后方可开始抗癫痫药物（AEDs）治疗。以下特殊情况中，首次发作后可考虑开始 AEDs 治疗：①并非真正的首次发作，在一次全面性强直-阵挛发作之前，患者有过被忽视的失神或肌阵挛等发作形式，此类患者再次发作的可能性很大；②部分性发作、有明确的病因、影像学有局灶性的异常、睡眠中发作、脑电图有肯定的癫痫样放电以及有神经系统异常体征等，这些因素预示再次发作的风险增加；③虽然为首次发作，但其典型的临床表现及脑电图特征符合癫痫综合征的诊断，如 LGS、婴儿痉挛等；④患者本人及监护人认为再次发作难以接受，可向其交代治疗的风险及益处，与其协商后开始 AEDs 治疗。

（1）首选单药治疗　当初选单药抗癫痫治疗效果不佳时，注意其有无量效关系，如有可逐渐增加剂量，直至控制癫痫或未出现明显不良反应。如果单药治疗癫痫未被充分控制，即出现不良反应，应换用不同药物（替换药物）或添加药物（联合治疗）。

（2）联合用药治疗　联合用药时需考虑药物之间的相互作用如：作用机制、药效动力学、药效学、不良反应等。儿童癫痫联用治疗药物的选择原则：①依据癫痫病理生理，选择不同作用机制的药物配伍，不同抗癫痫药的作用机制见表7-4；②选择药物之间药代动力学或药效学方面相互作用少的药物进行联合治疗，抗癫痫药物的药代动力学特征见表7-6；③避免主要药物不良反应重叠，以免患儿出现严重不耐受现象；④还要考虑到儿童生理心理特点、社会经济文化等对治疗依从性的影响。

表 7-5　2015 年中国指南推荐的抗癫痫药物选择

癫痫发作类型	一线治疗	添加治疗	其他可参考的治疗	不推荐的治疗（可能会加重发作）
全面性强直-阵挛发作	卡马西平、拉莫三嗪、奥卡西平、丙戊酸钠	氯巴占、拉莫三嗪、左乙拉西坦、丙戊酸钠、托吡酯		如果同时存在失神或肌阵挛发作，或考虑为青少年肌阵挛性癫痫，则以下药物需慎用：卡马西平、加巴喷丁、奥卡西平、苯妥英钠、普瑞巴林、替加宾、氨己烯酸
强直或失张力发作	丙戊酸钠	拉莫三嗪	卢非酰胺、托吡酯	卡马西平、加巴喷丁、奥卡西平、普瑞巴林、替加宾、氨己烯酸

续表

癫痫发作类型	一线治疗	添加治疗	其他可参考的治疗	不推荐的治疗（可能会加重发作）
失神发作	乙琥胺、拉莫三嗪、丙戊酸钠	乙琥胺、拉莫三嗪、丙戊酸钠	氯巴占、氯硝西泮、左乙拉西坦、托吡酯、唑尼沙胺	卡马西平、加巴喷丁、奥卡西平、普瑞巴林、替加宾、氨己烯酸
肌阵挛发作	左乙拉西坦、丙戊酸钠、托吡酯	左乙拉西坦、丙戊酸钠、托吡酯	氯巴占、氯硝西泮、吡拉西坦、唑尼沙胺	卡马西平、加巴喷丁、奥卡西平、普瑞巴林、替加宾、氨己烯酸
局灶性发作	卡马西平、拉莫三嗪、左乙拉西坦、奥卡西平、丙戊酸钠	卡马西平、氯巴占、加巴喷丁、拉莫三嗪、左乙拉西坦、奥卡西平、丙戊酸钠、托吡酯	醋酸艾司利卡西平、卢卡酰胺、苯巴比妥、苯妥英钠、普瑞巴林、替加宾、氨己烯酸、唑尼沙胺	
社区反复癫痫发作或惊厥性癫痫持续状态	直肠咪达唑仑、直肠地西泮、静脉推注劳拉西泮			
医院惊厥性癫痫持续状态	静脉推注劳拉西泮、静脉推注地西泮、直肠咪达唑仑	静脉推注苯巴比妥、苯妥英		
难治性惊厥性癫痫持续状态	静脉推注咪达唑仑、异丙酚(儿童不推荐)、硫喷妥钠			

表 7-6　儿童常用抗癫痫药物的药代动力学特征

药名	生物利用度/%	半衰期/h	血浆达峰浓度时间/h	治疗血药浓度/(μg/mL)	服药次数/(次/d)
苯巴比妥	80～90	50～144	2～4(成人为2～18)	20～40	1～2
苯妥英钠	85～95	7～42	4～12	10～20	2～3
卡马西平	75～85	25～34	4～8	4～12	2～3
吡仑帕奈	100	105	0.5～2.5	—	1
丙戊酸	70～100	8～15	1～4	50～100	2～3
左乙拉西坦	<100	6～8	0.6～1.3	10～44	2
奥卡西平	80～100	2(其有活性代谢产物MHD半衰期为5～9h)	4～6	3～35	2
拉莫三嗪	≥95	15～30	2～3	2.5～15	2
托吡酯	≥80	20～30	2～4	5～20	2
加巴喷丁	<60	5～7	2～3	2～20	3

续表

药名	生物利用度/%	半衰期/h	血浆达峰浓度时间/h	治疗血药浓度/（μg/mL）	服药次数/（次/d）
拉科酰胺	≥90	13	1～2	10～20	2
氨己烯酸	92±11	5～7	2	0.5～50	1～2
唑尼沙胺	80～100	5～6	63	10～70	1～3
非尔氨酯	90～100	1～4	15～20	30～100	2
氯巴占	85	1～4	20～55	0.02～0.07	1～2
氯硝西泮	80～90	20～40	1～4	30～90	2～3
硝西泮	78	8～36	1～2	50～200	2～3

（3）停药原则 无癫痫临床发作 3～5 年；长程视频脑电图检查（VEEG）正常；无癫痫再发的诱发因素。

（4）癫痫解除 2014 年 ILAE 提出癫痫解除（resolved epilepsy）的概念，是指已经超过某种年龄依赖癫痫综合征的患病年龄，10 年无发作，并且近 5 年已停用 AEDs 者可解除癫痫诊断。

4. 生酮饮食（ketogenic diet, KD）

KD 是一种高比例脂肪、适量蛋白质和低碳水化合物的饮食，它将身体的主要代谢能源从利用葡萄糖转变为利用脂肪，通过肝脏代谢产生酮体，从而导致机体的一系列反应，是药物难治性癫痫公认的常用治疗方法。

（1）KD 治疗（KDT）的适应证 KDT 无明确年龄限制，可用于从新生儿期到成年期的各年龄段。癫痫儿童凡符合药物难治性癫痫诊断标准，不能或暂时不愿实施切除性手术治疗，且不存在禁忌证者，均适用 KDT。

可以首选 KD 治疗的疾病包括葡萄糖转运蛋白 1 缺乏症和丙酮酸脱氢酶缺乏症。其次为某些癫痫或癫痫综合征，例如严重婴儿肌阵挛型癫痫（Dravet 综合征）、West 综合征（婴儿痉挛症）、结节性硬化症、发热性感染相关癫痫综合征（febrile infection related epilepsy syndrome，FIRES）、大田原综合征、Angelman 综合征、超级难治性癫痫持续状态、线粒体复合酶Ⅰ缺乏症，目前预后较差，但生酮饮食疗法有效率在 70% 左右。其他，例如腺苷琥珀酸裂解酶缺乏症、儿童失神癫痫、皮质发育不良、CDKL5 基因变异脑病、婴儿游走性局灶性癫痫、伴睡眠中持续棘慢复合波的癫痫性脑病、糖原贮积症Ⅴ、少年肌阵挛癫痫、Lafora 病、Lennox-Gastaut 综合征、Landau-Kleffner 综合征、磷酸果糖激酶缺乏症、Rett 综合征、亚急性硬化性全脑炎以及其他病因不明的难治性癫痫，进行 KDT 的有效率在 50% 左右，如果在第 2～3 种抗癫痫药失败后可考虑 KDT。

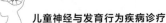

对于有明确手术切除指征者，建议术前等待期间或手术失败后可尝试KDT。

（2）KD治疗禁忌证

① 绝对禁忌证：主要是脂肪酸代谢障碍和生物氧化异常的相关疾病。包括β-氧化缺陷、卟啉病、丙酮酸羧化酶缺乏症、长链3-羟基酰基辅酶A缺乏症、中链3-羟基酰基辅酶A缺乏症、长链酰基脱氢酶缺乏症、中链酰基脱氢酶缺乏症、短链酰基脱氢酶缺乏症、肉碱缺乏症（原发性）、肉碱棕榈酰转移酶Ⅰ或Ⅱ缺乏症、肉碱转位酶缺乏症。

② 相对禁忌证：包括不能维持适量营养或不配合者、适合实施切除性手术（如致痫灶明确且可切除）的患者、合并使用异丙酚（KDT增加异丙酚输注综合征的发生风险）者等。

在开始生酮饮食前，需要详细的病史和检查，以评价发作类型；排除生酮饮食的禁忌证；估计易导致并发症的危险因素（如：存在肾结石、家族性血脂异常、严重肝脏疾病、慢性代谢性酸中毒、进食困难等）。

5. 外科手术

手术适应证包括药物难治性癫痫；病灶相关性癫痫，如海马硬化、局灶性脑皮质发育不良等。术前需严格评估确定致痫区的准确部位及周围大脑皮质重要功能区的分布。手术方式包括：癫痫灶切除术，阻断放电传播通路的手术，毁损性手术包括X-刀，γ-刀，神经调控包括经颅磁刺激（TMS）、脑深部电刺激术（DBS）、迷走神经刺激术（vagus nerve stimulation，VNS）等。VNS适应证（需满足以下两项）：①药物难治性癫痫；②未发现可治疗的癫痫病因，或针对病因治疗失败。VNS禁忌证（以下任一项）：①双侧迷走神经有损伤或切断史；②植入部位存在局部感染；③特异性排异体质，不能耐受异物植入；④全身一般情况差不能耐受手术。植入部位需微波或短波热疗、严重心脏传导阻滞、严重消化系统疾病、快速进展的危及生命的遗传代谢性疾病以及阻塞性睡眠呼吸暂停等为相对禁忌。体内存在可调压分流管等磁控设备者需要注意其与VNS设备间可能的相互影响。对于某些表现为药物难治性癫痫但具有自限性特点的婴幼儿期及儿童期癫痫综合征，例如儿童良性癫痫伴中央颞区棘波变异型、Doose综合征等，如患儿年龄已经接近预期的自限年龄，不建议VNS。4岁以下的药物难治性癫痫婴儿患者，需要在充分评估病因学、癫痫预后以及其他可能的治疗方法基础上，谨慎权衡外科治疗。

6. 抗癫痫治疗的长程管理

建议患者或监护人规律记录癫痫发作日志及不良反应。长期服用药物、生酮饮食等需应根据不同年龄调整治疗方案，同时还需监测长期治疗带来的副作用。

VNS 术后 8～12 周内建议每 1～2 周进行随诊及程控，此后建议每 3 个月左右进行随诊并程控。病情稳定患者，建议每 6 个月进行面诊，并进行相应的辅助检查（包括脑电图、血药浓度、必要的血常规及生化检查等）。癫痫治疗模式见图 7-10。

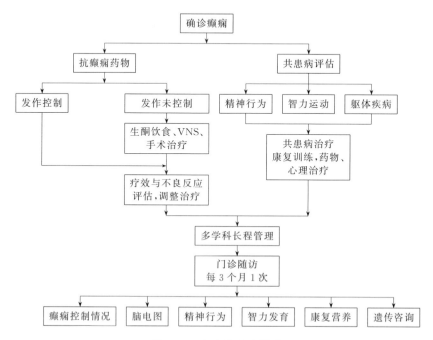

图 7-10　癫痫的治疗模式

一、新生儿期（出生后至 44 周胎龄）起病的癫痫及癫痫综合征

新生儿癫痫（neonatal epilepsy）指起病于新生儿期［从出生到经后胎龄（post menstrualage，PMA）44 周以内］，由各种原因引起的大脑神经元过度异常放电导致的发作性慢性脑功能障碍综合征。新生儿大脑皮质和皮质下结构在形态、生理、生化等方面发育均不成熟，在癫痫的病因、发作类型、EEG 特点、诊断、治疗和预后方面也不同于婴儿和儿童。图 7-11 描述了新生儿期发作的诊断框架。1000 个活产儿中有 1～5 个出现痫性发作。足月儿惊厥发生率约为 3/1000；早产儿惊厥发生率约为 60/1000。80％新生儿惊厥发生在出生后 1 天至出生后 1 周。高发病率主要是由于中枢神经系统未发育成熟、产伤、新生儿窒息、先天畸形、遗传代谢疾病等多种原因所致。

按照发作形式分为：自动症、阵挛、癫痫痉挛、肌阵挛、强直、自主神经发作、行为中断、连续性发作、仅脑电图检查异常、未能分类。

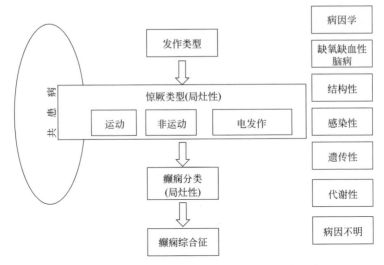

图 7-11　新生儿癫痫发作新生儿期发作的诊断框架

① 自动症：表现为或多或少协调的运动活动，通常伴认知受损。常类似于某种随意运动，可能包含运动性发作前先兆。新生儿通常表现为特征性的口部自动症。足月和早产儿可能表现为微小发作，需 EEG/aEEG 检查识别。自动症在新生儿缺氧缺血性脑病（HIE）和早产儿中通常是连续性发作的一部分。

② 阵挛：对称或不对称、有规律地重复抽搐，累及相同的肌肉群。发作分类更依赖于临床观察。是新生儿脑卒中或脑出血时典型发作类型，可见于 HIE。

③ 癫痫痉挛：突然的屈曲、伸展或混合伸展，主要是近端和躯干肌肉的屈曲，通常比肌阵挛运动更持久，但不如强直性发作持续时间长。局限发作形式，如：做鬼脸、点头或微妙的眼动。可能成簇发作。可见于先天性代谢病或婴儿早期发育性癫痫脑病。

④ 行为中断：表现为发作时活动停止（暂停）、行为冻结、固定。常为连续性发作的一部分。

⑤ 连续性发作：在不同的 6 个时间点出现一系列体征、症状和 EEG 变化的事件。癫痫发作表现为多种临床症状，无法确定主要特征。几个特征通常以一个序列出现，通常在癫痫发作内或发作之间发生偏侧性变化。常见于遗传性癫痫，如自限性新生儿癫痫或 KCNQ2 脑病。

⑥ 仅脑电图检查异常：无临床表现，为亚临床发作，需 EEG/aEEG 检查识别。常见于早产儿，HIE（尤其是基底节/丘脑损伤者）、危重症和接受心脏手术的新生儿。

⑦ 未能分类：由于信息不充分或异常临床特征无法归入其他类别。需

EEG/aEEG 检查识别。

1. 诊断要点

新生儿期出现发作性临床事件（包括运动和非运动现象），怀疑为癫痫源性发作，需进行脑电图检查。新生儿癫痫发作均为局灶性发作，但由于症状常常轻微，不典型且多变，常无发作后状态，常无强直-阵挛发作，临床有时难以识别，脑电图是诊断新生儿癫痫发作的关键。诊疗流程见图7-12。

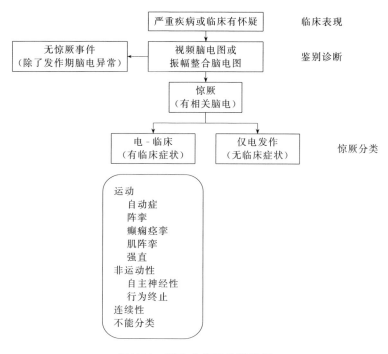

图7-12 新生儿癫痫诊断流程

2. 治疗原则

当新生儿有明显的临床发作，持续时间超过3min或为短暂的连续发作，应予以治疗。在脑电图上记录到所有的电发作，即使在临床上没有明显的癫痫临床发作，也应该予以治疗。所有癫痫发作的新生儿中，在抗癫痫药物治疗的同时，需寻找病因，并对因治疗。神经系统检查和或脑电图正常的新生儿，如果大于72h无癫痫发作可以考虑停止抗癫痫治疗。对病因明确，使用单一抗癫痫可控制发作的新生儿，祛除病因后可以不用逐渐减量，直接停药；对于需要一种以上抗癫痫药物控制发作的新生儿，药物需逐一减停。

3. 处方

（1）一般支持治疗。

（2）对因治疗 积极治疗存在低血糖、电解质紊乱、脑膜炎、低血钙或其他

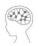

明显的潜在病因如缺血缺氧性脑病、颅内出血或梗死等。

（3）抗癫痫治疗　①一线药物：苯巴比妥、左乙拉西坦。苯巴比妥，初始负荷量为 15～20mg/kg，静脉缓慢注射，视病情逐渐加量至最大量 40mg/kg，后改剂量为 5mg/(kg·d)，分 2～3 次口服维持，疗程 3～6 个月。左乙拉西坦 0.05～0.1mg/kg，静脉推注，按 0.05mg/kg 逐渐增加直到惊厥发作控制［最大剂量≤50mg/(kg·d)］。②二线药物：在使用最大耐受剂量的苯巴比妥后还有发作的新生儿，苯二氮䓬类药物［地西泮 0.2～0.3mg/(kg·次)］、苯妥英或利多卡因可作为控制癫痫发作的二线用药，但需要在心电监护下使用。

常见新生儿期癫痫综合征如下：

1. 良性家族性新生儿癫痫（benign familial neonatal seizures，BFNS）

BFNS 由 Rett 等人于 1964 年首次报道，国外至今已报道约 50 个家系，估计发病率为 1/10 万。家族成员中的癫痫类型包括新生儿惊厥及其他特发性全身性癫痫。遗传方式为常染色体显性遗传。家族基因多数定位于 20q13.2，少数定位于 8q。BFNS 常见于足月正常出生体重儿，偶有早产儿病例，起病较晚。

（1）诊断要点　①出生后 2 天至 3 个月出现的，可由恐惧或惊吓而诱发，发作时表现为广泛性强直，继而出现各种自主神经症状（呼吸暂停、面色青紫、心率变化等）、运动性症状（双侧或局部阵挛，可从一侧游走至另一侧）及自动症（吸吮、咀嚼等）。无肌阵挛及痉挛性发作。一次发作一般持续 1～3min，常在 1 周内有反复发作，以后可有少量单次性发作。②发作期脑电图显示发作为局部性起源。③发作间期脑电图多为正常，部分可出现弥漫性波幅降低，继以对称性或非对称性尖（棘）慢波发放。④体格检查、血生化及神经影像学检查正常。⑤多在 2 年内可自行消失，精神运动发育无异常。

（2）治疗原则　一般不需长时间的治疗，一些病例未经药物治疗自愈。有反复发作的病例可给予苯巴比妥或丙戊酸治疗，发作容易控制，用药时间为 2～6 个月。

（3）处方　苯巴比妥 5mg/(kg·d)，分 2～3 次口服维持；左乙拉西坦 30mg/(kg·d) 分 2 次口服，疗程 3～6 个月。

2. 早期肌阵挛脑病（early myoclonic encephalopathy，EME）

EME 是一种出生后 3 个月内发病的少见的癫痫综合征。大于 50% 的患者病因未明，代谢性和遗传学病因较结构性异常更为常见。长期预后差，约 50% 患儿在出生第 1 年死亡，存活者存在严重智力运动发育障碍。

（1）诊断要点　①常在出生后 3 个月内起病，通常为新生儿期，发作形式为游走性、局灶性肌阵挛，可表现为颜面部、四肢、手指、眼睑的局部肌阵挛，发作频繁，有时呈持续状态，清醒期和睡眠期均可发生。少数为全面性肌阵挛，表现为快速前倾、点头或屈膝等，还可出现凝视或自主神经功能障碍为表现的局灶性发作。出生3～4个月，发作类型可演变为癫性痉挛。②发作间期 EEG 为特征性暴发-抑制图形，睡眠期更显著。出生3～5个月，EEG 演变为不典型高度失律或伴背景活动减慢的多灶性癫痫样放电，高度失律图形可持续数月最终又恢复暴发-抑制图形。③发作期 EEG 常与游走性肌阵挛无对应关系，局灶性发作或癫痫性痉挛时的 EEG 与其他非综合征病例相似。

（2）治疗原则　寻找病因，对因治疗。抗癫痫治疗效果差，需要多药联合应用；药物控制差，还可考虑生酮饮食、大剂量糖皮质激素冲击等。

（3）处方

① 病因治疗：如为代谢性因素所致，可采用特殊饮食、补充代谢缺乏的酶或辅酶，减少有害的代谢产物潴留在体内。

② 抗癫痫治疗：一线用药为左乙拉西坦、氯硝西泮；添加药物有司替戊醇、皮质类固醇、溴化物等，具体用法见本章文后附表。

3. 大田原综合征（Ohtaharasyndrome，OS）

OS 又称婴儿早期癫痫脑病伴暴发抑制脑电图（early infantile epileptic encephalopathy with suppression burst EEG，EIEE），由 Ohtahara 在 1976 年首次报道。本病发病年龄早、脑电图具有暴发-抑制波型、惊厥难以控制、预后差、可转变成婴儿痉挛等特点。病因多样，包括脑结构性异常，如半侧巨脑综合征、胼胝体发育不良等；代谢性如非酮症性高甘氨酸血症、吡哆醇依赖症、细胞色素 C 氧化酶缺乏等；遗传性如 STXBP1、ARX、CDKL5、SLC25A22 等基因突变。

（1）诊断要点　①3个月内起病，强直和（或）强直阵挛发作，每天可发作2～40 次不等，每次发作短暂，短则 10s，长则只有 5min，可以成串发作，部分患儿在 4～6 个月时可转变成 West 综合征。②发作间期脑电图为特征性的暴发-抑制型脑电图，包含两型。Ⅰ型：脑电图可从连续暴发-抑制演变呈高峰节律紊乱，然后转变成广泛的慢棘-慢波。Ⅱ型：脑电图是从暴发-抑制波演变呈病灶性棘波。③发作期脑电图为广泛性暴发或局灶性放电。④影像学显示不同程度的皮质萎缩，部分可出现额叶低密度影，中线结构左移，脑室扩张等。⑤精神运动严重落后，严重者不会哭笑和注视，无法竖头，语言障碍、肢体偏瘫等。

（2）治疗原则　积极寻找和治疗病因。对症治疗以抗癫痫治疗为主。

（3）处方

① 病因治疗：代谢性疾病如吡哆醇依赖症，采用大剂量维生素 B_6；甲基丙

二酸血症，可采用维生素 B_{12} 治疗等。结构性异常，如抗癫痫治疗效果差，可采用手术切除致痫灶。

② 抗癫痫治疗：a. 促肾上腺皮质激素 1U/（kg·d），每日 1 次，静脉注射 28 天为 1 个疗程，后改泼尼松 2mg/（kg·d）序贯维持 3～6 个月；或甲泼尼龙冲击治疗 15～30mg/（kg·d），连续 3 天，间歇期予泼尼松 2mg/（kg·d），4 天，共 4 个疗程，后改泼尼松 2mg/（kg·d），序贯维持 3～6 个月。b. 抗癫痫药物如左乙拉西坦、氨己烯酸、唑尼沙胺、苯巴比妥等，具体用法见本章文后附表。c. 药物治疗无效，可考虑生酮饮食。

4. 良性新生儿惊厥（benign neonatal seizure）

良性新生儿惊厥也称为特发性新生儿惊厥。目前为止病因不明。

（1）诊断要点：①以出生后第 5 天左右反复阵挛或窒息发作最常见，通常于 24h 内自行缓解，最长不超过 15 天，以后不再反复发作，精神及神经发育不受影响，预后良好，故习惯上不诊断为癫痫。②阳性新生儿或婴幼儿多有惊厥家族史。③50%～70% 发作间期脑电图正常，25% 可见 θ 样尖波。④发作期脑电图可见局灶起源的高波幅全导放电。⑤头颅影像学常无明显异常。⑥与之相关的突变基因有 20q13.3（KCNQ2）、8q24（KCNQ3）。

（2）治疗原则　本病常可自行缓解，一般不建议抗惊厥治疗。

（3）处方　一般性支持治疗，对于发作频繁者短程抗癫痫药物治疗，可选择苯巴比妥、左乙拉西坦、奥卡西平等。

二、婴儿（＜1 岁）起病的癫痫及癫痫综合征

1. 良性婴儿癫痫（benign infantile epilepsy，BIE）

BIE 亦称婴儿良性部分性癫痫，占 2 岁以内婴儿癫痫的 29%，以亚洲国家报道的病例为多。本病包括婴儿良性复杂局灶性癫痫和婴儿良性局灶性癫痫伴泛化，病程具有自限性，预后好。

（1）诊断要点　①起病年龄在 12 个月内，有或无早发惊厥家族史；②母孕期及出生史无明显异常，发病前后精神运动发育无异常；③早期发作频繁，无热惊厥，无明显诱因，或仅有轻度腹泻等非特异性感染；④发作间期脑电图无典型痫性波；⑤可呈丛集性发作，但无癫痫持续状态；⑥神经影像学及生化检查结果无明显异常；⑦抗癫痫药物治疗效果好。需同时满足以上 7 项。

（2）治疗原则　本病具有良性病程的特点，尤其新生儿期起病者大部分可在出生后数月内发作停止，多数不需要积极抗癫痫治疗，对于发作频繁者可予以适

当抗癫痫治疗。

（3）处方　抗癫痫药物：包括左乙拉西坦、奥卡西平、卡马西平、苯巴比妥、托吡酯、唑尼酰胺等药物，具体剂量详见本章文后附表。

2. 良性家族性婴儿癫痫（benign familial infantile epilepsy，BFIE）

BFIE 是一种少见的常染色体显性遗传的婴儿癫痫综合征，具有高度的遗传异质性，起病年龄为 3～24 个月，高峰年龄为 4～7 个月，多在 1 岁内起病。本病发作形式多样，难以与其他婴儿期癫痫综合征相鉴别。多呈良性病程，预后良好，多种抗癫痫药治疗均有效。

（1）诊断要点　①多在出生后 2 天至 35 个月起病，高峰发病年龄为 4～7 个月；②无诱因的局灶性发作或局灶性发作继发全面性发作，多有丛集性发作（即 24h 内发作 2 次以上）的特点；③EEG 背景正常，发作期可为局灶起源的痫样放电，发作间期无典型痫样放电；④头颅影像学检查无异常；⑤起病前后智力运动发育正常；⑥有良性新生儿或婴儿癫痫家族史；⑦发作呈自限性或对抗癫痫药物反应好，且多数在 2 岁前癫痫发作缓解。

（2）治疗原则　本病呈良性病程，预后良好，原则上对于发作稀少和发作表现轻的病例可不用抗癫痫药物。本病为局灶性起源，治疗可首选对局灶性发作有效的药物。

（3）处方　如卡马西平、丙戊酸钠、苯巴比妥和唑尼沙胺等，具体剂量见本章文后附表。

3. West 综合征（West syndrome，WS）

WS 即婴儿痉挛（infantile spasms，IS），本病的病因约 80% 为症状性，包括先天性脑结构异常（巨脑回、无脑回）、神经皮肤综合征（结节性硬化症）、遗传代谢病（吡哆醇依赖症）、围产期因素（缺氧缺血性脑病）、染色体异常（1p36 缺失、7q11.23 缺失等）、基因突变（*CDKL5*、*TSC1*、*SCN1A* 等）。属于癫痫性脑病，60%～90% 常合并有严重的智力和运动发育落后，23%～60% 转为 Lennox-Gastaut 综合征或其他形式的发作。

（1）诊断要点　①发作形式为成串痉挛发作，表现为屈曲型、伸展型和混合型，思睡或刚醒时出现，发作时伴喊叫或痛苦状。②发作间期脑电图为高峰失律，表现为不对称、不同步、并伴有暴发-抑制交替倾向的高幅慢波，夹杂以多灶性尖波、棘波或多棘波。③典型的发作期脑电图为高幅慢波上夹杂低幅快波，持续 1～2s。④多合并智力、运动落后。

（2）治疗原则　需尽早终止发作。临床发作终止，脑电图高峰失律消失，与良好认知和发育相关。抗癫痫治疗首选糖皮质激素（促肾上腺皮质激素）和氨己烯酸，二线用药托吡酯、丙戊酸钠、氯硝西泮、左乙拉西坦、拉莫三嗪。也可选择生酮饮食。上述治疗无效的情况，可选用迷走神经刺激术。对于有局灶性结构异常，还可考虑外科手术。West综合征治疗原则见图7-13。

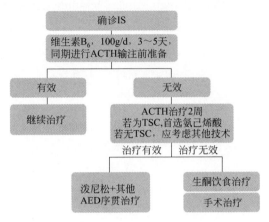

图 7-13　West综合征治疗原则

（3）处方

① 病因治疗：如苯丙酮尿症采用低苯丙氨酸饮食；吡哆醇依赖症，采用大剂量维生素 B_6；甲基丙二酸血症，可采用维生素 B_{12} 治疗等。

② 抗癫痫治疗：a. 促肾上腺皮质激素 1U/(kg·d)，每日 1 次，静脉注射 28 天为 1 个疗程，后改泼尼松 2mg/(kg·d) 序贯维持 3～6 个月；或甲泼尼龙冲击治疗 15～30mg/(kg·d)，连续 3 天，间歇期予泼尼松 2mg/(kg·d)，4 天，共 4 个疗程，后改泼尼松 2mg/(kg·d)，序贯维持 3～6 个月。b. 抗癫痫药物如氨己烯酸、托吡酯、丙戊酸钠、氯硝西泮、左乙拉西坦、拉莫三嗪，具体用法见本章文后附表。

③ 生酮饮食、迷走神经刺激术：推荐用于药物治疗不佳的病例。

④ 外科手术：局灶性致痫灶可考虑外科手术。

4. 全身性癫痫伴热性惊厥附加症（generalized epilesy with febrile seizure splus，GEFS+）

GEFS＋是一种常见的、通常在婴幼儿期起病，需要以家族为整体诊断的遗传性癫痫综合征。GEFS＋具有遗传异质性和表型异质性，目前分子遗传学研究认为 GEFS＋最常见致病基因为 *SCN1A* 基因，但仅 10%～19% 的家系与 *SCN1A* 基因突变有关，少数家系与编码电压门控钠离子通道的 α2、β1 亚单位基因（*SCN2A*、*SCN1B*）及配体门控 GABA 受体氯离子通道的 γ2、δ 亚单位基因（*GABRG2*、*GABR-D*）等基因突变有关。

（1）诊断要点　①主要发作形式为热性惊厥，其他还可出现热性惊厥附加症伴肌阵挛发作、伴失神发作、伴失张力发作、伴部分性发作；最严重和少见的临床表型为肌阵挛站立不能性癫痫、婴儿严重肌阵挛性癫痫；②脑电图、头颅MRI均不具有特异性。③反复的惊厥发作会加重患儿智力减退。

（2）治疗原则　避免诱因，选用全面性癫痫药物治疗。

（3）处方

① 一般治疗：避免感染，预防发热，心理支持性治疗。

② 药物治疗：可选丙戊酸钠、左乙拉西坦、托吡酯等，疗程1～2年。具体用法见本章文后附表。

5. Dravet 综合征（Dravet syndrome，DS）

DS又称婴儿严重肌阵挛性癫痫综合征，是一种严重的早期婴儿癫痫性脑病（early infantile epileptic encephalopathy，EIEE），属于热敏感性癫痫，发热可诱发惊厥持续状态。目前与本病相关基因包括 SCN1A、SCN2A、SCN8A、SCN9A、 SCN1B、 PCDH19、 GABRA1、 GABRG2、 STXBP1、 HCN1、CHD2 等，其中70%～80%由 SCN1A 基因突变所致。

（1）诊断要点　①婴儿早期起病，1岁以内常以热性惊厥起病，6个月为发病高峰年龄，有热敏感特点，低热即可诱发发作，1次病程中易反复发作，出现惊厥持续状态；②发作形式多样，可表现为全面强直阵挛发作、肌阵挛发作、强直、不典型失神发作、单侧肢体阵挛或双侧强直阵挛发作、局灶性发作等；③起病前发育多正常，后渐出现精神运动发育迟缓，出现明显认知障碍，50%～60%有共济失调，20%～30%有锥体束征；④对多种抗癫痫药物反应欠佳，较难控制癫痫发作。

（2）治疗原则　可选用全面性抗癫痫用药，必要时多药联合运用，也可选用生酮饮食和ACTH。拉莫三嗪、卡马西平、奥卡西平可加重发作，应避免使用。

（3）处方

① 一般治疗：避免导致基础体温升高因素，如感染、疫苗接种、热水浴等。

② 抗癫痫药物治疗：如丙戊酸、托吡酯、司替戊醇、氯巴占、氯硝西泮、左乙拉西坦，丙戊酸为本病的首选用药。本病属于难治性癫痫，常需2种或2种以上抗癫痫治疗。药物联用仍无法控制，可采用ACTH或激素冲击治疗（用法用量同West综合征）。具体用法见本章文后附表。

③ 生酮饮食：对Dravet综合征可能有较好疗效。

④ 迷走神经刺激术：可用于上述治疗效果不佳的患儿。

6. 良性婴儿肌阵挛癫痫（benign myoclonic epilepsy in infancy）

良性婴儿肌阵挛癫痫常在发病后6个月到5年之间自发缓解。有听觉或触觉刺激诱发发作的患儿预后较好，肌阵挛发作容易被抗癫痫药物或者避免诱发刺激而控制。相反的，光敏诱发的患者可能在临床发作缓解后持续多年存在。10％～20％良性婴儿肌阵挛癫痫患儿在治疗停止后，主要在青春期早期可出现不频繁的GIGS。精神运动发育正常，但是如果不治疗，10％～20％的患儿以后可能有轻度的认知、行为或者运动缺陷。

（1）诊断要点　①首次肌阵挛发作多在出生后6个月至3岁，少数病例6个月前发病；②发病前智力正常；③短暂全面性肌阵挛发作，睡眠及觉醒时均可发作，可自发性，也可由闪光刺激、声音及触觉刺激等诱发；④极少数伴有其他类型发作；⑤少数病例发病前可有热性惊厥史或有家族癫痫史、热性惊厥史；⑥发作期脑电图为持续1～3s全面性（多）棘慢波综合，发作间期脑电图多为正常，少数患者有少量慢波背景；⑦药物疗效良好，远期疗效及预后良好，少数可进展为青少年肌阵挛癫痫。

（2）治疗原则　多选择全身性抗癫痫治疗，尽早控制发作。

（3）处方

① 避免诱发刺激。

② 抗癫痫药物　首选VPA单药治疗，若不能控制，可合应用左乙拉西坦、托吡酯等。

7. 非进展性疾病中的肌阵挛脑病（myoclonic encephalopathy in non progressive diseases）

非进展性疾病中的肌阵挛脑病是由静止性病因引起的非进展性脑功能障碍。染色体病约占50％（Angelman综合征、Wolf-Hirschhorn综合征等），围产期或出生后早期缺氧缺血性脑损伤和先天性脑发育异常分别各占20％左右，另有10％病因不明。发作常隐匿性开始，患者精神萎靡、反应低下、活动减少、共济失调样动作、流涎等，症状逐渐加重，多伴有神经精神异常、严重智力低下、肌张力异常。

（1）诊断要点　①平均起病年龄12个月（1天至5岁）。②发作类型包含：肌阵挛状态、部分运动性发作、肌阵挛失神、粗大肌阵挛、全身性或一侧性阵挛等发作，有些由发热诱发。可有运动敏感、刺激敏感或意向性肌阵挛，并可夹杂抑制性成分（失张力），可出现肌阵挛持续状态。③发作期EEG特征为广泛性慢棘慢波节律性爆发，常伴双侧节律性肌阵挛，电-临床密切相关；或为持续慢波活动，波形相对单一，但波幅、部位多变，双侧半球可不同步，常伴持续但不同步的肌阵挛，电-临床性质及相关性很难准确判断。④发作间期脑电图表现为慢波睡眠期阵发性放电数量明显增加，常为电持续状态。表现为持续而广泛的慢波、棘慢波活动，间断有多灶性棘波。同步多导 EMG，显示频繁的、多部位同步或不同步的肌阵挛抽动。可持续数日或数月，症状可有波动。⑤头颅影像可伴脑发育异常。⑥可行染色体基因检查明确诊断。

（2）治疗原则 肌阵挛持续状态是导致智力和运动倒退的主要原因，而且是可逆的，所以应当积极治疗。但应区分非癫痫性异常行为和运动，避免过度治疗。多数病例对各种抗癫痫治疗反应不好。

（3）处方

① 抗癫痫治疗 可选择丙戊酸钠、苯二氮䓬类药物、托吡酯、左乙拉西坦等，不建议使用卡马西平和奥卡西平等药物。静脉注射苯二氮䓬类药物能暂时改善肌阵挛症状，但不能维持。

② 其他治疗 还可尝试生酮饮食和 VNS。脑发育异常可以考虑手术治疗。

8. 婴儿癫痫伴游走性局灶性发作 (epilepsy of infancy with migrating focal seizures，EIMFS)

EIMFS 属于婴儿早期少见的难治性癫痫。多在出生后 6 个月内起病，生后 40 天至 3 个月为高峰期，临床表现为游走性局灶性发作的特点。患儿智力、运动发育落后。目前已发现致病基因有 *KCNT1*、*SCN1ASCN2A*、*SCN8A*、*PLCB1*、*SLC25A22*、*TBC1D24* 等。对抗癫痫药治疗反应不佳，预后较差，病死率高。

（1）诊断要点 ①出生后 6 个月内起病；②几乎持续的游走性的多种类型的局灶性发作；③发作期脑电图表现为多灶性放电，在一侧半球内或双侧半球之间游走，累及多个部位，临床发作与脑电图放电在时间和部位上密切相关；④逐渐进展的智力和运动发育倒退；⑤对抗癫痫药治疗反应不佳，预后不良。

（2）治疗原则 对各种抗癫痫药物的疗效欠佳。

（3）处方 对于有 *KCNT1* 基因突变的，可采用奎尼丁治疗，用量为 15～60mg/(kg·d)，每日最大剂量为 3000～4000mg，但用于 *KCNT1* 基因突变靶向治疗的药物剂量尚无明确标准。还有报道可采用溴化钾、乙酰唑胺、卢非酰胺、生酮饮食等治疗。

三、儿童（1~12 岁）起病的癫痫及癫痫综合征

1. Lennox-Gastaut 综合征（Lennox-Gastaut syndrome，LGS）

LGS 病因可为结构性（如脑发育畸形、中枢神经系统感染、脑肿瘤、头部外伤等）、遗传性和未知病因。起病年龄见于 1～14 岁，多见于 3～5 岁，男童发病率高于女童。

（1）诊断要点　①发作形式有强直性、不典型失神、失张力和肌阵挛，也可有全面性强直-阵挛发作，同一患儿具有 2 种或 2 种以上发作形式，其特征性的发作形式是强直发作。②特征性的发作间期脑电图为全导 1.5～2.5Hz 慢棘慢波，可短程或长程爆发。③本病治疗困难、表现为进行性智力发育落后，预后欠佳。

（2）治疗原则　治疗主要是减少最具致残性和伤害性发作类型的频率，如强直发作及失张力发作、癫痫持续状态。

（3）处方

① 药物治疗：本病属于药物难治性癫痫，通常需 2 种或 2 种以上抗癫痫治疗，可选抗癫痫药物如丙戊酸钠、拉莫三嗪、托吡酯、左乙拉西坦等，若药物联用仍无法控制，可采用 ACTH 或激素冲击治疗。具体用法见本章文后附表。

② 生酮饮食或迷走神经刺激术：可结合患者具体情况考虑生酮饮食治疗或迷走神经刺激术治疗。

③ 外科手术：局灶性致痫灶可考虑外科手术。

2. Doose 综合征（Doose syndrome）

Doose 综合征又称肌阵挛失张力癫痫（myoclonic atonic epilepsy，MAE），既往还称肌阵挛-站立不能性癫痫。发病年龄为 18～53 个月，高峰为 2～4 岁，75％为男孩，30％～40％有热性惊厥史或癫痫家族史。少数为全面性癫痫伴热性惊厥附加症（GEFS＋）家系表型之一，可有 *SCN1A*、*SCN1B*、*GABRG2* 基因突变等。本病除了癫痫发作外，还可合并其他的临床表现，如智力障碍、共济失调、小头畸形、运动障碍、发育迟滞等，致病基因不同，临床表现各异。84％的患者病前智力、运动发育正常，20％～74％存在智力障碍。不同基因突变引起的癫痫，对药物的敏感性性不同，预后也不尽相同。

（1）诊断要点　①发作形式：可表现为多种癫痫发作类型，如肌阵挛、失张力、肌阵挛-失张力、不典型失神发作、失张力发作、强直发作、全面强直阵挛发作等。其中肌阵挛-失张力发作是最具特征性的发作类型。②发作间期脑电早期正常（或背景出现 θ 节律），之后出现全导 2～3Hz 棘慢波、多棘慢波，无恒定局灶性放电。③除外婴儿良性肌阵挛癫痫、Dravet 综合征、隐源性 Lennox-Gastuat 综合征及不典型儿童良性部分性癫痫。

（2）治疗原则　首选单药治疗，选择针对全面性发作的抗癫痫药物，如单药治疗不能控制发作可联合用药，药物难控制病例，还可选择糖皮质激素、生酮饮食治疗，以及迷走神经刺激术。

（3）处方

① 一般治疗：预防意外，心理支持性治疗。卡马西平、苯妥英钠、氨己烯酸可能加重肌阵挛发作，应避免应用。

② 药物治疗：可选丙戊酸钠、拉莫三嗪、托吡酯、左乙拉西坦、氯硝西泮等；如果单药治疗无效，可考虑 2 种或 2 种以上抗癫痫药物联合治疗。具体用法见本章文后附表。

③ 其它治疗：药物难治性病例可结合患者具体情况考虑糖皮质激素、生酮饮食治疗、迷走神经刺激术治疗等。

3. 儿童失神性癫痫（children absence epilepsy，CAE）

CAE 是一种儿童期发病的癫痫综合征，属于遗传性全身性癫痫。起病年龄为 4～10 岁，发病高峰为 5～7 岁，女性多于男性。CAE 预后良好，多数患儿癫痫发作可缓解并成功撤药，若存在失神癫痫持续状态，发病年龄晚（超过 8 岁），合并肌阵挛性癫痫，脑电图存在多棘波、局灶性异常，常提示预后不良。

（1）诊断要点 ①频繁的失神发作（通常每日出现数次至百余次），发作持续 5～30s，过度换气、光刺激、睡眠剥夺等可诱发。突然发生的意识丧失（意识改变存在个体差异）是其重要特征，同时伴有反应迟钝，正在进行的行为终止。②自动症，多见于口咽部，可见于持续时间较长或由过度换气诱发的发作中，不易受年龄及警觉状态改变的影响。③发作时脑电图典型表现为双侧同步对称的广泛性 3Hz 棘慢复合波放电，常常突发突止。过度换气容易诱发。④在 92％患者的发作间期脑电图中可见表现为广泛性棘慢波放电的阵发性活动。

（2）治疗原则 尽可能使用单药治疗，避免发作时意外发生。

（3）处方

① 一般治疗：避免诱因，预防意外，心理支持性治疗。

② 药物治疗：a. 对于新诊断的或未治疗的患者：可选用乙琥胺、丙戊酸和拉莫三嗪作为起始单药治疗药物，卡马西平、奥卡西平、苯巴比妥、苯妥英钠、噻加宾和氨己烯酸有诱发或加重失神发作可能；左乙拉西坦对失神发作的治疗有效性尚无法确定。具体用法见本章文后附表。b. 失神癫痫持续状态处理：治疗首要目标是在最短的时间内迅速终止癫痫活动，并保持 1～2 天的病情稳定。通常需要进行阶梯式的渐进治疗方案，持续脑电监测来评估和确认治疗效果，详见图 7-5 惊厥持续状态处理流程。

4. 儿童良性癫痫伴中央颞区棘波（benign childhood epilepsy with centro-temporal spikes，BECT）

BECT 又称 Rolandic 癫痫，是最为常见的儿童局灶性癫痫综合征，占儿童癫痫总数的 13%~23%，发病年龄 2~14 岁，5~10 岁多见，9~10 岁时高峰，男孩多于女孩。该病与遗传有关，常有癫痫家族史。预后良好，多在 16 岁前停止发作。

（1）诊断要点 ①发作与睡眠关系密切，常在入睡不久或清晨觉醒时出现。②发作形式为局灶性发作，局限于口面部，表现为一侧口角抽动，咽部、舌及颊部感觉异常，喉头异常发声，唾液不能吞咽而外流，意识多清醒，但不能言语。同侧面部的抽动可扩展到同侧上肢。幼儿易泛化为全面性发作。③发作持续时间短，多为 1~2min，发作频率少，一次病程 1~2 次。④发作间期脑电图在中央、顶、中后颞区可出现负性、双向或多向的棘波或尖波，或棘慢复合波。⑤神经系统影像学检查多为正常。⑥对智力影响小，预后良好。⑦BECT 变异型可出现负性肌阵挛，对认知功能有一定的影响。

（2）治疗原则 BECT 治疗适应证为发作频繁，发作时症状较重，持续时间长或发生癫痫持续状态，两次发作间隔短或起病年龄较小。常规抗癫痫药物效果满意，如丙戊酸、卡马西平、奥卡西平、左乙拉西坦、托吡酯等。大多数单药治疗效果良好，一般不主张联合用药。BECT 治疗的疗程多为发作缓解 2~4 年为宜，或以脑电图恢复正常为停药指征。

（3）处方

① 一般治疗：避免诱因，预防意外，心理支持性治疗。

② 药物治疗：可选奥卡西平、卡马西平、左乙拉西坦等，具体用法见本章文后附表。

5. 癫痫性脑病伴慢波睡眠期持续棘慢波（epilepticencephalopath with continuous spike and waves during slow-wave sleep，CSWS）

CSWS 为儿童期发生严重影响认知功能的癫痫综合征，表现为癫痫发作、全面性脑功能减退及脑电图出现慢波睡眠期持续性癫痫性电活动（electrical status epilepticus in slow-waves sleep，ESES），发病率占儿童期癫痫的 0.2%~0.5%，发病年龄为 2 个月至 12 岁，高峰年龄为 4~8 岁，男孩多见。多数患者起病前神经精神发育正常，33%~50% 有神经系统或神经影像学异常，可有脑瘫或其他静止性脑病。早期治疗癫痫并终止 ESES 可改善患者的预后。

（1）诊断要点 ①CSWS 患者 80% 以上存在癫痫发作，发作形式为夜间出现部分运动性发作或全面性发作，伴有负性肌阵挛是 CSWS 的特征性发作。②发病后患者出现全面性精神运动发育减慢、停滞或倒退，特别是言语智商（更多见于口语表达）和短时空间技能减退。③CSWS 主要依据脑电图（EEG）诊断。EEG 特点为 ESES 现象以前头部为著，非快速动眼期（Non-rapid eye movement，NREM）期最为明显，棘慢波指数（spike-wave index，SWI）也最多，目前认为诊断 CSWS 其 NREM 期 SWI 大于 85%；或发作后出现明显精神运动停滞或倒退，脑电图 NREM 期 SWI 大于 50% 也可诊断。

（2）治疗原则　CSWS 患者的预后与其癫痫的控制，特别是脑电图 ESES 现象的严重程度及持续时间关系密切，需尽早治疗，控制临床发作，降低脑电图的 SWI，防止认知损害。目前针对 CSWS 的治疗首选丙戊酸钠、氯硝西泮，可选用左乙拉西坦、拉莫三嗪或托吡酯作为添加治疗，还可以采用 ACTH、大剂量激素冲击、生酮饮食等治疗方法。

（3）处方

① 一般治疗：避免诱因，预防意外，心理支持性治疗。钠离子通道阻滞剂奥卡西平、卡马西平可能加重 ESES，应避免应用。

② 药物治疗：可选丙戊酸钠、氯硝西泮、拉莫三嗪、托吡酯、左乙拉西坦等，具体用法见本章文后附表。如果单药治疗无效，可考虑 2 种或 2 种以上抗癫痫药物联合治疗，药物联用仍无法控制，可采用 ACTH 或激素冲击治疗。

6. 早发性儿童枕叶癫痫（benign childhood occipital epilepsy）

早发性儿童枕叶癫痫，以视觉症状包括黑矇、闪光、视幻觉等为特征性发作表现，可以有呕吐、头痛以及头眼偏转，并可以继发复杂部分性发作和全面性发作。根据发病年龄的不同，可以区分为早发型（early onset，Panayioltopoulos 型）或者晚发型（late onset，Gastaut 型）。EEG 显示一侧或者双侧枕区的癫痫样放电，预后相对良好，呈自限性。

（1）Panayiotopoulos 综合征　又称伴有枕叶放电的早发性儿童良性癫痫，是一种少见的儿童期年龄相关性良性癫痫。以自主神经受累为发作的主要症状，1/5 患儿有发作性晕厥。发作初期多数患儿的意识和言语功能保留，但随着发作的进展出现意识和语言障碍，患儿表现为完全无反应状态，发作持续时间大于半小时以上，形成自主神经癫痫持续状态。发作主要在睡眠中发生，间歇期脑电图常可见多灶性棘波，多数情况下发作期脑电图见放电从后头部开始，少数情况下从前头部开始。大多数病例预后良好。

① 诊断要点：a. 好发年龄为 1～14 岁，4～5 岁为发病高峰。发作期主要表现为视觉异常和运动症状。一般首先表现为视觉异常，如一过性视力丧失、视野暗点、偏盲、幻视等。视觉异常之后或同时可出现一系列的运动症状，如半侧阵挛、复杂部分发作伴有自动症，可继发全面强直阵挛发作。发作后常常伴有头痛和呕吐，约 30% 患者表现为剧烈的偏侧头痛，17% 患者伴有恶心、呕吐。发作

频率少，清醒和睡眠时均出现发作，以睡眠中为主。b. 一般情况下体格检查、神经系统检查及智力发育均正常。c. 典型发作间期脑电图表现为背景正常，枕区出现高波幅的双相棘波。棘波位于枕区或后颞，单侧或双侧性。棘波的特征是容易出现在闭目时，睁眼后棘波容易被抑制甚至消失。d. 发作期的脑电图特征是低幅快波，多限于一侧枕区，也可以双侧同时发放。e. 头颅影像学多未见明显异常。

② 治疗原则：大部分患者对癫痫药物治疗的反应性好，尽量单药治疗。大部分病例的发作持续时间为 3～7 年，平均 4.5 年，大多数于 13～19 岁终止发作。

③ 处方：可选用针对局灶性发作的药物如卡马西平、奥卡西平、左乙拉西坦等抗癫痫药物。

（2）晚发性儿童枕叶癫痫（Gastaut 型） Gastaut 型是一种较少见的局灶性癫痫综合征，占所有癫痫的 0.2%～0.9%。本病有年龄依赖性，可能与遗传因素有关，但尚未发现有明确相关的遗传基因。临床表现为各种视觉症状和（或）运动症状。多数在 13～19 岁前停止发作，80% 患者预后较好，可通过服用抗癫痫药物，缓解发作，但少数患儿预后欠佳，可合并认知不良。

① 诊断要点：a. 起病年龄 3～16 岁，平均 8 岁，男女无性别差异。临床表现为各种视觉症状和（或）运动症状，如头眼偏转性发作，伴或不伴意识丧失和（或）偏侧惊厥、全面性强直-阵挛等，头痛也较常见。b. 发病前精神运动发育正常，神经系统检查无异常；c. 脑电图枕区痫性放电；d. 脑影像学检查未见异常。

② 治疗原则：可选用针对局灶性发作的抗癫痫药物。大部分对抗癫痫药物治疗的反应性好，少数属于药物难治性癫痫。

③ 处方：对大部分癫痫药物治疗的反应性好，可选用卡马西平、丙戊酸、拉莫三嗪、奥卡西平等。少数耐药的可采用 2 种以上抗癫痫药物。

7. 常染色体显性遗传夜间额叶癫痫 （autosomal dominant nocturnal frontal lobe epilepsy, ANDFLE）

ADNFLE 是一种睡眠时发作的特发性局灶性癫痫综合征，以夜间成串的运动症状发作为其显著的临床特征。睡眠时出现手足痉挛、抽动，以及呼喊、尖叫等症状较常见，常被误认为睡眠障碍等非癫痫性发作。属于常染色体显性遗传性疾病，是第一个被发现的单基因遗传的局灶性癫痫。目前认为是编码乙酰胆碱受体的基因出现了变异，可导致 ANDFLE 已知四种基因变异包括了 *CHRNA4*、

15q24、*CHRNB2*、*CHRNA2*。

（1）诊断要点 ①多于幼年发病，常被误诊。临床表现为夜间频繁而短暂的运动性发作，以姿势性或扭转性强直、肌张力不全样运动、发声及躯体自动症为特征，常有癫痫和诊断不明的睡眠障碍家族史。②EEG 阳性率低，但 VEEG 容易记录到发作期的 EEG 特征。③EEG 特征：背景活动及睡眠周期正常。发作间期 EEG 较少见阵发性异常，少数可见一侧或双侧额、额-中央、额-颞或颞区有癫痫样活动，少数有双侧或局限性慢波增多。④发作期视频脑电图可见 NREM Ⅱ期，以双额为主的尖慢波活动、节律性棘波、节律性活动或觉醒样反应继以 9Hz 节律性活动。⑤精神运动发育正常，无结构性脑损伤证据。

（2）治疗原则 可选择针对局灶性发作的药物，容易控制，但治疗常需持续到成年，且停药后仍有复发可能。

（3）处方 可选用卡马西平、奥卡西平、左乙拉西坦、拉考沙胺等。严重病例需用一种以上的抗癫痫药物治疗，但丙戊酸一般无效。

8. 肌阵挛失神癫痫 (myoclonic absence epilepsy，MAE)

MAE 为一种以肌阵挛失神（myoclonic absences，MA）为主要或唯一发作类型的罕见儿童癫痫综合征，患病率为 $0.5\% \sim 1\%$。20% 左右的患儿有癫痫家族史，提示为特发性全面性癫痫。2/3 的 MAE 患儿可伴有少量其他发作类型，如全面性强直-阵挛发作、阵挛发作、失神发作等。多数对抗癫痫药物治疗有效，但有些预后不佳，发作可持续到成年，并可遗留认知损伤。

（1）诊断要点 ①MAE 的起病年龄为 11 个月至 12.5 岁，高峰年龄在 7 岁左右，男性略多于女性。发作类型以失神发作和肌阵挛发作为主。表现为失神发作伴双侧节律性肌阵挛性抽动，发作持续时间较失神发作长，为 $10 \sim 60s$。2/3 的患者可伴有其他类型的发作，如全面强直阵挛发作等。②约 50% 患儿在发病前有不同程度的智力低下，但无其他神经系统的异常发现。③发作期 EEG 为双侧对称同步 3Hz 棘慢复合波节律性发放。④发作受累部位的同步：肌电图均显示是与棘慢波的棘波成分呈锁时关系的肌电暴发，伴强直收缩时可导致上肢姿势性上抬或躯干前倾、低头，EMG 还可记录到持续性和短暂性两种形式的肌电活动暴发。

（2）治疗原则 尽早终止肌阵挛失神发作，但 MAE 常出现药物抵抗性，治疗可选择针对全面性发作的抗癫痫药物。临床上早期诊断和积极治疗是控制发作和改善 MAE 患儿预后的关键。

（3）处方 首选丙戊酸单药治疗，或联合乙琥胺、拉莫三嗪、左乙拉西坦、托吡酯、苯巴比妥和苯二氮䓬类等药物。禁用卡马西平或奥卡西平等治疗局灶性发作的药物。

9. Landau-Kleffner 综合征（Landau Kleffner syndrome，LKS)

LKS 又称为获得性癫痫性失语，是一种与年龄相关的癫痫综合征，仅占儿童癫痫的 0.2%，是由于癫痫发作造成语言中枢的功能障碍。临床上常见于 1 次或多次癫痫发作后，在意识清楚时却不能说话，但听觉正常，能以点头、眼神和体语示意。2～3 天后语言可渐渐恢复，但常达不到原有水平，随着发作次数的增加，语言障碍渐渐加重，若及时适当治疗，癫痫发作控制，语言功能可渐渐恢复。目前有研究显示 LKS 发病与遗传、免疫及神经元功能性损伤有关。

(1) 诊断要点　①癫痫：多为首发症状和主要表现，常见的发作类型为局灶性运动性发作（常伴 Todd 麻痹）及全身性发作，一般无强直发作，多数患儿同时存在多种发作形式。癫痫发作和失语的出现无明确时间顺序。癫痫发作一般在 15 岁前自发消失。②获得性失语：起病年龄多在 3～9 岁，发病前患儿的语言发育正常，随着癫痫发作而出现获得性失语，其类型为运动性、感觉性或混合性，严重程度与癫痫发作和 EEG 的痫性放电有关。EEG 异常或癫痫发作出现在最初语言障碍的前后 2 年间。③精神症状：部分患儿可伴有认知、行为和情感的障碍。④EEG 特点：显示特征的脑电图，表现为在非快动眼睡眠期出现广泛或局限频发的棘慢波，即 ESES。

(2) 治疗原则　目前尚无特殊疗法。治疗的重点在于有效地控制癫痫发作和语言康复训练。类固醇激素和手术对 LKS 的治疗有一定的效果。

(3) 处方

① 一般治疗：避免诱因，预防意外，心理支持性治疗。

② 抗癫痫药：可选择丙戊酸、乙琥胺、乙酰唑胺、苯二氮䓬类及左乙拉西坦等，而卡马西平、苯巴比妥、苯妥英钠对 LKS 无明显效果，甚至可加重病情，引起癫痫持续状态。

③ 免疫相关药物：可采用 ACTH 或激素冲击治疗。

④ 手术治疗：颞叶切除及多处软脑膜下切除术，选择性切断水平纤维以阻断异常放电传导，同时保留了垂直结构和正常的生理联系，现已被用于治疗药物难治性 LKS 患儿。

⑤ 康复治疗：如果不进行以恢复语言交流的康复治疗，患儿可能会失声、失聪。

四、青少年（>12~18岁）起病的癫痫及癫痫综合征

1. 少年失神性癫痫（juvenile absence epilepsy，JAE）

JAE又称频繁癫痫失神小发作，是一种年龄依赖性的特发性全身性癫痫。根据临床表现可分为简单失神及复杂失神。具有特征性的脑电图，预后较儿童失神癫痫差。

（1）诊断要点　①发病年龄多为3~12岁，发病高峰为6~7岁，发作频繁，过多换气容易诱发。按发作形式可分为单纯性失神和复杂性失神，复杂性失神除了失神，常伴有失张力、自动症、肌阵挛、肌强直、自主神经症等。②发作期脑电图可记录到全导2~4Hz棘（尖）慢波，出现失张力时，可伴肌电消失。③头颅影像学都无异常发现。

（2）治疗原则　尽可能使用单药治疗，避免发作时意外发生。

（3）处方

① 一般治疗：避免诱因，预防意外，心理支持性治疗。

② 药物治疗：对于新诊断的或未治疗的患者可选用乙琥胺、丙戊酸和拉莫三嗪作为起始单药治疗药物，卡马西平、奥卡西平、苯巴比妥、苯妥英钠、噻加宾和氨己烯酸有诱发或加重失神发作可能；左乙拉西坦对失神发作的治疗有效性尚无法确定。具体用法见本章文后附表。

2. 青少年肌阵挛癫痫（juvenile myoclonic epilepsy，JME）

JME也为常见的癫痫类型。

（1）诊断要点　①青少年期起病，JME发病年龄主要集中在8~22岁，平均发病年龄为15岁。8岁以下和22岁以上者罕见。发病无性别差异。②发作形式以肌阵挛为主。约30%患者合并出现强直-阵挛发作、失神发作。夜间、凌晨或打盹后觉醒不久出现肌阵挛发作，主要累及双侧上肢，如起床不久手中所拿的物体突然不自主地掉落。波及下肢时可以出现跌倒。85%的患者起病数月或数年后出现全面性强直-阵挛发作，10%~15%的患者合并有失神发作。有时失神发作早于肌阵挛和全面性强直-阵挛发作出现。③神经系统发育及智力均正常。一般不能自发缓解，亦无进行性恶化。④EEG特征为双侧性多棘慢波或者棘慢波综合。发作间期脑电图可有全导暴发出现的棘慢波、多棘慢波。睡眠剥夺、闪光刺激等可诱发发作。

（2）治疗原则　药物治疗效果好，但发作缓解的预后差，抗癫痫药物治疗撤退后的复发率约为90%，故需要长期甚至是终身服药。

（3）处方　80%以上的患者用戊丙酸治疗效果好，但停药后约90%患者复

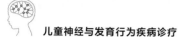

发，因此需要长期坚持服药治疗。此外，可选用拉莫三嗪、托吡酯、左乙拉西坦等控制发作。

3. 仅有全面性强直-阵挛发作的癫痫 (idiopathic generalized tonic-clonicseizures, IGTCS)

IGTCS 是一类与遗传因素密切相关的癫痫综合征。目前发现与 IGTCS 相关的基因主要是编码氯离子通道 2 有关的 *CLCN2* 基因及编码电压门控性钠通道 α2 亚基的 *SCN2A*。对 IGTCS 患者进行全外显子组基因检测是诊断本病的金标准。

（1）诊断要点　①青少年起病，精神运动发育里程碑大多是正常，神经系统无阳性体征。癫痫发作形式仅表现为全面性强直-阵挛发作；②发作期脑电图呈现全导对称性、广泛性和同步性放电；③发作间期脑电图通常背景活动正常，可伴有全导广泛性放电，如棘波、多棘波、棘慢复合波等；④影像学及实验室检查均未发现明显的病因；⑤可行基因检测明确相关突变基因。

（2）治疗原则　首选针对全面性发作的抗癫痫药物。

（3）处方　可选用丙戊酸钠、拉莫三嗪、托吡酯、左乙拉西坦、氯硝西泮等；如果单药治疗无效，可考虑 2 种或 2 种以上抗癫痫药物联合治疗。具体用法见本章文后附表。

4. 进行性肌阵挛癫痫 (progressive myoclonie epilepsy, PME)

PME 在儿童期或青春期起病。病情呈现发展性，预后不良。有频繁的肌阵挛发作，常伴有全面性强直-阵挛发作。神经系统有异常表现，认知功能呈现进行性衰退，多有小脑症状以及锥体束症状。可导致 PME 的疾病包括神经元蜡样脂褐质沉积症（NCL）、拉福拉病（Lafora 病）、涎酸贮积症、肌阵挛癫痫伴破碎样红纤维综合征（MERRF）、齿状核红核苍白球丘脑下部萎缩（DRPLA）、神经型戈谢病等。随着分子遗传学研究进展，近年来发现多种基因突变可导致 PME 表型。

（1）诊断要点　①有频繁的肌阵挛发作，常伴有全面性强直-阵挛发作；神经系统有异常表现，表现为认知功能呈现进行性衰退，多有共济失调等小脑症状以及锥体束症状。各种综合征又具有自身特点。如神经元蜡样脂褐质沉积症表现为肌阵挛、视网膜病变、共济失调、进行性痴呆，皮肤、脑组织病例显示异常包涵体；Lafora 病表现为痴呆、部分性发作、肌阵挛，皮肤、汗腺病理显示 Lafora 小体；涎酸贮积症临床表现为肌阵挛、视网膜病变、共济失调，眼底检查可见樱桃红斑；MERRF 表现为肌力减弱、共济失调、肌阵挛、智力低下、耳聋，查体见眼球震颤、深感觉障碍，辅助检查显示血乳酸、丙酮酸增高，肌肉活检显示肌肉内特殊红染肌纤维；DRPLA 是一种以不同程度的痴呆、语言障碍、共济失调、癫痫和不自主运动（包括舞蹈样动作、震颤和肌阵挛等）为临床特征；神经型戈谢病是一种溶酶体贮积病，中枢神经系统受累，可有意识障碍、语言障碍、颈强直、角弓反张、四肢强直、剪刀腿、行走困难、全身肌肉萎缩、牙关紧闭、吞咽困难、喉痉挛、惊厥发作等。②脑电图呈现在背景活动异常基础上的双侧性棘慢或多棘慢的综合。③可行相关生化检查、遗传代谢筛查、基因检测等明确不同疾病诊断。④头颅磁共振改变多为非特异性，可出现脑萎缩。

（2）治疗原则　PME 的病因多为神经遗传病，尚无特效治疗方法，目前的治疗主要包括控制肌阵挛和癫痫发作、对症支持治疗和康复治疗，但发作通常很难控制，而且也无法改变整体疾病进程。手术切除对 PME 无效果。

（3）处方

① 一般支持性治疗。

② 抗癫痫药物：以丙戊酸为首选，可联合氯硝西泮、左乙拉西坦、托吡酯、苯巴比妥等（具体剂量详见本章附表），但禁用于 MERRF。唑尼沙胺及大剂量吡拉西坦对控制肌阵挛有效。拉莫三嗪对于肌阵挛的效果无法预测，须谨慎使用。卡马西平、奥卡西平、加巴喷丁、苯妥英钠等可加重病情，需避免使用。

③ 迷走神经刺激术：对于药物难治性癫痫，可通过 VNS 取得较好效果，减少癫痫持续状态或全身性癫痫发作，但不能控制肌阵挛、小脑症状和智力情况。

④ 基因治疗和酶替代治疗：大多数 PME 为单基因病，提示未来有可能针对单基因功能和相关通路开发治疗药物。

5. 伴有听觉特点的常染色体显性遗传癫痫（autosomal dominant epilepsy with auditory feature，ADEAF）

ADEAF 又称为常染色体显性外侧颞叶癫痫，是罕见的家族性癫痫综合征，有遗传异质性，以听觉先兆或其他感觉性先兆的局灶性发作，可继发全面性强直-阵挛发作，多数对抗癫痫药反应良好，停药后易复发。可行基因检测明确，目前发现 ADLTE 家系存在 LG1、RELN 等基因突变。

（1）诊断要点　①ADEAF 是一种良性进程的部分性癫痫，发病年龄为青少年期，少数见于成年期，发病前多有幻听、幻视或失语的先兆或症状，部分可继发全面性强直-阵挛发作，呈家族遗传性。每一患者的单纯部分发作表现通常是刻板不变的，但患者间各不相同，可以是视觉、听觉及其他感觉的，发作不频繁。②发作期脑电图显示病变来源于一侧颞叶，提示外侧颞叶起源。③头颅磁共振常无明显异常。④基因检测可以协助诊断本病。⑤多数药物治疗有效。一些患者先为听觉症状紧接着视觉症状，提示痫性发作沿着颞叶外侧面扩散，常继发全面性强直-阵挛发作。

（2）治疗原则　首选针对局灶性发作的抗癫痫药物。

（3）处方　抗癫痫药物治疗可选卡马西平、奥卡西平、左乙拉西坦等，具体用法见本章附表。

五、发病年龄可有变化的癫痫（儿童至成人）

1. 伴可变起源灶的家族性局灶性癫痫（familial partial epilepsy with variable origin，FPEVF）

FPEVF 是一种特征性的癫痫综合征，是一种少见的常染色体显性遗传性癫痫，以临床表现复杂家族中不同成员发作部位起源于不同部位、发作严重程度也各不相同为主要特征。基因检测成为诊断该病的重要手段。

（1）诊断要点　①同一家系中的不同受累成员临床表现可各不相同，癫痫发作部位有变化，部分表现为夜间发作的额叶癫痫，部分表现为夜间或白天发作的颞叶癫痫，而一些则是额叶颞叶发作并存。部分受累者可仅有脑电图局灶性放电而无临床症状。②在同一家系中不同受累成员发作期脑电图可起源于额叶、颞叶、中央顶或枕叶等不同的皮质，且以夜间发作较为常见。③头颅影像学检查常无明显异常。④可行基因检查协助诊断，目前与之相关的基因是 *DEPDC5* 基因，定位于染色体 22q12 的新型杂合突变，是 FPEVE 常见突变基因。

（2）治疗原则　首选针对局灶性发作的抗癫痫药物。

（3）处方　可选卡马西平、奥卡西平、左乙拉西坦、拉考沙胺等；如果单药治疗无效，可考虑 2 种或 2 种以上抗癫痫药物联合治疗。具体用法见本章附表。

2. 反射性癫痫（reflex epilepsy）

反射性癫痫又称诱发性癫痫（precipitatic epilepsy），是既往无发作史的人或少数癫痫患者由各种感觉如视觉、听觉、嗅觉、味觉、躯体觉、内脏觉及精神刺激所诱发的癫痫发作。反射性癫痫在临床上较少见，约占癫痫患者的 5%，其中光敏性癫痫最常见。

（1）诊断要点　①本病可以由单纯的感觉刺激引起，如视觉、听觉、躯体感觉进行诱发，也可以由多个刺激所诱发；可以由复杂的刺激所诱发，如阅读困难的书、玩计算机游戏、画复杂的画、参加考试等，也可以开始是某个特异刺激诱发发作。②发作形式多样，可表现为全面性强直-阵挛发作、单纯部分性和复杂部分性发作、失神发作或肌阵挛发作等。同一个癫痫患者，同样的感觉刺激，不一定每次都能引起癫痫发作，或引起同一种类型的癫痫发作；不同的感觉刺激可在同一患者身上引起相同的发作。③脑电图监测过程中通过特定刺激诱发可出现临床发作，同期脑电图可见癫痫样波发放，发作间期监测到癫痫波者较少。④影像学通常无明显特异性改变。

（2）治疗原则　已查明病因者首应行病因治疗。若一时病因未明，则可行药物控制发作。发作次数少者可不行药物治疗，应尽量避免诱发因素的刺激而预防其发作即可。抗癫痫药物的应用原则可根据发作形式选择。

（3）处方

① 避免诱发：避免刺激诱因。

② 抗癫痫治疗：如全面性发作可选择丙戊酸钠、托吡酯、拉莫三嗪等；局灶性发作可选择奥卡西平、左乙拉西坦、拉考沙胺等，用法详见本章附表。

六、癫痫外科综合征（临床影像综合征）

1. 颞叶内侧癫痫伴海马硬化（mesial temporal lobe epilepsy with hippocampal sclerosis，MTLE-HS）

颞叶癫痫（temporal lobe epilepsy，TLE）是最常见的耐药性癫痫（占 60%～80%），其中伴海马硬化的内侧颞叶癫痫（MTLE-HS）如果通过外科手术治疗有 2/3 的患者可得到完全缓解。本病的主要发作形式是局灶性发作伴意识受损，发作形式包括基本感觉（听、嗅或味觉）或运动（扭转或失语）发作，也可有精神（精神性癫痫发作）、精神感觉（错觉性或幻觉性发作）或精神运动（自动性癫痫发作）症状。

（1）诊断要点　①发作特点：表现为在感觉、运动等症状的基础上与更为复杂的症状，如语言障碍，出现部分失语或重复语言；记忆障碍，似曾相识感或不相识感，或对熟悉事物产生没有体验过的感觉，或对过去经受过的事物不能快速回忆；识别障碍，出现梦样状态，时间感知的歪曲，不真实感，分离状态；情感障碍，表现为非常愉快或不愉快的感觉，带有自卑或被遗弃感的强烈抑郁；错觉，表现在自觉物体的大小、距离、外形发生变化；幻觉，在没有任何外界变化的情况下可有视、听、味、空间感及物体成像等方面的变化。②发作间期视频脑电图（VEEG）主要表现为单侧或双侧前颞部蝶骨电极的棘（尖）慢波，同步或不同步，可局限在颞部，也可扩散至其他部位。③发作期 VEEG 主要表现为颞部和（或）其他部位出现低幅快波节律性活动，后转为节律性（棘）慢波。④影像学检查，MTLE-HS 患儿头颅 MRI 检出颞叶异常改变，主要为海马体积减小、海马信号改变；如果 MRI 结果是阴性的，可行 PET-CT 可见发作间期代谢减低。

（2）治疗原则　抗癫痫药物可选择局灶性发作的药物。确诊为本病而抗癫痫药物治疗效果不佳的，可以手术治疗。

（3）处方

① 药物治疗：可选择卡马西平、奥卡西平、左乙拉西坦、丙戊酸钠、拉考沙胺等，具体剂量见本章附表。

② 手术治疗：经正规抗癫痫治疗效果不佳，可行手术治疗。手术方式主要包括前颞叶切除术和选择性海马杏仁核切除术。

2. Rasmussen 综合征（Rasmussen syndrome）

Rasmussen 综合征是一种散发的、起病于儿童期的病因未明的罕见的神经系统慢性疾病，又称为 Rasmussen 脑炎（Rasmussen's encephalitis，RE）。本病早期多表现为局灶性癫痫或癫痫持续状态，其影像学表现为进行性一侧半球萎缩及 T2 和（或）FLAIR 异常信号。疾病晚期将导致患儿偏瘫及智力障碍。

（1）诊断要点　目前国际公认诊断标准为 Bien 等提出的 Rasmussen 综合征诊断标准，分为 A、B 两部分。A 部分：①临床表现有局灶性癫痫发作（伴或不伴局灶性癫痫持续状态）和一侧皮质损伤；②脑电图示一侧半球慢波活动伴或不伴有癫痫样放电和一侧性癫痫发作；③头颅 MRI 示一侧半球大脑皮质局限性萎缩，且至少有以下之一表现：a. 灰质或白质 T2WI 和（或）FLAIR 高信号；b. 同侧尾状核头部萎缩或高信号。B 部分：①临床表现为局灶性癫痫持续状态和进行性一侧大脑皮质损伤；②头颅 MRI 有进展性单侧半球局灶性皮质萎缩；③脑组织病理学改变，以 T 细胞为主的脑炎伴小胶质细胞增生（不一定有结节形成）和反应性胶质细胞增生，若脑实质有较多巨噬细胞、B 细胞、浆细胞或病毒包涵体则排除本病的诊断。患者具备 A 部分 3 项指标或 B 部分 2 项指标，即可诊断。

（2）治疗原则　本病目前的治疗主要应用针对局灶性发作的抗癫痫药物治疗，但是抗癫痫药物治疗疗效差。免疫治疗（激素冲击治疗或免疫球蛋白）对部分患儿可获得短暂疗效，但长期疗效不肯定。患侧大脑半球切除是目前控制癫痫发作唯一有效的办法。可早期行大脑半球切除术以控制癫痫发作和阻止疾病继续发展。

（3）处方

① 抗癫痫药物：使用局灶性发作药物，如卡马西平、奥卡西平、左乙拉西坦、拉考沙胺、吡仑帕奈等，具体剂量详见本章附表。

② 免疫治疗：如大剂量激素、丙种球蛋白、细胞因子、血浆置换等。

③ 手术治疗：早期手术治疗，可有效地控制癫痫发作及保护健侧脑发育，以代偿病变侧脑的功能。

3. 痴笑性发作伴下丘脑错构瘤（gelastic seizure with hypothalamic hamartoma）

本病在婴儿期多表现为良性过程，随着年龄增长，发作变得复杂，并出现其他发作类型如全面性发作等，可影响认知行为，出现认知倒退及严重的行为问题。单纯痴笑性发作多数有下丘脑错构瘤，痴笑性发作与其他发作类型混合出现常没有下丘脑错构瘤。

（1）诊断要点　①起病年龄从出生至3岁，平均为6个月；全面性发作开始于2个月至9岁，平均为6岁。②临床表现为阵发性的、没有诱因的、不合时宜的强迫性不自主大笑或微笑，症状十分刻板。痴笑性发作可以是单纯性，或作为其他发作类型的一部分，如偏转性强直、不典型失神、自动症、跌倒发作、痉挛发作、局灶性部分性发作、全面性强直-阵挛发作等。③发作时或发作后可有阵发性下丘脑-垂体功能不全（促性腺激素、生长激素、雌二醇、黄体刺激素、促卵泡素等一过性增高，褪黑素降低）。④神经系统检查一般正常，常合并性早熟及认知行为障碍。少数患者有视力损伤或先天发育缺陷（先天并指畸形、胼胝体或扣带回发育不良等），或伴有严重的睡眠障碍。⑤发作间期头皮脑电图和发作期脑电图均明显异常，有的可见额、颞区或中线区的阵发性放电。立体定位脑电图可提示发作间期放电起源于错构瘤本身，刺激错构瘤能引起痴笑或哭泣。发作期错构瘤放电触发了同侧的额叶或颞叶，引起痴笑性发作后的继发性发作。

（2）治疗原则　下丘脑起源的痴笑性发作比额、颞叶起源的预后差。可采用针对局灶性发作的药物，但下丘脑错构瘤引起的痴笑性发作和其他类型发作常演变为难治性癫痫。手术切除，有望控制发作，改善认知功能。

（3）处方

① 抗癫痫药物：采用局灶性发作药物如卡马西平、奥卡西平。

② 手术治疗：外科手术或伽马刀切除下丘脑错构瘤对部分患者有良好效果，可控制发作，改善认知。高分辨率MRI技术和术前皮质及深部脑电图定位对确定手术范围意义重大。

4. 半侧抽搐-半侧瘫-癫痫综合征（hemiconvulsion-hemiplegia-epilepsy syndrome，HHES）

HHES是偏侧惊厥-偏瘫（hemiconvulsion-hemiplegia，HH）的一组临床症状学综合征，其特征在于长时间的阵挛性抽搐发作，通常单侧为主，随后发生偏瘫。若偏瘫发生后出现癫痫发作，即称为HHES。本病临床表现复杂。病因目前尚不明确，目前分为特发性及继发性。特发性HHES常无明确相关性病因，占发病的1/5左右，颅外感染、呼吸道或消化道的感染导致的热性惊厥为常见的诱因。继发性HHES病因主要与急性中枢神经系统疾病有关，如外伤出血、感染、血管病变等。

（1）诊断要点 ①本病发病年龄约90％集中在5个月至4岁，高峰年龄主要发生在2岁，很少在6岁以后出现。②发作特点为半侧惊厥，后出现阵挛性单侧节律性肢体抖动，半侧惊厥常发生在全面性强直-阵挛性惊厥之前或之后，并可伴有包括一侧占主导地位的双侧阵挛或可侧转的单侧阵挛在内的非典型表现。半侧惊厥持续时间长，可演变为癫痫持续状态。抽搐停止后是急性偏瘫，初为松弛性，后渐变为痉挛性，轻重及持续时间不等，可仅持续数小时或数日。约85％患儿在3年内出现反复癫痫发作，形式大多数为局限性发作，少数继发全面性发作，仅10％出现癫痫持续状态。③视频脑电图对癫痫灶的定位具有重要的意义。发作期表现为双侧慢波，惊厥的肢体对侧大脑半球波幅更高，混杂以10Hz的募集性节律形态频率，且部位富于变化。异常脑电可持续数年，随着癫痫发作的停止，脑电的异常随之改善。④头颅MRI急性期可出现肢体对称大脑半球脑水肿，恢复期可见脑萎缩改变。

（2）治疗原则 治疗的关键是及时控制持续的惊厥发作，特别是偏侧阵挛性发作，应尽快停止，对反复癫痫发作，应进行正规的抗癫痫药治疗。有效药物治疗可以降低HHES的发病率。由于多数患儿存在大脑半球萎缩，有时用药物难以控制的癫痫发作，故可采用手术治疗。

（3）处方

① 控制持续惊厥发作：治疗详见图7-5惊厥持续状态处理流程。

② 抗癫痫治疗：可采用多种抗癫痫药物联合应用，目前尚无HHES患儿是否应该长期使用抗癫痫药物，以防止癫痫复发的指南。

③ 手术治疗：HHES严重耐药的癫痫患者，可给予外科治疗。手术方式包括前颞叶切除术、脑皮质切除术、功能性大脑半球切除术或胼胝体切除术。

④ 对症处理：急性期出现与一侧半球脑水肿相关的颅内高压，可采用去骨瓣减压术。

七、其他类型癫痫

1. 新发难治性癫痫持续状态（new-onset refractory status epilepticus，NORSE）

NORSE是一种临床表现，而非特异性诊断，指见于非活动性癫痫或非前期相关神经系统疾病患者发生的新起病难治性癫痫持续状态（RSE）临床表现或综合征，不伴有明确的急性或活动性、结构性、中毒性或代谢性病因。经广泛评估仍未发现确切原因，可称为"隐匿性或病因不明的NORSE"。NORSE患者脑电图、神经影像学、常规脑脊液检查等缺乏特异性改变。隐匿性 NORSE 尚无有效治疗方法，传统抗癫痫药物及镇静剂对其疗效差。近年来有研究发现免疫治疗对隐匿性 NORSE 患者癫痫持续状态的控制效果优于传统抗癫痫药物及镇静剂，但其免疫治疗方案尚未达成共识。

（1）诊断要点　①本病有明确的发热前驱病史（24h 至 2 周），独特的起病方式（突然发作起病、迅速进行性加重伴频繁发作）和双相临床病程（多数起病时伴轻微感染或发热已缓解），典型的发作类型（可能多种发作，以局灶起病双侧扩散为主）及特殊演变经过（频繁发作及 RSE 或 SRSE），长久持续（长达数周至数月）及直接转变为难治性癫痫。②既往健康并无明确的慢性疾病或易感病因等临床特点。③发作期脑电图显示颞叶或外侧裂周围放电，并向岛盖部扩散。发作期这种局灶性伴双侧游走放电模式表明大脑广泛性或多灶性受累。④发作间期 EEG 显示广泛性慢波，或伴不对称变化。⑤半数患者影像学正常，部分起病初期大多头颅 MRI 扫描显示阴性。早期（第一周）可见内侧颞叶暂时性水肿和双侧颞区高信号，提示边缘叶脑炎或伴岛叶和基底节区异常改变。6 个月随访发现双侧颞叶内侧萎缩和 T2 加权高信号。正电子发射断层扫描（PET）可显示突出的大范围低代谢改变，主要累及双侧眶-额回和颞-顶叶皮质。

（2）治疗原则　对各种药物的疗效都不理想，缺乏针对性或特效治疗。采用一线抗癫痫药：如苯二氮䓬类（劳拉西泮、地西泮、咪达唑仑、氯硝西泮）和二线麻醉剂（苯巴比妥、戊巴比妥和硫喷妥钠）可暂时性控制数小时至数天，甚至数周的惊厥活动。但这些 RSE 常随着停药而复发，且麻醉治疗也不能改善患者的长期预后。

（3）处方

① 抗癫痫药：一线药物采用苯二氮䓬类药物（如劳拉西泮、地西泮或氯硝西泮）、苯妥英、苯巴比妥、左乙拉西坦、丙戊酸、拉考沙胺等抗惊厥；二线药物为麻醉剂咪达唑仑、硫喷妥钠等。

② 免疫治疗：如甲泼尼龙 10～3mg/(kg·d)，静脉滴注 3～5 天，后改泼尼松口服序贯治疗。静脉注射丙种球蛋白 2g/(kg·d)，3～5 天。血浆置换可降低各种特殊炎症因子的血浆水平，从而减轻或控制 RSE。

③ 生酮饮食。

④ 其他药物治疗：如大麻二醇、抗炎症因子药物，如 IL1 受体抑制剂——Anakinra（阿那白滞素）5mg/(kg·d)，每日 2 次，抗 CD20 的单克隆抗体——利妥昔单抗 4mg/(kg·d) 等。

⑤ 物理治疗：低体温治疗可降低促炎细胞因子水平和保护血脑屏障；迷走神经刺激有助于控制癫痫持续状态缓解后的癫痫活动。

2. 发热感染相关性癫痫综合征（febrileinfection-relatedepilepsysyndrome，FIRES）

FIRES 是一种罕见的严重癫痫性脑病，表现为健康儿童在发热 24h 至 2 周内出现癫痫发作并迅速进展为难治性癫痫持续状态。目前发病机制不明，可能与炎症介导及免疫机制有关。

（1）诊断要点 ①健康儿童前期有呼吸道或胃肠道感染后 24h 至 2 周内出现癫痫发作并迅速恶化，频繁发作出现难治性癫痫持续状态，可持续数天至数月，伴或不伴发热。随后是难治性癫痫和神经系统损害，之间没有缓解期。发作形式为局灶性发作，伴或不伴泛化。②发作期脑电图对诊断本病具有一定价值，表现为持续的局灶性快波，后逐渐出现节律性良好的棘波或棘慢复合波；癫痫持续状态高峰期特征表现为由单侧或双侧局灶起源的低中幅尖波（或棘波）和（或）尖慢复合波或棘慢复合波，演变为更快/慢的频率和更高幅的放电扩散至同侧和（或）对侧。③头颅 MRI 需排除与顽固性癫痫持续状态相关的结构异常，急性期可出现脑水肿、脑膜强化、白质高信号等，慢性期表现为广泛性全脑萎缩。④目前尚未发现本病与已知热敏性癫痫相关的基因突变及缺乏特异性生物标志物，主要依靠临床表现，及排除其他诊断后方能确诊。

（2）治疗原则 治疗十分困难，需要积极的重症监护支持，可采用多种 AEDs、生酮饮食、免疫治疗、亚低温等多种治疗方案。急性期缓解后大多数患者有慢性难治性癫痫或严重的神经系统后遗症，且在感染期间可能导致再次发生癫痫持续状态，需要长期抗癫痫治疗。

（3）处方

① 抗癫痫治疗及麻醉剂：一线治疗首选苯二氮䓬类药物，如劳拉西泮、地西泮或氯硝西泮，也可选用巴比妥类、左乙拉西坦、丙戊酸、奥卡西平、托吡酯等。二线治疗可选用麻醉剂如咪达唑仑、丙泊酚、硫喷妥钠等静脉滴注，具体剂量见惊厥持续状态处理。

② 生酮饮食：既具有抗癫痫作用，也有抗炎及神经保护作用。

③ 免疫治疗：一线治疗如静脉滴注类固醇免疫球蛋白和血浆置换，和二线治疗（如他克莫司、利妥昔单抗等）。单酰甘油脂肪酶抑制剂和嘌呤能 2X7 受体拮抗剂也是快速终止癫痫持续状态的抗炎候选药物。

④ 其他治疗方案：如大麻二酚 15～25mg/(kg·d)，可减少大脑中谷氨酸和氨基丁酸的突触传递，提高癫痫发作的阈值，减少癫痫发作。

附表　抗发作治疗的种类、适应证、药名及用法

药物种类	适应证	药名、用法
抗癫痫药（AEDs）	多种原因所致癫痫或惊厥发作	**1. 传统抗癫痫药物** ① 丙戊酸（VPA）：为广谱 AEDs，适用于全面性癫痫包括失神发作、肌阵挛发作、强直-阵挛发作、失张力发作及混合型发作，局灶性癫痫伴有或不伴有全面性发作，FS 长期预防。口服初始剂量 $10\sim15$ mg/(kg·d)，bid；每周增加 $5\sim10$ mg/(kg·次)；常用剂量 $20\sim40$ mg/(kg·d)，bid。治疗癫痫持续状态：首次剂量 15 mg/kg 静脉注射，以后按 1 mg/(kg·h) 的速度静脉滴注（用 0.9% 生理盐水或 5% 葡萄糖溶液溶解成 100 mg/mL），$20\sim30$ mg/(kg·d)。<2 岁儿童，其致坏死性肝毒性发生率较高（约为 1/800），需慎用 ② 苯巴比妥（PB）：广谱抗癫痫药。常用剂量 $2\sim6$ mg/(kg·d)，分 $1\sim2$ 次口服，极量为 0.2g/次。惊厥持续状态：负荷量（$15\sim20$ mg/kg），静脉注射（速度<50 mg/min）或肌内注射；维持量为 $3\sim5$ mg/(kg·d)，在负荷剂量后 $12\sim24$ h 给予 ③ 卡马西平（CBZ）：为治疗局灶性发作的一线药物，但可加重失神发作、肌阵挛发作及 ESES。HLA-B*1502 基因携带者易发生重症药疹。初始剂量 $5\sim10$ mg/(kg·d)，每周增加 $5\sim10$ mg/(kg·d)，治疗剂量 $15\sim30$ mg/(kg·d)，bid ④ 苯妥英钠（PHT）：主要针对一线药物治疗无效的全面性及局灶性发作，可加重失神发作及肌阵挛发作。治疗剂量为 $3\sim10$ mg/(kg·d)，bid，极量为 0.6/d ⑤ 扑痫酮（PRM）：抗痫谱较广，但对失神发作效果较差。初始剂量 $1\sim2$ mg/(kg·次)，每 3 天增加 1 次剂量，治疗剂量为 $10\sim25$ mg/(kg·d)，bid，极量为 2g/d ⑥ 乙琥胺（ESM）：治疗儿童失神癫痫的首选药物。<6 岁儿童，初始剂量 0.25g/次；≥6 岁儿童，初始剂量 0.25g/次，bid；以后每 $4\sim7$ 日增加 0.25g，维持量为 $20\sim50$ mg/(kg·d) ⑦ 氯硝西泮（CZP）：辅助抗癫痫，很少单独使用。初始剂量 $0.01\sim0.03$ mg/(kg·d)，bid；每周增加 $0.25\sim0.5$ mg；治疗剂量 $0.05\sim0.3$ mg/(kg·d)，bid 或 tid。治疗癫痫持续状态，剂量为 $0.02\sim0.1$ mg/(kg·次)，或 $1\sim4$ mg/次，缓慢静脉注射（>30s，0.1 mg/s），每 $12\sim24$ h 可重复 1 次，最大量<10 mg/次；若无静脉注射的条件，必要时也可肌内注射或直肠注入。间歇性用药预防 FS 复发，$0.1\sim0.3$ mg/(kg·d)，qd ⑧ 硝西泮（NZP）：很少单独使用，难治性癫痫的联合用药。体重<30kg 儿童治疗剂量 $0.3\sim1$ mg/(kg·d)，tid；或按照年龄给药：婴儿 $2.5\sim7.5$ mg/d，幼儿 $5\sim15$ mg/d，学龄儿 $5\sim30$ mg/d，年长儿 $5\sim10$ mg/次，tid **2. 新型抗癫痫药物** ① 奥卡西平（OXZ）：2 岁或以上局灶性发作（伴有或不伴有继发全面发作）、原发性全面性强直-阵挛发作的单药或添加治疗。但可能加重失神发作、肌阵挛发作及 ESES。初始剂量 $8\sim10$ mg/(kg·d)，bid；每周增加 10 mg/kg；维持剂量 $20\sim30$ mg/(kg·d)，bid；最大量≤46 mg/kg（片剂）；≤60 mg/kg（混悬剂） ② 拉莫三嗪（LTG）：可用于 $2\sim12$ 岁儿童局灶性发作和全面性强直-阵挛发作、失神发作、Lennox-Gastaut 综合征（LGS）的治疗，但可加重 Dravet 综合征癫痫发作或 ESES。初始剂量 0.3 mg/(kg·d)，bid；每周增加 0.3 mg/kg；治疗剂量 $1\sim10$ mg/(kg·d)，bid。与肝药酶诱导剂抑制剂 VPA 合用，治疗剂量 $1\sim5$ mg/(kg·d)；与肝药酶诱导剂 CBZ 等合用，剂量为 $5\sim15$ mg/(kg·d)。与 LTG 相关的严重皮疹大多数是由于起始剂量过高、剂量增加过快所致 ③ 托吡酯（TPM）：$2\sim16$ 岁儿童局灶性发作以及 LGS、婴儿痉挛（IS）等难治性癫痫的添加治疗。也有可用于 HIE 惊厥治疗。初始剂量 $0.5\sim1$ mg/(kg·d)，每周增加 $0.5\sim1$ mg/kg，治疗剂量 $3\sim6$ mg/(kg·d)，bid ④ 左乙拉西坦（LEV）：可用于局灶性发作、全面性发作及新生儿癫痫治疗。也可以用于 FS 间歇性或长期预防及 ESES 治疗。初始剂量 $5\sim10$ mg/(kg·d)，bid；每周增加 $5\sim10$ mg/kg；治疗剂量 $20\sim60$ mg/(kg·d)，bid

续表

药物种类	适应证	药名、用法
抗癫痫药（AEDs）	多种原因所致癫痫或惊厥发作	⑤ 拉考沙胺（LAC）：为 4 岁以上儿童局灶性发作单药治疗及辅助药物。初始剂量 2mg/(kg·d)，每周增加 2mg/kg，体重＜30kg 的儿童，治疗剂量 12mg/(kg·d)；体重＞30kg，为 8mg/(kg·d)，bid ⑥ 吡仑帕奈（PER）：≥12 岁初始剂量 2mg，qn；每 2 周增加 2mg；治疗剂量 4～12mg，qn ⑦ 氨己烯酸（VGB）：可治疗局灶性发作，全面性发作、LGS、IS，尤其对结节性硬化所致的 IS 有较好疗效。初始剂量 50mg/(kg·d)；每 3 天增加 25mg/(kg·d)；可加量至 150mg/(kg·d)，bid。其所致的视野缺损的发生与使用的时间与累积剂量成正相关，治疗初期及至少每 3 个月进行一次视野检查 ⑧ 唑尼沙胺（ZNS）：适用于多种癫痫发作类型的治疗。初始剂量 2～4mg/(kg·d)；每周增加 2mg/kg，bid；最大剂量为＜12mg/(kg·d) ⑨ 氯巴占（CLB）：适用于对其他抗癫痫药无效的难治性癫痫，如 Lennox-Gastaut 综合征。初始剂量 0.1～0.3mg/(kg·d)，逐步加量至 20～30mg[0.5～1mg/(kg·d)]，每日 1～2 次。月经性癫痫患者，可在月经来潮前 2～3 天开始用药，10 天后停用 ⑩ 大麻二酚（CBD）：在治疗 Dravet 综合征、LGS 和 IS 方面有潜在的有效性。20mg/(kg·d)，bid
镇静药	癫痫持续状态（SE）、热性惊厥（FS）急性发作期治疗、复杂性热性惊厥（CFS）间歇性预防治疗	① 地西泮（DZP）：SE 或 FS 急性惊厥发作持续＞5min 时给药，0.3～0.5mg/(kg·次)（≤10mg/次），静脉注射，缓慢推注（1～2mg/min），发作终止即停止推注。若给药后 5min 发作仍未控制或复发，可重复一剂。尚未建立静脉通路也可直肠给药。推注速度过快可能出现抑制呼吸、心搏及降血压的不良反应。间歇性用药预防 FS 复发，在发热开始即 0.3 mg/(kg·次)，口服，q8h，≤3 次大多可有效防止惊厥发生 ② 咪达唑仑（MDZ）：治疗癫痫持续状态，首次量 0.15mg/kg，再用 1～10μg/(kg·min)维持，根据惊厥控制情况，每 15 分钟增加 1μg/(kg·min)。对静脉注射有困难者可行肌内注射 0.3 mg/(kg·次)（≤10mg/次） ③ 劳拉西泮（LZP）：治疗癫痫持续状态，剂量为 0.05mg/kg，最大剂量＜4mg/次 ④ 10% 水合氯醛：若惊厥发作持续＞5min，予以 40～60mg/(kg·次)，口服或稀释后灌肠，最大限量为 2g/次 ⑤ 副醛：用于上述药物无效的病例。保留灌肠，0.3mg/(kg·次)；静脉注射（避免用塑料注射器），每次 0.15mL/kg 或 1mL/岁；也可肌内注射。最大量≤5mL/次。有肺部疾患者禁用
麻醉药	癫痫持续状态在其他药物无效时使用	① 硫喷妥钠：剂量为 10～20mg/kg，用 10% 葡萄糖溶液稀释成 2.5% 的溶液，以 0.5mg/(kg·min)速度静脉滴注，根据惊厥控制情况调整剂量。有中枢性呼吸抑制副作用，使用时需进行气管插管人工呼吸及生命体征监测 ② 异丙酚：2～4mg/kg，5% 葡萄糖溶液 20mL 稀释缓慢静推（40mg/10s），继之以 2mg/(kg·h)持续静脉滴注维持，根据病情逐渐加量 ③ 利多卡因：可用 2～4mg/(kg·次)，静脉注射速度＜25～50mg/min，随后以 3～10mg/(kg·次)连续静脉滴注。治疗期间应监测血压和心电图

药物种类	适应证	药名、用法
抗免疫炎症药	癫痫性脑病、癫痫性电持续状态、免疫性癫痫、NORSE、FIRES、Rasmussen综合征、结节性硬化继发癫痫	包括一线治疗（ACTH、肾上腺皮质激素、静脉免疫球蛋白）；二线治疗（西罗莫司、他克莫司、利妥昔单抗、阿那白滞素等） ① 促肾上腺皮质激素（ACTH）：为 IS 治疗一线用药，也用于治疗 LGS、Landau-Kleffner 综合征等癫痫性脑病。初始剂量 1～2U/(kg·d)或 25IU/d，加入 5%葡萄糖溶液 100mL，输液速度 10～15mL/h，观察 2 周，若无效，则加量至 40～50IU/d 再用 2 周；如果治疗 2～3 周后不能使痉挛发作和高度失律改善或消失，则应考虑换药或加药；若有效，则维持原量再用 2 周，总疗程为 4 周，后改为泼尼松 1.5～2mg/(kg·d)，顿服；2 周后开始逐渐减停，泼尼松的总疗程为 2～3 个月 ② 甲泼尼龙：冲击治疗 15～30mg/(kg·d)，最大剂量≤1g/d，静脉滴注，连续 3d，间歇期予泼尼松 2mg/(kg·d)，共 3 或 4 个疗程；而后泼尼松 1.5～2mg/(kg·d)，口服（最大剂量≤60mg/d），4～12 周逐渐减量，总疗程 3～6 个月。也可冲击治疗 3 天后改口服泼尼松，若症状改善不完全，可再次予以激素冲击 ③ 泼尼松或泼尼松龙：用于无条件进行 ACTH 或甲泼尼龙冲击治疗时。4mg/(kg·d)，bid，2 周后减量；2～3 个月内逐渐减停 ④ 静脉丙种球蛋白（IVIG）：1g/(kg·d)静脉滴注，连用 2d，有效的患儿，随后每月 1 次，1g/kg，进行 4～6 个疗程的治疗 ⑤ mTOR 抑制剂：治疗结节性硬化继发癫痫、免疫性癫痫等。西罗莫司（雷帕霉素）起始剂量 1mg/(m²·d)，负荷量 3mg/(m²·d)，qd，血液浓度维持在 5～10μg/L；依维莫司起始剂量 2.5～10mg/d，qd，常规剂量 5mg/(m²·d) ⑥ 生物制剂：治疗 AEDs 治疗无效的免疫性癫痫或免疫因素介导的难治性癫痫发作，如 NORSE、FIRES。抗 CD20 的单克隆抗体——利妥昔单抗（美罗华）375 mg/(m²·周)，静脉滴注，每周 1 次，根据外周血 CD20＋的 B 细胞水平，共给药 3～4 次，至清除外周血 CD20 细胞为止；IL1 受体抑制剂阿那白滞素（Anakinra）5mg/(kg·次），bid
其他	药物难治性癫痫	① 维生素 B6：治疗新生儿惊厥或维生素 B6 反应性 IS。治疗剂量范围跨度大：10～300mg/(kg·d)，初始维持剂量 10mg/(kg·d)或 100mg/d ② 硫酸镁：辅助治疗 IS、SE 等药物难治性癫痫。25%硫酸镁 1mL/(kg·d)加入 5%葡萄糖溶液中稀释至浓度 1%～5%，静脉滴注时间＞5h ③ 血浆置换：治疗 AEDs 治疗无效的免疫性癫痫或免疫因素介导的难治性癫痫发作，如 NORSE、FIRES ④ 生酮饮食：用于药物难治性癫痫治疗。见本章第三节 ⑤ 外科治疗：目前常见的手术方式包括射频热凝毁损术、局部癫痫病灶切除术、胼胝体切开术、多处软脑膜下横切术、迷走神经刺激术（VNS）等

（方　琼，陈燕惠）

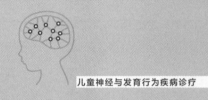
第八章　头晕与眩晕

第一节　概述

头晕、眩晕（dizziness and vertigo）是临床最为常见的主诉症状之一，并不是一种独立的疾病。2010年中华医学会关于眩晕诊治的专家共识认为，头晕与眩晕为两种不同的临床表现。

头晕（dizziness）为自身不稳感，是指空间定向能力受损或障碍引起的感觉，没有运动的虚假或扭曲的感觉，即无或非旋转性的感觉。

眩晕（vertigo）是指在没有自身运动时的自身运动感觉或在正常头部运动时扭曲的自身运动感觉，即为自身或环境的旋转摆动感，是一种运动性幻觉、错觉，是由于平衡器官（内耳、听神经、脑干及小脑内前庭核及其联系通路视觉等）病变或功能紊乱所导致。发作时虽然患者自觉自身或周围物体在旋转，但这只是其主观感觉，并非真的在旋转。眩晕患者常表现为不敢睁眼，伴恶心，严重者可出现呕吐、多汗、血压升高等，有的可伴眼球震颤、共济失调。

按照病因分类可分为周围性、中枢性、精神疾患及其他全身疾患所致，和原因不明的头晕或眩晕。

头晕、眩晕的病因繁多，它涉及耳鼻咽喉科（如梅尼埃病/良性发作性位置性眩晕等）、神经内科（如短暂性脑缺血发作/椎基底动脉供血不足等）、眼科（如眼外肌麻痹/青光眼等）、脊柱外科（如颈椎间盘突出症等）、内科（如心血管疾病/内分泌疾病/药物中毒等）等多个学科疾病。人体维持平衡主要依靠由前庭系统、视觉、本体感觉组成的平衡三联，三者中任何一部分受损，均可出现平衡功能障碍，从而产生头晕或眩晕的感觉。其中最主要的是前庭系统，包括前庭终器（耳蜗、球囊、椭圆囊、半规管）、前庭神经、前庭神经核、前庭脊髓束、前庭小脑束、前庭皮质中枢。对于视觉系统、本体感觉系统疾病，头晕多为伴随症状，其本系统症状明显重于头晕，患者较少以头晕为主诉就诊。通常前庭系统疾病多表现为眩晕，而非前庭系统疾病仅表现为非眩晕性头晕。

诊断流程考虑可以分为如下几步展开（图 8-1）。

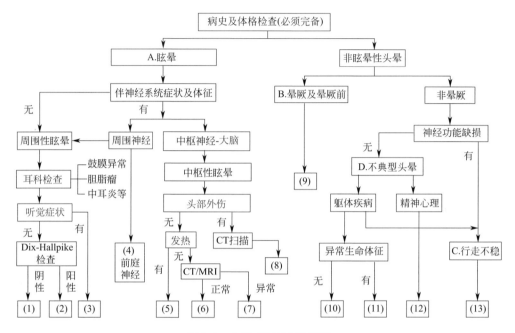

图 8-1 头晕/眩晕诊断流程

Dix-Hallpike 检查即位置变化（正中悬头位）眼震诱发试验，是诊断良性阵发性位置性眩晕（BPPV）的一种诱发试验；（1）前庭神经元炎、内听动脉闭塞导致的前庭支供血不足等；（2）良性阵发性位置性眩晕；（3）梅尼埃病、迷路炎、突发性聋伴眩晕、迷路瘘管等；（4）前庭神经本身疾病，如炎症、肿瘤、缺血等；（5）中枢神经系统感染；（6）短暂性脑缺血发作、后循环低灌注、基底动脉型偏头痛、癫痫等；（7）脑肿瘤、脱髓鞘疾病、脑梗死等；（8）颞骨骨折、颅内出血、颅内压增高等；（9）心源性晕厥，脑血管源性的大脑低灌注、迷走神经反射性血压降低及血液成分异常导致的晕厥，如低血糖、一氧化碳中毒、贫血等；（10）心脏疾病、甲状腺疾病、肺脏疾病（肺栓塞）等重要脏器疾病，药源性或有毒物质等；（11）脱水、血容量低、休克、严重感染、心律失常、不稳定高血压等；（12）抑郁症、焦虑症等；（13）由于神经系统疾病导致的步态不稳，如深感觉障碍、前庭小脑疾病、锥体外系疾病、大脑疾病等，有一部分是骨关节病导致的步态不稳

第一步：判断是否为眩晕（A 型"头晕"）。眩晕表现为睁开眼睛发现周围物体在运动（上下、水平、旋转等），闭上眼睛时感觉身体不稳定或者在漂移，需要鉴别是周围性眩晕，还是中枢性眩晕。

第二步：对于非眩晕的"头晕"患者，首先应确定头晕是否为晕厥或晕厥前（B 型"头晕"）。晕厥是指脑灌注不够导致的短暂意识丧失；对没有意识丧失者，称为晕厥前。主要病因包括心源性、脑血管病变导致的低灌注、迷走反射性血压降低、低血糖及低氧血症（如一氧化碳中毒）等。

第三步：对于非眩晕、非晕厥的患者，要确定是否为神经系统疾病或其他躯体疾病（如骨关节病）导致的步态不稳（C型"头晕"），如大脑疾病、前庭小脑疾病、周围神经病等。

第四步：对于非眩晕、非晕厥且排除导致步态不稳的疾病时，考虑为不典型头晕（D型"头晕"），需进一步评估，排除重要脏器疾病，监测生命征。

第五步：行一系列检查，除外器质性疾病后，需要考虑精神心理因素导致的头晕。

第二节　周围性头晕和眩晕

周围性头晕和眩晕（peripheral dizziness and peripheral vertigo）为脑干前庭神经核以下（包括前庭感受器、前庭神经颅外段）病变所致的头晕，多由耳源性疾患引起，表现为发作性头晕伴视物旋转，恶心、呕吐多见，持续时间短，一般数分钟或者数秒，有时可以伴有耳鸣和听力下降。

一、梅尼埃病（Meniere's disease）

本病是一种原因不明、以膜迷路积水为主要病理特征的内耳病，发病率为（10～157）/10万，患病率为（16～513）/10万，女性多于男性，儿童患者约占3%。部分存在家族聚集倾向。

（一）诊断要点

（1）临床症状　表现为发作性眩晕，视物旋转伴恶心、呕吐"三联征"，常伴有自主神经功能紊乱、平衡障碍，无意识丧失。

（2）发作期或中晚期神经性聋。波动性听力损失，早期多为低频听力损失且逐渐加重，伴有耳鸣和（或）耳胀满感。

（3）辅助检查　包括耳镜检查、纯音测听、声导抗检查。

（二）治疗原则

调节自主神经功能、改善内耳微循环、解除迷路积水等的药物及手术治疗。

（三）处方

1. 支持及对症治疗

发作期卧床休息，低盐饮食，心理治疗。

2. 药物治疗

① 前庭神经抑制剂：多用于急性发作期，包括抗组胺药、苯二氮䓬类等；②抗胆碱能类：如山莨菪碱 $[0.1\sim0.2mg/(kg\cdot次)$，口服，每日 3 次] 和东莨菪碱 $[0.1\sim0.2mg/(kg\cdot次)$，口服，每日 3 次]，可缓解恶心、呕吐等；③血管扩张剂：如氟桂利嗪（5mg，睡前顿服）、倍他司汀（6mg/次，口服，每日 3 次）、银杏叶片等；④利尿、脱水剂：如双氢克尿噻 $[1\sim2mg/(kg\cdot d)$，口服，每日 2~3 次]、乙酰唑胺 $[5mg/(kg\cdot次)$，口服，每日 3~4 次]；⑤糖皮质激素类：如地塞米松、泼尼松等。

3. 化学性迷路切除术

鼓室注射链霉素或庆大霉素。

4. 鼓室低压脉冲治疗

可短期或长期控制眩晕症状。

5. 手术治疗

眩晕频繁发作、剧烈，6 个月非手术治疗无效者，可考虑手术治疗，包括内淋巴囊手术、三个半规管阻塞术、前庭神经切断术、迷路切断术等。

二、前庭神经炎（vestibular neuritis）

本病是指一侧前庭神经急性损害后出现的，临床表现为急性、持续性眩晕，伴恶心、呕吐和不稳，易向患侧倾倒等症状的一种急性前庭综合征。

（一）诊断要点

（1）临床症状　急性眩晕不伴听力下降，持续数日，常伴有恶心、呕吐、振动、幻视及身体不稳感等。

（2）体征　自发性朝向健侧的水平扭转性眼球震颤，站立身体向患侧倾斜。

（3）辅助检查　大部分前庭神经炎可经过详细的病史询问及体格检查初步明确诊断，影像学检查主要用于排除后循环缺血等危重急症。包括双温试验、甩头试验、前庭诱发肌源性电位、OTR 和转椅试验等前庭功能检查。

（二）治疗原则

儿童急性前庭神经炎较成人更容易恢复，主要是病因治疗及对症支持治疗。

（三）处方

1. 药物治疗

急性期可短暂应用前庭抑制剂，如苯海拉明（1～2mg/kg）、倍他司汀和银杏叶提取物滴剂（1mL/次 po tid）可促进前庭代偿；糖皮质激素类药物可改善眼球震颤及眩晕；儿童不推荐抗病毒治疗。

2. 前庭康复治疗

通过前庭系统的适应、习服和视觉、本体觉系统的替代机制，促进中枢神经系统的代偿功能，提高患者的前庭觉、视觉、本体觉对平衡的协调控制能力，加速机体前庭功能恢复，从而消除症状。

3. 患者教育

医师应当在确诊时即向患者讲明该疾病的良性转归，对患者予以心理疏导，缓解紧张、焦虑情绪。

三、急性前庭神经损伤（acute vestibular nerve injury）

由外伤、炎症、占位等导致急性前庭神经损伤，可致眩晕或眼球震颤等相应临床症状。

（一）诊断要点

（1）临床症状　急性期出现眩晕、恶心、呕吐、步态不稳等症状。

（2）体征　眼球震颤是眼球不随意地有节律地往返运动，由慢相和快相组成，常在前庭器官有病时出现，不同类别的眼球震颤对病变定位诊断有重要参考价值。

（3）辅助检查：①肢体平衡功能检查，如过指试验、踏步试验、闭目直立试验、重心摆动计检查、动态位置电图检查等。②眼球震颤检查，如凝视眼震检查、自发眼震检查、位置性眼震检查、变位眼震检查等。③半规管功能检查，常用的实验有旋转试验、冷热试验、瘘孔试验等，通过旋转、温度、压力等刺激内耳前庭，使毛细胞的纤毛发生偏斜，诱发肢体偏斜和眼震，来判断前庭功能。④眼震电图描记。⑤眼球运动功能检查，如眼辨距障碍试验、眼跟踪试验、视动性眼震检查、视抑制试验等。

（二）治疗原则

本病预后多良好，3～6个月可自愈，轻症者通过治疗能够较快恢复，重度前庭神经损伤可通过前庭神经康复治疗得以恢复。

（三）处方

1. 急性期治疗

①前庭抑制剂：如地芬尼多（眩晕停）25mg/次，口服，每日 2～3 次；可同时服用艾司唑仑（舒乐安定）1～2mg、阿普唑仑（佳静安定）0.4mg 或异丙嗪 25m，每日 1 次，以缓解眩晕为度，持续时间不宜过长，以免影响中枢代偿功能的建立。②糖皮质激素：有助于消除神经炎性水肿，促进前庭功能的恢复，泼尼松 1mg/（kg·d），口服，每日 3 次。③抗缺氧改善微循环药，都可喜、银杏叶提取物等。④对症治疗：眩晕严重时需卧床休息，如出现恶心、呕吐者应注意水电解质平衡，给以补充液体。

2. 恢复期治疗

眩晕症状减轻后尽可能早期活动，配合前庭锻炼，促进康复。前庭锻炼分为两类，一种是被动性锻炼，如反复采用转椅、两柱或四柱秋千、离心机等机械运动来刺激前庭系统；另一种为体格锻炼，如各种体操、武术、溜冰、滑雪等，有助于前庭系统兴奋阈值提高，恢复平衡功能。

四、良性阵发性位置性眩晕

良性阵发性位置性眩晕（benign paroxysmal positional vertigo，BPPV），又称"耳石症"，是所有头晕、眩晕疾病中发病率最高的疾病，约占 20%，由椭圆囊耳石膜上的碳酸钙颗粒脱落进入半规管所致。BPPV 表现为某一特定头位时诱发短暂阵发性眩晕并伴随恶心、呕吐等自主神经症状。

（一）诊断要点

诊断主要依据典型的发作史及通过变位实验诱发头晕及眼球震颤，排除其他疾病所致。变位试验包括 Dix-Hallpike test 和 Roll test。①Dix-Hallpike test：是判断后半规管耳石症的首选方法。患者取坐位，检查者把持其头部转向一侧 45°，保持头位不动迅速仰卧，头后仰悬垂与水平面呈 30°角，观察有无眩晕及眼球震颤。如果患者是后半规管耳石症，此时会出现垂直扭转性眼球震颤。②Roll test：是判断外半规管耳石症的首选方法。取平卧位，头位抬高 30°，向一侧转头 90°观察至眩晕或眼球震颤消失后 20s 恢复初始位置，再向另一侧转 90°观察。典型眼球震颤为双侧都为向地性眼球震颤或背地性眼球震颤。当向地性眼球震颤时间小于 1min 时考虑为外半规管后臂型管石症，时间大于 1min 时考虑为轻嵴帽；当背地性眼球震颤时间小于 1min 时考虑为外半规管前臂型管石症，时间大于 1min 时考虑为外半规管嵴石症。

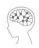
（二）治疗原则

多为自限性疾病，大多于1～2周渐愈。耳石手法复位是治疗BPPV的有效手段。单次耳石手法复位缓解率80％，多次复位治疗缓解率可达92％。手术仅用于难治型患者。

（三）处方

1. 复位治疗

①常用的复位手法有Epley法与Semont法（主要针对后半规管耳石症）、Barbecue法与Gufoni法（主要针对外半规管耳石症）。②家庭复位法：适用于已经确诊BPPV，但却不能第一时间来院就诊的患者。可以采用如下方法在家自行复位，并在合适的时间及时医院就诊。方法：向晕侧侧卧30s，坐起向对侧卧30s，交替至症状消失。

2. 对症治疗

药物用于缓解严重的恶心、呕吐症状，如甲氧氯普胺、多潘立酮等。

3. 手术治疗

仅用于难治型患者。

第三节　中枢性头晕和眩晕

中枢性头晕和眩晕（central dizziness and central vertigo）是指中枢前庭通路病变导致的头晕和眩晕。前庭中枢包括前庭神经颅内段、前庭神经核、前庭小脑、前庭中枢通路及前庭皮质。前庭中枢系统病变可导致双侧前庭传入冲动不平衡，产生头晕/眩晕。一般为发作性头晕，持续时间长，可能数十分钟至数小时，一般不伴有耳鸣，无听力下降，有时可以伴有恶心、呕吐，自主神经反应较轻微。

中枢性头晕和眩晕病因复杂，包括脑血管病（包括脑梗死和脑出血等）、外伤、炎症、脱髓鞘疾病、中毒、神经变性病以及肿瘤等。常见症状包括头晕、眩晕、恶心、呕吐，以及其他脑干的症状与体征，比如吞咽障碍、共济失调、眼球震颤、眼动神经麻痹、视野缺损、突然发病的感音神经性听力减退、肢体无力或感觉障碍、下肢病理征阳性、意识障碍甚至晕厥等。具体疾病诊治参见相关章节，本节重点介绍听神经瘤及小脑病变所致的中枢性头晕和眩晕。

一、听神经瘤（acoustic neuroma）

听神经瘤为主要起源于内听道前庭神经鞘膜施万细胞的良性肿瘤，占桥小脑角肿瘤的 80％～90％ 及颅内肿瘤的 6％～8％。因其生长于内听道、桥小脑角区域，随肿瘤生长，可逐渐压迫周围重要组织，出现严重症状。

（一）诊断要点

（1）临床症状　肿瘤体积小，可出现一侧耳鸣、听力减退及眩晕，常伴恶心、呕吐。肿瘤增大，压迫同侧面神经和三叉神经，可出现面肌抽搐、泪腺分泌减少，周围性面瘫。肿瘤压迫脑干、小脑及后组脑神经，可引起交叉性偏瘫及偏身感觉障碍、小脑性共济失调、步态不稳、发音困难、声音嘶哑、吞咽困难、饮食呛咳等。出现脑脊液循环梗阻则有头痛、呕吐、视力减退、视盘水肿或继发性视神经萎缩。

（2）体征　Rinne/Weber 试验：检查是否存在感音神经性聋。

（3）头颅影像学检查　岩骨平片见内耳道扩大、骨侵蚀或骨质吸收；头颅 MRI T1 加权像上呈略低或等信号，T2 加权像上呈高信号，第四脑室受压变形，脑干及小脑亦变形移位，增强后可见瘤实质部分明显强化，囊变区不强化。

（4）听力检查。

（5）前庭神经功能检查。

（二）治疗原则

首选手术治疗。

（三）处方

1. 外科手术治疗

2. 立体定位定向放射治疗

目前立体定向放射治疗主要的治疗设备有 X 刀、γ 刀、质子刀等，肿瘤控制率高，并发症少，在保留听力、减少面神经损伤方面具有一定优势。然而，立体定向放疗也存在其缺点，如大型肿瘤的放疗效果不确切，因此需严格掌握放疗的指征。

二、小脑病变（cerebellar lesion）

先天性疾病、小脑肿瘤、小脑外伤、小脑炎症、小脑血管性病变、小脑变性疾病（遗传性小脑共济失调、脊髓小脑萎缩症）等均可导致共济失调、爆破语

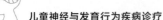
言、辨距不良、轮替动作障碍、眼球震颤等相应临床症状。

（一）诊断要点

（1）病史　急性起病应首先考虑感染、脑血管意外、外伤或中毒。亚急性或慢性进行性病程提示肿瘤、变性病或代谢病。先天畸形病程通常相对稳定。

（2）症状和体征　小脑病变部位不同，表现的症候群也不一样，如小脑半球病变，表现为同侧肢体病变，出现共济失调、轮替动作障碍、辨距不良和反击征，体检发现肌张力低下、腱反射减弱等；小脑蚓部病变，表现为躯干共济失调，出现头躯干摇晃、坐立不安、言语障碍；单纯齿状核病变，表现为运动过多、肌阵挛、同侧肢体意向性震颤。

（3）辅助检查　头颅 MRI 或 CT 检查，有助于诊断脱髓鞘病变、肿瘤、出血等；脑脊液检查、遗传代谢筛查、基因检测、毒物检测等对于明确病因具有重要意义。

（二）治疗原则

本病缺乏特效治疗，主要是病因治疗及对症治疗。

（三）处方

1. 对症支持治疗

急性期以休息、加强护理和保证营养为主，并采用适当措施防止意外伤害。有头痛、呕吐等高颅压者，予以适当甘露醇［2.5mL/（kg·次）q8h～q6h］脱水降颅压，补液维持水电解质平衡。

2. 病因治疗

病毒感染引起的小脑炎，不建议抗病毒治疗。遗传性病因所致的小脑病变常缺乏特异性治疗，代谢性疾病可采用特殊饮食、大剂量维生素补充等处理。

3. 免疫抑制剂

感染后自身免疫紊乱引起的小脑病变，可短期应用激素，如泼尼松 1～2mg/kg，每日 1 次，口服；或大剂量丙种球蛋白 400mg/（kg·d），每日 1 次，连续 5 天。

4. 康复训练

主要有语言康复训练运动功能康复训练（包括平衡和步态训练）。

第四节　精神性或其他疾病相关性头晕或眩晕

焦虑、抑郁情绪可导致患者头晕，头晕亦可引起患者情绪障碍，两者相互影响。情绪因素在头晕和眩晕病因中占有非常重要的地位，在排除各系统器质性疾病的基础上，应考虑精神性头晕和眩晕的可能。

当全身疾患相关性病变损伤前庭系统时可引发全身疾患相关性头晕和眩晕，如血液病（如贫血、白血病）、内分泌与代谢性疾病（如低血糖、水电解质紊乱、甲状腺功能低下或亢进、高雌激素水平等）、呼吸道感染、消化道疾病、心脏疾病、血压不稳定以及眼部疾患（如眼肌麻痹、眼球阵挛、双眼视力不一致性等）都可以以头晕和眩晕为首发症状或主要症状。

（林学锋，陈燕惠）

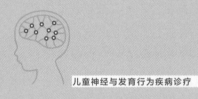

第九章　晕厥

第一节　概述

晕厥（syncope）是由于全脑低灌注引起的短暂意识丧失以及姿势张力丧失，体位不能维持。具有发作突然，持续时间短暂，可以自行完全恢复的特点，为儿童时期常见急症，占急诊量的 $1\%\sim2\%$。儿童时期的晕厥在发病机制、病因构成及诊断思路上都与成人不完全一致。而癫痫发作或创伤引起的短暂意识丧失，不是由于脑的低灌注所致，与晕厥有本质上的区别。晕厥前兆，也称为"接近晕厥"，是指意识完全丧失之前的前驱症状。前驱症状包括头晕、恶心、出汗。晕厥可以有心源性或非心源性的原因。晕厥总体预后取决于其病因。

依据病因不同，晕厥分为以下三型（表9-1）。①自主神经介导性晕厥（neurallymediated syncope，NMS）：是儿童晕厥中最常见的类型，包括血管迷走性晕厥（vasovagal syncope，VVS）、体位性心动过速综合征（postural tachycardia syndrome，POTS）、直立性低血压、直立性高血压、颈动脉窦敏感综合征、境遇性晕厥、药源性晕厥，其中血管迷走性晕厥最为常见。②心源性晕厥：由心脏射血功能障碍引起，常见于严重的心律失常（如心动过缓、心动过速）以及心搏骤停。③不明原因晕厥。儿童晕厥的病因主要包括自主神经介导性晕厥和心源性晕厥，另有少部分患儿目前病因不明。

表 9-1　儿童晕厥病因分类

自主神经介导性晕厥
血管迷走性晕厥(血管抑制型、心脏抑制型、混合型)
体位性心动过速综合征
直立性低血压
直立性高血压
境遇性晕厥
颈动脉窦敏感综合征

药源性晕厥
心源性晕厥
心律失常(心动过速、心动过缓)
心搏骤停
不明原因晕厥

晕厥的实质是脑血流量的暂时减少。凡不是由于短暂全面脑缺血导致的发作性意识丧失称为"假性晕厥",如癫痫、代谢紊乱(如低血糖、低氧血症、过度通气导致低碳酸血症)以及精神心理因素所致的一过性意识丧失。

常见的"假性晕厥"如下。①癫痫:VVS可诱发张力性阵挛样运动(惊厥样晕厥,convulsive syncope),可被误诊为癫痫,可通过做脑电图、直立倾斜试验的检查进行鉴别。②低血糖症:常有饥饿史或使用降糖药的病史,主要表现为乏力、出汗、饥饿感,进而出现晕厥和神志不清。晕厥发作缓慢,发作时血压和心率多无改变,可无意识障碍,血液学检查可发现血糖降低,静注葡萄糖迅速缓解症状。③癔症性晕厥:该病发作前有明显的精神因素,发作时神志清楚,有屏气或过度换气,四肢挣扎乱动,双目紧闭,面色潮红。脉搏、血压均正常,无病理性神经体征,发作持续数分钟至数小时不等,发作后情绪不稳,如有晕倒,亦缓慢进行,不会受伤,常有类似发作史。

NMS是一种功能性心血管疾病,多发生在5岁以上儿童,系由外周血管突然扩张而造成血压急剧下降所致。心源性晕厥可发生在任何年龄阶段,是由心脏的结构或节律异常为主要因素导致的晕厥,其核心是心脏有效射血减少或停止,导致心排血量不足,进而引起脑缺血,猝死风险较高。自主神经介导性晕厥、心源性晕厥与癫痫的鉴别见表9-2。

表 9-2　自主神经介导性晕厥、心源性晕厥与癫痫的鉴别

病史要点	自主神经介导性晕厥	心源性晕厥	癫痫
发作前情况			
体位	立位多见	无规律	无规律
诱因	体位改变、持久站立、排尿、排便、精神紧张、闷热环境、饱餐等	常为剧烈运动、情绪激动,也可在安静状态下	声、光、热刺激,或无诱因
发作先兆	头晕、视物模糊、大汗、恶心、呕吐	无明显先兆,或自觉心悸	无先兆,或幻视、幻嗅、感觉异常等
发作时情况			

续表

病史要点	自主神经介导性晕厥	心源性晕厥	癫痫
跌倒方式	慢慢摔倒	突然摔倒	摔倒多见或不倒地
肤色	苍白	苍白或发绀	发绀或无变化
意识丧失时间	多在5min以内	多在数秒钟至1min	数秒钟至数小时或无
肢体状况	肢体软，偶有肢体抖动	持续时间长者可伴有抽搐	多伴肢体强直或抽搐
发作后情况			
定向力障碍	无	无	可有
外伤	少有	可有	可有
二便失禁	少有	可有	可有
既往史			
器质性心脏病	无	可有	无
神经系统疾病	无	无	可有
家族史			
猝死	无	可有	无
神经系统疾病	无	无	可有

第二节　自主神经介导性晕厥

血管迷走性晕厥（VVS）及体位性心动过速综合征（POTS）约占 NMS 患儿的 95%。传统的神经病学检查手段如脑电图、头颅 CT 和头颅 MRI、脑血管造影在晕厥患者中很少有阳性发现。特殊的神经病学检查应仅限用于那些临床表现提示有神经系统器质性疾病的患者。直立倾斜试验是血管迷走性晕厥唯一有效的诊断工具。

一、 VVS 诊断要点

（1）年长儿多见。

（2）多有持久站立或体位由卧位或蹲位快速达到直立位、精神紧张或恐惧、闷热环境等诱发因素。

（3）直立不耐受表现　表现为直立后头晕、头痛、疲劳、视物模糊、胸闷、心悸、长出气、手颤、不能耐受运动，严重时可出现晕厥发作。

（4）晕厥表现　通常表现为立位或坐位起立时突然发生晕厥，起病前可有短暂的头晕、注意力不集中、面色苍白、视觉和听觉下降、恶心、呕吐、大汗、站立不稳等先兆症状，如在先兆发生时及时躺下，症状可缓解或消失。初时心搏常加快，血压尚可维持，以后心搏减慢，血压渐下降，脉压差缩小，可出现意识丧失。发作间期常无阳性体征。

（5）直立试验或直立倾斜试验（head-up tilt test，HUTT）阳性。

有上述表现，排除其他原因所致可诊断。

对于 POTS、直立性低血压以及直立性高血压可以通过直立不耐受的病史获得提示，在此基础上，如心电图正常、直立试验达到其阳性标准即可做出诊断。颈动脉窦敏感综合征发生于颈动脉窦反射过敏者，在急剧转颈、低头、刮脸及衣领过紧时因血压骤降而发生晕厥；境遇性晕厥（特殊情境如排尿、排便、咳嗽、吞咽、梳头等）、药源性晕厥（用药史）等可以通过典型的病史进行诊断。

对于不明原因晕厥发作的患儿，依据病史、发作时的症状与体征、必要的辅助检查如血液生化、心电图、脑电图、生化检查等，并进行 HUTT，包括基础直立倾斜试验（baseline head-up tilt test，BHUT）和（或）舌下含化硝酸甘油直立倾斜试验（sublingual nitroglycerin head-up tilt table test，SNHUT）进行诊断与鉴别诊断。①BHUT：室温（20～24℃），安静环境下，受试者仰卧位休息 10min，排空膀胱，踝关节、膝关节束带固定避免屈曲，安静平卧倾斜床10min，测试空腹随机血糖，记录基础心率、呼吸、血压、经皮血氧饱和度及 12导联体表心电图，15s 内转换为 60°头高足低倾斜位，记录 3min、5min 及之后每间隔 5min 记录心率、呼吸、血压、血氧饱和度和心电图，若有不适随时监测，直至出现阳性反应或达到规定的 45min。②SNHUT：BHUT 阴性者继续保持同一倾斜角度体位，直接给受试者舌下含化硝酸甘油片 4～6μg/kg（最大量不超过300μg），每间隔 2min 记录心率、呼吸、血压、血氧饱和度和心电图，直至出现阳性反应或持续 20min 仍未出现阳性反应则终止试验，迅速将倾斜床放为水平位，同时每间隔 2min 记录平卧后心率、呼吸、血压、血氧饱和度和心电图，直至各项上述指标恢复正常。

HUTT 的持续时间和倾斜角度各家报道不一。多数学者主张倾斜 60°～80°较为合适。Fitzpatrick 等通过对不同倾斜角度、不同时间以及试验选择的方法进行了比较，证明晕厥患者倾斜 60°，持续 45min，其诱发阳性反应的平均时间为24.5min，特异性为 93%。北京大学第一医院儿科的研究认为，根据小儿不易耐受长时间检查的特点，选择了倾斜 60°持续 45min 的设计，符合儿科特点，便于推广。

阳性反应判断标准：

（1）POTS 相关晕厥　在直立倾斜试验的 10min 内心率增加≥30 次/min 或心率最大值≥120 次/min，同时伴有直立后头晕或眩晕、胸闷、头痛、心悸、面色改变、视物模糊、倦怠等，严重时出现晕厥症状。

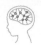
（2）OH 相关晕厥　在 HUTT 的 3min 内血压下降，舒张压下降大于 10 mmHg，收缩压下降大于 20mmHg，心率未见明显变化。

（3）VVS　患儿在倾斜过程中出现晕厥或晕厥先兆（头晕并经常伴有以下一种或一种以上症状：视、听觉下降，恶心、呕吐、大汗、站立不稳等）的同时伴有以下情况之一者：①舒张压＜6.7kPa（50mmHg）和（或）收缩压＜10.7kPa（80mmHg）或平均压下降 25％以上；②窦性心动过缓（4～6 岁：心率＜75 次/min；6～8 岁：心率＜65 次/min；8 岁以上：心率＜60 次/min）或窦性停搏＞3s 以上；③一过性Ⅱ度或Ⅱ度以上房室传导阻滞；④交界性心律（包括逸搏心率及加速性自主心率）根据试验中血压和心率的变化，将阳性反应分为以下 3 种类型：a. 心脏抑制型反应，以心率陡降为特征，呈现心动过缓，收缩压无下降；b. 血管抑制型反应，血压明显下降，伴心率增快；c. 混合型反应，血压及心率均明显下降。

儿童晕厥的诊断流程见图 9-1。

二、治疗原则

治疗包括病因治疗、避免诱发因素、避免或减少症状发作，防止意外发生。应根据病因采取治疗。晕厥治疗疗效的判断应以症状控制为主。对 VVS 以晕厥或晕厥先兆的发作频率作为疗效判断主要指标，不推荐以直立倾斜试验转阴作为治疗有效的判断指标。当治疗效果欠佳时，应重新评估患者的病情，确认诊断无误，并重视心理因素的影响，及时调整治疗方案。

三、处方

1. 一般性支持治疗

避免诱因、预防意外、健康教育和适当体质锻炼。正确识别晕厥先兆，身体对抗措施或简单姿势动作如交叉腿、等张大腿肌肉收缩或蹲下在晕厥初始时是可以有效终止发作的。排尿性晕厥的患者，排尿时可取蹲位；下肢弹力袜对直立性低血压或直立性静脉淤积患者有效；反射性晕厥或直立性低血压晕厥以改变生活方式为首要的治疗措施；情景性晕厥患者可尝试避免触发事件；直立性低血压性晕厥患者可以避免其加重的情况，如血容量不足（如脱水），可采用补液，或血管舒张（如使用酒精）应避免饮酒等；餐后反射性晕厥患者可小量多餐和使用腹部夹；对于卧位高血压和直立性低血压患者，床头抬高 6～8 英寸（1 英寸＝2.54cm）可能有帮助。

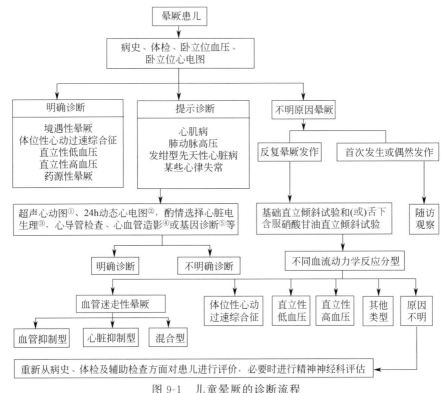

图 9-1　儿童晕厥的诊断流程

①超声心动图：对于病史、体格检查或常规心电图提示器质性心脏病者，超声心动图常作为在晕厥患者中发现心脏结构及功能异常的筛选手段。

②24h 动态心电图记录是寻找晕厥原因的常用方法，有条件者可用事件监测仪或植入式心电记录仪，对于由运动及情绪激动诱发晕厥的患儿应在 24h 动态心电图检查期间进行运动试验以诱发潜在的心律失常，运动期间做好急救准备。

③对怀疑有病态窦房结综合征、房室传导异常，和（或）各种室性和室上性快速型心律失常的患者可进行心脏电生理检查明确诊断。

④对于怀疑肺高血压或先天性心脏病，经超声心动图不能明确诊断的患儿可以考虑行心导管及心血管造影检查。

⑤对于怀疑遗传性疾病的患儿（如离子通道病、部分心肌病及遗传代谢病），或有猝死家族史的患儿可以行相应的基因检测协助明确诊断

2. 增加盐和水的摄入

建议适当增加饮水及食盐摄入量，尤其是 24h 尿钠低于 124mmol 及体重指数（BMI）低于 $18kg/m^2$ 的患儿，可在标准的钠盐摄入基础上多摄入 $2\sim4g/d$。对于晕厥发作症状显著的儿童青少年可以考虑静脉滴注 9g/L 盐水以缓解症状。

3. 自主神经功能锻炼

① 坚持直立训练（倾斜训练）：双脚足跟离开墙壁 15cm，头枕部靠在墙壁

站立，家长看护下训练。站立时间以儿童青少年耐受时间为佳，如从 5min 起，逐步增加至 20min，2 次/d。②干毛巾擦拭：以质地柔软的干毛巾反复擦拭患者双前臂内侧及双小腿内侧面，每个部位 5min，2 次/d，以刺激外周神经，有利于血管收缩及舒张功能锻炼。

4. 药物治疗

药物治疗指征：反复晕厥发作者（0.5 年内≥2 次或 1 年内≥3 次）、晕厥先兆不明显（不可预防）而有外伤风险、非药物治疗疗效欠佳。常用药物如下。①盐酸米多君：起始剂量 2.5mg/次，口服，1～2 次/d，2～4 周无效可加量至 2.5mg/次，每日 3 次。用药期间注意监测卧位血压，卧位血压出现明显升高时应停用。血流动力学指标和生物标志物对于药物选择有重要帮助，对于动脉血流介导舒张反应（FMD）＞9.85%、红细胞（RBC）硫化氢产率＞27.1nmol/（min·108RBC）、血浆肾上腺髓质素前体中段肽（MR-ProADM）＞61.5ng/L、血浆和肽素＞10.5pmol/L、直立试验中收缩压增幅≤0mmHg（1mmHg＝0.133kPa）或舒张压增幅≤ 6.5mmHg 者建议选用该药治疗。基础血压超过同年龄同性别儿童第 95 百分位者及对药物过敏者禁用。②美托洛尔：对于 HUTT 诱发晕厥前心率较卧位心率增幅超过 30 次/min 的儿童青少年可考虑选择美托洛尔，起始剂量 0.5mg/(kg·d)，口服，每日 3 次，2～4 周无效可逐渐加量至可耐受剂量，一般不超过 2mg/(kg·d)。显著窦性心动过缓、Ⅱ度及以上房室传导阻滞、支气管哮喘者及对药物过敏者禁用。

5. 起搏器治疗

儿童青少年 VVS 及 PTOS 多数预后良好，谨慎考虑起搏器治疗。对于反复晕厥发作伴有较长时间心脏停搏（＞4s）以及心肺复苏幸存者，应在儿童心血管专科医师的建议下酌情考虑安装起搏器。

6. 随访

可用症状评分系统（如 Calgary 晕厥惊厥改良评分，表 9-3）来评估其预后。以直立不耐受症状评分作为疗效判断指标，如评分较初诊状态减少≥2 分视为有效，直立试验可作为疗效判断的辅助指标。

表 9-3　Calgary 晕厥惊厥改良评分表

提问	评分/分
1. 是否存在苏醒后有舌头咬伤？	2
2. 在发作前是否有似曾相识或者似不相识的感觉？	1
3. 是否有睡眠过程中出现发作？	1
4. 是否存在发作时有头向一侧歪斜？	1

提问	评分/分
5.是否存在发作时无反应、异常体位、肢体抽动或者发作后对发作中情况不能回忆?(其中任一情况存在,则得分)	1
6.是否有存在意识混乱的发作后症状?	1
7.是否曾经有头晕、眼花晕厥先兆的情况?	−2
8.在发作前是否有发热出汗的感觉?	−2
9.是否发作前有长久站立或者坐?	−2

注:如果回答"是",则加上相应的分数,如果"不是",则记 0 分。最后汇总 9 个问答得分。

第三节 心源性晕厥

心源性晕厥(cardiogenic syncope)是由于心排血量突然降低引起脑缺血和短暂的意识障碍,从而诱发晕厥,甚至造成死亡。严重心律失常如阵发性心动过速、阵发性心房纤颤、病态窦房结综合征、高度房室传导阻滞等;导致心脏排血受阻及心肌缺血等疾病,如主动脉瓣狭窄、先天性心脏病的某些类型、原发性肺动脉高压、急性心肌梗死、心肌病等;这些都可引起心源性晕厥。临床分类如下:

(1)心律失常相关心源性晕厥 心律失常是心源性晕厥最常见的病因。快速型心律失常和缓慢型心律失常均可诱发晕厥。室性快速型心律失常来势速猛,当心率加快超过 180~200 次/min 时,心排血量下降可引起脑灌注压下降而发生晕厥、甚至猝死。

(2)急性排血受阻相关心源性晕厥 如肥厚性梗阻型心肌病,当运动时左心室流出道梗阻加重,可引起心排血量急剧减少或中断,易发生突发性晕厥与猝死。

(3)心肌病变相关心源性晕厥 如急性心肌弥漫病变、急性广泛前壁心肌梗死均可使心肌收缩力急剧下降,使心排血量急剧下降、脑供血不足而引发晕厥,甚至猝死。

(4)长 Q-T 延长综合征相关心源性晕厥 主要与心室交感神经张力增强,或与延迟后除极所致的触发活动有关,易诱发尖端扭转型室性心动过速。

一、诊断要点

心源性晕厥均发生于器质性心脏病的基础上,绝大多数突然发病,自限性较差,多于直立位、坐位或卧位等在改变体位时发生,以卧位发作更支持心源性。病史、查体及心电图检查有助于心肌病、肺动脉高压、先天性心脏病及心律失常等疾病诊断。凡遇到晕厥、发绀、无心音及动脉搏动或有严重心律失常者,应考虑为心源性晕厥。婴幼儿期起病、运动诱发晕厥、有器质性心脏病或猝死家族史以及心电图异常均提示患儿可能为心源性晕厥，但并非所有器质性心脏病都是晕厥的真正原因。相关检查如超声心动图、24h 动态心电图、心脏电生理、心导管检查、心血管造影以及基因检测等，特别注意心脏、大血管、神经系统检查，如有心率、心律、心音、心血管器质杂音和心脏大小的异常发现可明确诊断。心源性晕厥的诊断流程见图 9-2。

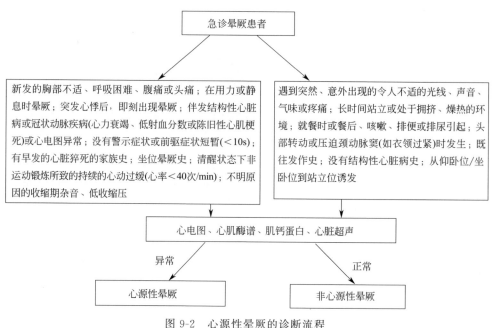

图 9-2　心源性晕厥的诊断流程

二、治疗原则

不同病因引起的心源性晕厥治疗方案不同，明确心源性晕厥的病因后，应针对病因治疗，如恢复正常心律，纠正水、电解质及酸碱平衡紊乱，改善心肌缺血等。

三、处方

1. 一般治疗

应注意低盐、低脂饮食，同时注意膳食多样化，少食多餐，定时、定量进餐，合理控制总热量，避免情绪紧张或焦虑。发现晕厥患者时应立即将患者置于头低足高位，并将患者的衣服纽扣解松，头转向一侧，以免舌后坠堵塞气道，在晕厥发作时不能喂食、喂水。

2. 对因治疗

严重主动脉瓣狭窄可行主动脉瓣膜置换治疗；溶栓治疗或支架植入的治疗冠状动脉狭窄所致心肌梗死等。

3. 避免诱因

如多形性室性心动过速（尖端扭转型室性心动过速）所致晕厥，禁止使用延长复极的抗心律失常药物。

4. 对症治疗

频发或多源性室性期前收缩、室性心动过速、心室扑动、心室颤动等，可选用利多卡因、普罗帕酮、胺碘酮等抗心律失常药物，必要时行电复律。阿托品、异丙肾上腺素常用于治疗心动过缓性心律失常。

5. 手术治疗

缓慢型心律失常、完全性或高度房室传导阻滞、双束支阻滞、病态窦房结综合征、多形性室性心动过速（尖端扭转型室性心动过速）所致晕厥，药物治疗无效时可植入人工起搏器；室性心动过速合并器质性心脏病、左心室功能不全者可植入式自动复律除颤器（ICD）；心房扑动患者可行射频消融治疗。

附表　晕厥的主要治疗药物种类、适应证及用法

药物种类	适应证	药名、用法
含钠制剂	治疗自主神经介导性晕厥（NMS），尤其是 24h 尿钠低于 124mmol 及体重指数（BMI）低于 18kg/m² 的患儿	1. 口服钠盐 ① 口服补液盐Ⅰ：氯化钠 3.5g，碳酸氢钠 2.5g，氯化钾 1.5g，无水葡萄糖 20g ② 口服补液盐Ⅱ：枸橼酸钠 2.9g 代替Ⅰ配方中的碳酸氢钠 ③ 口服补液盐Ⅲ：氯化钠 2.6g，枸橼酸钠 2.9g，氯化钾 1.5g，无水葡萄糖 13.5g 2. 含钠注射剂 ① 0.9%氯化钠注射剂：10mL，100mL，250mL，500mL ② 5%葡萄糖生理盐水注射剂：250mL，500mL 用法：口服补液盐 1 袋，加水稀释至 1000mL，根据需要口服。对于晕厥发作症状显著的儿童青少年可以考虑静脉滴注含钠注射剂以缓解症状
α受体激动剂	治疗直立性低血压	盐酸米多君：起始剂量 2.5mg/次，口服，1～2 次/d，2～4 周无效加量至 2.5mg/次，3 次/d，用药期间注意监测卧位血压，卧位血压出现明显升高时应停用
抗心律失常药物（选择性的 β1 受体阻滞剂）	用于 HUTT 诱发晕厥前心率较卧位心率增幅超过 30 次/min 的儿童青少年	美托洛尔：起始剂量 0.5mg/(kg·d)，口服，2 次/d，2～4 周无效时逐渐加量至可耐受剂量，一般不超过 2mg/(kg·d)。显著窦性心动过缓、Ⅱ度及以上房室传导阻滞、支气管哮喘者及对药物过敏者禁用

（陈燕惠）

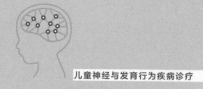

第十章　肌肉无力与肌肉萎缩

第一节　概述

肌肉无力是一组肌群和（或）多组肌群肌肉张力减退而呈现的一种肌肉松弛状态，由运动神经元、周围神经、神经肌肉接头或肌肉本身病变所引起。根据病变分布情况分为：近端肌肉无力、远端肌肉无力、全身肌肉无力、特定肌肉无力。根据病情程度分为：不完全瘫痪、完全瘫痪。根据病因分为：神经源性肌肉无力、神经肌肉接头性肌肉无力、肌源性肌肉无力。

肌肉萎缩是指骨骼肌容积和同龄人或自身肌肉以前的状态相比出现下降，导致肉眼或影像学可辨的局限性或广泛性肌容积缩小；或在显微镜下发现肌纤维数目减少或直径变小。肌肉萎缩可能发生在一块肌肉、一组肌肉或整个身体，并可能伴有麻木、疼痛或肿胀，以及其他类型的神经肌肉或皮肤症状。根据病因分为神经源性肌肉萎缩、肌源性肌肉萎缩。

肌肉无力和肌肉萎缩的分布基本一致，但肌肉无力和肌肉萎缩出现的时间有时不平行，神经源性骨骼肌损害一般有严重肌肉萎缩，而肌肉无力不明显，肌肉萎缩早于肌肉无力。相反，神经肌肉接头性、肌源性肌肉无力非常严重，而肌肉萎缩不明显，肌肉无力早于肌肉萎缩。

当接诊可疑肌肉无力和（或）肌肉萎缩患者时，要注意以下几点：首先要判断肌肉无力是中枢性还是周围性，以进行定位诊断。其次要注意肌肉无力是波动性的还是持续性的。若肌肉无力和（或）肌肉萎缩呈持续性，要通过详细了解病史（包括家族史）进一步判断是先天性的还是获得性的。周期性瘫痪、糖原累积病等都可以有反复发作的病史，注意询问患者既往有无类似发作史对诊断会有帮助。具体临床诊断流程见图 10-1。

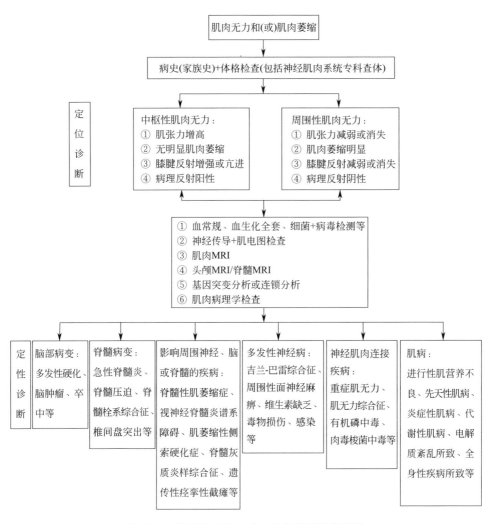

图 10-1 肌肉无力和（或）肌肉萎缩诊断流程

第二节 脊髓疾病

一、急性脊髓炎（acute myelitis，AM）

急性脊髓炎是指各种生物源性或由感染所引起的急性脊髓炎性病变。而由外伤、压迫、血管、放射、代谢、营养、遗传等非生物源性引起的脊髓损害称为脊髓病。AM 有多种分类方法，具体分类见表 10-1。

表 10-1　脊髓炎的分类

按炎症累及的部位	脊髓前角灰质炎（选择性侵犯灰质）
	横贯性脊髓炎（侵犯几个节段的所有组织）
	上升性脊髓炎（病变迅速上升及延髓）
	播散性脊髓炎（多节段有多发散在的病灶）
	脊膜脊髓炎（脊膜与脊髓均受累）
	脊膜脊神经根炎（脊膜与脊神经根均受累）
按起病快慢	急性（数日内症状达高峰）
	亚急性（2～6 周）
	慢性（>6 周）
按病因	感染和预防接种后脊髓炎
	病毒性脊髓炎（脊髓灰质炎病毒、柯萨奇病毒、埃可病毒、单纯疱疹病毒、带状疱疹病毒、EB 病毒、巨细胞病毒、人 T 细胞淋巴瘤病毒-1、人类免疫缺陷病毒等）
	细菌或螺旋体性脊髓炎（结核分枝杆菌、梅毒螺旋体等）
	真菌性脊髓炎
	寄生虫性脊髓炎
	原因未明性脊髓炎

儿童期临床上最常见的 AM 是急性横贯性脊髓炎（acute transverse myeli-tis，ATM）。ATM 是指各种自身免疫反应（多为感染后诱发，个别为疫苗接种后或隐源性原因）所引起的脊髓急性进行性炎性脱髓鞘病变或坏死；病变常局限于脊髓的数个节段，胸髓最常受累，呈急性横贯性脊髓炎性改变；以病损水平以下肢体瘫痪、传导束性感觉障碍和尿便障碍为临床特征。

（一）诊断要点

ATM 主要依靠临床诊断。当患者出现局限于一个或多个脊柱节段的双侧感觉、运动和自主神经功能障碍的症状和体征而没有脊髓受压证据时，需考虑诊断为 ATM。

1. ATM 诊断标准

①急性起病的脊髓运动、感觉障碍和（或）膀胱/肠道功能障碍。②症状和体征累及双侧，但不一定对称。③可有明确的感觉平面。④神经影像学检查排除脊髓压迫症（脊髓 MRI/脊髓造影术）。⑤脑脊液白细胞数增多或 IgG 指数增高；脊髓 MRI 钆增强改变。若发病早期无炎性证据者，可于发病后 2～7 天重复腰椎穿刺和 MRI 检查。⑥病情在发病 4h 至数天达到高峰。⑦脊髓炎症标志物阴性不能排除 ATM。

2. ATM 排除诊断

①近 10 年有脊髓放射治疗病史。②有明确的脊髓前动脉血栓形成临床表现。③神经影像证实有脊柱受压病因（脊髓 MRI/脊髓造影术）。④脊髓动静脉畸形的 MRI 表现（脊髓表面显示异常流空现象）。⑤血清学和临床表现证实的结缔组织疾病（如系统性红斑狼疮、结节病、白塞综合征、干燥综合征、混合结缔组织疾病等）。⑥临床上显著的视神经炎病史。⑦梅毒、莱姆病、人类免疫缺陷病毒、人 T 细胞淋巴瘤病毒-1、支原体及其他病毒（如 HSV-1、HSV-2、VZV、EBV、CMV、HHV-6、肠道病毒）所致的中枢神经系统表现。⑧神经系统症状发生至高峰时间<4h。⑨神经系统症状进展超过 21 天。⑩脑和脊髓 MRI 提示多发性硬化和脑脊液中出现寡克隆区带抗体阳性。

ATM 具体诊断流程见图 10-2。

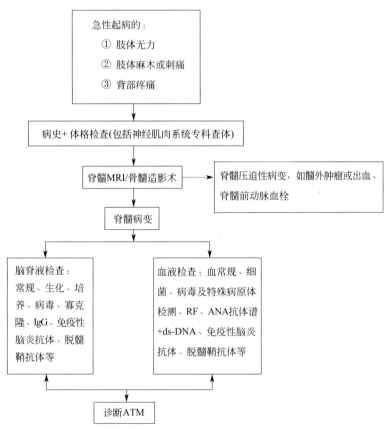

图 10-2　急性横贯性脊髓炎（ATM）诊断流程

（二）治疗原则

本病无特效治疗，主要包括对症支持和调节免疫治疗以减轻脊髓损害，防治继发感染和并发症，早期康复训练以促进功能恢复。对于激素治疗无效、病情危重的患者，可应用血浆置换缓解症状。

（三）处方

1. 一般治疗

呼吸肌受累患者积极给予气管插管或气管切开，给予呼吸支持。尿潴留患者留置无菌导尿管。协助长期卧床患者翻身、拍背及瘫痪肢体的被动活动。

2. 病因治疗

明确脊髓炎性损害是否为相关疾病继发性引起，根据病因选择合适的治疗方案。

3. 急性期药物治疗

（1）糖皮质激素　急性期可采用大剂量甲泼尼龙冲击治疗，20～30mg/（kg·d）静脉滴注，连用 3～5 天，后改为泼尼松口服，1mg/（kg·d）（最大量 60mg/d），维持 4～6 周，逐渐减量停药。

（2）免疫球蛋白　1.0g/（kg·d）静脉滴注，2 天/疗程；或 0.4g/（kg·d）静脉滴注，5～7 天/疗程。

（3）血浆置换　200～250mL/kg，分 5 个疗程，每隔一天进行一次。

（4）神经营养药物　维生素 B_1 10mg/次，每日 3 次；甲钴胺 1 片（0.5mg）/次，每日 3 次。

（5）康复治疗　包括肢体功能锻炼、理疗等。

二、视神经脊髓炎谱系疾病（neuromyelitis optica spectrum disorders, NMOSD）

视神经脊髓炎谱系病是一种免疫介导的以视神经和脊髓受累为主的中枢神经系统炎性脱髓鞘疾病。临床上有一组尚不能满足 NMO 诊断标准的局限形式脱髓鞘疾病，它们具有与 NMO 相似的发病机制及临床特征，部分病例最终会演变成 NMO。因此，上述疾病被统一命名为视神经脊髓炎谱系疾病。NMOSD 是一组主要由体液免疫参与的抗原-抗体介导的中枢神经系统炎性脱髓鞘疾病谱，其确切病因及发病机制目前仍不明确。大多数患者表现为复发性神经炎和脊髓炎，还可表现为极后区综合征、其他脑干综合征、间脑综合征、大脑综合征等，具有反复发作及致残率高的特点，严重影响患者的生活质量。

（一）诊断要点

以病史、核心临床症候及影像特征为诊断基本依据，以 AQP4-IgG 作为诊断分层，并参考其他亚临床及免疫学证据做出诊断，还需排除其他疾病可能。①起病年龄小于 18 岁。②符合 2015 年国际 NMO 诊断小组提出的 NMOSD 诊断标准（表 10-2）。

表 10-2　视神经脊髓炎谱系疾病（NMOSD）诊断标准（IPND，2015）

AQP4-IgG 阳性的 NMOSD 诊断标准

 （1）至少 1 项核心临床特征

 （2）用可靠的方法检测 AQP4-IgG 阳性（推荐 CBA 法）

 （3）排除其他诊断

AQP4-IgG 阴性或 AQP4-IgG 未知状态的 NMOSD 诊断标准

 （1）在 1 次或多次临床发作中，至少有 2 项核心临床特征并满足下列全部条件：①至少 1 项临床核心特征为 ON、急性 LETM 或延髓最后区综合征；②空间多发，2 个或以上不同的临床核心特征；③满足 MRI 附加条件

 （2）用可靠的方法检测 AQP4-IgG 阴性或未检测

 （3）排除其他诊断

核心临床特征

 （1）ON

 （2）急性脊髓炎

 （3）极后区综合征，无其他原因能解释的发作性呃逆、恶心、呕吐

 （4）其他脑干综合征

 （5）症状性发作性睡病、间脑综合征，头颅 MRI 有 NMOSD 特征性间脑病变

 （6）大脑综合征伴有 NMOSD 特征性大脑病变

AQP4-IgG 阴性或未知状态下的 NMOSD MRI 附加条件

 （1）急性 ON　需脑 MRI 有下列之一表现：①头颅 MRI 正常或仅有非特异性白质病变；②视神经长 T2 信号或 T1 增强信号＞1/2 视神经长度，或病变累及视交叉

 （2）急性脊髓炎　长脊髓病变＞3 个连续椎体节段，或有脊髓炎病史的患者相应脊髓萎缩＞3 个连续椎体节段

 （3）最后区综合征　延髓背侧/最后区病变

 （4）急性脑干综合征　脑干室管膜周围病变

注：NMOSD 为视神经脊髓炎谱系疾病；AQP4-IgG 为水通道蛋白 4 抗体；ON 为视神经炎；LETM 为长节段横贯性脊髓炎。

NMOSD 诊断流程见图 10-3。

（二）治疗原则

分为急性期治疗、序贯治疗（免疫抑制治疗）、对症治疗和康复治疗。急性

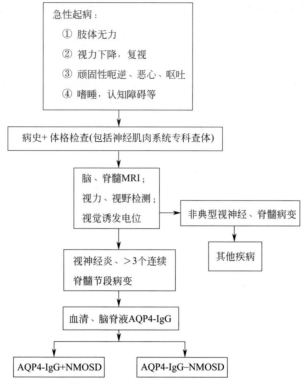

图 10-3　视神经脊髓炎谱系疾病（NMOSD）诊断流程

NMOSD—视神经脊髓炎谱系疾病；AQP4-IgG—水通道蛋白 4 抗体

期治疗主要目标：减轻急性期症状、缩短病程、改善残疾程度和防止并发症；适应对象：为有客观神经功能缺损证据的发作或复发期患者。序贯治疗目的：预防复发，减少神经功能障碍累积；适应对象：对于 AQP4-IgG 阳性的 NMOSD 以及 AQP4-IgG 阴性的复发型 NMOSD 应早期预防治疗。

（三）处方

1. 急性期治疗

（1）糖皮质激素　可采用大剂量甲泼尼龙冲击治疗，20～30mg/（kg·d）静脉滴注，连用 3～5 天，后改为泼尼松口服，1mg/（kg·d）（最大量 60mg/d），维持 4～6 周，逐渐减量至 5～10mg/d 长期维持。

（2）血浆置换　200～250mL/kg 血浆，分 5 个疗程，每隔一天进行一次。

（3）静脉注射免疫球蛋白：1.0g/（kg·d）静脉滴注，2 天为 1 个疗程；或 0.4g/（kg·d）静脉滴注，5～7 天为 1 个疗程。

2. 序贯治疗（免疫抑制治疗）

（1）利妥昔单抗　275mg/m^2 静脉滴注，每周 1 次，连用 4 周；或 100mg 静脉滴注，共用 2 次（间隔 2 周）。

（2）霉酚酸酯　体表面积 $1.25 \sim 1.5m^2$：750mg/次 bid；体表面积 $\geqslant$ $1.5m^2$：1 g/次，每日 2 次。

（3）静脉注射免疫球蛋白　$1.0g/(kg \cdot d)$ 静脉滴注，1 月/次。

（4）硫唑嘌呤　$2 \sim 3mg/(kg \cdot d)$ 单用或联合口服泼尼松［按体重 0.75mg/$(kg \cdot d)$］，通常在硫唑嘌呤起效以后（4～5 个月）将泼尼松渐减量至小剂量长期维持。

3. 对症治疗

（1）痛性痉挛、痉挛性肌张力增高、顽固性呃逆可用巴氯芬，$0.75 \sim 2mg/$ $(kg \cdot d)$。>10 岁，最大剂量可达 $2.5mg/(kg \cdot d)$。通常治疗开始时 2.5mg/次，4 次/d。大约每隔 3 天小心增加剂量，直至达到儿童个体需要量。推荐的每日维持治疗量如下：12 个月至 2 岁，10～20mg；2～6 岁，20～30mg；6～10 岁，30～60mg（最大量 70mg）。

（2）慢性疼痛、感觉异常、抑郁、焦虑等可用舍曲林，25mg/次，每日 1 次，晨服，根据病情缓慢加量，可逐渐增大剂量至 100mg/次，每天一次；安非他酮，37.5mg/次，每日 2 次，根据病情缓慢加量，可逐渐增大剂量至 75mg/次，每日 3 次。

（3）震颤可用盐酸苯海索，开始一日 1～2mg（0.5～1 片），以后每 3～5 日增加 2mg（1 片），至疗效最好而又不出现副反应为止，一般一日不超过 10mg（5 片），分 3～4 次服用，须长期服用。

（4）膀胱直肠功能障碍、尿失禁可用丙咪嗪，5 岁以上 12.5～25mg/次，每晚一次；奥昔布宁，>5 岁，2.5mg/次口服，每日 2 或 3 次；最大剂量为 5mg/次，每日 3 次或遵医嘱。尿潴留应导尿，便秘可用缓泻药，重者可给予灌肠处理。

（5）康复治疗及生活指导　对伴有肢体、吞咽等功能障碍的患者，应早期进行功能康复训练。进行宣教指导，强调早期干预、早期治疗的必要性，增加患者治疗疾病的信心。

三、脊髓灰质炎样综合征（poliomyelitis-like syndrome, PS）

脊髓灰质炎样综合征是由排除脊髓灰质炎病毒的其他肠道病毒感染导致的，以急性松弛性瘫痪为主要表现的一种临床综合征。其临床特征为脊髓灰质前角受累，导致对称或不对称性的急性肢体松弛性瘫痪，以单肢瘫痪多见；不伴感觉障碍。病程较短，预后良好。

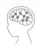

（一）诊断要点

大多数患者病前有消化道或呼吸道前驱感染病史；急性松弛性瘫痪，以单肢瘫痪多见；若无感觉受累，通常无括约肌功能障碍；病原学检查多有肠道病毒等病原学感染的依据；肌电图通常呈神经源性损害；脊髓 MRI 提示脊髓灰质信号增强；排除脊髓灰质炎。PS 诊断流程见图 10-4。

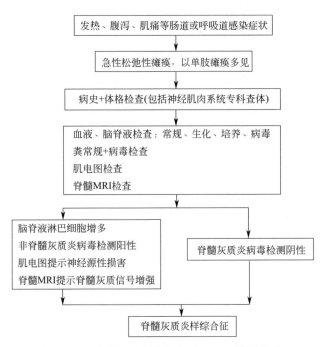

图 10-4 脊髓灰质炎样综合征（PS）诊断流程

（二）治疗原则

缺乏特异性的治疗手段。急性期治疗除了脱水、限液、对症支持治疗外，丙种球蛋白、鼠神经生长因子等药物的应用，对控制病情可能有效。病情处于恢复期的患者，要尽早综合康复治疗。

（三）处方

1. 静脉注射免疫球蛋白

1.0g/(kg·d) 静脉滴注，2d/疗程；或 0.4g/(kg·d) 静脉滴注，5～7d/疗程。

2. 神经营养药物

鼠神经生长因子 30μg/d，肌内注射，每日 1 次，2～6 周/疗程。维生素 B_1、甲钴胺等。

3. 康复治疗

尽早给予按摩、理疗、针灸等综合康复治疗。

4. 对症及支持治疗

合并细菌感染时可使用抗生素治疗。

四、脊髓栓系综合征（tethered cord syndrome, TCS）

脊髓栓系综合征是指脊髓末端在一系列先天性或后天性因素作用下，如创伤、脊髓脂肪瘤或是脊椎裂等，被栓系在骶尾部的非弹性结构上，从而使得脊髓受到牵拉，造成脊髓神经血管出现缺血、缺氧，逐渐发生变性坏死或呈退性行改变，引起背部或下肢疼痛、麻木、无力、大小便功能障碍、足畸形、骶尾部皮肤形态学改变等一系列症状的综合征。

按病因可分为 4 型：脊髓脊膜膨出栓系、终丝栓系、膜性粘连栓系、脂肪脊膜膨出栓系。该病的预后普遍欠佳，需要尽早诊治。

（一）诊断要点

当患者出现骶尾部皮肤形态学改变或神经功能损伤症状，如下肢运动感觉功能障碍、大小便失禁和双下肢畸形等，应及时行腰骶 MRI 和（或）超声检查明确是否存在脊髓栓系。尿流动力学检查可作为具有泌尿系统症状的可疑 TCS 患者的基本检查并且对其进行系统评估。TCS 的诊断流程见图 10-5。

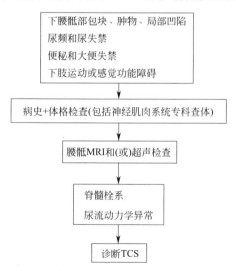

图 10-5　脊髓栓系综合征（TCS）诊断流程

（二）治疗原则

目前手术治疗是 TCS 唯一有效的治疗方法，手术治疗可以不同程度地改善 TCS 的症状和预后。一旦明确诊断，应及早进行手术治疗，以免产生更加严重的且手术治疗也不能有效缓解的神经功能损伤症状。

（三）处方

脊髓栓系综合征的手术方式及适应证见表 10-3。

表 10-3　脊髓栓系综合征的手术方式及适应证

手术方式	适应证
脊髓栓系解栓术＋修补术	脊髓脊膜膨出栓系
脊髓栓系解栓术＋分块切除或保留	脂肪瘤型或脂肪粘连型脊髓栓系
脊柱缩短截骨术	复杂的畸形、脊柱侧弯或翻修手术；椎体已骨化成熟的青少年及成人
脊柱均匀短缩脊髓轴性减压术	多节段截骨、多节段切除椎间盘

五、脊髓性肌萎缩症

脊髓性肌萎缩症（spinal muscular atrophy，SMA）一般是指位于染色体 5q11.2～q13.3 的运动神经元存活基因 1（survival motoneuron 1，SMN1）缺失或突变引起的常染色体隐性遗传的神经变性病，出现近端肢体和躯干进行性、对称性肌无力和肌萎缩。随着病情的进展，肌无力可进一步导致骨骼系统、呼吸系统、消化系统及其他系统异常，其中呼吸衰竭是最常见的死亡原因。根据起病年龄和能达到的最大运动功能，SMA 临床分为 0 型、Ⅰ 型、Ⅱ 型、Ⅲ 型和Ⅳ型。该病的发病率约为（1～2）/10000，携带者频率为 1/50～1/40，位居 2 岁以下儿童致死性遗传病的首位。

（一）诊断要点

没有家族史的患者出现以下情况时应考虑 SMA 可能：①婴儿期出现肌张力低下；②进行性、对称性近端肌无力，下肢重于上肢；③膝腱反射减弱或消失；④运动发育里程碑延迟，运动技能进行性丧失；⑤口腔及咽喉部肌群无力、肋间肌无力、膈肌松弛，导致典型的"钟形"胸和反常呼吸；⑥儿童期出现肌张力低下，近端肌无力，但无明显延髓及呼吸问题。

SMA 确诊主要通过检测 *SMN1* 基因是否存在；同时需检测 *SMN2* 同源基因，以判断病情严重程度及预后；并结合体格检查及相关家族病史等进行判断，具体诊断流程见图 10-6。

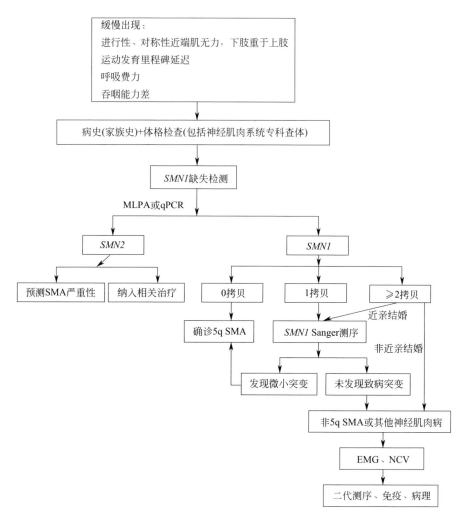

图 10-6 脊髓性肌萎缩症（SMA）诊断流程

MLPA—多重连接探针扩增技术；qPCR—实时荧光定量 PCR；EMG—肌电图；NCV—神经传导速度

（二）治疗原则

由于 SMA 涉及多系统损害和并发症，多学科综合管理对 SMA 患者至关重要。患者的多系统评估和综合管理需要由专业的小儿神经科或成人神经科医师协调安排，多学科专家参与，对患者病程进行动态评估，并进行前瞻性的照护和处理。

（三）处方

1. 康复治疗

定期物理治疗、正确使用支具或矫形器、规律运动训练等康复治疗是延缓疾病进展的主要手段。康复训练应贯穿治疗的全过程。

（1）运动功能训练　不能稳坐型的 SMA 患者尽可能预防或延缓关节挛缩，通过辅助器具促进抗重力体位的维持及提高移动能力。能稳坐型的患者需预防或延缓关节挛缩和脊柱畸形，促进坐位平衡和提高上肢功能，借助辅助器具维持站立体位，尽可能自我驱动轮椅进行移动并参与社会活动。能行走型的患者尽可能维持关节活动度、预防脊柱侧弯，同时提高或维持肌力和耐力。

（2）吞咽功能训练　包括唇功能训练，颊肌、咀嚼肌功能训练和舌肌运动训练等。

（3）呼吸功能训练　包括呼吸肌肌力训练、维持胸廓顺应性训练、咳嗽和排痰训练等。

（4）对症支持治疗　胃造瘘术可有效增加患者的体重，减少胃食管反流、吸入性肺炎等，应在发病早期考虑进行该手术。当存在咳嗽无力时，给予辅助咳嗽，包括物理排痰、体位引流及应用咳痰机，可有效减少气道分泌物潴留的风险；必要时可选择无创通气、气管插管/切开及有创通气等。脊柱侧凸时可使用脊柱矫形器或手术治疗等。

2. 药物治疗

（1）诺西那生钠注射液　5mL（12mg）/次，腰穿鞘注，于第 0 天、第 14 天、第 28 天、第 63 天进行；此后5mL（12mg）/次，腰穿鞘注，1 次/4 月，直至终身或新的治疗方法替代。

（2）利司扑兰口服溶液　2月至2岁，0.2mg/(kg·d) 口服，每天一次；≥2岁，体重<20kg，0.25mg/(kg·d)，体重≥ 20kg，5mg 口服，每天一次，直至终身或新的治疗方法替代。

（3）Zolgensma　<2 岁，单次静脉注射，$1.1×10^{14}$ μg/kg。

六、遗传性痉挛性截瘫（hereditary spastic paraplegia, HSP）

HSP 又称家族性痉挛性截瘫，是一组罕见的神经系统单基因遗传性疾病。其发病率约为 1.8/10 万。HSP 具有高度的临床和遗传异质性，临床表现为缓慢进展的双下肢痉挛性肌无力，肌张力增高，腱反射活跃亢进，膝、踝阵挛，病理征阳性，呈剪刀样步态等。可伴有视神经萎缩、视网膜色素变性、锥体外系症状、小脑性共济失调、感觉障碍、痴呆、精神发育迟滞、耳聋、肌萎缩、自主神经功能障碍等。还可有弓形足畸形。部分 HSP 家族有遗传早现现象。诊断依靠临床症状，有时需做基因检测。目前尚无治愈方法，治疗的目的是控制症状，包括药物缓解痉挛症状。

（一）诊断要点

HSP 的初步诊断主要依靠典型临床症状、阳性家族史，根据患者的起病年龄、首发症状、病情进展等，结合完整和规范的神经系统查体；确诊依靠基因检测。

临床诊断参照 HARDING 的诊断标准：①临床表现主要是双下肢无力、肌张力增高等上运动神经元受累症状，逐渐出现步态异常，进行性发展为双下肢痉挛性截瘫，部分患者可伴有尿频、尿急、认知障碍、癫痫发作、视力下降、锥体外系症状等；②神经系统检查主要为锥体束征，下肢较明显；③脑和脊髓 CT 或 MRI 检查多正常，但有部分患者可出现脊髓和（或）小脑萎缩，还可伴有胼胝体萎缩；④多有家族史，符合常染色体显性遗传、常染色体隐性遗传、X 连锁隐性遗传或线粒体母系遗传，偶有散发病例；⑤排除其他疾病所致的痉挛性截瘫，如脑性瘫痪、多发性硬化症、肾上腺脑白质营养不良、运动神经元病等。

HSP 诊断流程见图 10-7。

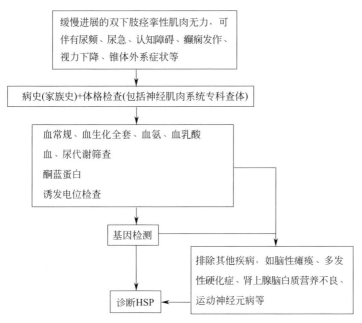

图 10-7　遗传性痉挛性截瘫（HSP）诊断流程

（二）治疗原则

目前尚无有效治疗方法，以缓解临床症状，提高生活质量为主。改善心血管功能，保持并改善肌肉力量和步态，并减轻痉挛状态。

（三）处方

（1）药物治疗　缓解肌肉痉挛和减轻尿急状态。①巴氯芬：0.75～2mg/（kg·d）。＞10岁，最大剂量可达2.5mg/（kg·d）。通常治疗开始时2.5mg/次，4次/d。大约每隔3天小心增加剂量，直至达到儿童个体需要量。推荐的每日维持治疗量如下：12个月至2岁，10～20mg；2～6岁，20～30mg；6～10岁，30～60mg（最大量70mg）。②A型肉毒毒素：个体治疗方案应由医师拟订，最佳剂量应通过滴定法决定。③地西泮：6个月以上，1～2.5mg/次，或按体重0.05～0.2mg/次，或按体表面积1.17～6mg/（m^2·次），每日3～4次，用量根据情况酌量增减。最大剂量不超过10mg。④氯硝西泮：10岁或体重30kg以下的儿童开始每日按体重0.01～0.03mg/kg，分2～3次服用，以后每3日增加0.25～0.5mg，至达到按体重每日0.1～0.2mg/kg或出现了不良反应为止。氯硝西泮的疗程应不超过3～6个月。⑤奥昔布宁：＞5岁，2.5mg/次，口服，每日2或3次；最大剂量为5mg/次，每日3次或遵医嘱。

（2）康复治疗　包括长期规律的康复训练及针灸、推拿、电刺激等物理治疗。使用辅助行走设备和踝-足矫形器等。

（3）手术治疗　跟腱延长术、内收肌松解术等。

第三节　神经肌肉接头疾病

儿童重症肌无力（juvenile myasthenia gravis，JMG）是指发病年龄＜18岁，由自身抗体（如AChR、MuSK、LRP4等）介导且依赖于T细胞的免疫反应，攻击神经-肌肉接头突触后膜，导致神经肌肉递质传递功能障碍的自身免疫性疾病。临床表现为部分或全身骨骼肌无力和易疲劳，活动后症状加重，经休息后症状减轻。如果治疗不当，重症肌无力可能导致残疾、发病次数显著增加、肢体无力持续不缓解、永久性眼动障碍和弱视的风险增加，甚至造成延髓支配的肌肉和呼吸肌无力，危及生命。

为了评估肌无力的疾病严重程度，指导治疗及评估预后，美国重症肌无力基金会（MGFA）将重症肌无力分为5型（见表10-4）。婴幼儿不能很好地描述肌无力的情况，加之不配合体检等因素，常不易准确的判断肌无力的程度。

表 10-4　重症肌无力临床分型

分型	临床表现
Ⅰ型	眼肌无力，可伴闭眼无力，其他肌群肌力正常
Ⅱ型	除眼肌外的其他肌群轻度无力，可伴眼肌无力
Ⅱa型	主要累及四肢或（和）躯干肌，可有较轻的咽喉肌受累
Ⅱb型	主要累及咽喉肌或（和）呼吸肌，可有轻度或相同程度的四肢肌或（和）躯干肌受累
Ⅲ型	除眼肌外的其他肌群中度无力，可伴有任何程度的眼肌无力
Ⅲa型	主要累及四肢或（和）躯干肌，可有较轻的咽喉肌受累
Ⅲb型	主要累及咽喉肌或（和）呼吸肌，可有轻度或相同程度的四肢肌或（和）躯干肌受累
Ⅳ型	除眼肌外的其他肌群重度无力，可伴有任何程度的眼肌无力
Ⅳa型	主要累及四肢或（和）躯干肌受累，可有较轻的咽喉肌受累
Ⅳb型	主要累及咽喉肌或（和）呼吸肌，可有轻度或相同程度的四肢肌或（和）躯干肌受累
Ⅴ型	气管插管，伴或不伴机械通气（除外术后常规使用）；仅鼻饲而不进行气管插管的病例为Ⅳb型

（一）诊断要点

儿童重症肌无力中眼肌型较多，进行详细的病史询问和神经系统体格检查很重要。①根据病变主要侵犯骨骼肌，症状的波动性（晨轻暮重），服用抗胆碱酯酶药物有效等通常可诊断；②通过新斯的明试验、重复神经电刺激、免疫学（抗体）检测、胸胸影像学检查进行辅助诊断；③需排除其他疾病；④所有确诊患者需进一步完善胸腺影像学检查（纵隔 CT 或 MRI），进行亚组分类。

儿童重症肌无力诊断流程见图 10-8。

（二）治疗原则

依据 MGFA 对肌无力干预后状态的分级（见表 10-5），达到微小状态（minimal manifestation status，MMS）或更好，治疗相关副作用（common terminology criteriafor adverse events，CTCAE）≤1 级。儿童重症肌无力以眼肌型肌无力为主，治疗的基本目标是缓解眼部症状，阻止或延缓向全身型肌无力转化。

表 10-5　重症肌无力干预后状态分级

分级	干预后症状描述
完全缓解（complete stable remission，CSR）	至少 1 年无肌无力的症状或体征，在此期间没有接受过任何重症肌无力（MG）的药物治疗，经专业的神经肌病医师检查未发现任何肌肉无力的证据，允许出现轻微眼睑闭合无力
药物缓解（pharmacologic remission，PR）	标准同 CSR，需通过服药达到上述状态（服用胆碱酯酶抑制剂除外）

续表

分级	干预后症状描述
MMS	没有任何因肌无力引起的功能受限,经专业的神经肌病医师检查可发现某些肌肉无力
改善	与治疗前相比,肌无力临床症状明显减轻或 MG 治疗药物剂量明显减少
无变化	临床症状及 MG 治疗药物剂量与治疗前无明显变化
加重	与治疗前相比,肌无力临床症状明显加重或 MG 治疗药物剂量明显增加
恶化	已经达到 CSR、PR 或 MMS,出现了新的临床症状
死亡	死于 MG 或 MG 治疗的并发症,或者胸腺切除术后 30 天内死亡

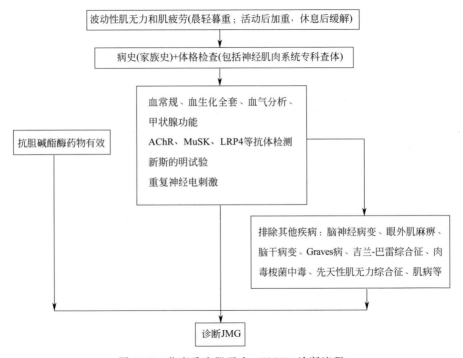

图 10-8　儿童重症肌无力（JMG）诊断流程

（三）处方

1. 胆碱酯酶抑制剂

眼肌型重症肌无力相较于成人及其他类型，自发缓解率较高，约 50％在 2 年内可自发缓解，在治疗中可单独使用胆碱酯酶抑制剂。胆碱酯酶抑制剂无法改善症状时，尽可能快地加用激素治疗。小剂量激素治疗眼肌型重症肌无力有效，建议初始使用小剂量激素以避免大剂量激素的不良反应。

2. 糖皮质激素

全身型重症肌无力最初的治疗应住院，以激素治疗开始。

3. 免疫抑制剂

激素治疗无效时，应考虑联合或换用其他免疫抑制剂。硫唑嘌呤和钙调磷酸酶抑制药在激素抵抗或激素依赖的儿童期起病的重症肌无力中有效，与激素合用时可使激素减量。

4. 血浆置换疗法

适用于重症肌无力危象（需要机械通气者）、重度重症肌无力（如出现吞咽困难、呼吸功能障碍）、全身型重症肌无力、轻中度重症肌无力而病情呈进行性加重或对其他免疫抑制疗法无反应者。

5. 静脉注射免疫球蛋白（IVIG）

对中、重度重症肌无力具有显著的疗效；部分重度患者经一线免疫抑制治疗无效或需过高剂量的激素维持治疗时，加用 IVIG 十分必要。

6. 胸腺切除术

对于眼肌型重症肌无力，尤其是 AChR Ab$^+$ 眼肌型重症肌无力患者，如果对症状治疗无应答且拒绝使用免疫抑制剂或是存在免疫抑制剂治疗反指征，或者对免疫抑制剂治疗无应答，可以考虑胸腺切除术。

儿童重症肌无力的药物种类、适应证及用法见表 10-6。

表 10-6　儿童重症肌无力的药物种类、适应证及用法

药物种类	适应证	药名、用法
胆碱酯酶抑制剂	眼肌型重症肌无力	溴吡斯的明：推荐剂量为 0.5～1mg/（kg·d），间隔 4～6h 口服一次，逐渐增加到 5～7mg/（kg·d），最大剂量为 300mg/d；年龄较大的儿童，最大量可达至成人剂量 120mg/次，3 次/d
糖皮质激素	小剂量激素治疗眼肌型重症肌无力有效，建议初期使用小剂量激素以避免大剂量激素的不良反应 全身型重症肌无力最初的治疗应住院，以激素治疗开始	泼尼松 ① 递增法：起始剂量为 0.5～1.0mg/（kg·d）（最大 30mg/d），必要时可增量至 2mg/（kg·d）（最大 80mg/d），一般 2～4 周后起效。1～2mg/（kg·d）持续 3～6 周后逐渐减量为隔日服用。症状改善后就可逐渐减量，每月减 5～10mg，每日剂量＜5mg 时每月减少 1mg，疗程一般为 1.5～2 年 ② 递减法：开始 1～2mg/（kg·d），症状得到最大改善后再维持 4～8 周，逐渐减量达到能够控制症状的最小剂量，每日或隔日清晨顿服

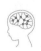
续表

药物种类	适应证	药名、用法
免疫球蛋白	对中、重度重症肌无力具有显著的疗效；部分重度患者经一线免疫抑制治疗无效或需过高剂量的糖皮质激素维持治疗时，加用免疫球蛋白十分必要	1g/(kg·d)连用2天，或0.4g/(kg·d)连用3~5天，起效时间1~2周；后续每3~6周1次，剂量0.4~2.0g/kg，根据症状改善情况决定用量
血浆置换	肌无力危象（需要机械通气者）、重度重症肌无力（如出现吞咽困难、呼吸功能障碍）、全身型重症肌无力、轻中度重症肌无力而病情呈进行性加重或对其他免疫抑制疗法无反应者	200~250mL血浆/kg，分5个疗程，每隔一天进行1次
免疫抑制剂	在激素抵抗或激素依赖的儿童期起病的重症肌无力中有效，与激素合用时可使激素减量	① 利妥昔单抗：每周375mg/m²，持续4周，起效时间1~3个月。根据病情改善效果可停药，也可每4~10个月输注一次，剂量375mg/m² ② 他克莫司：以每日0.0375~0.0500mg/kg起始，每隔7天增加0.0375~0.0500mg/kg，分2次口服，均在餐前1h服药。剂量改变且维持1周后查他克莫司血药谷浓度，目标血药谷浓度为5~10ng/mL。一般1~3个月后起效，能够减少患者的激素用量，尚无统一疗程 ③ 硫唑嘌呤：初始剂量为0.5~1mg/(kg·d)，每4周加量0.5mg/(kg·d)，直至2.5mg/(kg·d)（最大量200mg/d），通常4~12个月后才会起效，疗程为1.5~2年
外科手术治疗	对于眼肌型儿童重症肌无力，尤其是AChRAb⁺眼肌型儿童重症肌无力患者，如果对症状治疗无应答且拒绝使用免疫抑制剂或是存在免疫抑制剂治疗反指征，或者对免疫抑制剂治疗无应答，可以考虑胸腺切除术。青春期的MG患者对药物治疗抵抗时，胸腺切除术也是一种治疗选择	

第四节　神经根及周围神经病变

一、吉兰-巴雷综合征（Guillain-Barré syndrome, GBS）

GBS又称急性炎性脱髓鞘性多神经根神经病，是免疫介导的多发性周围神经病，主要累及脊神经根、周围神经及脑神经，为儿童急性松弛性麻痹的常见病因。该病多以感染为诱发因素。吉兰-巴雷综合征有多种临床亚型（见表10-7），各种亚型之间互相独立、重叠，组成了一个连续的谱系，统称吉兰-巴雷谱系疾病。该病病程具有自限性，大多数对于丙种球蛋白或血浆置换治疗有效，预后良好；少数患者会并发呼吸肌无力，治疗效果欠佳，遗留不同程度的后遗症，给诊断和管理带来挑战。

表 10-7　吉兰-巴雷综合征临床亚型的发生率和临床表现

临床亚型	发生率(占 GBS 百分比)/%	临床特征
经典型	30~85	迅速进展的肢体无力和感觉异常,腱反射减弱或消失,通常在 2 周内达到高峰
纯运动型	5~70	只有肢体无力,无感觉异常
颈-咽-臂型	<5	主要出现颈肌、口咽肌和肩部肌肉无力表现,双下肢累及少见
双侧面部瘫痪型	<5	主要出现双侧面部无力,其他颅神经及肢体不受累
纯感觉型	<1	急性或亚急性感觉神经病变,无其他缺陷
Miller-Fisher 综合征	5~25	眼外肌麻痹、共济失调、腱反射减弱或消失,约 15% 的患者与经典型重叠
Bickerstaff 脑干脑炎	<5	眼外肌麻痹、共济失调、锥体束征和意识障碍,常与经典型重叠

（一）诊断要点

1. 经典型吉兰-巴雷综合征诊断标准

①常有前驱感染史，呈急性起病，进行性加重，多在 2 周左右达高峰。②对称性肢体和延髓支配肌肉、面部肌肉无力，重症者可有呼吸肌无力，四肢腱反射减弱或消失。③可伴轻度感觉异常和自主神经功能障碍。④脑脊液出现蛋白-细胞分离现象。⑤电生理检查提示远端运动神经传导潜伏期延长、传导速度减慢、F 波异常、传导阻滞、异常波形离散等。⑥病程有自限性。

如果出现以下表现，则一般不支持吉兰-巴雷综合征的诊断：①显著、持久的不对称性肢体肌无力。②以膀胱或直肠功能障碍为首发症状，或持久的膀胱和直肠功能障碍。③脑脊液单核细胞数超过 50×10^6/L。④脑脊液白细胞出现分叶核。⑤存在明确的感觉平面。

2. 纯运动型吉兰-巴雷综合征诊断标准

参考经典型吉兰-巴雷综合征诊断标准，突出特点是无感觉异常；神经电生理检查提示近乎纯运动神经受累，并以运动神经轴索损害明显。

3. Miller-Fisher 综合征诊断标准

①急性起病，病情在数天内或数周内达到高峰。②临床上以眼外肌麻痹、共济失调和腱反射减弱为主要症状，肢体肌力正常或轻度减退。③脑脊液出现蛋白-细胞分离。④病程呈自限性。

4. Bickerstaff 脑干脑炎诊断标准

Miller-Fisher 综合征累及中枢神经系统，引起嗜睡、意识障碍或锥体束征阳性。

Brighton 分级诊断对儿童吉兰-巴雷综合征具有较高的敏感性，1 级最高，4 级最低（表 10-8）。

表 10-8 吉兰-巴雷综合征 Brighton 分级诊断标准

项目	诊断分级/级			
	1	2	3	4
双侧肢体迟缓性无力	+	+	+	+/-
无力肢体腱反射减弱或消失	+	+	+	+/-
单相病程、起病与无力达高峰间隔 12h 至 28d	+	+	+	+/-
脑脊液蛋白 - 细胞分离	+	+/-①	-	-
神经传导检测符合 GBS 亚型之一	+	+/-	-	+/-
不能用其他诊断来解释无力症状	+	+	+	+

①示必须满足脑脊液蛋白-细胞分离或神经传导检测符合 GBS 亚型。

注：GBS：吉兰-巴雷综合征；+示符合项目标准；-示不符合项目标准。

吉兰-巴雷综合征诊断流程见图 10-9。

（二）治疗原则

所有吉兰-巴雷综合征患者初期均需要严密的监护和支持治疗。静脉注射免疫球蛋白（IVIg）通常是儿童吉兰-巴雷综合征的一线治疗；在无力发作后 2 周内开始 IVIg 和在 4 周内开始血浆置换可使患者获益。

（三）处方

1. 对症支持治疗

发病初期严密监测患者的生命体征和运动神经功能等。使用 Erasmus 吉兰-巴雷综合征呼吸功能不全评分量表（表 10-9）进行评估 1 周内需要通气的可能性。加强营养，有吞咽障碍者可予鼻饲喂养。

表 10-9 Erasmus 吉兰-巴雷综合征呼吸功能不全评分量表

评估	类型	评分/分
无力发病至入院时间	>7 天	0
	4~7 天	1
	≤3 天	2

续表

评估	类型	评分/分
入院时面部和（或）延髓无力	无	0
	有	1
	60~51	0
	50~41	1
住院时 MRC 量表总分	40~31	2
	30~21	3
	≤20	4

注：Erasmus GBS 呼吸功能不全评分（EGRIS）用于计算 GBS 患者在评估后 1 周内需要进行机械通气的可能性。EGRIS 为 0~2 分表示机械干预的风险较低（4%），而 3~4 分表示机械干预的风险为中等（24%），≥5 分机械干预的风险高（65%）。

MRC 量表总分：双侧肩外展肌、屈肘肌力、伸腕肌力、髋关节屈曲肌力、伸膝肌力、脚踝背屈肌力（0~5 级）。较高的 MRC 量表总分表示残疾增加，最高总分为 60。

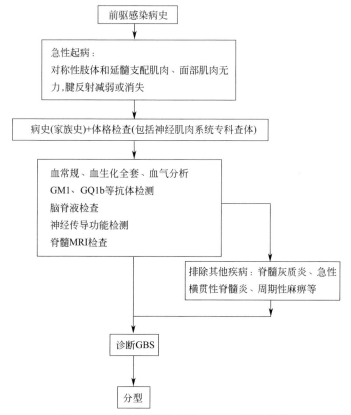

图 10-9 吉兰-巴雷综合征（GBS）诊断流程

2. 静脉注射免疫球蛋白

1g/（kg·d）连用 2 天，或 0.4g/（kg·d）连用 5~7 天，起效时间 1~2 周；

后续每3~6周1次，剂量0.4~2.0g/kg，根据症状改善情况决定用量。

3. 血浆置换疗法

200~250mL/kg血浆，分5个疗程，每隔一天进行一次。

4. 神经营养药物

维生素 B_1、甲钴胺等。

5. 康复治疗

瘫痪肢体尽早进行按摩及被动运动，保持关节功能位置。疾病恢复期予以针灸等康复治疗。

二、周围性面神经麻痹（peripheral facial paralysis）

周围性面神经麻痹是指患者面神经受累所致一侧或双侧面部表情肌群运动功能障碍，出现皱眉、加深鼻唇沟和露齿等动作的困难。该病发病急骤，以一侧面部发病多见，无明显季节性，任何年龄段可见。周围性面神经麻痹可分为先天性和获得性，先天性如梅-罗综合征、默比乌斯综合征；获得性多因感染、肿瘤、外伤、脑干出血/梗死、贝尔面瘫所致。

（一）诊断要点

通常急性起病，面神经麻痹在数小时至数天达高峰，主要表现为患侧面部表情肌瘫痪，额纹消失，不能皱额蹙眉，眼裂不能闭合或者闭合不全。部分患者起病前1~2日有患侧耳后持续性疼痛和乳突部压痛。体格检查时，可见患侧闭眼时眼球向外上方转动，露出白色巩膜，即贝尔征（Bell sign）；鼻唇沟变浅，口角下垂，露齿时口角歪向健侧；由于口轮匝肌瘫痪，鼓气、吹口哨漏气；颊肌瘫痪，食物易滞留患侧齿龈。面神经传导测定有助于判断面神经暂时性传导障碍或永久性失神经支配。本病根据急性起病，临床表现主要为周围性面瘫，无其他神经系统阳性体征，排除颅内器质性病变，即可确诊。该病定位诊断见表10-10。面瘫多见单侧，若为双侧则需考虑是否为吉兰-巴雷综合征（GBS）等其他疾病，周围性面神经麻痹诊断流程见图10-10。

表 10-10　周围性面神经麻痹的定位诊断

定位内容	膝状神经节及以上损害	膝状神经节以下至镫骨肌支	镫骨肌支以下至鼓索	鼓索以下（含茎突孔及以下）
基本体征	+	+	+	+
头痛或头晕	+	—	—	—
乳突处疼痛或压痛	+	+	—	—

续表

定位内容	膝状神经节及以上损害	膝状神经节以下至镫骨肌支	镫骨肌支以下至鼓索	鼓索以下（含茎突孔及以下）
耳鸣或听力下降	＋	＋	－	－
听觉过敏	－	＋	－	－
舌前 2/3 味觉减退	＋	＋	－	－
唾液分泌减少	＋	＋	＋	－
流泪减少	＋	－	－	－
耳部感觉减退	＋	＋	＋	－
外耳道疱疹	＋	－	－	－

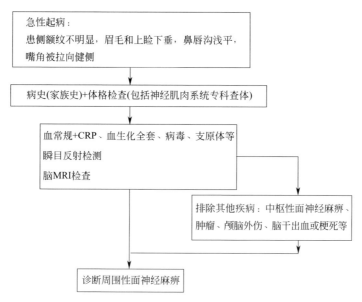

图 10-10　周围性面神经麻痹诊断流程

常用 Sunnybrook 面神经评定系统（表 10-11、表 10-12），对患者发病时、治疗前后、进展时进行面神经分级，最后得分＝随意运动分－静态分－联动分。得分在 0～100 分，分值越高，表示面神经功能越好。

表 10-11　Sunnybrook（多伦多）面神经评定系统-表 A

静态时患侧与健侧比较	选项（只能选择 1 种）	评分/分
眼（眼睑）	正常	0
	缩窄	1
	增宽	2
做过眼睑整形手术	是	1
颊（鼻唇沟）	正常	0

续表

静态时患侧与健侧比较	选项（只能选择 1 种）	评分/分
	消失	2
	不明显	1
	过于明显	1
口	正常	0
	口角下垂	1
	口角上提	1

注：静态分＝总分×5。

表 10-12　Sunnybrook（多伦多）面神经评定系统-表 B　　单位：分

标准表情	与健侧相比随意运动的对称性					联动分级			
	无运动（不对称）	轻度运动	有运动但有错乱表情	运动接近对称	运动完全对称	没有联动	轻度联动	有明显联动但无毁容	严重毁容性联动
抬额头	1	2	3	4	5	0	1	2	3
轻轻闭眼	1	2	3	4	5	0	1	2	3
张嘴微笑	1	2	3	4	5	0	1	2	3
耸鼻	1	2	3	4	5	0	1	2	3
唇吸吮	1	2	3	4	5	0	1	2	3

注：随意运动得分＝总分×4，联动分＝联动总分。

（二）治疗原则

治疗的目标是促使局部炎症、水肿尽早消退，促进面神经功能恢复，重建面部的对称性和运动，避免角膜并发症及其他后遗症。

（三）处方

1. 泼尼松

起始剂量为 $0.5\sim1.0mg/(kg \cdot d)$（最大 30mg/d），必要时可增量至 2mg/$(kg \cdot d)$（最大 80mg/d），持续 $1\sim2$ 周后逐渐减停。

2. 静脉注射免疫球蛋白

$1.0g/(kg \cdot d)$ 静脉滴注，2 天/疗程；或 $0.4g/(kg \cdot d)$ 静脉滴注，$5\sim7$ 天/疗程。

3. 神经营养药物

维生素 B_1、甲钴胺等。

4. 康复治疗

按摩、针灸和电刺激等。

5. 手术治疗

对于面部肌肉仍有活力的周围性面神经麻痹，可实施动态恢复术。对于面部肌肉失活的周围性面神经麻痹，也可予以患者动静态面部复活术。

6. 心理支持治疗

第五节　肌肉疾病

一、进行性肌营养不良（progressive muscular dystrophy, PMD）

进行性肌营养不良是一组由基因缺陷导致的遗传性肌肉变性疾病。其发病率国内尚无确切数据，但其在神经肌肉病中占相当比例。

进行性肌营养不良的临床分类包括：假肥大型（Duchenne/Becker）肌营养不良、面-肩-肱型肌营养不良、肢带型肌营养不良、Emery-Dreifuss 型肌营养不良、眼咽型肌营养不良、远端型肌营养不良、先天性肌营养不良、强直性肌营养不良。最常见的类型为 Duchenne 型肌营养不良。

Duchenne 型肌营养不良（Duchenne muscular dystrophy，DMD）是由 Dystrohin 基因致病性变异所导致的一种可治疗性 X 连锁隐性遗传性肌病。该病的发病率在存活男婴中为 1/3600～1/6000。Dystrohin 基因的致病性变异引起多种 dystrohin 蛋白亚型的异常表达，肌肉亚型的阴性表达或显著下降导致了 DMD 的发生发展，表达于脑组织、心肌、视网膜、肾脏、周围神经等组织的多种亚型的异常表达，导致部分患者还伴有其他器官系统的受累表现，出现认知功能受损、行为障碍、消化功能障碍以及心肌病等。对患者的多系统损害进行多学科的评估和相应的综合管理，可以延长 DMD 患者独立行走的时间和生存期，提高患者的生存质量。

（一）诊断要点

以持续进展的肌肉萎缩和肌肉无力为临床特征。遗传方式包括常染色体显性、隐性或 X 连锁遗传。发病年龄可从新生儿至成年晚期。不同类型的 PMD 出现特定肌群的肌肉无力进行性丧失，腱反射减弱或消失；少部分有心肌受累、智力受损的表现。根据患者的临床表现及相关辅助检查，可明确诊断，诊断流程见图 10-11。

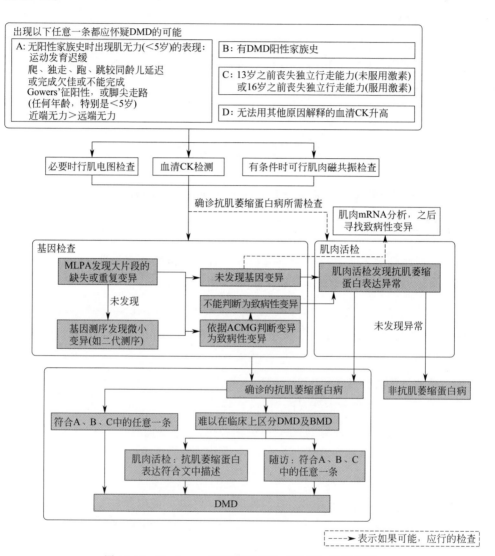

图 10-11　Duchenne 型肌营养不良（DMD）诊断流程

（二）治疗原则

DMD 多学科管理需要神经科、康复科、骨科、心血管、呼吸、消化、心理等专科医师的参与，根据患者病情所处的不同阶段（症状前阶段、早期独走阶段、晚期独走阶段、早期不能独走阶段、晚期不能独走阶段），给予相应的干预措施。DMD 多学科综合管理方案见表 10-13。

表 10-13 Duchenne 型肌营养不良（DMD）多学科综合管理方案

多学科的管理治疗	症状前阶段	早期独走阶段	晚期独走阶段	早期不能独走阶段	晚期不能独走阶段
骨骼肌	DMD医联体：诊断、为患者及护理者提供多学科的管理干预、教育、遗传咨询以及新治疗方法咨询				
	计划免疫	每6个月评估一次肌力、功能状态、关节活动度，确定病情阶段			
	激素治疗的探讨	开始糖皮质激素治疗，并且适时根据多器官系统评估结果以及激素副作用调整激素治疗方案			
					病情晚期的护理
康复	每6个月评估一次肌力、功能状态、关节活动度、姿势、步态、日常生活活动能力(ADL)				
	根据评估结果，制订个性化的康复锻炼；由职业物理治疗师进行；必要时提供语言功能的训练				
	预防关节挛缩或畸形；避免过度劳累和摔倒；制定适当的运动、活动量；提供矫形器、辅助设备和学习支持		继续先前的干预措施；提供辅助运动设备、座椅、辅助站立装置；辅助预防或治疗疼痛和骨折；鼓励患者参与社会活动，以及组织相应的活动；帮助患者过渡到成年期		
骨科	使用激素的患者每1~2年进行一次正侧位X线检查；未使用者每2~3年进行一次				
	一旦出现椎体压缩性骨折和(或)长骨骨折，便由骨科专家处理				
	血清钙、血清磷、血清镁、碱性磷酸酶、甲状旁腺激素的基线测定；骨密度、血清钙、维生素D(每年)；关节活动度(每6个月)				
		每年进行一次脊柱侧弯的检查		每6个月进行一次脊柱侧弯的检查	
		考虑行足部和跟腱手术：踝关节严重挛缩，股四头肌肌力和髋关节伸肌肌力保持良好		特定情况下可考虑行踝关节畸形矫正术、后路脊柱融合术	
心脏	心电图、超声心动图和(或)心脏磁共振	每年评估一次心功能；10岁开始用ACEI和(或)ARB	至少每年评估一次心功能，如出现症状与体征或检查异常，需增加随访频率；检测心律失常		
			心内科就诊，正规治疗心功能受损、心力衰竭		
呼吸		每年评估一次肺功能(FVC)		每6个月评估一次呼吸功能；必要时行血二氧化碳分压检查、$p_{to}CO_2$或$p_{at}CO_2$	
	免疫接种最新的肺炎球菌疫苗和灭活的流感疫苗				
				开始进行肺复张锻炼	
				开始辅助咳痰和夜间通气	
					白天辅助通气
消化道及营养状态	营养科每6个月评估一次营养状态；注意预防肥胖与体重过低				
	每年评估一次血清维生素D的水平以及钙的摄入量				
		每6个月评估一次是否存在吞咽功能障碍、便秘、胃食管反流病和胃动力障碍			
			由多学科专家讨论放置胃管及胃造口的可行性		
生长发育	每6个月测量一次身高(不能行走的患者测量尺骨长度)、体重；评估生长速度				
	Bayley-Ⅲ婴儿发育量表、Griffiths精神发育量表	9岁开始每6个月评估一次青春期状态；第二性征的观察、睾酮的测定			
认知精神心理	每次随访时评估患者及患者家属的心理健康状况；生活质量量表；家庭和社会提供长期的支持认知				
	对认知、学习、情绪和行为问题提供神经心理学评估/干预措施				
		患者进入青春期及成人阶段生活的过渡指导			

（三）处方

1. 糖皮质激素

应在早期独走期（多选择 4～5 岁）开始日服泼尼松 0.75mg/kg 或地夫可特 0.9mg/kg。激素治疗方案的选择与调整见图 10-12。

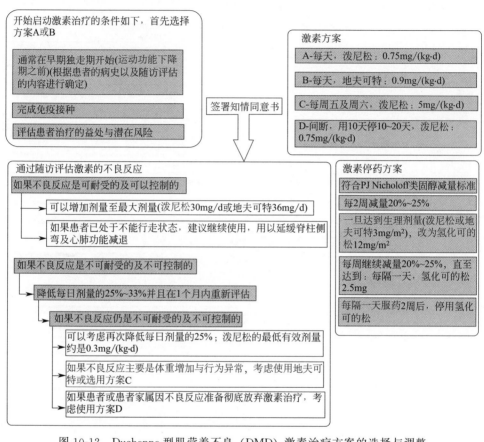

图 10-12　Duchenne 型肌营养不良（DMD）激素治疗方案的选择与调整

2. 功能锻炼

以延缓病情的进展，提高患者的生存质量

3. 社会心理支持

二、先天性肌病

先天性肌病（congenital myopathies，CMs）是一组由于基因突变所导致的、病理类型各异的、病程相对静止的遗传性骨骼肌疾病。迄今为止大约 40 余种 CMs 被描述。常见的有中央轴空病、中心核肌病、杆状体肌病等。

中央轴空病（central core disease，CCD）呈散发性，常染色体显性和隐性遗传，90％以上的致病基因为位于 19p12～13.1 的 *RYR1* 基因。患者出生后起病，主要表现为肢带肌及近端肌无力、肌张力低下，早期即可见到脊柱侧弯和四肢关节挛缩；患者不能站立，坐立不稳，重者常因呼吸困难和肺部感染而夭折。多数病例为非进展性，腱反射正常或减弱、消失，认知功能正常。血清肌酸激酶正常，肌电图正常或呈肌源性改变。肌活检 NADH-TR 染色可见肌纤维中央轴空样改变。肌肉MRI 可见臀大肌、股外侧肌等选择性肌肉受累。该病目前无根治方法。

（一）诊断要点

临床多以婴幼儿或儿童期起病，主要表现为静止或缓慢进展的全身肌无力，伴/不伴眼球运动障碍、面肌无力、吞咽障碍、呼吸肌无力等。骨骼肌活检具有特征性病理改变。遗传方式包括常染色体显性、隐性或性连锁遗传。

根据先天性肌病的临床表现及典型的肌肉病理改变，可做出诊断；基因检测可进一步明确 RyR1 致病基因。CCD 的诊断流程见图 10-13。

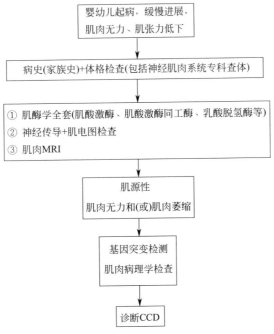

图 10-13　中央轴空病（CCD）诊断流程

（二）治疗原则

目前无根治方法，无特异性的药物可以改善患者的肌肉力量和疾病的自然进程，主要是针对肌肉无力所引起的并发症给予支持和对症治疗。

（三）处方

1. 支持性治疗

呼吸监测、呼吸训练、肺部物理治疗、机械通气支持；吞咽训练或鼻饲、甚至胃造瘘术以保证充足的营养支持。其他脏器功能支持治疗、心理支持等。

2. 物理治疗

包括拉伸运动、佩戴矫形器，甚至轮椅支持。

3. 外科手术矫正

脊柱矫形手术等。

三、急性良性肌炎（acute benign myositis）

急性良性肌炎是由病毒（流感病毒、副流感病毒、柯萨奇病毒、EB 病毒、人类免疫缺陷病毒等）、肺炎支原体等引发的肌炎。症状恢复较快，病程较短，肌痛等多在发病后 2～3 天减轻，4～6 天消失，1 周内恢复正常，少数病程稍长。

（一）诊断要点

（1）发病前多有呼吸道感染史或胃肠道感染史。

（2）突发的双下肢肌肉疼痛，尤以小腿为著，重者行走困难甚至不敢站立。查体时小腿腓肠肌多有握痛或拒绝触摸，而肌张力和膝腱反射多正常，少数肌力可减低。

（3）血清肌酸激酶显著升高。实验室检查的特点为血清肌酸激酶（CK）显著增高，可达正常 10 倍以上，随着病情恢复，CK 迅速下降，并与临床症状恢复相平行。

（4）病原学检测可发现有病毒感染或肺炎支原体感染的证据。

（5）病情恢复较快，病程短，预后良好，无后遗症。

（6）排除其他神经肌肉疾病。

急性良性肌炎的诊断流程见图 10-14。

（二）治疗原则

尚无特殊的治疗方法。以卧床休息、抗病毒、对症等综合治疗为主。

（三）处方

1. 休息及对症治疗

2. 药物治疗

①明确有病毒感染时，利巴韦林注射液 10～15mg/（kg·d），分 2 次给药。

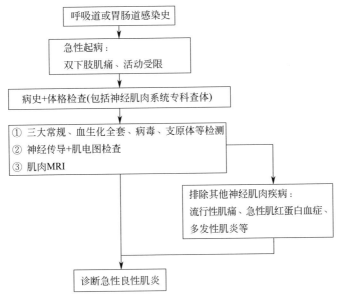

图 10-14　急性良性肌炎诊断流程

每次滴注 20min 以上，疗程 3～7 日。②明确肺炎支原体感染时，阿奇霉素 10 mg/(kg·d)，每天一次，疗程 3～5 日。

3. 神经营养药物

维生素 B_1、甲钴胺、维生素 C 等。

四、多发性肌炎/皮肌炎（polymyositis, PM/dematomyositis, DM）

多发性肌炎（PM）和皮肌炎（DM）是特发性炎性肌病（idiopathic inflammatory myopathies，IIMs）中最常见的两种类型，PM/DM 的病因和发病机制未明。

（一）诊断要点

亚急性或慢性起病，主要表现为对称性四肢近端肌肉无力、肌肉疼痛，肌酶明显增高，常合并有消化道、肺部及心血管系统等多系统病变，少数病例合并肿瘤，而 DM 伴有特征性的皮肤损害。PM/DM 的诊断尚缺乏"金标准"，需结合患者临床表现、实验室检查、肌电图、肌肉 MRI 和组织病理学检查等各方面因素综合判断，并与其他类型结缔组织病或肌病相关鉴别。

临床上多采用 EULAR/ACR 标准进行诊断及分类（表 10-14、图 10-15）。此标准根据是否进行肌肉活检分别计算可能性评分，以此判断患者罹患 IIMs 的可能性：确诊 IIMs（可能性≥90％）、拟诊 IIMs（可能性≥55％）和可疑 IIMs（可能性≥50％）。诊断 IIMs 后，以分类树的方式将患者分为 PM、IBM、DM、ADM、JDM、非 JDM 的幼年型肌炎。

表 10-14　特发性炎性肌病（IIMs）的诊断（EULAR/ACR 标准）

变量	评分/分	
	无肌肉活检	有肌肉活检
起病年龄		
疾病相关症状初发年龄≥18 岁且＜40 岁	1.3	1.5
疾病相关症状初发年龄≥40 岁	2.1	2.2
肌无力		
进行性对称性上肢近端肌无力	0.7	0.7
进行性对称性下肢近端肌无力	0.8	0.5
颈屈肌受累较颈伸肌重	1.9	1.6
下肢近端肌无力较远端重	0.9	1.2
皮肤表现		
眶周水肿性紫红斑	3.1	3.2
Gottron 丘疹	2.1	2.7
Gottron 征	3.3	3.7
其他临床表现		
吞咽困难或食管运动功能障碍	0.7	0.6
实验室检查		
抗组氨酰 tRNA 合成酶(Jo-1)抗体阳性	3.9	3.8
血清 CK、LDH、AST 或 ALT 水平一个或多个升高	1.3	1.4
肌肉活检特征		
肌内膜单个核细胞浸润,但局限于肌纤维周围,不侵入肌纤维		1.7
肌束膜和(或)血管周围单个核细胞浸润		1.2
束周萎缩		1.9
镶边空泡		3.1

注：其他疾病不能合理解释已有症状和体征时，可应用此分类标准，CK 为 creatine kinase，肌酸激酶；LDH 为 lactate dehydrogenase，乳酸脱氢酶；AST 为 aspartate transaminase，天冬氨酸氨基转移酶；ALT 为 alanine transaminase，丙氨酸氨基转移酶。

（二）治疗原则

治疗策略是给予免疫抑制剂和改善血液循环的药物，加强护理，防止肌肉挛缩的发生。

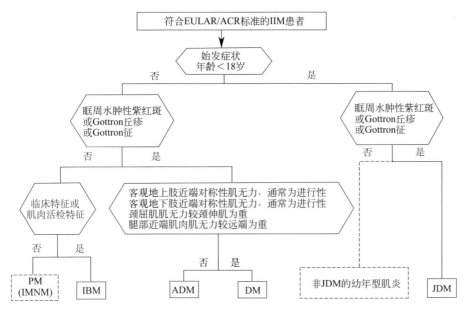

图 10-15　特发性炎性肌病（IIMs）的诊断及分类（EULAR/ACR 标准）

PM—phlymyositis，多发性肌炎；IMNM—immune-mediated necrotizing myopathy，免疫介导坏死性肌病；

IBM—inclusion boby myositis，包涵体肌炎；ADM—amyopathic dermatomyositis；无肌病性皮肌炎；

DM—dermatomyositis，皮肌炎；JDM—juvenile dermatomyositis，青少年皮肌炎

（三）处方

包括大剂量糖激素治疗、免疫抑制治疗、免疫调节治疗、生物治疗及运动疗法等，具体药物种类、适应证、用法见表 10-15。

表 10-15　多发性肌炎（PM）/皮肌炎（DM）的药物种类、适应症、用法

药物种类	适应证	药名、用法
糖皮质激素	治疗 PM/DM 的首选药物，尤其在早期诊断的病例	泼尼松：1～2mg/(kg·d)，晨起顿服。通常在用药 1～2 个月后症状改善，血清肌酸激酶（CK）逐渐下降至正常，然后根据临床反应开始逐渐减量，每 1 周可以减量 10mg，当减量至 20mg/d 时，减量速度变慢，其后每周减量 5mg，最后以 5～10mg/d，维持 2～3 年 甲泼尼龙：20～30mg/(kg·d)冲击治疗，静脉滴注，连续 3～5 天
丙种球蛋白	二线用药，且多配合其他药物治疗	0.4g/(kg·d)，每月用 5 天，连续用 3～6 个月
血浆置换	二线用药，且多配合其他药物治疗	200～250mL 血浆/kg，分 5 个疗程，每隔一天进行一次
免疫抑制剂	①单用大剂量皮质类固醇激素（至少 2～3 月）无效，难治性病例；	甲氨蝶呤：5～10mg/m² 口服，qw 硫唑嘌呤：2～3mg/(kg·d)单用或联合口服泼尼松[按体重 0.75mg/(kg·d)]，通常在硫唑嘌呤起效以后(4～5 个月)将泼尼松渐减量至小剂量长期维持

续表

药物种类	适应证	药名、用法
免疫抑制剂	②病程严重，进展迅速，伴有呼吸衰竭和（或）吞咽困难；③激素减量过程中复发；④不能耐受激素的副作用，如严重的糖尿病、高血压、骨质疏松及消化道出血等副作用	环孢素：3～5mg/(kg·d) 环磷酰胺：每周静脉注射 0.5～1g/m²，连续使用 3～6 月 他克莫司：以每日 0.0375～0.0500mg/kg 起始，每隔 7 天增加 0.0375～0.0500mg/kg，分 2 次口服，均在餐前 1h 服药。剂量改变且维持 1 周后查他克莫司血药谷浓度，目标血药谷浓度为 5～10ng/mL。一般 1～3 个月后起效，能够减少 PM/DM 患者的激素用量，尚无统一疗程 吗替麦考酚酯：体表面积 1.25～1.5m²：750mg/次，bid；体表面积≥1.5m²：1g/次，bid
生物治疗	可能是最有潜力用于 PM/DM 治疗的靶向药物	利妥昔单抗：每周 375mg/m²，持续 4 周，起效时间 1～3 个月。根据病情改善效果可停药，也可每 4～10 个月输注一次，剂量 375mg/m² 英夫利西单抗：首次给予本品 3mg/kg，然后在首次给药后的第 2 周和第 6 周以及以后每隔 8 周各给予一次相同剂量 妥珠单抗：初始负荷剂量为 4mg/kg，静脉输注 90min 以上；维持剂量每周为 2mg/kg

五、周期性瘫痪（periodic paralysis, PP）

周期性瘫痪是一组以周期性松弛性肢体和（或）躯干肌肉无力为主要表现的骨骼肌离子通道疾病，分为原发性和继发性。发作可以是局限性的，也可以是全身性的；特别容易发生在运动锻炼或暴饮暴食后；可持续数分钟至数天。根据血清钾的异常情况，PP 可分为低钾型、正常钾型、高钾型和 Andersen-Tawil 综合征。其中，低钾型 PP 在临床中最常见。

（一）诊断要点

根据患者间歇性肌肉无力发作的特点，结合发作时腱反射、血清钾浓度及心电图改变，一般不难作出诊断。诊断困难者需要进行诱发试验、肌电图和基因检测。PP 诊断流程见图 10-16。

（二）治疗原则

（1）一般治疗　健康教育，改变生活方式，避免触发因素。

（2）发作期治疗　监测血钾水平及心电图，纠正钾代谢紊乱。

（3）预防性治疗　使用碳酸酐酶抑制剂。调整饮食和合理运动。

（4）对症治疗　伴抗心律失常可给予如普萘洛尔、钙通道阻滞剂等治疗。

（5）病因治疗　继发性 PP 针对病因治疗是关键。

（6）心理支持　支持性心理治疗及行为干预。

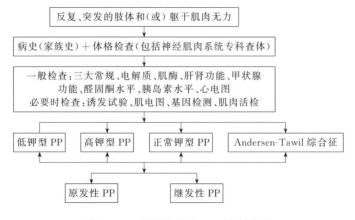

图 10-16 周期性瘫痪（PP）诊断流程

（三）处方

（1）低钾型 PP ①补钾治疗：发作时以口服补钾为主，重症者可同时静脉滴注补钾。口服补钾首选氯化钾缓释制剂 0.5～1g，每日 2～4 次，饭后服用，并按病情需要调整剂量，每日最大剂量为 6g/d；也可 10％氯化钾或 10％枸橼酸钾口服。静脉补钾时氯化钾浓度不超过 0.3％，24h 均匀输入。②发作频繁者除补钾外，可根据患者个体化需求口服保钾利尿剂。安体舒通 1～3mg/(kg·d)，每日 1～4 次口服，最大剂量 9mg/(kg·d)；氨苯蝶啶 2～4mg/(kg·d)，每日 1～2 次，餐后服用。③继发性低钾性 PP 需针对甲状腺、肾脏、消化系统等原发病进行治疗。④伴心律失常者可给予如 β-受体阻滞剂、钙通道阻滞剂等治疗。

（2）高钾型 PP ①补充钙剂：10％葡萄糖酸钙 5～10mL，加入 25％GS10mL，缓慢静脉注射或滴注，2～3 次/d，最大量≤20～30mL/次。通常用药后 5min 开始起效，可持续 1～2h。②胰岛素：常规胰岛素 10U 溶于 10％GS500mL，静脉滴注。每 4g 葡萄糖加 1U 普通胰岛素，通常 30min 见效，维持治疗 2～4h，必要时可重复。③促钾排泄的利尿药：氢氯噻嗪（双氢克尿噻），1～2mg/(kg·d)，每日 2～3 次口服。④乙酰唑胺片：每次口服 5～10mg/kg，2～3 次；或每日按体表面积口服 300～900mg/m^2，分 2～3 次服用。⑤继发性高钾性 PP 需针对甲状腺、肾脏、消化系统等原发病进行治疗。⑥伴心律失常者可给予如 β-受体阻滞剂、钙通道阻滞剂等治疗。

（3）Andersen-Tawil 综合征 ①纠正钾紊乱：治疗原则与低钾性/高钾性周期性瘫痪相同。②β-受体阻滞剂或钙通道阻滞剂等预防或治疗心律失常。

附表　神经肌肉疾病的药物种类、适应证及用法

药物种类	适应证	药名、用法
糖皮质激素	急性脊髓炎、视神经脊髓炎谱系障碍	急性期可采用大剂量甲泼尼龙冲击治疗,20～30mg/(kg·d)静脉滴注,连用 3～5 天后改为泼尼松口服,1mg/(kg·d)(最大量 60mg/d),维持 4～6 周,逐渐减量停药
	重症肌无力	泼尼松:①递增法:起始剂量为 0.5～1.0mg/(kg·d)(最大 30mg/d),必要时可增量至 2mg/(kg·d)(最大 80mg/d),一般 2～4 周后起效。1～2mg/(kg·d)持续 3～6 周后逐渐减量为隔日服用。症状改善后就可逐渐减量,每月减 5～10mg,每日剂量＜5mg 时每月减少 1mg,疗程一般为 1.5～2 年。②递减法:开始 1～2mg/(kg·d),症状得到最大改善后再维持 4～8 周,逐渐减量达到能够控制症状的最小剂量,每日或隔日清晨顿服
	Duchenne 型肌营养不良	早期独走期(多选择 4～5 岁)开始日服泼尼松 0.75mg/kg 或地夫可特 0.9mg/kg,根据病情及副反应进行剂量调整
	治疗多发性肌炎/皮肌炎的首选药物,尤其在早期诊断的病例	泼尼松:1～2mg/(kg·d),晨起顿服。通常在用药 1～2 个月后症状改善,血清肌酸激酶逐渐下降至正常,然后根据临床反应开始逐渐减量,每 1 周可以减量 10mg,当减量至 20mg/d 时,减量速度变慢,其后每周减量 5mg,最后以 5～10mg/d 维持 2～3 年 甲泼尼龙:20～30mg/(kg·d)冲击治疗,静脉滴注,连续 3～5 天
	周围性面神经麻痹	泼尼松:起始剂量为 0.5～1.0mg/(kg·d)(最大 30mg/d),必要时可增量至 2mg/(kg·d)(最大 80mg/d),持续 1～2 周后逐渐减停
丙种球蛋白	急性脊髓炎、视神经脊髓炎谱系障碍、脊髓灰质炎样综合征、重症肌无力、吉兰-巴雷综合征、周围性面神经麻痹	1.0g/(kg·d)静脉滴注,2d/疗程;或 0.4g/(kg·d)静脉滴注,5～7d/疗程。后续每 3～6 周 1 次,剂量 0.4～2.0g/kg,根据症状改善情况决定用量
	多发性肌炎/皮肌炎的二线用药,且多配合其他药物治疗	0.4/(kg·d),每月用 5 天,连续用 3～6 个月
血浆置换	急性脊髓炎、视神经脊髓炎谱系障碍、重症肌无力、吉兰-巴雷综合征、多发性肌炎/皮肌炎	200～250mL 血浆/kg,分 5 个疗程,每隔一天进行 1 次
免疫抑制剂	视神经脊髓炎谱系障碍、重症肌无力、多发性肌炎/皮肌炎	① 甲氨蝶呤:5～10mg/m² 口服,每周 1 次 ② 硫唑嘌呤:初始剂量为 0.5～1mg/(kg·d),每 4 周加量 0.5mg/(kg·d),直至 2.5mg/(kg·d)(最大量 200mg/d)单用或联合口服泼尼松[按体重 0.75mg/(kg·d),通常在硫唑嘌呤起效以后(4～5 个月)]将泼尼松渐减量至小剂量长期维持

药物种类	适应证	药名、用法
免疫抑制剂	视神经脊髓炎谱系障碍、重症肌无力、多发性肌炎/皮肌炎	③ 环孢素:3~5mg/(kg・d) ④ 环磷酰胺:每周静脉注射 0.5~1g/m²,连续使用 3~6 个月 ⑤ 他克莫司:以每日 0.0375~0.0500mg/kg 起始,每隔 7 天增加 0.0375~0.0500mg/kg,分 2 次口服,均在餐前 1h 给药。剂量改变且维持 1 周后查他克莫司血药谷浓度,目标血药谷浓度为 5~10ng/mL ⑥ 霉酚酸酯:体表面积 1.25~1.5m²:750mg/次,bid;体表面积≥1.5m²:1g/次,bid ⑦ 静脉注射免疫球蛋白:1.0g/(kg・d)静脉滴注,1 月/次
生物制剂	视神经脊髓炎谱系障碍、重症肌无力、多发性肌炎/皮肌炎	① 利妥昔单抗:375mg/m²,静滴,每周 1 次,持续 4 周,起效时间 1~3 个月。根据病情改善效果可停药,也可每 4~10 个月输注一次,剂量 375mg/m² ② 英夫利西单抗:首次 3mg/kg,然后在首次给药后的第 2 周和第 6 周及以后每隔 8 周各给予一次相同剂量 ③ 妥珠单抗:初始负荷剂量为 4mg/kg。静脉滴注 90min 以上;维持剂量每周为 2mg/kg
疾病修饰治疗	脊髓性肌萎缩症	① 诺西那生钠注射液:5mL(12mg)/次,腰穿鞘注,于第 0 天、第 14 天、第 28 天、第 63 天进行;此后 5mL(12mg)/次,腰穿鞘注,1 次/4 月,直至终身或新的治疗方法替代 ② 利司扑兰口服溶液:2 月至 2 岁,0.2mg/(kg・d)口服 qd。≥2 岁,体重<20kg:0.25mg/(kg・d);体重≥20kg:5mg 口服 qd,直至终身或新的治疗方法替代 ③ Zolgensma<2 岁:单次静脉注射,$1.1×10^{14}$μg/kg
肌松剂	减轻遗传性痉挛性截瘫的肌肉痉挛状态	巴氯芬:0.75~2mg/(kg・d)。>10 岁,最大剂量可达 2.5mg/(kg・d)。通常治疗开始时 2.5mg/次,4 次/d。大约每隔 3 天小心增加剂量,直至达到儿童个体需要量。推荐的每日维持治疗量如下:12 个月至 2 岁,10~20mg;2~6 岁,20~30mg;6~10 岁,30~60mg(最大量 70mg)
苯二氮䓬类	减轻遗传性痉挛性截瘫的肌肉痉挛状态	地西泮:6 个月以上,1~2.5mg/次,或按体重 0.05~0.2mg/次或按体表面积 1.17~6mg/(m²・次),每日 3~4 次,用量根据情况酌量增减。最大剂量不超过 10mg 氯硝西泮:10 岁或体重 30kg 以下的儿童开始每日按体重 0.01~0.03mg/kg,分 2~3 次服用,以后每 3 日增加 0.25~0.5mg,至达到按体重每日 0.1~0.2mg/kg 或出现了不良反应为止。疗程不超过 3~6 个月
解痉药	减轻遗传性痉挛性截瘫的尿急症状	奥昔布宁:>5 岁,2.5mg/次口服,每日 2 或 3 次;最大剂量:5mg/次,每日 3 次或遵医嘱
胆碱酯酶抑制剂	重症肌无力	溴吡斯的明:0.5~1mg/(kg・d),间隔 4~6h 口服一次,逐渐增加到 5~7mg/(kg・d),最大剂量为 300mg/d;年龄较大的儿童,最大量可达成人剂量 120mg/次,3 次/d
B 族维生素	急性脊髓炎、脊髓灰质炎样综合征、吉兰-巴雷综合征、周围性面神经麻痹、急性良性肌炎	① 维生素 B_1:10mg/次,tid ② 甲钴胺:1 片(0.5mg)/次,tid,可根据年龄、症状酌情增减

续表

药物种类	适应证	药名、用法
电解质	低钾型周期性瘫痪	10%氯化钾：3～5mmol/(kg·d)，见尿补钾，静脉滴注浓度小于0.3%，24h均匀输入
利尿药	周期性瘫痪	乙酰唑胺片：每次口服5～10mg/kg，2～3次；或每日按体表面积口服300～900mg/m²，分2～3次服用
极化液	周期性瘫痪	胰岛素：10～20U，加入10%GS 500～1000mL，静脉滴注
外科手术治疗	脊髓脊膜膨出栓系	脊髓栓系解栓术＋修补术
	脂肪瘤型或脂肪粘连型脊髓栓系	脊髓栓系解栓术＋分块切除或保留
	复杂的畸形、脊柱侧弯或翻修手术 椎体已骨化成熟的青少年及成人	脊柱缩短截骨术
	多节段截骨、多节段切除椎间盘	脊柱均匀短缩脊髓轴性减压术
	重症肌无力	胸腺切除术

（胡　君）

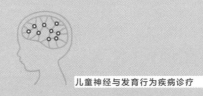

第十一章　不自主运动与协调障碍

第一节　概述

不自主运动（involuntary movement）又称异常运动，是指姿势保持或运动中出现不自主的、意志不能控制的肌肉运动，主要由锥体外系功能障碍所致。现

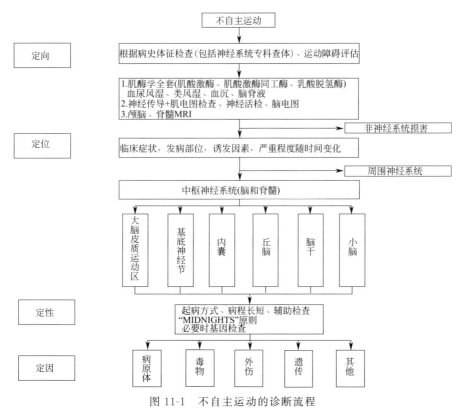

图 11-1　不自主运动的诊断流程

MIDNIGHTS 原则：M—metablism，代谢性；I—inflammation，炎症；D—degeneration，变性；N—neoplasm 肿瘤；I—infection，感染；G—gland，腺体，内分泌；H—hereditary，遗传；T—toxication，中毒/trauma，外伤；S—stroke，卒中

在观点认为运动控制网络（基底神经节、皮质运动区、内囊、丘脑、脑干、小脑）的任何部分出现损伤，均可引起运动障碍。不自主运动表现为运动过多、运动迟缓或共济失调。根据不自主运动的表现特点，常用的诊断的医学术语有震颤、肌阵挛、肌痉挛、舞蹈样动作、手足徐动和共济失调等。

在临床工作中接诊到有静坐不能、异常运动、共济失调、手足徐动、舞蹈样动作、肌肉阵挛、震颤等患儿时，临床诊断思路为："四定"法——定向诊断、定位诊断、定性诊断、定因诊断。

具体临床诊断流程如下（图 11-1）。

第二节　急性小脑性共济失调

急性小脑性共济失调（acute cerebellar ataxia，ACA）是发生在小脑结构或小脑和小脑外联络结构的投射纤维损害，影响脑干、丘脑、脊髓（脊髓小脑侧束）、前庭小脑束和小脑前叶联系功能的一类疾病。小脑性共济失调是一组异质性疾病，包括遗传和后天获得性病因引起运动协调障碍，尤其是最终的随意运动。

小脑性共济失调可分为：①躯干共济失调（姿势性小脑共济失调，定位诊断-小脑蚓部）；②四肢协调性共济失调（肢体完成动作障碍，定位诊断-小脑半球）；③全小脑性共济失调（躯干共济失调和言语障碍为主）。

一、诊断要点

（1）既往身体健康，病前 1～3 周可有病毒或细菌前驱感染史。

（2）急性起病，临床症状以步态蹒跚、步态不稳等共济失调为主，其他神经系统症状和体征少。临床检查：肌张力减低、语言不清、构音困难、肢体震颤、眼球震颤、躯干摇晃、走路不稳、步态蹒跚等表现；指鼻试验、快速轮替动作试验、跟膝胫试验、Romberg 症（闭目难立征）阳性。

（3）脑脊液正常或轻度细胞增多；脑脊液寡克隆区带 IgG 常为阴性；EB 病毒、柯萨奇病毒、非特异性上呼吸道感染 1～2 周免疫激活，产生针对小脑抗原的自身免疫反应。

（4）脑电图检查多为正常，急性期可能出现慢波增多等非特异性改变。头颅 MRI 可排除脑占位性病变。基因检测可进一步明确遗传性共济失调疾病的基因突变；药物检测可明确中毒性疾病。

（5）具有自限性，预后良好。

急性小脑共济失调诊断流程如下（图11-2）。

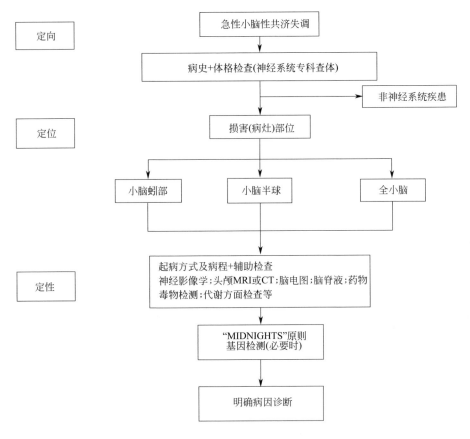

图 11-2　急性小脑性共济失调的诊断流程

MIDNIGHTS 原则：M—metablism，代谢性；I—inflammation，炎症；D—degeneration，变性；
N—neoplasm 肿瘤；I—infection，感染；G—gland，腺体，内分泌；H—hereditary，遗传；
T—toxication，中毒/trauma，外伤；S—stroke，卒中

二、治疗原则

本病目前缺乏特殊病因治疗，主要进行免疫治疗及对症治疗。

三、处方

（1）一般治疗　在急性期卧床休息，加强护理，防止外伤。

（2）对症治疗　适量应用镇静剂，缓解脑水肿。

（3）免疫治疗　静脉注射糖皮质激素，如地塞米松 0.3～0.5mg/（kg·d）连用 3 天；甲泼尼龙 10～20mg/（kg·d），连用 3～5 天后改为泼尼松 1～2mg/（kg·d）用 1～8 周逐渐减量停药。静脉丙种球蛋白 1～2g/kg，分 2～5 天应用。

（4）康复治疗。

第三节　脑性瘫痪

脑性瘫痪（cerebral palsy，CP）简称脑瘫，是一组持续存在的中枢性运动和姿势发育障碍、活动受限症候群，这种症候群是由于发育中的胎儿或婴幼儿脑部非进行性损伤所致。脑瘫的运动障碍常伴有感觉、知觉、认知、交流和行为障碍，以及癫痫和继发性肌肉、骨骼问题。目前对于脑瘫，尚无特效治疗手段，早期诊断、早期干预对于改善脑瘫儿童临床结局至关重要。

脑瘫的临床分型、分级标准如下（图 11-3）。

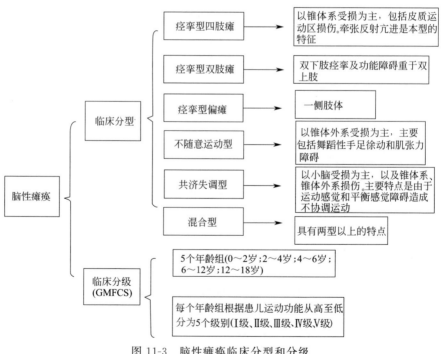

图 11-3　脑性瘫痪临床分型和分级

GMFCS—粗大运动功能分级系统

一、诊断要点

基于循证医学依据，脑瘫或"脑瘫高风险状态"可在6个月的矫正年龄之前被准确地预测，当暂时不能确诊为脑瘫时，可采用"脑瘫高风险状态"的暂时性临床诊断。早期诊断的标准化评估方案如下（图11-4）。

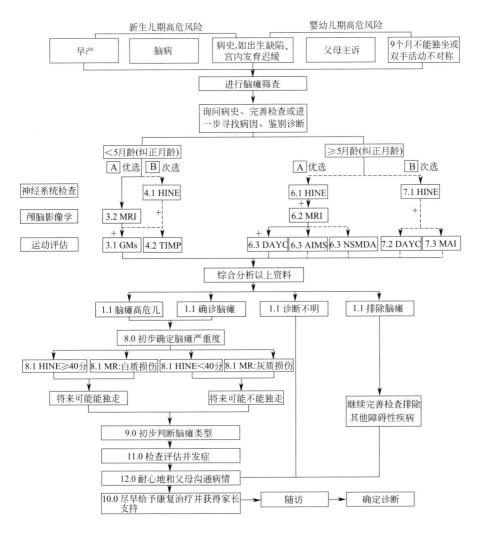

图 11-4　脑性瘫痪或脑性瘫痪高危儿诊断流程

HINE—Hammersmith婴幼儿神经系统检查；MRI—磁共振成像；GMs—全身运动质量评估；

TIMP—婴儿运动能力测试；AIMS—Alberta婴儿运动量表；NSMDA—神经感觉运动评估；

DAYC—婴幼儿发育评估；MAI—婴儿大运动评估

二、治疗原则

尚无特效治疗手段，早期诊断、早期干预对于改善脑瘫儿童临床结局至关重要。早期干预应在诊断明确后立即介入，通过神经可塑性原理改善整体功能、提高参与能力，预防并发症，也有助于家庭干预的建立及知识获得。

三、处方

（1）一般治疗与心理支持。

（2）药物治疗　营养神经药物及缓解痉挛等。

（3）康复治疗　包括运动疗法、作业疗法、言语训练、感觉统合训练、引导式教育以及手术治疗等，可改善脑瘫儿童的运动、言语、行为和认知、社会交往与社会适应能力，优于单项治疗。

第四节　特发性震颤

特发性震颤（essential tremor，ET）也称原发性震颤，是一种常见的运动障碍性疾病，临床上以双上肢姿势性或动作性震颤为特点，可伴有下肢、头部、口面部或声音震颤。30%～70%的特发性震颤患者有家族史，多呈常染色体显性遗传。传统观点认为特发性震颤是良性、家族遗传性的单症状性疾病，但目前认为特发性震颤是缓慢进展的、可能与家族遗传相关的复杂性疾病。特发性震颤发病年龄与预后无关，震颤的严重程度与病死率无关。部分患者在发病10～20年后精细活动如穿衣、饮食、操作等会受到不同程度影响，导致生活自理困难和社交活动减少，最终丧失劳动能力。

根据特发性震颤的临床特点可分为2型：

（1）特发性震颤　双上肢孤立震颤，至少3年病程，伴或不伴有其他部位的震颤，无其他神经系统体征（例如肌张力障碍、共济失调等）。

（2）特发性震颤叠加　除震颤外，还可伴有串联步态障碍、可疑肌张力障碍性姿势、轻度记忆障碍等表现。

一、诊断要点

诊断主要依据详尽的病史、临床表现及神经系统体格检查，辅助检查通常用于排除其他原因引起的震颤。特发性震颤的诊治流程见图 11-5。

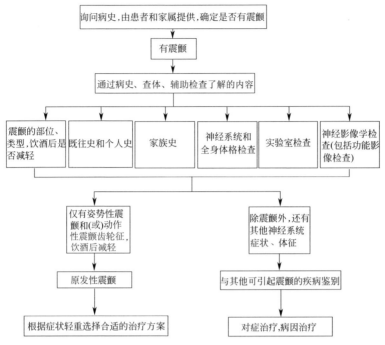

图 11-5　特发性震颤的诊治流程

美国运动障碍学会及世界震颤研究组织提出的特发性震颤诊断标准如下。

（1）**核心诊断标准**　①双手及前臂动作性震颤；②除齿轮现象，不伴其他神经系统体征；③或仅有头部震颤，不伴肌张力障碍。

（2）**次要诊断标准**　①病程超过 3 年；②有家族史；③饮酒后震颤减轻。

（3）**排除标准**　①存在引起生理亢进性震颤的因素，如药源性、代谢性等；②孤立的局灶性震颤，如声音、头部、下颌、下肢等震颤；③孤立性任务或位置特异性震颤，如原发性书写痉挛、高尔夫球手等；④震颤频率＞12Hz 的直立性震颤；⑤伴明显其他体征的震颤综合征，如肌张力障碍震颤综合征、帕金森综合征、Holmes 震颤等；⑥突然起病或病情呈阶梯式进展恶化。

二、治疗原则

轻度震颤无需治疗；轻到中度患者由于工作或社交需要，可选择事前半小时服药以间歇性减轻症状；影响特发性震颤患者日常生活和工作的中到重度震颤，需要药物治疗；药物难治性重症患者可考虑手术治疗；头部或声音震颤患者可选择 A 型肉毒毒素注射治疗。

三、处方

1. 药物治疗

（1）一线药物　普萘洛尔：用量应从小剂量开始，12～18 岁，10mg/次，2 次/d，逐渐加量（5mg/次），最大量＜200mg/d。扑米酮：用量一般从低剂量 1～2mg/kg 开始，逐渐加量 10～25mg/(kg·d)，每天分 2～3 次口服。

（2）二线药物　加巴喷丁：12 岁以上起始剂量为 300mg/d，有效剂量为 1200～2400mg/d，分 3 次服用；3～12 岁起始剂量为 10～15mg/(kg·d)，逐渐增加至有效剂量 25～35mg/(kg·d)，每日 3 次。托吡酯：儿童初始剂量 0.5～1mg/(kg·d)，每隔 1～2 周增加 1 次剂量，每次增量为 1～2mg/kg，每日剂量分 2 次服用，维持量 5～9mg/(kg·d)，分 2 次口服。氯硝西泮：起始剂量为 0.01～0.03mg/(kg·d)，逐渐加量至 0.05～0.3mg/(kg·d)，分 2～3 次口服。对于支气管哮喘和过敏性鼻炎等患者禁用普萘洛尔，由于氯硝西泮具有潜在的滥用风险，且在突然停药后可产生戒断症状，因此需谨慎选择氯硝西泮。

（3）三线药物　A 型肉毒毒素注射治疗可用于治疗药物难治性特发性震颤患者；单剂量 40～400IU 的 A 型肉毒毒素可改善头部震颤；选择尺、桡侧腕伸屈肌进行多点注射，50～100IU 药物可减小上肢的震颤幅度，平均治疗时间为 12 周（一般为 4～16 周）；0.6～15.0IU 的软腭注射可改善声音震颤，但可能出现声音嘶哑和吞咽困难等不良反应；A 型肉毒毒素治疗难治性震颤属对症治疗措施，通常 1 次注射疗效持续 3～6 个月，需重复注射以维持疗效。

2. 手术治疗

对于药物难治性特发性震颤可进行手术治疗，常用手术方法包括立体定向丘脑毁损手术、深部脑刺激（deep brain stimulation，DBS）和磁共振成像引导下的聚焦超声丘脑切开术。

3. 康复治疗

①运动疗法：抗阻力训练是最常见的运动疗法，包括俯卧撑、举哑铃、举杠铃等，其目的是训练人体的肌肉、预防肢体痉挛和关节僵直；其他运动疗法包括肌力训练、手功能活动训练、关节活动范围训练、姿势训练、平衡训练等。②智能辅具：对于严重震颤患者，可使用防抖勺、震颤矫形器等，提高患者生命质量。

4. 心理疏导

部分特发性震颤患者存在明显焦虑、抑郁等心理障碍，一定程度上影响了患者的生命质量。因此，要重视改善患者的焦虑、抑郁等心理问题。

5. 遗传咨询

30％～70％的特发性震颤患者有家族史，多呈常染色体显性遗传，对于有与先证者类似症状的家庭成员，建议进行家系调查、系谱分析和基因诊断，并向患者及家属解释基因检测的意义、解读基因检测报告、解释对先证者未来后代的影响。

第五节 舞蹈症

舞蹈症（chorea）是一种异常的不自主运动障碍，由大脑控制运动的区域中的神经递质多巴胺过度活跃所引起。临床表现为肢体及头部不自主舞蹈样动作，诸如转颈、耸肩、手指间断性屈伸（挤牛奶样）、摆手、伸臂。严重时可出现从一侧向另一侧快速粗大的跳跃动作，情绪激动时加重，安静时减轻，睡眠时消失。可同时伴有扮鬼脸动作和肢体肌张力减低。舞蹈症按病因分类，包括遗传性舞蹈症、代谢性舞蹈症、感染性舞蹈症、自身免疫性舞蹈症以及副肿瘤性舞蹈症（见图 11-6）。

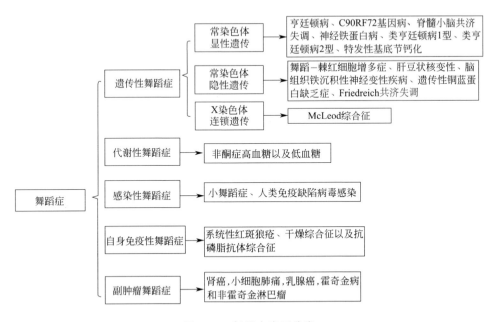

图 11-6 舞蹈症病因分类

舞蹈症的诊断主要根据发病年龄、遗传方式、临床表现、相关检查及基因检测、治疗是否有效等进行诊断，具体流程见图 11-7。

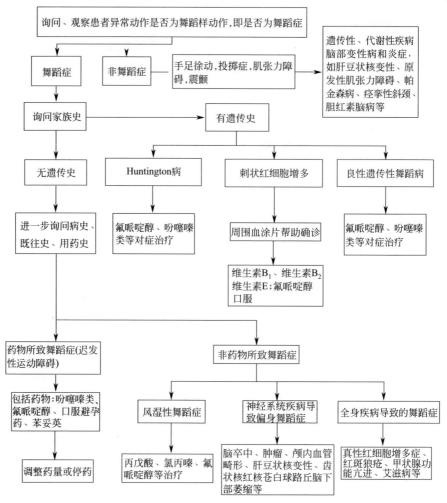

图 11-7　舞蹈症诊治流程

一、小舞蹈病

小舞蹈病（sydenham chorea）又称风湿性舞蹈病或 Sydenham 舞蹈病，多见于 5～15 岁女童，是风湿热在神经系统的常见表现，以舞蹈样运动、肌张力降低、情绪改变为临床特征。其致病机制可能是中枢神经系统对链球菌属 A 群细菌的自身免疫反应。本病可自愈，但有复发者。

（一）诊断要点

（1）起病年龄、特征性舞蹈样运动、随意运动不协调、肌张力降低、情绪改变等；可伴有急性风湿病的其他表现（关节炎、扁桃体炎、心脏病、血沉增快等）。

（2）血清学白细胞增加，血沉增快，C 反应蛋白效价、黏蛋白、抗链球菌溶血素 "O" 滴度、抗链球菌 DNA 酶 B 滴度升高；咽拭子培养可查见 A 群溶血型链球菌。

（3）脑电图无特异性，常为轻度弥漫性慢活动。

（4）头颅 CT 可见尾状核区低密度灶及水肿，MRI 显示尾状核、壳核、苍白球增大，T2 加权像显示信号增强，临床好转时消退。

（二）治疗原则

本病大多数患者 3~6 个月可自行缓解，适当治疗缩短病程。约 1/4 患者可复发。患者卧床休息即可，保持环境安静，降低室内亮度，避免刺激，防止外伤，适当配用镇静剂。

（三）处方

1. 病因治疗

确诊本病后，无论病症轻重，均应使用青霉素 80 万 U，肌内注射，bid，10~14 天为 1 个疗程；以后可改为长效青霉素 120 万 U，肌内注射，每月 1 次。青霉素过敏时可改用其他有效抗生素，如红霉素。

2. 对症治疗

舞蹈症状可用地西泮 1.25~2.5mg/次，或 0.05~0.2mg/(kg·次)，2~3 次/d；氯丙嗪 12.5~25mg/次，或 0.5~1mg/(kg·次)，2~3 次/d；氟哌啶醇 0.5~1mg/次，2~3 次/d。后 2 种药物需注意观察是否诱发锥体外系副作用。

二、亨廷顿舞蹈病

亨廷顿舞蹈病（Huntington's disease，HD）又称亨廷顿病，是一种隐匿起病，以舞蹈样不自主运动、精神障碍和痴呆为特征的遗传性神经系统变性病，为常染色体显性遗传。其病因是由位于 4 号染色体短臂的亨廷顿基因 *IT15* 上的 CAG 三核苷酸异常扩增突变所致。

（一）诊断要点

（1）根据起病年、家族史。

（2）临床特征表现为运动障碍、精神症状和认知障碍三联征，除此之外，眼球运动异常也是亨廷顿病的一个突出表现。

（3）影像学　早期 HD 的头部影像多正常，中晚期 HD 患者头部 MRI/CT 出现基底节萎缩，尾状核头萎缩最为显著；PET 和 SPECT 也可显示尾状核代谢减低。

（4）排除其他病因　抗核抗体谱、抗磷脂抗体、ASO、血涂片、甲状腺功能及甲状腺抗体等检查常用于鉴别诊断。基因检测 *HTT* 基因上有致病性 CAG 三核苷酸重复扩增可确诊。

HD 诊疗流程见图 11-8。

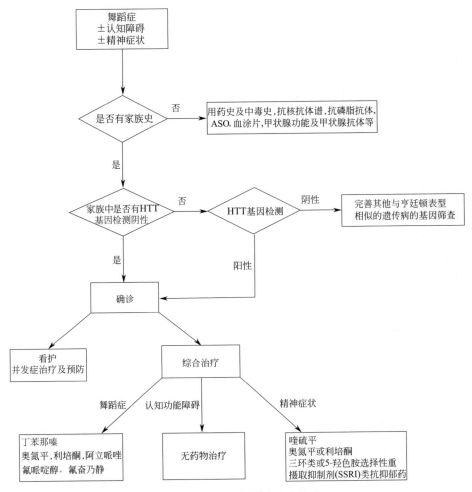

图 11-8　亨廷顿舞蹈症诊疗流程

（二）治疗原则

目前 HD 的治疗限于对症及支持治疗，尚无特异性治疗方法或对因治疗。

（三）处方

1. 日常护理

HD 患者代谢需求高，常需要高热量饮食。需防护舞蹈症导致的外伤。生活辅助设备如软垫、躺椅和床垫，物理治疗师对步态和平衡问题进行评估，选择助行器，以防跌倒，减少外伤风险。

2. 运动障碍的治疗

评估舞蹈症对 HD 患者日常生活能力的影响，以确定药物治疗利弊以及是否启动药物治疗，常用的治疗药物见表 11-1。

3. 康复治疗

表 11-1　亨廷顿舞蹈病药物治疗

药物种类	用药指征	药物用法用量
非典型抗精神病药	初始药物治疗首选；与典型抗精神病药联用可能对顽固的重度舞蹈症有效	丁苯那嗪：开始口服 12.5mg，qd，可逐渐加量，最大不超过 200mg/d
	舞蹈症和精神病症状共存	利培酮：0.5～1mg/次，1～2 次/d；阿立哌唑：2.5～10mg/次，每日 1 次或隔日 1 次
典型抗精神病药	非典型抗精神病药无效	氟哌啶醇：0.125～0.25mg/次，2 次/d，根据病情需要和耐受情况逐渐加量，每 5～7 天日剂量增加 0.25～0.5mg，最大剂量为 0.15mg/(kg·d)，分 2～3 次服用，儿童常用治疗量为 2～6mg/d。通常加服等量的苯海索，以防止氟哌啶醇可能引起的药源性锥体外系反应
抗癫痫药	替代治疗	左乙拉西坦：儿童(体重<50kg)起始量为 10mg/(kg·d)，维持量可增加至 20～40mg/(kg·d)，bid，儿童和青少年(体重>50kg)起始量为 0.5g/次，bid，维持量可增加至 1～4g/d，bid
		托吡酯：儿童初始剂量 1～3mg/(kg·d)，每隔 1～2 周增加 1 次剂量，每次增量为 1～3mg/kg，维持量 5～9mg/(kg·d)，bid

第六节　肌阵挛

肌阵挛（myoclonus）是指单个或不同部位（体轴、近端或远端）多个肌肉突发的、不自主的、短暂性（<100ms）收缩为特征的运动过多性运动障碍；也可表现为一过性肌张力消失或被抑制，如扑翼样震颤。

肌阵挛根据病因分为：生理性肌阵挛、原发性肌阵挛、癫痫性肌阵挛和症状性肌阵挛；根据起源部位分为：皮质肌阵挛、皮质下肌阵挛、脊髓性肌阵挛和周围神经性肌阵挛。

一、诊断要点

肌阵挛诊断需在临床特点和电生理特性的基础上区别于其他运动过多性运动

障碍疾病。具体诊断思路见图 11-9。

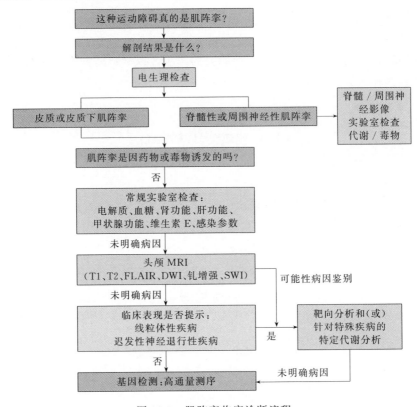

图 11-9　肌阵挛临床诊断流程

二、治疗原则

在理想条件下，应该针对肌阵挛的潜在病因进行处理。治疗措施包括停止药物或毒物的使用、平衡内环境稳态、纠正器官功能衰竭以及治疗感染或自身免疫性疾病等。

三、处方

1. 支持性治疗

2. 对症治疗

氯硝西泮和丙戊酸，可用于大多数类型肌阵挛，丙戊酸对特发性肌阵挛无效。氯硝西泮剂量 0.2～0.3mg/d，分次口服，丙戊酸剂量 20～40mg/d，分次口服。其他常用药物：左乙拉西坦、托吡酯、乙酰唑胺，起始单药治疗，后可能联合用药。

3. 病因治疗

附表　不自主运动与协调障碍的治疗方法、适应证及用法

治疗方法		适应证	具体方法
康复治疗	早期干预	脑性瘫痪、脑性瘫痪高危儿	学习游戏课程、强制性运动疗法或双侧同时训练、目标-活动-运动集成疗法;尽可能避免操作性疼痛
	运动训练	特发性震颤、肌阵挛	抗阻力训练、肌力训练、手功能活动训练、关节活动范围训练、姿势训练、平衡训练等
		脑性瘫痪、脑性瘫痪高危儿	3 岁以内的患儿可以采用 Bobath 法、Vojta 法;3 岁以上手足徐动型脑瘫患儿可采用引导式教育方式
	作业疗法	急性小脑性共济失调、脑性瘫痪、脑性瘫痪高危儿、肌阵挛	包括:①目标导向型疗法;②家庭方案;③环境干预;④限制诱导;⑤双手强化训练
	语言吞咽训练	急性小脑性共济失调、脑性瘫痪、脑性瘫痪高危儿	口周、面部、软腭、舌肌等运动控制训练;功能性咀嚼训练
	感觉统合训练	合并有前庭平衡功能失调、动作不协调、触觉过敏、视听觉障碍、语言障碍、脑性瘫痪、脑性瘫痪高危儿	同时给予患儿前庭、肌肉、关节、皮肤触摸、视、听、嗅等多种刺激,并将这些刺激与运动相结合
	引导式教育疗法	脑性瘫痪、脑性瘫痪高危儿	通过娱乐性、节律性意向激发兴趣,使患儿能够主动地进行训练
药物治疗	糖皮质激素	急性小脑性共济失调	地塞米松 0.3～0.5mg/(kg·d)连用 3 天;甲泼尼龙 10～20mg/(kg·d),连用 3～5 天后改为泼尼松 1～2mg/(kg·d)用 1～8 周逐渐减量停药
	丙种球蛋白	急性小脑性共济失调	丙种球蛋白(IVIG):静脉滴注,总剂量 2g/kg,分 2～5 天进行治疗
	β-受体阻滞剂	特发性震颤	普萘洛尔:用量应从小剂量开始 12～18 岁(10mg/次,2次/d),逐渐加量(5mg/次),最大量<200mg/d
	抗癫痫药	特发性震颤	扑米酮:用量一般从低剂量 1～2mg/kg 开始,逐渐加量10～25mg/(kg·d),每天分 2～3 次口服
		特发性震颤、亨廷顿舞蹈病、肌阵挛	加巴喷丁:12 岁以上起始剂量为 300mg/d,有效剂量为1200～2400mg/d,tid;3～12 岁起始剂量为 10～15mg/(kg·d),逐渐增加至有效剂量 25～35mg/(kg·d),tid
			左乙拉西坦:儿童(体重<50kg)起始量为10mg/(kg·d),维持量可增加至 20～40mg/(kg·d)bid,儿童和青少年(体重>50kg)起始量为 0.5g/次,bid,维持量可增加至 1～4g/d,bid
			托吡酯:儿童初始剂量 1～3mg/(kg·d),每隔 1～2 周增加 1次剂量,每次增量为 1～3mg/kg,维持量 5～9mg/(kg·d),bid
	抗痉挛药	特发性震颤、小舞蹈病、脑性瘫痪、脑性瘫痪高危儿	地西泮:按体重 0.05～0.2mg/次或按体表面积 1.17～6mg/(m² · 次),每日 3～4 次,用量根据情况酌量增减。最大剂量不超过 10mg
			氯硝西泮:起始剂量为 0.01～0.03mg/(kg·d),逐渐加量至

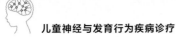

续表

治疗方法	适应证	具体方法
药物治疗 — 抗痉挛药	特发性震颤、小舞蹈病、脑性瘫痪、脑性瘫痪高危儿	0.05～0.3mg/(kg·d),分2～3次口服 巴氯芬:0.75～2mg/(kg·d),推荐的每日维持治疗量:12个月至2岁,10～20mg;2～6岁,20～30mg;6～10岁儿童,30～60mg(最大量70mg)
A型肉毒毒素	药物难治性特发性震颤、脑性瘫痪、脑性瘫痪高危儿	个体治疗方案应由医师拟订,最佳剂量应通过滴定法决定
青霉素	小舞蹈病	青霉素80万U,肌内注射,bid,10～14天为1个疗程;以后可改为长效青霉素120万U,肌内注射,每月1次。青霉素过敏时可必用其他有效抗生素,如红霉素
多巴胺耗竭剂	亨廷顿舞蹈病	丁苯那嗪:开始口服12.5mg,qd,可逐渐加量,最大不超过200mg/d
典型抗精神病药	小舞蹈病、亨廷顿舞蹈病	氟哌啶醇:0.125～0.25mg/次,bid,根据病情需要和耐受情况逐渐加量,每5～7天日剂量增加0.25～0.5mg,最大剂量为0.15mg/(kg·d),分2～3次服用,儿童常用治疗量为2～6mg/d。通常加服等量的苯海索,以防止氟哌啶醇可能引起的药源性锥体外系反应
神经营养药(尚有争议)	脑性瘫痪、脑性瘫痪高危儿	神经生长因子:2000U/d,肌内注射,qd,10日/月,3～6月为1个疗程 脑苷肌肽:2～4mL/次,肌内注射,bid,两周为1个疗程
外科手术治疗	药物难治性特发性震颤	立体定向丘脑毁损手术、深部脑刺激(DBS)和磁共振成像引导下的聚焦超声丘脑切开术

(王桂芝)

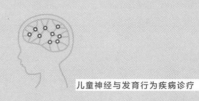
第十二章　肌张力障碍

第一节　概述

肌张力障碍（dystonia）是一种运动障碍，其特征是持续性或间歇性肌肉收缩引起的异常运动和（或）姿势，常重复出现。持续收缩引起姿势异常，间断收缩引起异常运动。患者多以异常的表情、姿势或不自主地变换动作（伴或不伴有震颤）而引人注目。肌张力障碍所累及肌肉的部位、范围和异常收缩的强度变化很大，因而临床表现各异。

肌张力障碍的病因多样，依据病因和临床特征两条主线进行分类（表12-1）。

（1）病因分类　①原发性肌张力障碍：包括遗传性和特发性，无神经病理结构异常，以散发为主。遗传学方式有常染色体显性遗传、常染色体隐性遗传、X连锁隐性遗传、线粒体突变，目前已发现有29种单基因突变引起肌张力障碍（DYT1-DYT29）；此外，还有一部分为特发性，指在限定时间和条件下，尚无遗传性和获得性病因证据，这一类的肌张力障碍暂时归类在原发性肌张力障碍。②获得性肌张力障碍：由于其他神经系统疾病或精神因素引起的肌张力障碍，已明确原发疾病为致病原因，可以包括有围产期脑损伤、颅内感染、药物影响、中毒、血管病、肿瘤、脑外伤、免疫性疾病、精神性因素等。

（2）根据临床特征分类　临床特征的分类依据包括发病年龄、症状分布、时间模式、伴随症状等。可以采用量表或问卷对肌张力障碍进行评价（表12-2）。

表 12-1　肌张力障碍分类

主线Ⅰ:临床特点	主线Ⅱ:病因学
肌张力障碍的临床特点	神经系统病理学
发病年龄	变性的证据
● 婴儿(出生至2岁)	结构性(通常呈静态)病变的证据
● 儿童(3～12岁)	无变性或结构性病变的证据
● 青少年(13～20岁)	遗传或获得性

续表

主线Ⅰ:临床特点	主线Ⅱ:病因学

● 成年早期(21~40岁)
● 成年晚期(>40岁)
身体分布
● 局灶性
● 节段性
● 多灶性
● 广泛性(伴或不伴下肢受累)
● 偏侧肌张力障碍
时间模式
● 病程
  ○ 静态
  ○ 进行性
● 变异性
  ○ 持续性
  ○ 动作特异性
  ○ 昼间(白天)
  ○ 阵发性
伴随表现
单纯肌张力障碍或肌张力障碍联合其他运动障碍性病变
● 单纯肌张力障碍
● 联合肌张力障碍
存在其他神经系统或全身表现
● 同时出现一系列神经系统表现
	遗传性
	● 常染色体显性
	● 常染色体隐性
	● 性连锁隐性
	● 线粒体
	获得性
	● 围生期脑损伤
	● 感染
	● 药物
	● 中毒性
	● 血管性
	● 肿瘤性
	● 脑损伤
	● 心理性(精神性)
	特发性
	● 散发性
	● 家族性

表 12-2 肌张力障碍常用量表及问卷

量表/问卷	类型[①]	等级[②]
眼睑痉挛		
眼睑痉挛残疾指数(Blepharospasm Disability Index)	特定	推荐
Jankovic 评分量表(Jankovic Rating Scale)	特定	建议
颈部肌张力障碍		
颈部肌张力障碍影响量表(Cervical Dystonia Impact Scale)	特定	推荐

续表

量表/问卷	类型①	等级②
西多伦多痉挛性斜颈评分量表(Toronto Western Spasmodic Torticollis Rating Scale	特定	推荐
Tsui 评分(Tsui Scale)	特定	建议
颅颈肌张力障碍 　颅颈肌张力障碍问卷(Craniocervical Dystonia Questionnaire)	特定	推荐
口下颌肌张力障碍 　口下颌肌张力障碍问卷(Oromandibular Dystonia Questionnaire)	特定	建议
喉部肌张力障碍 　嗓音障碍指数(Voice Handicap Index)	通用	推荐
统一痉挛性发音障碍评分量表(Unified Spasmodic Dysphonia Rating Scale)	特定	建议
上肢肌张力障碍 　上肢肌张力障碍残疾量表(Arm Dystonia Disabilit Scale)	特定	建议
任务特异性肌张力障碍 　书写痉挛评分量表(Writer's Cramp Rating Scale)	特定	建议
全身型肌张力障碍 　Fahn-Marsden 肌张力障碍评分量表(Fahn-Marsden Dystonia Rating Scale)	特定	推荐
总体肌张力障碍评分量表(Global Dystonia Rating Scale)	特定	建议
统一肌张力障碍评分量表(Unified Dystonia Rating Scale)	特定	建议

①量表类型，仅适用于肌张力障碍的量表为"特定"，在同一部位不同疾病中均可应用的量表为"通用"；②根据以下3条标准确定等级：a. 已应用于肌张力障碍患者；b. 已被设计者以外的研究团体使用；c. 已经通过临床计量学研究，具有有效性、可靠性和敏感性。满足所有标准者为"推荐"；满足标准 a. 标准 b. 、c. 中只满足1条者为"建议"。

肌张力障碍的诊断可分为3步：

(1) 是否为肌张力障碍　肌张力障碍特征性表现如下。①任务特异性：指在执行特定任务的时候可诱发肌张力障碍，如书写痉挛的患者，写字时可诱发肌张力障碍。②镜像现象：即运动范围扩大，当患肢对侧肢体执行任务时，可在患侧诱发出肌张力障碍的现象。③零点：指在某一种姿势下，肌张力障碍消失或明显缓解，如颈部肌张力障碍性震颤的患者，当颈部转向肌张力障碍一侧时震颤加重，而向对侧时震颤改善。④感觉诡计：指肌张力障碍可以通过外界物体或本人的触摸症状改善。⑤状态相关：指在某种功能状态下肌张力障碍可改善或加重，如紧张、激动时症状往往加重，睡眠、休息时症状缓解。上述特征性表现可与假性肌张力障碍鉴别。假性肌张力障碍表现为与运动、姿势不相关，睡眠、休息不缓解，紧张、焦虑无加重。此外，假性肌张力障碍还有其他临床证据，如病理征阳性，或周围神经受累表现等（表 12-3）。

表 12-3　假性肌张力障碍一览表

肌张力障碍性(强直性)抽动
头部倾斜(前庭神经病、滑车神经麻痹)
脊柱弯曲、躯干弯曲(驼背)、脊柱侧弯
寰椎轴性半脱位和肩关节半脱位
阿-希畸形
颈部软组织肿块
先天性肌性斜颈
先天性 Klippel-Feil 综合征
Satoyoshi 综合征
Dupuytren 挛缩(掌腱膜挛缩)
弹响指/扳机指
神经肌肉方面的原因(Isaacs 综合征等)
痛性痉挛(低钙血症、低镁血症、碱中毒)
矫形外科和风湿病方面的原因(Sandifer 综合征)
假性手足徐动症

（2）肌张力障碍是否为获得性。

（3）明确肌张力障碍是遗传性或特发性　当患者的临床特点提示遗传相关时可进行相关致病基因的检测。需结合具体遗传方式和临床特点进行相应基因的检测。如发作性肌张力障碍患者可根据诱发因素的不同，选择检测相应的基因，以随意运动为主要诱发因素，则首选 *PRRT2* 基因进行检测，其次检测 *SLC2A1*、*MR-1* 基因；如无明显随意运动诱发，则首先检测 *MR-1* 基因，其次检测 *PRRT2*、*SLC2A1*、*KCNMA1* 基因；如以持续运动为主要诱发因素，则首先检

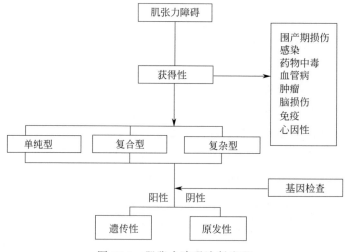

图 12-1　肌张力障碍诊断流程

测 *SLC2A1* 基因，其次检测 *PRRT2*、*MR-1* 基因。此外，当患者的临床特点提示神经变性、遗传代谢等相关的复杂型肌张力障碍时，需完善相关疾病的致病基因的检测。脑影像学检查对筛查或排除获得性肌张力障碍很有帮助。

肌张力障碍诊断流程见图 12-1。

第二节　原发性肌张力障碍

一、多巴反应性肌张力障碍（dopa-responsive dystonia, DRD）

多巴反应性肌张力障碍（DRD）又称 Segawa 病，是一种因遗传缺陷造成纹状体多巴胺合成不足的慢性运动障碍。多数在 1～12 岁发病，女性多见，男女比例 1∶2～1∶6。患病率为（0.5～1）/100 万，占儿童期肌张力障碍的 5%～10%。致病基因：*GCH-1* 基因与 *TH* 基因。50%～87%DRD 由 *GCH-1* 基因突变引起，定位于 14q22.1～22.2，显性遗传，但外显率低，女性外显率是男性的 2～4 倍。*TH* 基因突变所致系隐性遗传。

（一）诊断要点

（1）临床表现与年龄相关；日间波动和症状不对称性。青春期前起病的患者可能伴身材矮小。10 岁以内起病，以单侧下肢的肌张力障碍首发。10～20 岁起病，以上肢肌张力障碍为首发。

（2）姿势性肌张力障碍贯穿整个病程；几乎均累及下肢，行走呈马蹄内翻足；后期可出现姿势性震颤，无帕金森病样静止性震颤。肢体运动的协调性保留。

（3）通常没有智力、感觉或自主神经功能障碍。

（4）腱反射活跃或亢进，可有假性病理征。

（5）头颅 MRI　黑质纹状体多巴胺的结构正常。

（6）对小剂量左旋多巴有持久而显著的疗效。

（7）基因诊断有助于确诊。

（二）治疗原则

治疗肌张力障碍、心理支持、避免意外、功能锻炼等。

（三）处方

（1）心理支持、注意防护。

（2）药物治疗　首选左旋多巴，0.5～1mg/(kg·d) 开始，逐渐增加到治疗剂量 2～5mg/(kg·d)，最大剂量不超过 20mg/(kg·d)，每日药物剂量酌情分为 2～3 次服用，持续至少 4 周，若无效后撤药。美多巴是左旋多巴和苄丝肼按 4∶1 配方的混合剂，苄丝肼为外周多巴脱羧酶抑制剂，避免多巴胺在外周生成而无法透过血脑屏障发挥作用，增加进入中枢的左旋多巴浓度，效果优于单纯的左旋多巴制剂。临床高度怀疑为 DRD，左旋多巴疗效欠佳，可尝试美多巴进行诊断性治疗。

二、原发性扭转痉挛（primary torsion spasm, PTS）

原发性扭转痉挛（PTS）又名扭转性肌张力障碍。目前已发现有 21 种类型突变基因（*DYT1～DYT21*），且有 7 种类型的 PTS 已先后定位。多为散发，少数病例有家族遗传史，呈常染色体显性或隐性遗传，多见于 7～15 岁间的儿童。DYT1 是一种最常见、最严重的原发性扭转痉挛，为常染色体显性遗传，定位于常染色体 9q34，家系研究显示 DYT1 型的外显率为 30%。常染色体显性遗传型及散发型的起病年龄较迟且外显率多不完全，预后较隐性遗传型好。起病年龄和起病部位是影响预后的两个主要因素。起病年龄早（15 岁以前）及自下肢起病者病情会不断发展成全身型，预后不良，但也有少数病例可长期不进展，甚至可自行缓解。

（一）诊断要点

（1）临床表现异质性大。首发症状大多是一侧下肢的轻度运动障碍，足呈内翻跖屈。行走时足跟不能着地。缓慢持续的不自主扭转性运动，以躯干和肢体近端为最严重，引起脊柱前凸和骨盆倾斜；不自主运动累及颈项和肩胛带肌时，出现斜颈；累及面肌及咽喉部肌肉时，引起面肌痉挛和构音困难。晚期病例可因骨骼畸形、肌肉挛缩而发生严重残疾。

（2）在作自主运动或精神紧张时扭转痉挛加重，入睡后完全消失。

（3）肌张力在扭转时增高，扭转停止后转为正常或减低。肌力、反射及深、浅感觉和智力一般无改变，但亦可有智力减退者。

（4）病程进展多缓慢。

（5）基因诊断有助于确诊。

（二）治疗原则

包括避免意外、心理支持、功能锻炼、缓解扭转痉挛。

（三）处方

1. 药物治疗

目前尚无肯定的有效药物。镇静剂（地西泮、硝西泮、氯丙嗪）、肌肉松弛剂、抗震颤麻痹药（左旋多巴、苯海索、泰必利）、钠通道阻滞剂（卡马西平）等对某些病例可能有效。但也有左旋多巴加重症状的病例报道。地西泮：6 个月以上，1～2.5mg/次，或按体重 0.05～0.2mg/次或按体表面积 1.17～6mg/（$m^2 \cdot$ 次），每日 3～4 次，用量根据情况酌量增减，最大剂量不超过 10mg。氯硝西泮：10 岁或体重 30kg 以下的儿童开始每日按体重 0.01～0.03mg/kg，分 2～3 次服用，以后每 3 日增加 0.25～0.5mg，至达到按体重每日 0.1～0.2mg/kg 或出现了不良反应为止；疗程应不超过 3～6 个月。卡马西平：4 岁或 4 岁以下儿童，初始剂量在 20～60mg/d，然后隔日增加 20～60mg；4 岁以上儿童，初始剂量可 100mg/d，然后每周增加 100mg。有效剂量为 10～20mg/（kg·d）。

2. 外科治疗

微电极导向毁损术可用于治疗扭转痉挛。立体导向破坏丘脑腹外侧核手术对某些病例有效，但常复发。双侧手术易发生言语障碍，故手术疗法常是最后的选择。

三、发作性肌张力障碍（paroxysmal dyskinesias, PD）

（一）诊断要点

表现为突然出现且反复发作的运动障碍，发作间期表现正常。依据诱发因素分为以下几型。

（1）发作性起动诱发性运动障碍（paroxysmal kinesigenic dyskinesia, PKD）又称发作性动作诱发性舞蹈手足徐动症。由突然的运动诱发，发作不超过 5min。该型可以散发，也可以常染色体显性遗传，致病基因位于常染色体 16p11.2～q12.1 或 16q13～q22.1。好发于男性，儿童或青年期（6 月龄至 40 岁，通常＜20 岁）起病。运动障碍特点：①运动障碍由突发的自主动作或者惊吓触发。打哈欠、说话、过度换气、情绪压抑、受冷、受热、月经等可诱发发作。停止或减慢动作可能终止发作。部分患者有先兆感觉：受累区域刺痛、麻木、搔抓感、头晕、肌肉紧绷感。②通常是上肢或者下肢肌肉受累，但面、颈、躯干也可累及（跌倒、缄默）。③发作短暂仅数秒，很少超过 5min。意识清楚，每天可达数十到 100 次。④随年龄增长发作减少，发作时程长短会随着病程延长改变。基因诊断有助于确诊。

（2）阵发性运动诱发性运动障碍（paroxysmal movement induced dyskinesia，PED） 女性易于发病，平均发病年龄 12（9～15）岁；致病基因位于常染色体 16p12～q12。运动障碍特点：①反复由跑步、游泳等持续性运动诱发肌张力障碍发作，痛性异常姿势，有些患者伴不自主抽动。长时间被动运动患肢也可诱发。加重病情的因素包括情绪低落、受冷、月经。②发作时间多大于 5min。通常在 13～30min。③不出现前驱感觉性先兆。基因诊断有助于确诊。

（3）发作性非运动诱发性运动障碍（paroxysmal non-kinesigenic dyskinesia，PNKD） 又称发作性肌张力障碍性舞蹈手足徐动。发作可长达 4h。还有复杂家族型 PNKD 伴痉挛的报道。婴幼儿、男性多见；致病基因在常染色体 2q33～35。运动障碍特点：①突然的运动不引起发作，可因饮用酒、茶、咖啡或饥饿、疲劳、焦虑、情感刺激、月经、排卵等因素诱发。②在静止状态下或正常背景活动中突然发生运动障碍；可以出现先兆性感觉症状。③频率低，每天发作通常不超过 3 次；发作时间长达几分钟到数小时。基因诊断有助于确诊。

（4）夜间发作性肌张力障碍（nocturnal paroxysmal dystonia，NPD） 又称阵发性睡眠性肌张力障碍。常染色体显性遗传，基因定位于染色体 20q13.2～13.3 上。该基因（CHRNA4），系编码神经元的 N-乙酰胆碱受体的 α4 亚基的基因。家族性遗传起病年龄在 2～23 岁，早于散发性（3～47 岁）。运动障碍特点：①在 NREM 反复出现，偏侧投掷、肢体强直，肌张力障碍、手足徐动、舞蹈、不自主发声，可伴呼吸不规则、心动过速。少数病例有疼痛性异常感觉先兆、突然的警醒。②发作持续时间 20～50s，大多不超过 2min，一夜可发作多次。③发作后患者很快入睡，对发作有记忆。基因诊断有助于确诊。

（二）治疗原则

祛除诱因，注意防护，预防和治疗肌张力障碍。

（三）处方

1. 一般治疗

心理支持、注意防护。

2. 避免诱因

预防复发。

3. 药物治疗

苯二氮䓬类药物对部分患者有效。苯妥英钠、卡马西平、苯巴比妥、硝西泮、氯硝西泮等抗癫痫药可减少 PKD 患者发作；PNKD 患者对上述药物也部分有效，但难以完全控制。PKC 上述药物效果不佳，但也有卡马西平有效的报道，而氯巴占对 1/3 的患者有帮助。PED 尚无特效治疗药物，但左旋多巴和乙酰唑胺可减少部分患者发作。卡马西平及阿米替林对 NPD 患者治疗有效。

第三节　获得性肌张力障碍

获得性肌张力障碍是因为苍白球-丘脑-皮质投射系统受到破坏所致。任何疾病如代谢障碍、变性、炎症、肿瘤等导致苍白球-丘脑-皮质投射系统受到破坏，均可引起获得性肌张力异常。

一、诊断要点

（1）存在导致肌张力障碍的原发疾病　起病突然，病程早期进展迅速；持续性偏身型肌张力障碍；早期出现固定的姿势异常。症状性扭转痉挛往往见于脑炎后、铜盐或铁盐沉积于基底节而致的肝豆状核变性及 Hallervorden-Spatz 病，胆红素沉着于基底节而致的核黄疸，某些中毒情况（特别是一氧化碳中毒及左旋多巴、酚噻嗪类或丁酰苯类过量）。

（2）存在其他神经系统体征　早期出现显著的延髓功能障碍，如构音障碍、口吃和吞咽困难；混合性运动障碍，如肌张力障碍叠加帕金森病、肌强直、肌阵挛、舞蹈动作及其他运动。依据病史、体检、辅助检查，如头颅 CT 或 MRI（排除脑部器质性损害）、颈部 MRI（排除脊髓病变所致颈部肌张力障碍）、血细胞涂片（排除神经-棘红细胞增多症）、代谢筛查（排除遗传性代谢疾病）、铜代谢测定及裂隙灯检查（排除 Wilson 病）做出原发病诊断。

二、治疗原则

主要包括一般治疗、病因治疗、对症治疗和外科治疗，防止疾病进展，促进功能恢复。

三、处方

1. 一般治疗

包括心理治疗、康复训练及中医按摩理疗等，适用于所有肌张力障碍患者，是临床治疗的基本内容。

2. 病因治疗

主要是针对原发病病因或代谢异常治疗，如 Wilson 病选用 D-青霉胺和（或）硫酸锌促进铜盐排泄，生物素-硫胺素反应性基底神经核疾病患者选用高剂量生物素和硫胺素等。

3. 对症治疗

重点是针对肌张力障碍治疗，治疗流程见图 12-2。

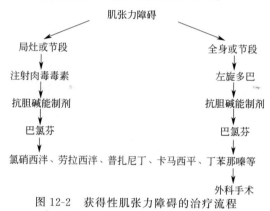

图 12-2　获得性肌张力障碍的治疗流程

（1）药物治疗

① 抗胆碱能药物：包括苯海索、普罗吩胺、苯扎托品等。苯海索可用于全身和节段型肌张力障碍，对儿童和青少年可能更为适宜。盐酸苯海索：起始剂量 0.05mg/(kg·d)，逐渐加量至目标剂量，最大剂量不超过 4mg/d。目标剂量为 0.25mg/(kg·d) 或出现不能耐受的临床不良反应的药物剂量。每日药物剂量酌情分为 2～3 次服用。

② 多巴胺能药物：不随意运动型脑瘫可选用左旋多巴、美多巴等多巴胺类药物。

③ 肌松剂：巴氯芬为 GABA 受体激动剂，用于痉挛型脑瘫，巴氯芬 0.75～2mg/(kg·d)，>10 岁，最大剂量可达 2.5mg/(kg·d)。通常治疗开始时 2.5mg/次，4 次/d。大约每隔 3 天小心增加剂量，直至达到儿童个体需要量。推荐的每日维持治疗量如下：12 个月～2 岁；10～20mg；2～6 岁；20～30mg；6～10 岁儿童，30～60mg（最大量 70mg）。严重的全身型肌张力障碍还可进行巴氯芬泵埋藏术，长期腰椎椎旁筋膜下导管鞘内注射巴氯芬。

④ 肉毒素注射：针对痉挛，肌肉局部注射，有效时长大约 6 个月。目前尚未建立最佳有效剂量和每块肌肉的最佳注射位点数，因此个体治疗方案应由医师拟订，最佳剂量应通过滴定法决定。

（2）外科治疗　适用于药物治疗和肉毒素治疗失败的严重肌张力障碍患者，包括有脑深部电刺激（deep brain stimulation，DBS）、选择性痉挛肌肉切除术和周围神经切断术、射频毁损等。其中对于药物和肉毒毒素治疗不能充分改善症状的全身型肌张力障碍，DBS 方法被认为是有效的二线治疗，具有治疗的有效率高和可逆、可调控及并发症少等特点。

附表　肌张力障碍的药物种类、适应证及用法

药物种类	适应证	药名、用法举例
抗胆碱能药物	可用于全身和节段型肌张力障碍,对儿童和青少年可能更为适宜 对急性肌张力障碍和迟发性运动障碍常有较好疗效	盐酸苯海索:起始剂量 0.05mg/(kg·d),逐渐加量至目标剂量,最大剂量不超过4mg/d。目标剂量为 0.25mg/(kg·d)或出现不能耐受的临床不良反应的药物剂量。每日药物剂量酌情分为 2～3 次服用
多巴胺能药物	儿童期发病,全身及节段型肌张力障碍的患者首选	左旋多巴:0.5～1mg/(kg·d)开始,逐渐增加到治疗剂量 2～5mg/(kg·d),最大剂量不超过 20mg/(kg·d),每日药物剂量酌情分为 2～3 次服用
抗癫痫药	对发作性运动诱发性肌张力障碍有效	苯二氮䓬类: ①地西泮:6 个月以上,1～2.5mg/次,或按体重 0.05～0.2 mg/次或按体表面积 1.17～6mg/(m² ·次),每日 3～4 次,用量根据情况酌量增减。最大剂量不超过 10mg ②氯硝西泮:10 岁或体重 30kg 以下的儿童开始每日按体重 0.01～0.03mg/kg,分 2～3 次服用,以后每 3 日增加 0.25～0.5mg,至达到按体重每日 0.1～0.2mg/kg 或出现了不良反应为止。氯硝西泮的疗程应不超过 3～6 个月
		卡马西平:4 岁或 4 岁以下儿童,初始剂量在 20～60mg/d,然后隔日增加 20～60mg。4 岁以上儿童,初始剂量可 100mg/d,然后每周增加 100mg。有效剂量为 10～20mg/(kg·d)
肌松剂	对部分口-下颌等局灶或节段型肌张力障碍可能有效	巴氯芬:0.75～2mg/(kg·d),＞10 岁,最大剂量可达 2.5mg/(kg·d)。通常治疗开始时 2.5mg/次,4 次/d。大约每隔 3 天小心增加剂量,直至达到儿童个体需要量。推荐的每日维持治疗量如下:12 个月～2 岁,10～20mg;2～6 岁,20～30mg;6～10 岁儿童,30～60mg(最大量 70mg)
肉毒毒素	作为颈部肌张力障碍和眼睑痉挛的一线治疗,是内收型痉挛性构音障碍一线治疗,对上肢局灶性肌张力障碍有一定疗效,对下肢局灶性肌张力障碍、口下颌肌张力障碍可能有效	A 型肉毒毒素:个体治疗方案应由医师拟订,最佳剂量应通过滴定法决定
外科手术治疗	适用于药物治疗和肉毒素治疗失败的严重肌张力障碍患者	脑深部电刺激(DBS)对于药物和肉毒毒素治疗不能充分改善症状的全身型肌张力障碍是有效的二线治疗

（黄新芳）

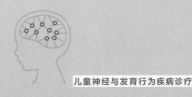
第十三章　神经皮肤综合征

第一节　概述

神经皮肤综合征（neurocutaneous syndromes）是由起源于外胚层的组织和器官发育异常导致的一类先天性疾病。常表现为神经、皮肤和眼睛的异常，有时也波及中胚层或内胚层发育的器官，如心、肺、肾、骨和胃肠等。由于受累的器官、系统不同，临床表现多种多样。

目前发现该类疾病已达 40 余种，表现有家族聚集倾向，多为常染色体显性遗传，有一个较高的、不完全的外显率。在诸多的疾病中常见的有 3 种，即神经纤维瘤病、结节性硬化症及斯特奇-韦伯综合征（Sturge-Weber 综合征）。

涉及神经、皮肤和眼睛的异常及心、肺、肾、骨和胃肠等多系统临床表现，并有家族聚集倾向时需考虑本病。具体诊断流程如图 13-1。

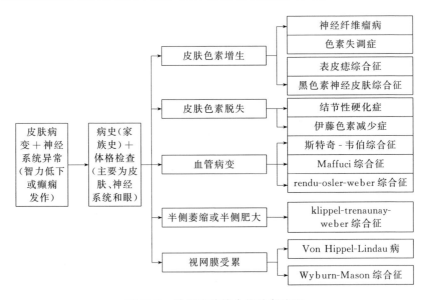

图 13-1　神经皮肤综合征诊断流程

第二节　神经纤维瘤病

神经纤维瘤病（neurofibromatosis，NF）是神经皮肤综合征中最常见的一种疾病，为常染色体显性遗传，外显率不完全，临床表现有较显著的异质性。除中枢及周围神经系统外，可累及多系统；临床以皮肤咖啡牛奶斑、神经纤维瘤及虹膜错构瘤（Lisch 小体）为特征。

根据临床表现及染色体基因定位，本病可分为Ⅰ、Ⅱ两型。其中Ⅰ型最常见，占 80%～90%，患病率为 1/4000，基因定位在 17q11.2，Ⅱ型较少见，多于成年期发病，基因定位在 22q11。

一、诊断要点

1. NFⅠ型诊断标准

需具有下列 2 项或 2 项以上：①6 个或 6 个以上咖啡牛奶斑，青春期前其直径>5mm，青春期后其直径>15mm；②腋窝或腹股沟区域的雀斑；③视神经胶质瘤；④2 个及以上任何类型的神经纤维瘤或 1 个丛状神经纤维瘤；⑤一级亲属中有 NFⅠ型患者；⑥两个或多个的虹膜错构瘤（Lisch 小体）；⑦一个特异性的骨病变（如蝶骨发育不良、长骨皮质变薄、假关节）。

2. NFⅡ型诊断标准

需具有下列其中 1 项：①双侧前庭神经鞘瘤；②30 岁以前患一侧前庭神经鞘瘤，同时一级亲属中有 NFⅡ型患者；③一级亲属中有 NFⅡ型患者，且患者在 30 岁以前患有下列任何两种疾病：脑（脊）膜瘤、神经鞘瘤、神经胶质瘤、青少年晶体混浊。

NF 诊断流程如图 13-2。

二、治疗原则

目前主要是症状相关的对症治疗。皮肤色素斑和皮下结节无需特殊治疗。视神经瘤、听神经瘤和其他颅内单发肿瘤及椎管内肿瘤应做手术切除，不能手术的丛状神经纤维瘤可试用靶向抗肿瘤药；合并癫痫时应用抗癫痫药物。

三、处方

1. 手术治疗

适应证包括：①瘤体体积较大，对周围组织造成明显压迫和（或）使其产生

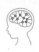

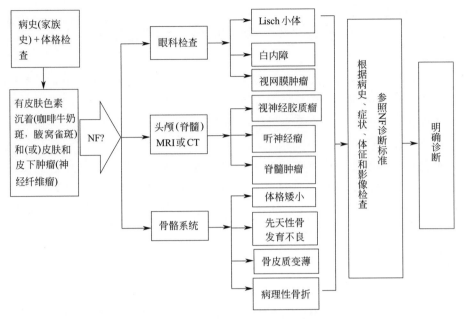

图 13-2　神经纤维瘤病（NF）诊断流程

功能障碍；②面部瘤体，影响容貌；③近期瘤体明显增大，怀疑有恶变可能；④瘤体破裂伴有急性大量失血者。

方法有：常规手术、显微外科手术、立体定向放射治疗。

2. 抗肿瘤药

拉帕替尼可能有效。

3. 抗癫痫药

丙戊酸：起始量 10～15mg/(kg·d)，逐渐增加至 20～30mg/(kg·d)，口服 bid。左乙拉西坦：起始量 10～15mg/(kg·d)，逐渐增加至 40～60mg/(kg·d)，口服 bid。托吡酯：起始量 1～3mg/(kg·d)，逐渐增加至 5～9mg/(kg·d)，口服 bid。

第三节　结节性硬化症

结节性硬化症（tuberous sclerosis complex，TSC）是一种少见的全身多器官系统性疾病，发病率约 1/6000；与 TSC 基因突变引起的哺乳动物雷帕霉素靶蛋白（mTOR）通路异常活化有关；为常染色体显性遗传疾病，外显率可变，家族性常染色体显性遗传或散发形式的病例皆可见到。根据 TSC 基因定位的不

同，分为 TSC1 型（9q34.3）与 TSC2 型（16p13.3）

一、诊断要点

TSC 临床表现复杂多样，多脏器受累，其主要表现为：癫痫发作、智力障碍、皮肤改变及多个器官多发错构瘤。

（1）主要特征 11 项　①色素脱失斑（≥3 处，直径至少 5mm）；②面部血管纤维瘤（≥3 处）或头部纤维斑块；③指（趾）甲纤维瘤（≥2 处）；④鲨鱼皮样斑；⑤多发性视网膜错构瘤；⑥多发性的皮质结节和（或）白质放射状移行线；⑦室管膜下结节（SEN）（≥2 个）；⑧室管膜下巨细胞星形细胞瘤（SEGA）；⑨心脏横纹肌瘤；⑩淋巴血管肌瘤病（LAM）；⑪血管平滑肌脂肪瘤（AML）（≥2 处）。

（2）次要特征 7 项　①"斑斓"皮损；②牙釉质点状凹陷（>3 处）；③口内纤维瘤（≥2 处）；④视网膜色素脱失斑；⑤多发性肾囊肿；⑥非肾性错构瘤；⑦硬化性骨病变。

确定诊断：至少 2 项主要特征或 1 项主要特征加 2 项次要特征。可能诊断：1 项主要特征或 2 项次要特征。基因诊断标准：基因诊断可作为独立的诊断标准，TSC1 或 TSC2 致病性突变可作为充分条件明确诊断 TSC 疾病，但基因突变检测阴性不能用以排除 TSC 诊断。

TSC 诊断流程如图 13-3。

二、治疗原则

TSC 多器官系统受累需要多学科联合诊疗（MDT），选择最优化的诊疗方案，让患者最大获益。针对发病机制选择 mTOR 抑制剂治疗。针对癫痫，可根据年龄及发作类型选用不同的抗癫痫药物；癫痫手术在 TSC 所致药物难治性癫痫的患者中具有重要作用。

三、处方

1. mTOR 抑制剂治疗

mTOR 抑制剂如西罗莫司，依维莫斯可作为多种 TSC 症状的治疗选择，比如脑 SEGA、肾 AML、肺 CAM 以及癫痫等均有确切疗效和良好的安全性。依维莫司，$3.0mg/(m^2 \cdot d)$，口服，每日 1 次；两周后按照 $1\sim2mg/d$ 或 1mg/

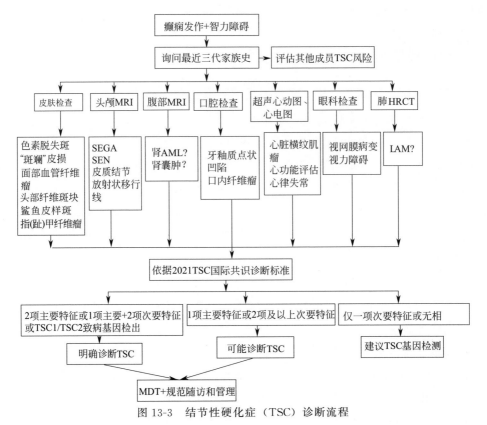

图 13-3 结节性硬化症（TSC）诊断流程

SEGA—室管膜下巨细胞星形细胞瘤；SEN—室管膜下结节；AML—血管平滑肌脂肪瘤；
LAM—淋巴血管肌瘤病；HRCT—高分辨率 CT；MDT—多学科联合诊疗

（m^2·d）调整，维持血药浓度在 5～15ng/mL。西罗莫司，初始剂量为 2～5mg/d，口服，每天一次；随后 7～10 天按照 1mg/（m^2·d）调整，维持血药浓度 15～30ng/mL。

2. 对症治疗

抗癫痫治疗：氨己烯酸作为 TSC 患者婴儿痉挛症的一线药物，ACTH 为二线治疗选择，其他类型发作选择相应的抗癫痫药物。还可试用生酮饮食、迷走神经刺激术以及手术等治疗。氨己烯酸一般用法：3～9 岁儿童，1.0g/d，口服 bid；较大的儿童，2.0g/d，口服 bid。West 综合征：100mg/（kg·d）〔范围 50～150mg/（kg·d）〕，口服 bid。ACTH：开始为 1U/（kg·d），如惊厥控制继续使用 2 周；若 2 周后疗效不明显，改为 25U/d，再用 2 周，总疗程不超过 4 周。之后改为泼尼松移行减量。

3. 心理支持及康复训练

超过 90％TCS 患者可出现孤独症、智力障碍等精神行为障碍。因此，需要针对性进行心理支持及康复训练，如特殊教育等。

4. 遗传咨询

TSC 是一种常染色体显性遗传病，父母生育前应进行遗传咨询。

第四节　斯特奇-韦伯综合征

斯特奇-韦伯综合征（encephalofacial angiomatosis）又称 Sturge-Weber 综合征（SWS），是一种累及颜面部皮肤、中枢神经系统及眼部的神经皮肤综合征，发病率大约为 1/50000，较神经纤维瘤病及结节性硬化症少见，在神经皮肤综合征中位列第三。

依据临床表现本病可分为 3 型。①Ⅰ型：同时有面部和软脑膜血管瘤，可有青光眼，即经典型 SWS。②Ⅱ型：仅有面部血管瘤而中枢神经系统不受累，但有青光眼。③Ⅲ型：仅有软脑膜血管瘤，面部无血管痣，一般不伴青光眼。

一、诊断要点

（1）皮肤表现　出生时即可发现面部血管痣，呈红色、紫红色或暗红色，平于或略隆起皮肤。单侧多见，双侧占 15%，常沿三叉神经支配范围分布。皮肤血管痣大小与神经系统受累程度并不一致，但双侧均有者神经系统受累机会较多。

（2）眼部症状　青光眼常与面部血管痣同侧，发生率为 25%～40%；还可有视力减退、同侧偏盲、管状视野、角膜血管翳、虹膜缺损、晶体混浊甚至脱位、白内障等。

（3）神经系统症状　包括癫痫、偏瘫、智力减退、偏头痛、卒中样发作等。癫痫发作常表现为面部血管瘤对侧肢体局灶性抽搐，发作后可有 Todd 麻痹。

（4）CT 及 MRI 增强扫描是诊断该病的关键手段，特征性征象主要包括：①不同程度的脑膜强化；②局限性脑萎缩；③脑实质内增粗、增多的异常血管（静脉）；④侧脑室内脉络丛增大、强化；⑤皮质不同程度的钙化；⑥颅骨不对称，表现为局部的增厚。其中，脑萎缩及皮质不同程度的钙化，呈"双轨状"或"脑回状"，是 SWS 的特征性表现。

SWS 诊断流程如图 13-4。

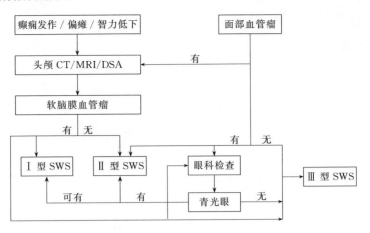

图 13-4　Sturge-weber 综合征（SWS）诊断流程

二、治疗原则

目前尚无有效根治方案，主要为对症治疗。50％的 SWS 合并癫痫患者通过服用抗癫痫药物实现控制，药物难治性癫痫患者仔细评估后可行癫痫手术治疗。面部血管瘤可采用激光治疗。青光眼的治疗包括通过药物或外科手术干预。

三、处方

1. 皮肤血管瘤的治疗

激光或局部注射硬化剂。

2. 抗癫痫治疗

如卡马西平、丙戊酸、左乙拉西坦、托吡酯、拉莫三嗪等。参见第七章第三节。

3. 手术治疗

常用术式有局灶皮质切除术，低功率双极电凝热灼术，解剖性或功能性半球、脑叶切除术，胼胝体切断术等。

附表　神经皮肤综合征的药物种类、适应证及用法

药物种类	适应证	药名、用法举例
mTOR 抑制剂	结节性硬化	①依维莫司:3.0mg/（$m^2 \cdot d$）po qd;2 周后按照 1～2mg/d 或 1mg/（$m^2 \cdot d$）调整,维持血药浓度在 5～15ng/mL ②西罗莫司:初始剂量为 2～5mg/d po qd;随后 7～10 天按照 1mg/（$m^2 \cdot d$）调整,维持血药浓度 15～30ng/mL

续表

药物种类	适应证	药名、用法举例
抗癫痫药	神经纤维瘤病合并癫痫； Sturge-weber 综合征合并癫痫	丙戊酸：起始量 10～15mg/(kg·d)，逐渐增加至 20～30mg/(kg·d)，口服 bid 左乙拉西坦：起始量 10～15mg/(kg·d)，逐渐增加至 40～60mg/(kg·d)，口服 bid 托吡酯：起始量 1～3mg/(kg·d)，逐渐增加至 5～9mg/(kg·d)，口服 bid
	结节性硬化合并癫痫	氨己烯酸：一般用法：3～9 岁儿童，1.0g/d，口服 bid；较大的儿童，2.0g/d，口服 bid；West 综合征：100mg/(kg·d)[范围 50～150mg/(kg·d)]，口服 bid ACTH：开始为 1U/(kg·d)，如惊厥控制继续使用 2 周；若 2 周后疗效不明显，改为 25U/d，再用 2 周，总疗程不超过 4 周。之后改为泼尼松移行减量
外科手术治疗	神经纤维瘤病：①瘤体体积较大，对周围组织造成明显压迫和(或)使其产生功能障碍；②面部瘤体，影响容貌；③近期瘤体明显增大，怀疑有恶变可能；④瘤体破裂伴有急性大量失血者	病灶切除手术、显微外科手术、立体定向放射治疗等
	Sturge-weber 综合征合并药物难治性癫痫	常用术式有局灶皮质切除术、低功率双极电凝热灼术、解剖性或功能性半球切除术、胼胝体切断术等
	结节性硬化合并药物难治性癫痫	迷走神经刺激术治疗、致痫灶损毁或切除手术治疗等

（林朝阳）

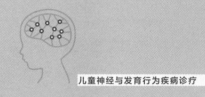

第十四章　睡眠障碍

第一节　概述

睡眠在人们生命过程中占三分之一的时间，是人类健康不可或缺的组成部分。睡眠在儿童的成长过程中起重要作用，特别是在儿童的大脑发育以及适应性情绪、认知和行为调节等方面起至关重要的作用。儿童睡眠障碍的病因多而复杂，主要包括环境因素、遗传、躯体疾病以及社会心理因素等。此外儿童睡眠障碍还与其性别、就读学校等级、个体的情绪状况、儿童期的行为问题等有关。

睡眠障碍（sleep disorder）是指在睡眠过程中出现的各种影响睡眠的异常表现，睡眠障碍会直接影响儿童的睡眠结构、睡眠质量及睡眠后复原程度。常见的睡眠障碍有睡前抵抗、入睡困难、睡眠不足、不规律睡眠模式、睡眠延迟、睡眠时间短、频繁夜醒和早醒、起床困难、打鼾、呼吸暂停、张口呼吸、睡眠不安、多汗、肢体抽搐、梦话、磨牙、梦游及遗尿等。

国际睡眠障碍分类第 3 版（the third edition of the international classification of sleep disorders，ICSD-3）将睡眠障碍性疾病分为以下 7 类。

（1）失眠。

（2）睡眠相关性呼吸障碍。

（3）中枢原因性嗜睡。

（4）昼夜节律性睡眠紊乱。

（5）异常睡眠伴随事件。

（6）睡眠相关的运动障碍。

（7）独立综合征、明显的正常变异或未定性的问题。

从婴儿期到青少年期的睡眠行为、方式随着生理、病理、心理的变化而发生某些变化，因此给疾病的诊断带来一定的困难。儿童睡眠障碍的诊断基于全面了解睡眠状况及诊疗史，以及对正常睡眠生理的理解。

病史的采集对象要包括孩子和至少父母中的一位（或监护人）。病史包括有关发病时的表现、持续时间及与睡眠相关主诉的细节变化。在儿童中，启动或维持睡眠的困难也可能是一种精神疾病的早期征兆，如焦虑症、心境障碍及儿童注意缺陷多动障碍。可通过睡眠评估量表如儿童睡眠习惯调查问卷、儿童日间困倦量表等对睡眠情况进行主观或客观地评估（参见第四章）。PSG 可提供客观依据（参见第三章）。体动记录检查可用于客观评估儿童夜间的睡眠模式，是一种简便的儿童睡眠/觉醒评估工具。腕表式体动记录检查仪外观类似手表，通过检测身体活动评估睡眠，适用于各年龄儿童。儿童与青少年睡眠障碍诊断流程见图14-1。诊断原发性睡眠障碍需排除躯体疾患，如中耳炎、消化不良、佝偻病等，同时也要排除心理问题或环境因素影响。

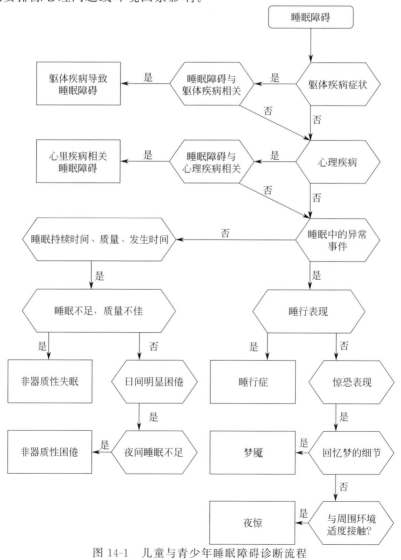

图 14-1　儿童与青少年睡眠障碍诊断流程

第二节　失眠和昼夜节律睡眠障碍

失眠（insomnia）是以频繁而持续的入睡困难和（或）睡眠维持困难并导致睡眠感不满意为特征的睡眠障碍。昼夜节律睡眠障碍也叫昼夜节律睡眠觉醒障碍（circadian rhythm disorder），是一种持续的或者是反复的睡眠中断。

引起失眠或昼夜节律睡眠障碍的主要原因是因为昼夜节律系统的改变，或者是内源性昼夜节律和个体的躯体环境或工作时间表所要求的睡眠觉醒周期之间的错位。睡眠障碍可引起个体有临床意义的痛苦或导致社交、职业或其他重要功能损害。

婴儿的睡眠-觉醒昼夜节律大约至出生后 6 周显现，3 个月后开始趋向稳定，开始将主要的睡眠时间集中和固定于晚上，夜醒逐渐减少。

一、诊断要点

大多发生在夜间，表现为就寝困难或睡眠启动困难和睡眠维持困难，睡眠时易醒，使睡眠片段化、夜醒频繁、夜间觉醒时间延长、睡眠不规则、总睡眠时间改变等，伴易兴奋、情绪不稳、激惹等行为改变。入睡困难：卧床后长时间没有入睡，1～2 岁＞30min，≥2 岁以上＞20min；易醒、频繁觉醒：1～2 岁＞2 次/晚，≥2 岁以上＞1 次/晚；醒后难再入睡：超过 30min；早醒：提前醒来至少1h、不再入睡；睡眠不足：睡眠总时间不足 6h，同时伴有多梦。上述可单一或同时存在主观失眠（无睡眠感）。PSG 显示：睡眠潜伏期超过 30min；夜间觉醒2 次以上，总时间超过 30min；或每夜实际睡眠时间少于 6h。

按持续时间可分为：持续时间＜1 个月为急性失眠；持续时间 1～6 个月为亚急性失眠；持续时间＞6 个月，＜2 年为亚慢性失眠；持续时间≥2 年为慢性失眠。

二、治疗原则

对睡眠不安的评估和诊断过程包括睡眠行为问卷、睡眠日记，必要时可做多导睡眠脑电图。婴幼儿夜醒大多不是婴幼儿中枢神经系统发育的异常，多是安全感的需要和一种依恋方式。其治疗在发育正常的婴幼儿主要针对其诱因进行干预，包括睡眠卫生指导、异常睡眠行为的矫正，一般不使用药物治疗。

三、处方

1. 培养建立良好的睡眠习惯及生活规律

儿童慢性失眠的一线治疗方法是认知行为疗法（cognitive behavioral therapy for insomnia，CBT-Ⅰ），包括良好的睡眠卫生和行为干预，如在固定的时间、地点入睡；就寝时间、小睡、就寝、觉醒时刻均要基本固定。设置合适的睡眠环境，并帮助儿童建立符合年龄特点的睡眠昼夜节律。6～9 个月后婴儿即可与父母分床，尽量减少夜间帮助。如果睡眠不安是夜间喂哺所致，可通过减少夜间的喂食量和次数，改变睡眠饮食习惯。

2. 行为矫正

采用渐进方式，通过正性强化，改善睡眠质量。不能用训斥、惩罚和厌弃的方式对待婴幼儿的睡眠问题，否则会更加重存在的问题。

3. 祛除病因及诱因

病因治疗是失眠治疗的前提和基础。应注意是否是躯体疾患、饮食因素及神经系统疾病相关因素导致继发的睡眠不安，并予以针对性处理；牛奶过敏者，可改用非牛奶蛋白配方预防。

4. 药物治疗

由于缺乏药物治疗的有效性、安全性和耐受性方面的足够证据，药物治疗更多是基于临床经验，只有当行为治疗无效或者效果不显著的时候，才能短时间用药，且需要严密监测。根据病因、病程、疾病严重程度、年龄以及药物的作用机制、起效时间、维持时间和不良反应等选药和制订个体化方案，如：褪黑激素 1.25～2.5mg/次；苯海拉明 5mg/次；地西泮，6 个月以上的儿童，1.25～2.5mg/次；氯硝西泮 0.25mg/次；阿普唑仑 0.2～0.4mg/次；三唑仑 0.125～0.25mg/次；氟西泮可用于≥15 岁的儿童，15～30mg/次；10％水合氯醛 50mg/（kg·次），最大 1g/次。通常在就寝前使用一次。

第三节　异态睡眠

睡眠期间复杂的动作和行为称为异态睡眠（parasomnias），包括发生在睡眠或睡眠转换期间普通或怪异的行为，以及看似有目的的动作、知觉、做梦和自主神经活性增高的表现。ICSD-3 将异态睡眠分为三大类：NREM 睡眠相关异态睡眠、REM 睡眠相关异态睡眠及其他异态睡眠。NREM 睡眠期～NREM 睡眠相关异态睡眠包括觉醒障碍（如睡行症、睡惊症、觉醒混淆）和睡眠相关进食障碍。REM 睡眠期～REM 睡眠相关异态睡眠包括复发性单纯性睡眠麻痹、梦魇和 REM 睡眠行为障碍（REM sleep behavior disorder，RBD）。异态睡眠分类见表 14-1。

表 14-1　异态睡眠分类

疾病分类
NREM 睡眠相关异态睡眠
觉醒混淆
睡行症
睡惊症
睡眠相关进食障碍
REM 睡眠相关异态睡眠
REM 睡眠行为障碍
复发性单纯性睡眠麻痹
梦魇
其他的异态睡眠
爆炸头综合征
睡眠相关饮食障碍
遗尿症
疾病引起的异态睡眠
药物或物质引起的异态睡眠
未知原因的异态睡眠

一、夜惊

夜惊（sleep terrors）主要发生于 4～12 岁的儿童，在青春期前有自然消失的倾向。基本特征表现为突然从慢波睡眠中苏醒，伴有尖叫或呼喊，同时有极端恐惧的自主神经和行为改变的睡眠障碍。

(一)诊断要点

ICSD-3 诊断标准包括：①有夜间突然发作的极度惊恐；②常发生于晚上睡眠的前 1/3 时间内；③对发作经过不能回忆或有部分记忆；④多导睡眠记录仪显示发作发生于 NREM 第三、第四期，并且常伴有心动过速；⑤其他躯体障碍（如癫痫等）不是发作的原因；⑥可以同时存在其他睡眠障碍（如梦魇等）。临床诊断夜惊至少包括上述诊断标准的①②③项。

(二)治疗原则

轻微的夜惊在儿童中普遍存在，常无需干预或只需父母提供必要的安全保证。一般情况下，在控制了体质因素和诱发因素后，儿童夜惊的发生频率、强度明显减少。但对于临床表现复杂、觉醒发作频繁、严重干扰儿童睡眠，须做正规、详尽的多导睡眠记录研究以明确诊断，并应用药物或心理治疗的方法进行治疗。

（三）处方

1. 心理治疗

夜惊发生时，可唤醒患儿，给予解释、安慰，待情绪好转后再使之入睡。

2. 定时唤醒

在夜惊发生前 15min 定时唤醒儿童是夜惊的一种有效干预方法。

3. 药物治疗

就寝前服用小剂量氯硝西泮 0.25mg，通常 3～6 周的药物治疗即能有效地控制症状。

二、梦魇

梦魇（nightmares）即做噩梦，以恐怖的梦境为基本特征。常使睡眠者 REM 睡眠中惊醒。3～5 岁的儿童中 10%～50% 有相当多的梦魇，约 75% 的小儿在童年期至少有 1 次或几次的梦魇。梦魇多是漫长而复杂的梦，从开始到结束其内容越来越恐怖。通常没有运动行为。觉醒发生于 REM 睡眠期，有时不是立即觉醒，恐怖和焦虑是梦魇的主要成分，常常能在发作后描述梦境内容。梦魇时很少有讲话、尖叫、行走，这有别于夜惊等睡眠行为障碍。

(一)诊断要点

ISCD-3 中梦魇的诊断标准为：①至少有 1 次突然从睡眠中醒来，伴随极度的害怕、焦虑，感觉将有危害降临。②患者能立即回忆恐怖的梦境内容。③醒来后立即完全清醒，几乎没有混乱或迷惑。④至少有以下 1 项相关特征：a. 发作后继续睡眠，但并不是迅速入睡；b. 发生于平时睡眠期的后 1/2。⑤睡眠多导图：a. 从已有持续 10min 以上的 REM 睡眠期突然醒来；b. 发作时轻度心动过速和呼吸加快；c. 没有癫痫活动。⑥可以与其他的睡眠障碍如夜惊和梦游并存。临床诊断梦魇至少符合上述标准的①②③④项。

(二)治疗原则

一般轻症无需治疗即可自愈。若存在环境或躯体因素时，应改善环境和消除不良因素。

（三）处方

1. 心理疏导

梦魇发作时可唤醒患儿，给予解释、安慰，待情绪好转后再使之入睡。

2. 药物治疗

对于发作频繁者可短期给予苯海拉明 5mg 或异丙嗪 1mg/kg，每晚 1 次。

三、睡行症（sleep walking）

睡行症又称梦游，指在 NREM Ⅲ、Ⅳ 期中出现的以行走为主的一系列复杂动作行为，属于觉醒障碍。以 6～12 岁的男孩多见。大多数青春期后自行消失。有明显的家族倾向。

（一）诊断要点

根据临床表现（来自患儿照顾人的报告）以及长程视频脑电睡眠监测，结合患儿饮食起居、生长发育情况以及家族史、用药史，可以做出诊断。

ISCD-3 中梦游的诊断标准包括：①患者在睡眠中走动。②发作始于青春期前的儿童。③相关的症状包括：a. 在发作中很难被唤醒；b. 发作后对发作经过不能回忆；c. 发生于睡眠的前 1/3 时间中。④多导睡眠图显示发作在 NREM Ⅲ、Ⅳ 期睡眠中开始。⑤可以存在其他躯体和心理症状，但不是梦游的原因。⑥睡眠中的走动不是其他睡眠障碍引起，如 REM 睡眠行为障碍或夜惊。临床诊断梦游至少包括上述诊断标准的①②③项。

（二）治疗原则

大多在青少年期后自然消失，大多不需要特殊治疗。梦游的发生如果低于每天 1 次，同时发生时间多在入睡 1h 左右或是在家人起床的时间范围，又是比较安静不影响别人的情况下，通常不需要服药，可以进行心理治疗和环境调整，注意预防睡行意外。

（三）处方

1. 病因治疗

如果有明确的病因或药物相关，应针对病因进行治疗后调整相关药物。

2. 心理治疗

对于年龄比较大的患儿，可以在心理咨询专业医务人员的指导建议下，学习自我催眠，达到深度放松的状态，改善睡眠。

3. 预期性唤醒

对于发作频率较高、且具有一定发作规律的患儿，可以在通常发作时间前15min 左右将其唤醒，然后在再次入睡前保持清醒几分钟。

4. 药物治疗

对于梦游发作频率超过 2 次/d 的患儿，可以考虑苯二氮䓬类药物治疗，如氯硝西泮 0.25mg/次，睡前服用。服药开始后大多数患儿梦游发作的频率大大减少，持续时间也明显缩短。

第四节　遗尿症

遗尿症（enuresis）通常指儿童 5 岁以后仍不自主地排尿，而尿湿了裤子或床铺，但无明显的器质性病因。其中夜间遗尿症（nocturnal enuresis，NE）指 5~6 岁儿童每月至少发生 2 次夜间睡眠中不自主漏尿症状，7 岁及以上儿童每月至少尿床 1 次，且连续 3 个月以上，没有明显精神和神经异常，年龄与智龄≥5 岁。夜间遗尿症的发病机制尚不完全清楚，主要为夜间尿量和膀胱容量间的不匹配，伴有夜间膀胱充盈觉醒神经控制异常。常见相关致病因素包括遗传因素、精神因素、内分泌因素和中枢神经系统神经递质及受体异常等。

根据患儿遗尿是否有夜间多尿和膀胱容量小可以将遗尿症分为 5 种类型：夜间多尿型、膀胱功能异常型、尿道功能异常型、混合型（同时存在前面几种类型）、其他型（既无夜间多尿也无膀胱容量小）。夜间尿量是指入睡后产生的尿液总量，包括晨起首次排尿量，计算方法为入睡前排空膀胱，睡眠后夜间尿不湿增重量（1g≈1mL）或睡眠后夜间排尿尿量和晨起首次排尿量之和。夜间多尿（NP）指的是至少 50% 尿床夜间尿量超过同年龄段儿童预期膀胱容量的 130%。膀胱容量小是指小于预期膀胱容量的 65%。最大排尿量（MVV）是 24h 内出现的单次最大排尿量（早晨第 1 次排尿除外），该排尿量需要至少 3 天的排尿日记确定。

根据遗尿症发生诱因，可以分为原发性遗尿和继发性遗尿。无论是自愈或者经过治疗，只要曾经有过连续 6 个月的不尿床期，就可以诊断为继发性遗尿症。

根据遗尿症发生时间，可以分为日间遗尿和夜间遗尿。夜间遗尿根据是否有日间下尿路症状（尿频、尿失禁或排尿费力）又分为单一症状性夜间遗尿（即单症状性夜间遗尿）和多症状性遗尿（即非单症状性夜间遗尿）。

重度遗尿指每周尿床夜晚数＞4 次；顽固性遗尿指经过行为治疗、遗尿警铃和去氨加压素（DDAVP）等正规治疗 3 个月后疗效欠佳或者停药后复发者。

一、诊断要点

遗尿症的严重程度、类型、病因及预后等需要通过详细的病史、体格检查、排尿日记、实验室检查及影像学检查进行评估。顽固性遗尿症需要尿动力学检查，有明显心理障碍的儿童需要进行心理学测试。遗尿症的诊断流程见图 14-2。

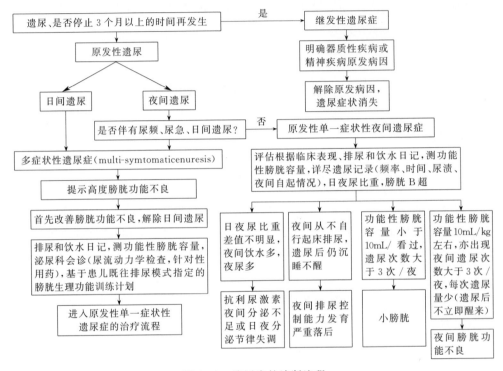

图 14-2　遗尿症的诊断流程

二、治疗原则

遗尿症的基础治疗贯穿治疗的全过程，主要包括作息饮食调节、行为治疗、觉醒训练、心理与药物治疗。药物治疗包括去氨加压素（DDAVP）、M 受体拮抗剂等。夜间多尿型选择 DDAVP 治疗，膀胱功能异常型则对警铃疗法更敏感，可采用警铃疗法或警铃疗法联合 M 受体拮抗剂治疗；尿道功能异常选择生物反馈和括约肌电刺激疗法，也可联合警铃疗法或 DDAVP 治疗；针对混合型患儿，可选择警铃疗法或 DDAVP 联合警铃疗法，或联合 M 受体拮抗剂治疗等；夜尿和膀胱、尿道功能正常患儿则给予 M 受体拮抗剂、警铃疗法或 DDAVP 治疗；伴有晚上觉醒障碍者睡前口服盐酸甲氯芬酯胶囊。具体治疗流程见图 14-3。

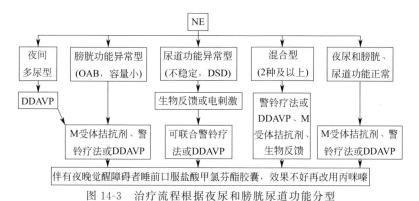

图 14-3　治疗流程根据夜尿和膀胱尿道功能分型

OAB—膀胱过度活动症；DSD—逼尿肌括约肌协同失调；DDAVP—去氨加压素

三、处方

1. 警铃疗法

警铃疗法是 ICCS 推荐的遗尿症一线治疗方案。如果尿床开始的时候儿童不能被铃声或震动唤醒，则需要儿童的监护人将其唤醒；使其在清醒的状态下排尿，由此逐渐建立起患儿膀胱充盈和大脑觉醒之间的联系，渐渐使患儿膀胱充盈到一定程度时可以自行觉醒。遗尿警铃需要连续使用 2～4 个月或使用到连续 14 天不尿床。通常使用 8～10 周起效，治愈率为 30％～87％。遗尿警铃不适用于以下情况：①患儿每周尿床＜2 次；②患儿或家长不太愿意使用遗尿警铃；③患儿家长期望得到快速有效的治疗；④患儿家长对尿床持消极态度或责备患儿。建议依从性好、每周尿床≥2 次的患儿使用遗尿警铃。每天晚上坚持使用警铃，使用期间睡前不必限水，家长夜间不可以提前唤醒患儿。

2. 抗利尿激素类似物

夜间多尿是使用 DDAVP 的指征。DDAVP 也可在遗尿警铃治疗失败后和家长拒绝使用遗尿症警铃的情况下使用。DDAVP 用于 6 岁或以上患者，临睡前 1～2h 服用。其有效时间约 8h。服药前 1h 和服药后 8h 限制大量饮水，服药后 1h 左右提醒患儿排空膀胱。

DDAVP 增量用药法：初始剂量 0.2mg，每晚一次，用药 2 周；如仍尿床，剂量增至 0.4mg，每晚一次，用药 2 周；如仍尿床剂量增至 0.6mg，每晚一次，用药 2 周（如仍尿床则需要重新评估分型再治疗）；如不再尿床，维持这一剂量，用药 6～10 周；以后每 2 周减量 0.2mg，4 周减至 0.2mg；以后每 2 周减量 0.1mg，用药 4 周至停药。

DDAVP 减量用药法：初始剂量 0.2mg，每晚一次，用药 2 周；如不再尿床维持这一剂量再用药 6～10 周；剂量减为 0.1mg，每晚一次，用药 4 周停药；或者 0.1mg 用药 2 周后减量为 0.05mg，再用药 2 周停药。

3. M 受体拮抗剂

适用于 DDAVP 治疗无效，或排尿日记提示膀胱容量小或尿动力学检查提示有逼尿肌过度活动患儿。其分为非选择性和选择性两种。非选择性 M 受体拮抗剂主要包括托特罗定（不推荐 18 岁以下患者使用）、奥昔布宁（大于 5 岁儿童：开始口服 2.5～3mg，每天 2 次，必要时可加至 5mg，每天 2～3 次。如用于夜间遗尿症，最后 1 次可在睡前给药；小于 5 岁儿童慎用）和消旋山莨菪碱（每次 0.1～0.2mg/kg，每日 3 次）等；选择性 M 受体拮抗剂主要为索利那新，儿童用药的安全性和有效性尚未确定，成人口服给药，推荐初始剂量一次 5mg，一日 1 次。疗程 3～6 个月。

4. 提高中枢觉醒度

用于对警铃、DDAVP 和 M 受体拮抗剂治疗均无效的大龄遗尿症患儿。盐酸甲氯芬酯 100mg，睡前半小时口服；丙咪嗪，5 岁以上 12.5～25mg，每晚一次。与 M 受体拮抗剂联用可以提高治疗效果。

5. 中医药及针灸治疗

第五节　发作性睡病

发作性睡病（narcolepsy）以白天不可抗拒的嗜睡、猝倒、睡眠幻觉、睡眠瘫痪、夜间睡眠紊乱为主要临床特点，是原发性中枢性睡眠增多疾病中最为常见的类型。好发于儿童与青少年。研究显示人白细胞抗原（HLA）*DRBl ＊ 1501* 和 *DQB1 ＊ 0602* 为发作性睡病的易感基因，下丘脑分泌素（hypocretin，Hcrt）在发作性睡病的发病机制中具有重要意义。

ICSD-3 根据是否伴有猝倒发作和（或）脑脊液 Hcrt 水平下降，将发作性睡病分为 1 型发作性睡病（narcolepsy type 1，NT1）和 2 型发作性睡病（narcolepsy type 2，NT2），其中 NT1 是经典的发作性睡病，约占总体患病率的 75%～80%。发作性睡病诊断与分型见图 14-4。

一、诊断要点

发作性睡病的诊断与分型除根据临床表现、脑脊液 Hcrt 检测、血清 HLA 分型外，还需结合夜间多导睡眠图（nocturnal polysomnogram，nPSG），多次睡眠潜伏期试验（multiple sleep latencytest，MSLT）进行诊断。①nPSG：睡眠潜伏期短于 8min；REM 睡眠潜伏期短于 20min。②MSLT：平均睡眠潜伏期少于 5min；出现≥2 次的睡眠始发的 REM 睡眠（此项为发作性睡病的典型特征）。

（1）经典发作性睡病（即 1 型发作性睡病，NT1）　又称猝倒型发作性睡病，通常伴有脑脊液 Hcrt 水平下降，临床表现具有特征性，即日间过度思睡（excessive daytime sleepiness，EDS）、猝倒发作（cataplexy attacks）、夜间睡眠症状（如睡眠瘫痪、睡眠幻觉、睡眠中断、睡眠运动障碍等），可合并肥胖、运动、认知、精神、自主神经功能紊乱等症状。

（2）2 型发作性睡病（NT2）　不伴有猝倒发作以及脑脊液 Hcrt 水平降低，其临床表现主要为日间过度思睡 EDS，通常夜间睡眠不安等症状也较 NT1 为轻。

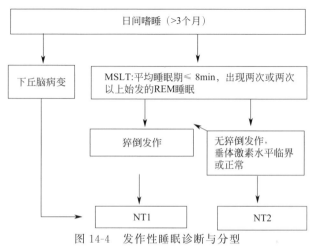

图 14-4　发作性睡眠诊断与分型

二、治疗原则

发作性睡病应被视为是一种下丘脑功能紊乱导致的全身性疾病，而不仅仅是睡眠紊乱。发作性睡病的治疗分为非药物治疗和药物治疗，对于大多数患者而言，将非药物和药物治疗方法相结合，往往能获得最佳疗效。近年细胞替代、基因和干细胞治疗、Hcrt 受体激动剂以及免疫调节治疗等基础研究成果也为发作性睡病的治疗带来新的希望。患者的病情严重程度和治疗效果可采用 nPSG、MSLT、问卷调查、睡眠-觉醒量表等进行评估。

三、处方

1. 非药物治疗

作为发作性睡病的首选治疗，包括自我护理、行为治疗（如合理安排白天短时睡眠、规律夜间睡眠）、团体治疗及心理治疗等。此外，培养健康的睡眠卫生习惯。适当摄入咖啡因、避免含大量碳水化合物的均衡饮食、定期适当的身体锻炼等，也被推荐用于发作性睡病的治疗。

2. 药物治疗

（1）莫达非尼　起始剂量 50～100mg，每 4～5 天增加 50mg，直至适合剂量 100～200mg/d，最大剂量 600mg，每日睡前 1.5h 口服。

（2）哌甲酯速释片　起始量为 5mg/次或 0.3mg/（kg·次），每日 2～3 次。以后根据症状改善的情况及药物不良反应，每 3～7 天增加 5mg 或按 0.1mg/kg 的剂量增加，最大剂量≤2mg/（kg·d）或 60mg/d；控释片起始剂量为 18mg/次，清晨一次顿服，根据患者的需要和疗效，以 1 周为间隔逐步调整增加剂量，最大剂量＜54mg/d。每日早晨口服 1 次。

（3）抗抑郁剂类药物　氯米帕明 10～150mg/d（儿童初始剂量 10mg/d，一日 2～3 次，1～2 周内缓慢增加至治疗量，儿童最高剂量一般控制在 150mg；氯丙咪嗪 25～75mg/d，分次口服；文拉法辛 25～225mg/d（开始 25mg/d，分 2～3 次/d，逐渐增至 75～225mg/d，分 2～3 次服用）；氟西汀，≥8 岁儿童，起始剂量 10mg/次或更低，根据病情需要和耐受情况调整用量，最大剂量≤60mg/d，每日早晨口服 1 次或分次服用。

第六节　阻塞性睡眠呼吸暂停低通气综合征

阻塞性睡眠呼吸暂停低通气综合征（obstructive sleep apnea hypopnea syndrome，OSAHS）是一种以持续性的部分上呼吸道阻塞和（或）间歇性的完全阻塞（阻塞性呼吸暂停）打乱正常睡眠通气和睡眠方式为特征的睡眠呼吸疾病，常伴有二氧化碳潴留和血氧饱和度下降。长期慢性缺氧可以干扰脑能量代谢，夜间睡眠不安及频醒均可引起神经行为的改变。儿童 OSAHS 可以发生在从新生儿到青春期的各个年龄段，而 2～6 岁是发病的高峰期。儿童 OSAHS 患病率为 1.0%～5.7%，肥胖是致 OSAHS 的重要病因之一。

一、诊断要点

PSG 被视为 OSAHS 诊断金标准，多采用呼吸暂停-低通气指数（apneahy-popnea index，AHI）判定。儿童 OSAHS 是指在连续不少于 7h 的睡眠过程中，阻塞性睡眠呼吸暂停指数大于 1 次/h 或 AHI 大于 5 次/h，并伴有最低血氧饱和度低于92％。诊断标准：①临床诊断标准将症状体征合并为一条标准，打鼾、费力/阻塞性呼吸、白天困倦或多动等的其中一条必须具备。②PSG诊断标准包括二者其一：a.≥1次/h的阻塞性呼吸事件；b.阻塞性低通气表现为＞25％睡眠时间、动脉血二氧化碳分压（$PaCO_2$）＞50mmHg并伴有打鼾、矛盾性胸腹呼吸或鼻内压波形变平。

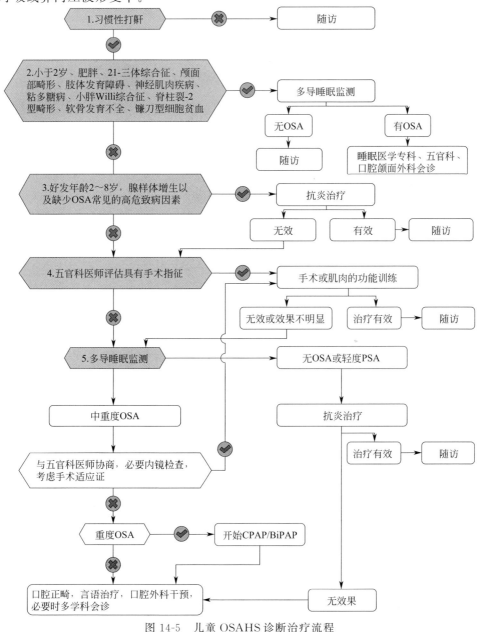

图 14-5 儿童 OSAHS 诊断治疗流程

二、治疗原则

目前尚无治疗儿童 OSAHS 的有效药物，对 OSAHS 患儿应积极寻找病因，解除呼吸道阻塞。OSAHS 诊断和治疗流程详见图 14-5。

三、处方

1. 针对病因及诱因治疗

如治疗呼吸道慢性炎症、过敏，依据病情进行抗感染治疗，可选用孟鲁司特钠与糠酸莫米松鼻喷雾剂；由肥胖引起的 OSAHS，减肥仍是有效的治疗手段。

2. 经鼻持续气道正压吸氧 (continuous positive airway pressure，CPAP)

CPAP 是非手术方法治疗 OSAHS 的最有效的方法，大约 78％的儿童用 CPAP 后取得了理想的治疗效果。治疗时压力建议使氧饱和度维持在 95％以上，或者睡眠呼吸暂停和呼吸不足可以防治即可。

3. 手术治疗

腺样体阻塞症状明显，非手术治疗无效（减肥不成功或无效、抗炎治疗无效），可考虑腺样体切除术。由面部畸形引起的上气道阻塞可行正畸手术，如腭垂软腭咽成形术。对于非常严重的睡眠呼吸暂停，且 CPAP 治疗无效者可考虑气管切开。

第七节 不宁腿综合征

不宁腿综合征（restless legs syndrome，RLS）又称不安腿综合征（RLS），主要表现为强烈的、几乎不可抗拒的活动腿的欲望，大多发生在傍晚或夜间，夜间睡眠、安静或休息时加重，活动后好转。文献报道，美国与英国儿童 RLS 的发病率为 1.9％～2.0％。儿童期发病者大多有家族史，呈常染色体显性遗传，缺铁和注意缺陷多动障碍也被认为可导致 RLS 发生。

一、诊断要点

患者对肢体深处不适感描述各异，如蚁爬感、蠕动感、灼烧感，甚至疼痛。这种不适感尤以小腿显著，也可累及大腿及身体其他部位，如上肢、头部、腹部，且通常呈对称性。患者需要不停地活动下肢或下床行走，一旦恢复休息状态会再次出现上述不适感。其临床症状具有特征性昼夜变化规律，腿部不适感多出现在傍晚或夜间，发作高峰为午夜与凌晨之间，白天症状相对轻微。60%～90%的 RLS 患者存在睡眠紊乱，包括入睡困难、睡眠维持困难，日间疲劳、困倦、抑郁及焦虑、注意缺陷多动障碍。

根据 2014 年美国睡眠医学会和 2012 年国际不宁腿综合征研究小组制订的成人 RLS 诊断标准，诊断需同时满足下述（1）～（3）。

（1）有迫切需要活动腿部的欲望，通常伴腿部不适感或认为是由于腿部不适感所致，同时符合以下症状：①症状在休息或不活动状态下（如躺着或坐着）出现或加重；②运动可使症状部分或完全缓解，如行走或伸展腿部，至少活动时症状缓解；③症状全部或主要发生在傍晚或夜间。

（2）上述症状不能由其他疾病或行为问题解释（如腿抽筋、姿势不适、肌痛、静脉曲张、下肢水肿、关节炎或习惯性踮脚）。

（3）上述症状导致患者忧虑、苦恼、睡眠紊乱，或心理、躯体、教育、行为及其他重要功能障碍。

13 岁以上儿童 RLS 的诊断参照上述成人诊断标准。由于儿童表达有困难，2～12 岁儿童 RLS 诊断标准如下：需要满足成人的必需诊断标准和以下 2 条诊断标准之一：①儿童自己描述腿部不适，如瘙痒、蚁爬感等；②满足下列 2 条及以上的标准：a. 睡眠障碍；b. 一级亲属中有明确的 RLS 病史；c. PSG 记录睡眠周期性肢体运动指数≥5 次/h。

二、治疗原则

非药物治疗为主，包括养成良好的睡眠习惯，饮食管理、体育锻炼。排除铁缺乏症。不宁腿综合征治疗流程见图 14-6、图 14-7。

三、处方

1. 一般治疗

保证足够的睡眠时间、规律作息；避免睡前使用电子产品；创造适宜的卧室环境；避免饮用咖啡、茶等兴奋性食物；避免加重 RLS 症状的药物，如多巴胺受体拮抗剂、抗抑郁药、抗组胺药等。予以支持性心理治疗。

2. 药物治疗

①铁剂：首选铁剂治疗。缺铁被认为是儿童 RLS 原因之一。目前认为血清

铁蛋白<50μg/L 时需补充铁剂治疗，治疗目标为血清铁蛋白水平提至 80～100μg/L 即可，但用药前应该排除血色病。对于铁缺乏的 RLS 患儿予以铁剂治疗亦应恰当评价其作用，不主张长期铁剂治疗。②多巴胺能药物：如左旋多巴，多巴胺受体激动剂如溴隐亭、罗匹尼罗（ropinirole）、普拉克索（pramipexole）。临床研究中报道在儿童 RLS 中使用该类药物能缓解症状，但用药过程中要监测可能出现病情恶化现象，系指临床症状加重与左旋多巴有关。③抗癫痫药物：加巴喷丁是 FDA 推荐的用于治疗 3 岁以上儿童 RLS 的非处方抗癫痫药物。该药在改善感觉功能障碍方面的效果较明显。④可乐定可缓解 RLS 患儿的入眠困难症状。

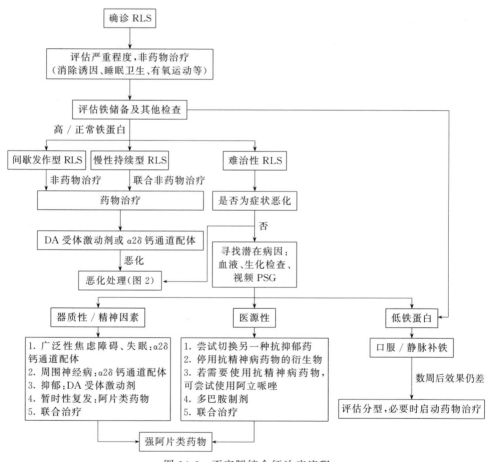

图 14-6 不宁腿综合征治疗流程

3. 体育锻炼

有氧训练和腿部锻炼。

4. 降低感觉系统感受

感觉刺激，如按摩和摩挲等。

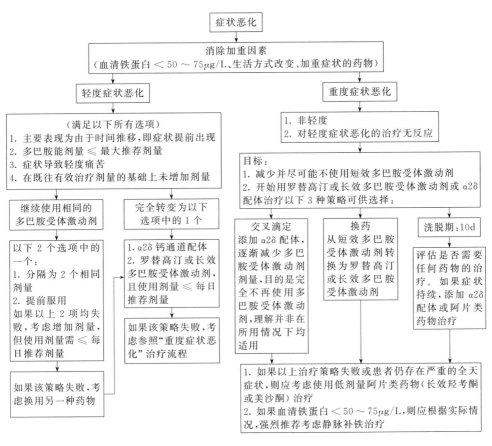

图 14-7 不宁腿综合征症状恶化处理流程

附表 睡眠障碍的药物种类、适应证及用法

药物种类	适应证	药名、用法
苯二氮䓬类	睡眠障碍如失眠、昼夜节律紊乱以及异态睡眠	地西泮＞6个月的儿童，1.25～2.5mg/次；氯硝西泮0.25mg/次；阿普唑仑0.2～0.4mg/次；三唑仑0.125～0.25mg/次；氟西泮可用于≥15岁的儿童，15～30mg/次；睡前服用1次
镇静、催眠药物	睡眠障碍如失眠、昼夜节律紊乱以及异态睡眠	褪黑激素1.25～2.5mg/次；苯海拉明5mg/次或异丙嗪1mg/kg；10%水合氯醛50mg/(kg·次)，最大1g/次。通常在就寝前使用一次
抗利尿激素类似物	遗尿症的一线治疗药物	详见DDAVP增量、减量用药法
M受体拮抗剂	适用于抗利尿激素类似物治疗无效，排尿日记提示膀胱容量小或尿动力学检查提示有逼尿肌过度活动的遗尿症患儿	①非选择性M受体拮抗剂主要包括托特罗定(不推荐18岁以下患者使用)、奥昔布宁(大于5岁儿童：开始口服2.5～3mg，每天2次，必要时可加至5mg，每天2～3次。如用于夜遗尿，最后1次可在睡前给药；小于5岁儿童慎用)和消旋山莨菪碱(每次0.1～0.2mg/kg，每日3次)等；②选择性M受体拮抗剂主要为索利那新，儿童用药的安全性和有效性尚未确定，成人口服给药，推荐初始剂量一次5mg，一日1次。疗程3～6个月

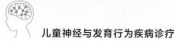

续表

药物种类	适应证	药名、用法
抗抑郁类药物	用于对警铃、DDAVP 和 M 受体拮抗剂治疗均无效的大龄遗尿症患儿对于发作性睡病也有效	丙咪嗪:用于对警铃、DDAVP 和 M 受体拮抗剂治疗均无效的大龄遗尿症患儿。5 岁以上每次 12.5～25mg,每晚一次。与 M 受体拮抗剂联用可以提高治疗效果 发作性睡病:氯米帕明 10～150mg/d(儿童初始剂量 10mg/d,一日 2～3 次,1～2 周内缓慢增加至治疗量,儿童最高剂量一般控制在 150mg);氯丙咪嗪 25～75mg/d,分次口服;文拉法辛 25～225mg/d(开始 25mg/d,分 2～3 次/d,逐渐增至 75～225mg/d,分 2～3 次服用);氟西汀,≥8 岁儿童,起始剂量 10mg/次或更低,根据病情需要和耐受情况调整用量,最大剂量≤60mg/d,每日早晨口服 1 次或分次服用
中枢神经兴奋药	遗尿症;发作性睡病	遗尿症:盐酸甲氯芬酯 100mg,睡前半小时口服 发作性睡病: 莫达非尼:起始剂量 50～100mg,每 4～5 天增加 50mg,直至适合剂量 100～200mg/d,最大剂量 600mg,每日睡前 1.5h 口服 哌甲酯:速释片起始量为 5mg/次或 0.3mg/(kg·次),每日 2～3 次,以后根据症状改善的情况及药物不良反应,每 3～7 天增加 5mg 或按 0.1mg/kg 的剂量增加,最大剂量≤2mg/(kg·d)或 60mg/d;控释片起始剂量为 18mg/次,清晨一次顿服,根据患者的需要和疗效,以 1 周为间隔逐步调整增加剂量,最大剂量＜54mg/d。每日早晨口服 1 次
多巴胺能药物	不宁腿综合征	罗匹尼罗:成人剂量开始时每日 3 次,每次 0.25mg;每周增加 0.75mg 至每日 3mg。一般剂量为每日 3mg,分 3 次服用,儿童用药经验不足,对于儿童用药安全性不明确 普拉克索:成人剂量在开始第 1 周中,口服 0.125mg,每天 3 次,第 2 周,口服 0.250mg,每天 3 次;以后每周增加 0.750mg,达最高每天 4.5mg。尚无儿童用药的安全性及有效性数据
抗癫痫药物	不宁腿综合征	加巴喷丁是 FDA 推荐的用于治疗 3 岁以上儿童 RLS 的非处方抗癫痫药物

（刘　玲）

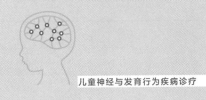

第十五章　神经发育障碍

第一节　概述

神经发育障碍（neurodevelopmental disorders，NDDs）是由于多种遗传性或者获得性病因所致的慢性发育性脑功能障碍，导致运动、认知、语言和情感障碍等发育行为异常的一组疾病。症状通常出现在儿童发育早期，而异常神经发育通常在胚胎发育期即存在，并持续较长时间，导致儿童和成年时期持久的行为功能缺陷。

美国精神病学会《精神障碍诊断和统计手册》第 5 版（DSM-5）依据发育缺陷范围的不同，分为智力障碍、交流障碍、孤独症谱系障碍、注意缺陷多动障碍、特定学习障碍、运动障碍、其他神经发育障碍七大类。具体分类见表 15-1。

表 15-1　DSM-5：神经发育障碍性疾病分类

类型	亚型	
Intellectual Disabilities 智力障碍	Intellectual Disability(Intellectual Developmental Disorder)	智力障碍(智力发育障碍)
	Global developmental delay	整体发育迟缓
	Unspecified intellectual Disability	未特定的智力障碍
Communication Disorders 交流障碍	Language Disorder	语言障碍
	Speech Sound Disorder(previously phonological disorder)	语音障碍
	Childhood Onset Fluency Disorder(Stuttering)	儿童期语言流畅性障碍（口吃）

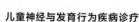

续表

类型	亚型	
	Social(Pragmatic)Communication Disorder	社会(语用)交流障碍
	Unspecified Communication Disorder	未特定的交流障碍
Autism Spectrum Disorder 孤独症谱系障碍	Autism Spectrum Disorder	孤独症谱系障碍
Attention-deficit/Hyperactivity Disorder 注意缺陷多动障碍	Attention-deficit/Hyperactivity Disorder	注意缺陷多动障碍
	Other Specified Attention-deficit/Hyperactivity Disorder	其他特定的注意缺陷多动障碍
	Unspecified Attention-deficit/Hyperactivity Disorder	未特定的注意缺陷多动障碍
Specific Learning Disorder 特定的学习障碍	Specific Learning Disorder	特定的学习障碍
Motor Disorders 运动障碍	Developmental Coordination Disorder	发育性协调障碍
	Stereotypical Movement Disorder	刻板运动障碍
	Tourette's Disorder	Tourette's综合征
	Persistent(Chronic)Motor or Vocal Tic Disorder	持续性(慢性)运动或发声抽动障碍
	Provisional Tic Disorder	短暂性抽动障碍
	Other Specified Tic Disorder	其他特定的抽动障碍
	Unspecified Tic Disorder	未特定的抽动障碍
Other Neurodevelopmental Disorders 其他神经发育障碍	Other Specified Neurodevelopmental Disorders	其他特定的神经发育障碍
	Unspecified Neurodevelopmental Disorders	未特定的神经发育障碍

报道，ASD 患病率为 1.57%～2.64%，GDD/ID 患儿的患病率为 1%～10%，ADHD 患病率达 5.7%～20%。不同神经发育障碍疾病之间的共患率非常高。目前关于 NDDs 的遗传、炎症、免疫紊乱及代谢障碍等病因研究很多，但迄今尚未给 NDDs 的早期识别、早期治疗带来突破性的改变，早期干预仍然是目前逆转大多数 NDDs 儿童预后最有效的方法。

临床接诊神经发育障碍这一大类疾病时，各疾病有其自身特点，症状之间交叉较多，容易混淆。临床诊断时应详细询问病史、重视现场访谈、体格检查、必要的辅助检查，包括选择针对性的心理行为量表（参见第四章），是区分各类神经发育障碍的重要手段。具体诊断思路如下图 15-1。

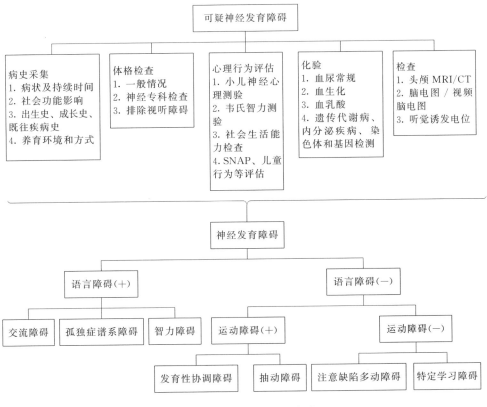

图 15-1　神经发育障碍诊断流程

第二节　智力障碍

智力障碍（intellectual disabilities，ID）是指在发育时期（18 岁之前）内，智力水平明显低于同龄正常者，并伴有明显的社会适应困难的一组疾病。这类障碍多是因为患儿在胎儿期、出生时或婴幼儿期，大脑的发育由于遗传、感染、中毒、外伤、内分泌异常或缺氧等因素而受阻碍，以致大脑发育不良或受到阻滞，使智力的发育停留在一定的阶段，属儿童时期常见发育性障碍，是导致儿童终身残疾的主要原因之一。遗传性因素是智力低下的重要原因，约占不明原因智力障碍的 50％，在中重度智力障碍患者中尤为突出，占 50％～65％。围生期不利因素以及心理社会因素均可导致智力发育障碍。我国儿童 ID 患病率 1.2％，男女比例为 1.5 : 1，其中轻度占 85％，中度 10％，重度 3％～4％，极重度 1％～2％。在 DSM-5 中将 ID 分为智力发育障碍、整体发育迟缓、未特定的智力障碍三类。

一、诊断要点

（1）智力发育障碍（intellectual developmental disabilities，IDD） 需满足以下三点：① 发生在发育时期（18 岁之前）；② 一般智力功能显著低于同龄正常水平，即进行标准化智力测试，智商（intelligent quotient，IQ）低于平均值两个标准差；③社会适应困难或适应行为缺陷，即根据其年龄及文化背景，不能达到社交的和个人的要求标准。

根据智力测验的 IQ 值，结合适应行为可将智力障碍（智力残疾）分为四个等级，具体分级见表 15-2。

表 15-2　智力障碍（儿童）的分级

| 程度 | 0～6 岁 | 7 岁以上 | 适应行为 | 心理年龄 | 受教育程度和康复训练 |
	DQ	IQ	AB		
一级	≤25	<20	5 级	≤3 岁	无生活自理能力
二级	26～39	20～34	6 级	3～6 岁	简单生活自理训练
三级	40～54	35～49	7 级	6～9 岁	可接受特殊教育
四级	55～75	50～69	8 级	9～12 岁	初级教育或特殊教育

注：智力测试要选择适用于个体年龄的标准化智力测试。DQ—发育商（developmental　quotient）；IQ—智商；AB—适应行为（adaptive behavior）。

（2）整体发育迟缓（global developmental disabilities，GDD） 也称全面性发育落后，指 5 岁前在大运动或精细运动、语言、认知、社交等有 2 个以上标志性发育指标（里程碑）的落后，病情的严重性等级尚不能确切地被评估。即尚不能确定的 ID。

（3）非特定智力障碍（unspecified intellectual disabilities，UID）指≥5 岁儿童，因伴随感觉或躯体损伤，如盲童或语前聋，运动障碍，或严重的行为问题、精神障碍而不能进行智力和社会适应性行为评估。

智力障碍的症状学诊断不难，然而诸多病因均可以导致智力障碍的发生，要尽可能进行病因学诊断，以更好地指导治疗和判断预后。智力障碍的诊断流程见图 15-2。

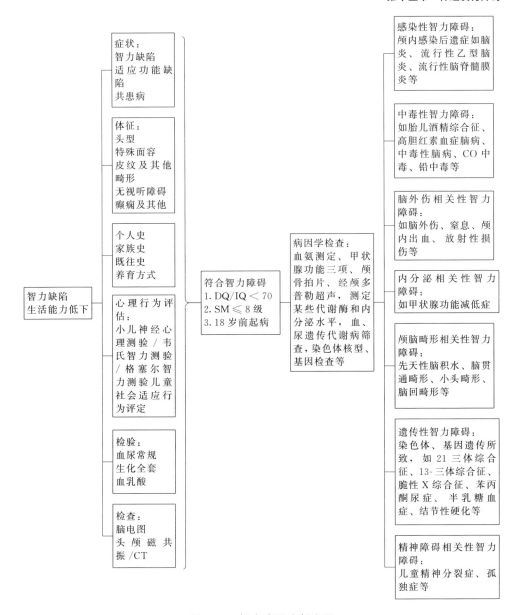

图 15-2　智力障碍诊断流程

二、治疗原则

智力障碍病因明确的，针对病因治疗；病因不明的，及时发现行为偏异，准确评估，进行早期教育康复训练，并定期随访，以最大限度地提高或发挥患儿的潜能，针对共患病采用必要的药物治疗和心理治疗等综合治疗。

三、处方

1. 病因治疗

病因明确的如苯丙酮尿症，低苯丙氨酸饮食；半乳糖血症，去半乳糖饮食；甲状腺功能低下给予甲状腺片替代治疗；先天性脑积水进行外科治疗；对一些单基因遗传病尝试基因治疗。

2. 教育康复训练

智力障碍儿童具有不同程度的学习能力，一旦发现儿童行为发展偏离正常，及时进行早期干预，以最大限度地提高或发挥患儿的潜能。通过家庭、家庭-训练中心相结合方式开展教育康复和训练。

3. 心理行为治疗

伴随行为问题可先行为矫正，使用强化、消退、示范、延迟满足等行为疗法协助塑造与患儿发育水平及身份匹配的行为；通过家庭指导，协助家庭客观认识本病，建立合理期待、促成家庭成员良性互动，给予患儿全生命周期帮助。

4. 共患病治疗

智力障碍儿童常伴随较多共患病。共患注意缺陷多动障碍可予盐酸哌甲酯或托莫西汀；抽动障碍可用可乐定、泰必利、阿立哌唑等；癫痫可予以抗癫痫药物治疗等；自残与刻板行为可使用阿立哌唑或利培酮等，给药方法参见本章相关疾病治疗。

5. 药物治疗

目前仍然无特效药物可用于治疗儿童智力障碍。临床经验显示吡拉西坦、吡硫醇、γ-氨酪酸、石杉碱甲、多奈哌齐等对患儿的某些症状如记忆力减退等有一定的改善作用。

第三节　交流障碍

交流障碍（communication disorder，CD）是指发育早期出现的语言、言语和交流的缺陷，严重影响个体的人际沟通、生活和学习，从而造成终身的功能损害。CD分为语言障碍、语音障碍、童年期发生的言语流畅性障碍、社交（语用）交流障碍、未特定的交流障碍。学龄前发病率 10%～15%，学龄期约 6%。

一、诊断要点

根据美国精神障碍诊断与统计手册第 5 版（DSM-5），交流障碍诊断不同分型诊断标准如下。

（1）语言障碍 语言的综合理解或生成方面的缺陷导致长期在各种形式的语言学习和使用中存在持续困难（说、写、手语或其他）；语言能力显著地、量化地低于年龄预期，导致有效交流、社交参与、学业成绩或职业表现受限，可单独或组合出现；发生于发育早期。需排除听力障碍及其他感觉损害、运动功能失调或其他躯体疾病或神经疾病，且不能用智力障碍、全面发育迟缓解释。

（2）语音障碍 持续的语音生成困难影响了语音的可理解程度，妨碍了口语形式的信息交流；导致有效交流局限，干扰了社交参与、学业或职业表现，可单独或组合出现；发生于发育早期。需排除先天性或获得性疾病，如脑瘫、腭裂、耳聋或听力丧失、创伤性脑损伤或其他躯体疾病或神经疾病。

（3）言语流畅障碍 长期存在的言语流畅度和停顿紊乱，与个体的年龄和语言能力不匹配，如单字词重复、拉长、停顿等，伴或不伴躯体紧张表现；造成说话焦虑、影响有效交流、社交与学业或职业表现，可单独或组合出现；发生于发育早期。口吃是流畅性障碍的典型代表，主要症状是言语重复、延长和阻塞（阻断）。需排除言语-运动或感觉缺陷，与神经系统损伤有关的言语障碍如脑卒中、肿瘤、外伤或其他躯体疾病所致病理性言语不流畅，且不能用精神障碍解释。

口吃常用的诊断标准：谈话内容中不流畅言语的比例超过 5%；谈话内容中部分词重复、声音延长、词语停顿比例超过 2%；言语延长超过 1s 或 1s 以上。

（4）社交（语用）交流障碍 在社交使用口语和非口语交流方面的持续困难，表现为以社交为目的的交流缺陷，如问候和分享、与情境匹配的语言能力、遵循对话和规则的困难，不理解潜台词；该缺陷导致有效交流、社交参与、社交关系、学业或职业功能缺陷，可单独或组合出现；发生于发育早期。需排除躯体疾病或神经疾病，或构词、语法方面的低能力所致，且不能用孤独症谱系障碍、智力障碍、全面发育迟缓或其他精神障碍解释。

（5）未特定的交流障碍 发生于发育早期，存在交流障碍的特征，引起临床意义的痛苦，导致社交/职业功能损害；但不符合交流障碍或神经发育障碍诊断标准中任一障碍的诊断标准。

基于国际疾病分类（ICD-11）及《国际功能、残疾和健康分类（儿童和青少年版）》（ICF-CY）的相关标准，交流障碍的诊断应结合身体结构和功能、活动和参与、环境因素和个人因素等维度进行全面分析。交流障碍各个疾病之间相似度高，区分有一定困难，同时也需要与躯体和精神原因所致的交流困难进行鉴别。交流障碍具体诊断流程如图 15-3 所示。

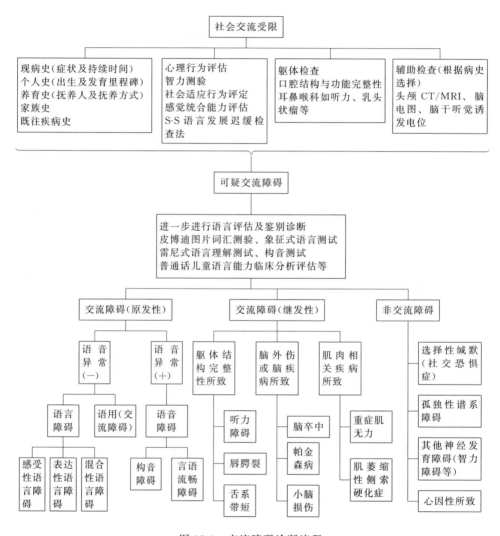

图 15-3　交流障碍诊断流程

二、治疗原则

治疗应综合考虑儿童的总体功能表现，如听力、言语能力、言语的使用情况、环境因素和个人因素都应被纳入考虑，以便指导康复。交流障碍治疗是一种动态而持续的过程，是双向的，治疗不局限于治疗室或教室，家庭在治疗中占据重要角色，所有治疗活动应能导向语言内容、形式以及使用上的统整，治疗必须与生活有关联而有意义。治疗并非速成，要给予孩子积极心理支持。

三、处方

根据交流障碍的不同类型及其病因、功能损伤、康复需要等选择不同的干预手段。

1. 一般治疗

（1）治疗影响交流相关的躯体或心理疾病　凡影响听觉和言语相关的身体结构或功能的损伤或心理因素均可加重交流障碍，如听力障碍，唇、腭裂，神经肌肉病，紧张，焦虑等。交流障碍的儿童通常伴随情绪问题，出现逃避性行为和回避性行为。矫治相关病因及心理影响因素有助于康复训练。

（2）营造交流互动环境因素　沟通辅具（图卡、平板、电脑语音系统等）的应用可弥补儿童的表达性交流障碍，充分协调家庭、学校等环境的改善，提升相关服务品质，保障儿童康复权益，促进沟通技能发展。

（3）心理支持及心理行为治疗　创造宽松无压力的语言环境，提高儿童的自信心，改善孩子的自我形象。适应和调整儿童的人际环境，以降低交流障碍儿童的恐惧、挫折和压力感。应鼓励儿童与朋友和家庭公开地讨论问题，探讨有关交流障碍引发的情绪情感。指导家长观察和记录问题的基线水平，如时间、地点、频次、诱发事件、是否以及如何回应、对问题行为的影响等，根据行为矫正原理进行干预，如对于口吃儿童，采取不关注、不提醒、不批评、不打断、不催促原则，耐心倾听，尽可能让患儿缓慢表达自己的想法；需要时作为替身协助表达，示范缓慢平静作答方式等。

2. 口腔功能训练

目的是抑制不正常口腔反射，促进口腔感觉与口腔动作的发展。

（1）对口腔感觉过敏的，可以使用抑制性抚压手法做降敏处理，从不敏感区如背部、手掌、脚底做稳定有力的按压，渐渐做到手臂、颈部、脸部，最后到口腔周围、口腔内。

（2）对口腔感觉过度迟钝的，可以诱发性手法在脸部及口腔周围轻拍、轻刷等有变化的刺激，再以手指进行口腔内按摩，每次 10min，饭前进行。

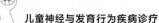

（3）对口腔动作异常的，如不正常反射动作保留，如不断吐舌，可以训练舌头上顶动作；咬合反射未消失的，可控制下颌，选用软质汤匙，协助口腔开闭。

（4）口腔动作协调性欠佳的可以做口腔游戏，如嘴唇练习、舌头运动、腭的练习、吹气练习、针对不同的口腔部位做轮动动作；或口肌练习，如唇部按压、舌头肌肉练习等。

3. 构音训练

目的是让患者有清晰的语音，在能正确使用词汇及结构的情况下使患者想传达的讯息能够被听话者有效理解。首先分析患者构音模式，在构音评估等基础上找出要矫正的目标音，再做构音的矫正。错误类型最少的音最先矫正，每次矫正一个，矫正步骤从把单音说对，到词汇里说对音，到句子里说对音，到任意短文里说对音，迁移并类化到日常对话中说对音。

4. 语言理解训练

训练的范围广，难度要循序渐进，训练内容要符合年龄，目的要明确，过程不宜太复杂，可通过视觉或图片帮助理解，内容要具体，语速缓慢而清晰。增强语言理解的方法：首先要让患者听到、听懂他人的话，因此选择训练材料应根据患者的理解能力，从少到多；教词汇时先示范词汇的意义，给予口头语言时配合表情、手势、眼神等辅助，将重要词汇放在句尾使之更易吸收，重要词汇可加强语气；教学材料是生活环境中熟悉的，活动也在熟悉情境中进行，训练目标要实用，应用不同句子帮助患者理解语言结构，学习不同的沟通方式（描述、发问等）。

5. 语言表达训练

要求患者表达时应考虑其是否具备理解能力和环境需要，对表达方式的要求须依其能力而定（仿说、自己说、说词、说句）；说的内容要有意义；容许患者有足够时间思考再做出反应；示范正确的句子或说法；给予患者更多说话的机会，不要急于矫正错误或说教；回应患者所表达的，以让患者感受表达的好处；适当拓展所说的内容，使其有模仿的范式；制造不同情境下对患者说相同的话，或用不同的语句表达同一个意思，促进患者思维弹性和表达灵活性。

（1）口语前期（0～1.5岁）　训练对声音的反应，学习用表情、声音、动作表达需求。

（2）口语期（1～4岁）　模仿发声、模仿发音、自己发音、仿说简单生活语言、说出适当的语调、说电报句、说完整简单句、说否定句、说完整的杂句、能和人对话、会描述生活经验。

（3）语言精熟期（>4岁） 训练说故事，说复杂且抽象的内容，能针对不同的情境、主题、对象调整说话内容。

6. 言语流畅性训练

口吃治疗程序通常分为四个阶段：建构阶段、确立目标、调节阶段和控制阶段。

（1）建构阶段 确定构成口吃问题的情绪、态度和行为。

（2）确立目标 集中消除口吃时出现的身体不安和面部运动。①行为训练：每天大声、清晰、缓慢的朗读5～10min，每天2次，训练语感，按音节讲话，每个音节均匀地重读，降低语言表达时的紧张感。再逐渐过渡到自然语速和韵律。②呼吸训练：口吃者说话时常常呼吸紊乱，呼吸方式不当，或呼吸和发音不协调。可采用符合发音规律的呼吸疗法，如练习呼吸操，进行呼吸和发音的协调训练。③生物反馈治疗和计算机辅助的流利言语训练。通过生物反馈，如呼吸肌电反馈进行放松训练；或者通过提供反馈和指导的计算机程序来提高言语的流畅性。

（3）调节阶段 帮助患者培养提高流利言语的情绪态度和行为。在这个阶段，让患者学会发展和运用流利的非言语沟通训练，如图卡、手势，让他们懂得沟通方式及内容并愿意沟通；将所学整合在每天的日常活动中。

（4）控制阶段 帮助患者发展控制流利言语的情绪，在治疗情境之外控制非言语沟通。

第四节　孤独症谱系障碍

孤独症谱系障碍（autism spectrum disorder，ASD）是婴幼儿期起病的以不同程度的社会交往障碍、兴趣狭窄及刻板行为为特征，伴或不伴语言障碍的一组疾病。孤独症谱系障碍病因复杂，被认为是遗传与环境因素相互作用的结果，发病机制至今不明。ASD的患病率呈逐年上升，全球患病率约为1%，美国CDC报道2020年发病率为1.85%，我国的患病率在0.7%～1%。ASD包括典型孤独症、阿斯伯格综合征（Asperger syndrome）、广泛发育障碍未分类型。

ASD按社会交往缺陷和狭窄兴趣/刻板行为两个障碍领域受损程度分类：①轻度（1级）为需要社会生活支持；②重度（3级）为需要大量社会生活支持；

③中度（2级）为社会生活需要支持程度介于1级～3级。

一、诊断要点

（1）持续性的社交交流与互动缺陷在多个场合存在，无法发起回应和维持对话或情感互动，情感匮乏或减少，不能分享兴趣；非言语交流的缺陷，如缺乏眼神接触、面部表情和身体语言；发展维持和理解人际关系的缺陷。

（2）兴趣狭窄及行为刻板　刻板或重复的躯体运动，坚持常规或仪式化言语和行为模式，不能接受微小改变，高度受限的固定兴趣，对非寻常物品的强烈依恋或先占观念，感知觉的过度敏感或麻木。

（3）发育早期起病。

（4）导致社交职业或目前其他重要功能损害。

（5）症状不能用智力障碍或全面发育迟缓解释，当智力障碍与孤独症谱系障碍共存时可合并诊断，个体社交交流低于预期总体发育水平。ASD诊断既要注意把握临床特征做好组内鉴别，也要做好类似疾病的鉴别诊断。ASD诊断标准及相关特征，诊断流程见图15-4、图15-5。

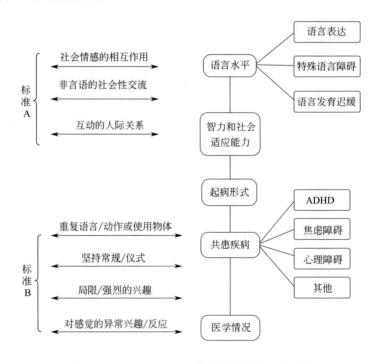

图15-4　DSM-5中ASD的诊断标准及相关特征

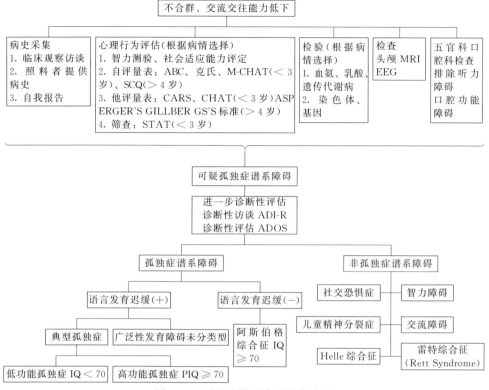

图 15-5　孤独症谱系障碍诊断流程

ABC—孤独症行为评定量表；CARS—儿童孤独症评定量表；ADOS—ASD 诊断观察量表；ADI-R—ASD 诊断性访谈量表修订版；SCQ—社交沟通量表，Asperger 综合征的 GILLBERG'S 标准；STAT—孤独症筛查表；CHAT—婴幼儿孤独症筛查量表；M-CHAT—修正的婴幼儿孤独症筛查量表

二、治疗原则

需要早期、综合、个体化、全生命周期治疗，以功能改善的教育康复训练为主。行为和交流性干预可以改善 ASD 核心症状，降低不当行为，发展适应性行为，提高患儿生活质量。

三、处方

1. 康复和教育训练

主要训练方法有应用行为分析（ABA）、结构化教育训练（TEACCH）、游戏和文化介导的干预模式（PCI）、人际关系发展干预（RDI）、地板时光（DIR）、早期干预丹佛模式（ESDM）、社交训练课程（PEERS）等。

2. 心理治疗

认知治疗适用于智力良好和有反思能力的阿斯伯格综合征的青少年，有助于建立良好的治疗联盟，合理地引导可以有效改善他们的刻板印象、固执的思维，进而改变行为。沙盘治疗可以帮助表达能力欠缺或不足的 ASD 患儿情绪宣泄和修通；家庭治疗可以增进父母或监护人对疾病的了解，增进家庭沟通，形成家庭合力。

3. 药物治疗

针对交往障碍为主的核心症状并无有效药物。ASD 伴随激越、自残自伤等精神症状时，可使用利培酮或阿立哌唑；共病注意缺陷多动障碍可使用盐酸哌甲酯或托莫西汀；共病癫痫可使用丙戊酸钠、奥卡西平或氯硝西泮；伴有焦虑、抑郁、强迫等情绪障碍时可使用舍曲林、艾司西酞普兰等。具体用药参见本章相关疾病治疗。

4. 饮食、补充和替代治疗

证据尚有限。食物不耐受检查中发现有明显不耐受的食物患儿通过回避-暴露不耐受食物可判断它们之间有否关联。

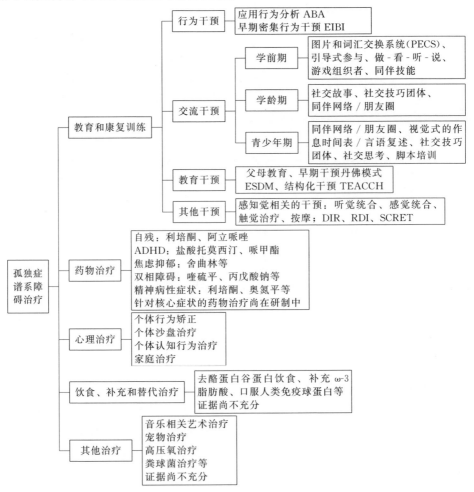

图 15-6 孤独症谱系障碍治疗

5. 其他治疗

音乐治疗、宠物治疗、高压氧治疗、粪球菌治疗等，证据尚不充分。

具体治疗见图 15-6。

第五节　注意缺陷多动障碍

注意缺陷多动障碍（attention deficit hyperactivity disorder，ADHD）是起病于儿童和青少年时期，与发育水平不相称的明显的注意缺失、活动过多、冲动为临床表现，影响学业和人际交往，是最常见的神经发育障碍。ADHD 影响 4%～12% 的学龄儿童，66%～85% 的症状可持续到青春期或成年期。中国儿童 ADHD 的患病率为 6.3%，男孩患病率是女孩的 2～4 倍。病因与生物、心理、社会因素均有关。

根据美国精神障碍诊断标准，见表 15-3（DSM-5）将 ADHD 分为以下三种表型。①主要表现为注意缺陷：仅具备注意力缺陷症状的 5 项及 5 项以上，而不具备多动-冲动症状诊断标准。②主要表现为多动-冲动：仅具备多动-冲动症状的 5 项及 5 项以上，而不具备注意力缺陷症状诊断标准。③组合表现：同时具备注意力缺陷症状和多动-冲动症状的 5 项以上。

表 15-3　DSM-5：注意缺陷多动障碍诊断标准

A. 一种持续的 ADHD 的模式，干扰了正常的功能或发育，以下列（1）和（或）（2）为特征：

（1）注意障碍：下列症状存在 6 项（或更多），持续至少 6 个月，达到与发育水平不相称的程度，并明显影响了社会、学业/职业活动。年龄较大的青少年和成人（≥17 岁）至少需要符合下列症状中的 5 项

① 在完成作业、工作中或从事其他活动时，常粗心大意、马虎、不注意细节

② 在完成任务或游戏活动的时候经常很难保持注意力集中

③ 当直接对他讲话时，常像没听见一样

④ 很难按照指令与要求行事，导致不能完成家庭作业、家务或其他工作任务

⑤ 经常难以组织好分配给他的任务或活动

⑥ 经常回避、不喜欢、不愿或做那些需要持续用脑的事情

⑦ 经常丢失一些学习、活动中所需的东西

⑧ 经常容易因无关刺激而分心

⑨ 在日常活动中经常忘事

（2）多动-冲动：下列症状存在 6 项（或更多），持续至少 6 个月，达到与发育水平不相称的程度，并明显影响了社会、学业/职业活动

① 经常坐不住，手脚动个不停或在座位上扭来扭去

② 在教室或其他需要坐在位子上的时候，经常离开座位

③ 经常在一些不该动的场合跑来跑去或爬上爬下

续表

④ 经常忙忙碌碌，好像"被发动机驱动着"一样

⑤ 经常话多，说起来没完

⑥ 经常在问题没说完时抢先回答

⑦ 经常难以按顺序等着轮到他/她上场

⑧ 经常打断别人或强使别人接受他

B. 注意力不集中、多动-冲动等几个方面的症状在 12 岁前出现

C. 注意力不集中、多动-冲动等几个方面的症状存在于两个或更多的场合（例如，在家里、学校和工作场所，与朋友和亲戚相处时，在从事其他活动时）

D. 有明确的证据显示症状干扰或降低了患者社会、学业和职业功能的质量

E. 这些症状不是发生在精神分裂症或其他精神障碍的病程中，也不能用其他精神障碍来解释

ADHD 根据社交或职业功能影响程度分为轻度、中度、重度三类。①轻度：存在非常少的超出诊断所需的症状，且症状导致社会或职业功能的轻微损伤。②中度：症状或功能损害介于"轻度"和"重度"之间。③重度：存在非常多的超出诊断所需的症状，或存在若干特别严重的症状，或症状导致明显的社会或职业功能损害。

一、诊断要点

诊断依赖于行为观察及社会功能评估，通过收集病史，进行相关检查，需同时评价共患疾病，考虑发育差异或其他疾病，根据 ADHD 诊断标准进行判断。

（1）临床表现　注意集中困难和注意持续时间短暂；活动过多；行为冲动；常伴学习困难。对立违抗、品行障碍、情绪障碍、睡眠障碍、学习障碍、抽动障碍等为 ADHD 较常见共患疾病。

（2）神经系统软体征　如精细动作、协调运动、空间位置觉等发育较差，翻手、对指运动都不灵便，左右分辨困难。

（3）辅助检查　①皮质醇测定：可能存在应激后皮质醇低反应性（早上 8：00 血浆皮质醇降低）。②脑电图：慢波活动 θ、δ 波活动可增多。③心理行为评估：智力测验、注意力测验、持续性操作测验（CPT）、多动症量表评估（SNAP-Ⅳ）、ADHD 等级记分（ADHD-RS），Conners 父母、教师问卷，长处和困难问卷、Weiss 功能缺陷量表、社会生活能力评估、Achenbach 儿童行为问卷等。

ADHD 诊断流程见图 15-7。

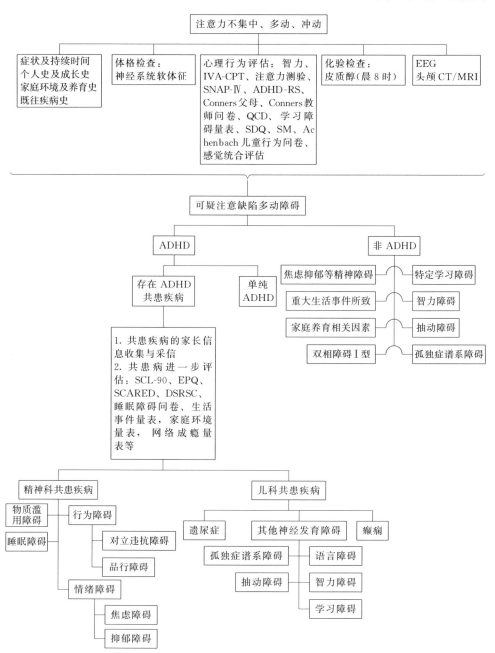

图 15-7　注意缺陷多动障碍诊断流程

SNAP-Ⅳ—Swanson、Nolan 和 Pelham 评分表，ADHD-RS—ADHD 等级记分；SM—婴儿-初中生社会生活能力评定量表；IVA-CPT—注意力视听整合连续测试系统；QCD—24h 功能问卷；SDQ—长处与困难问卷；SCL-90—症状自评量表；EPQ—艾森克人格量表；SCARED—儿童焦虑性情绪障碍量表；DSR-SC—儿童抑郁障碍自评量表

二、治疗原则

＜5 岁 ADHD 儿童以教育行为干预为主；≥5 岁的儿童 ADHD 症状仍至少在 1 个维度造成持久且显著的危害时考虑以药物治疗为主，配合教育干预措施和父母行为训练，以完成缓解作为治疗目标。缓解不仅仅是指症状减轻，也意味着在情感、行为、学业、社会功能上得到最大的恢复。①完成缓解：指无论患者是否正在使用药物，均不再符合 ADHD 诊断标准，症状最小化或无症状、且获得最大化的功能恢复。②部分缓解：指先前符合全部诊断标准，但在过去的 6 个月内不符合全部诊断标准，但症状仍然导致社交、学业或职业功能方面的损害。

三、处方

1. 药物治疗

针对 ADHD 核心症状，可使用以下药物。①盐酸哌甲酯：为 ADHD 一线治疗药物，治疗剂量 1.0mg/(kg·d)，初始剂量 18mg，最大不超过 54mg/d。②盐酸托莫西汀：为 ADHD 一线治疗药物，治疗剂量 1.2mg/(kg·d)，初始剂量 0.5mg/(kg·d)，1 周内加至足量，最大不超过 80mg/d。③可乐定控释贴片：为 ADHD 二线治疗药物，在 ADHD 共患抽动障碍作为一线治疗选择，初始剂量 1.0mg/周，1 周后加量，最大不超过 4mg/周。共患焦虑障碍，轻度可选择托莫西汀，中重度焦虑障碍可先使用舍曲林等选择性 5-羟色胺再摄取抑制剂，症状改善后选择托莫西汀。共患抑郁障碍，轻度选择盐酸哌甲酯，中重度抑郁障碍可先使用舍曲林等选择性 5-羟色胺再摄取抑制剂（SSRI），症状改善后选择盐酸哌甲酯。共患对立违抗障碍及品行障碍可以酌情使用小剂量阿立哌唑，2.5mg/d，最大不超过 10mg/d。

2. 非药物治疗

行为治疗、家长培训、学校干预等。

第六节　特定学习障碍

特定学习障碍（specific learning disorder，SLD）是一组具有生物学起源的神经发育障碍，在听、说、读、写、推理或数学能力的获得或运用方面表现出显著困难的一组异质性障碍的总称，这些障碍由中枢神经系统功能失常引起，会伴随终身。特定学习障碍特指智力正常，视力和听力正常，没有长期的生理或心理疾病，接受了足够的教育，但在学业上仍然无法获得成功的神经发育障碍。儿童患病率为5%～15%，成人患病率为4%，男女比例（2～3）：1。SLD可分为阅读障碍、书面表达障碍、计算障碍。国内报道发病率为6.6%，男女比为4.3：1。

按学习障碍程度分为三度。①轻度：某些学习困难存在于1～2个学习领域，程度较轻，给予适当调整或支持服务时，特别是在校期间，患者可补偿，功能完好。②中度：显著的学习困难存在于1或多个学习领域，在校的某个时段，如果没有专业化的强化教育，患者不可能变得熟练。在学校、工作场所或在家里，至少1天的部分时间里需要给予某些调整或支持服务以便准确有效地完成活动。③重度：学习技能严重困难，影响多个学习领域。在校期间需要个体化专业化强化教育，即使在家里、学校或工作场所给予一系列适当调整和支持服务，仍然不能有效完成所有活动。

一、诊断要点

（1）学习和运用学习技能方面存在困难，至少存在下列症状之一，持续6个月以上，虽然针对这些困难进行过干预。①阅读单词不准确或慢而吃力；②难以理解所读内容（虽可正确读出，但不能理解其顺序、关系、推论或更深层次的意思）；③拼写困难；④书面表达困难（犯语法或标点错误，段落组织凌乱，书面表达意思不清）；⑤难以掌握数感、数字事实或计算（不能心算或理解算术运算及可能转换步骤）；⑥数学推理困难（运用数学概念、事实或步骤解决数量问题时存在严重困难）。

（2）基于智力的测验与学业成就之间存在的显著偏差，学习技能低于实际年龄预期，并明显妨碍学业或职业表现、活动或日常生活。

（3）学习困难始于学龄期，但直到对受损学习技能的要求（如规定时间的测试，在规定时限内阅读或书写冗长复杂的报告，过分沉重的学习负担）超过个体有限的能力时才可能完全表现出来。

（4）排除智力障碍、未矫正的视力或听力障碍，因其他精神或神经疾病、社会心理因素、不理解教学所用的语言或缺乏适当的教育机会所致。

特定学习障碍诊断流程见图15-8。

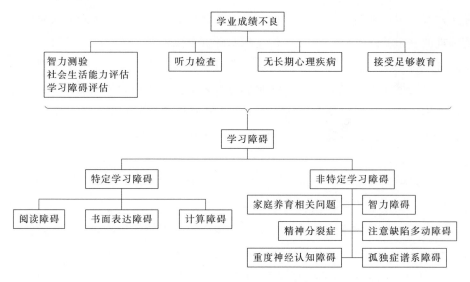

图 15-8　特定学习障碍诊断流程

二、治疗原则

以特殊教育为主的综合性矫治。

三、处方

1. 特殊教育

包括特定技能教育、发展代偿性策略、发展自我支持技能、特殊适当的调整等。针对学习障碍的不同类型，干预措施不同（表 15-4）。

表 15-4　特定学习障碍干预

学习障碍类型	临床表现	干预措施
阅读障碍	准确或流畅地认词、解码和拼写能力方面存在问题	语音加工和流畅的词汇阅读强化，强调阅读
书面表达障碍	拼写准确性、语法和标点符号准确性、书面表达清晰度或条理性存在问题	针对视觉运动整合障碍造成的拼写障碍与书面表达困难的干预
数学障碍	处理数字信息、学习数学事实、准确或流畅计算方面存在问题	个体化针对儿童的强项、弱项和数学错误进行干预

2. 心理咨询与治疗

通过问题解决、社会支持、学习习惯、课外和业余活动、教育或职业决策咨询等使障碍最小化，潜力最大化。

3. 药物治疗

无特效药物，药物主要用于共患疾病的治疗，共患注意缺陷多动障碍，使用盐酸哌甲酯或盐酸托莫西汀等，参见本章第五节。

第七节 运动障碍

DSM-5 将神经发育障碍性运动障碍（motor disorder）分为发育性协调障碍、刻板性运动障碍、抽动障碍三种表型。本节主要介绍发育性协调障碍与抽动障碍。

一、发育性协调障碍（developmental coordination disorder，DCD）

DCD 是指幼童期出现持续的不能进行与发育年龄相符合的精细或粗大运动技能的协调障碍，既不是由于感觉障碍或神经系统疾病所致，也不是由于全面发育迟缓所导致。他们可能表现为达到运动里程碑的延迟、运动技能发展迟缓、运动笨拙缓慢不精确、运动速度慢或不准确。5～11 岁儿童中的患病率是 5%～6%，男女比例在（2～7）：1，50%～70%会延续到青少年期。危险因素包括产前酗酒和早产，一些 DCD 幼童会因感知缺陷变得敏感，出现社交退缩和情感缄默。

（一）诊断要点

（1）就 DCD 儿童的心理和学习技能的经验而言，儿童的运动技能协调性明显低于预期，至少有以下 2 个症状。①精细和粗大动作表现笨拙，在多种场合明显表现出目标导向性的运动协调困难（如穿过房间拿玩具，爬椅子）；②在需要有顺序的运动技能活动中（如跟球接球、骑三轮车、使用蜡笔等），协调问题会影响活动的速度和准确性。

（2）运动技能缺陷不能用感觉障碍及全面发育迟缓或影响运动协调功能的神经疾病解释。

（3）症状影响儿童及其家庭以下一种或多种功能：导致儿童痛苦；影响家庭成员与儿童的关系；限制儿童参加与发育预期的日常活动或常规；限制家庭参与日常活动或常规；限制儿童学习和发展新技能或影响发育进程。

（4）上述症状发生于发育早期，可伴或不伴社交退缩、孤立、情感缄默。可结合病史、临床检查（神经运动状况、医疗状况等）、心理行为评估、学校报告、影像及神经生理学检查的结果进行诊断。

一般 2 岁之内不做 DCD 诊断，以确保儿童有足够的机会练习步行和其他精细及粗大的运动功能。发育性协调障碍诊断流程见图 15-9。

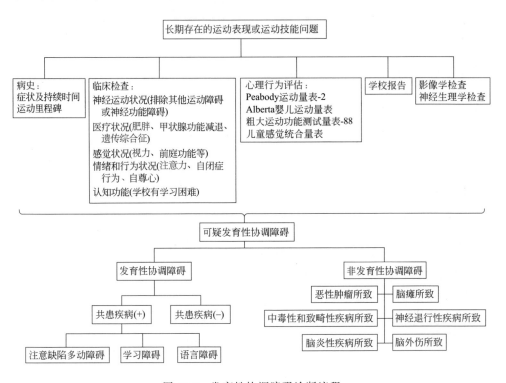

图 15-9　发育性协调障碍诊断流程

（二）治疗原则

包括作业疗法、物理运动疗法和特殊教育。作业疗法为 DCD 儿童提供改善日常生活能力、提高社会参与能力；物理运动疗法可提高 DCD 儿童的运动能动性和运动相关功能。

（三）处方

1. 作业疗法

2. 物理运动疗法

物理运动疗法包括程序导向训练、目标导向训练。以训练者为核心的目标导向训练效果更优。

3. 家长培训

二、抽动障碍（tic disorders，TD）

TD是起病于儿童时期，以突然发生的、无目的、快速的、刻板的肌肉收缩导致运动肌肉和发声肌肉抽动为主要表现的一组神经精神疾病。4～8岁起病，10～12岁最严重，然后逐渐减少，有些在青春后期和成年早期消退。根据病程、临床表现和是否伴有发声抽动分为短暂性抽动障碍、慢性运动或发声抽动障碍、Tourette综合征（TS）三种临床类型，三型患病率分别为1.7%、1.2%和0.3%。常共患多种精神和（或）行为障碍疾病，如注意缺陷多动障碍、强迫障碍、焦虑障碍、抑郁障碍和睡眠障碍。其发病机制可能是遗传、免疫、心理和环境因素共同作用的结果，使皮质-纹状体-丘脑-皮质环路去抑制，如纹状体多巴胺的过度活跃或突触后多巴胺受体的过度敏感、中枢去甲肾上腺素、5-羟色胺转运功能失调、γ-氨基丁酸系统功能紊乱等导致抽动发生。

(一)诊断要点

抽动表述可为感觉性抽动、运动性抽动、发声性抽动三种形式。①感觉性抽动：40%～55%患儿于运动性或发声性抽动之前有身体局部不适感，称为感觉性抽动（sensory tics），被认为是先兆症状（前驱症状），年长儿尤为多见，包括压迫感、痒感、痛感、热感、冷感或其他异样感。②运动性抽动：可以是简单形式，如眨眼、耸鼻、歪嘴、耸肩、抖肩、吸鼓腹部，也可以是复杂形式，如蹦跳、跑跳、拍打自己。③发声性抽动的简单形式可以是清嗓、吼叫、嗤鼻、犬叫等，复杂形式如重复语言、模仿语言、秽语（骂脏话）等。④18岁前起病。⑤排除风湿性舞蹈病、肝豆状核变性、癫痫肌阵挛发作、药源性不自主抽动和其他锥体外系病变。

抽动可以从一种形式转化成另一种形式，并且在病程中可出现新的抽动形式，但通常在特定时间段内表现为某种特定的刻板印象。抽动的频率和强度在病程中也可以明显波动。抽动可受意志短暂控制，压力、焦虑、愤怒、惊吓、兴奋、疲劳、感染和被提醒可能加重抽动症状，注意力集中、放松、情绪稳定和睡眠可能减轻症状，运动特别是精细运动如舞蹈或体育运动也可能减轻症状。根据病程、临床表现和是否伴有发声抽动及预后将抽动障碍分为三型，具体见表15-5。抽动障碍诊断流程见图15-10。

难治性TD目前尚无明确的定义。通常将使用经典的抗TD药物，如硫必利、氟哌啶醇或阿立哌唑治疗1年以上疗效不佳者称为难治性TD。

表 15-5　抽动障碍分型

	短暂性抽动障碍	慢性运动或发声抽动障碍	发生和多种运动联合抽动障碍
临床表现 1	有复发性、不自主、重复、快速、无目的的单一或多部位运动抽动或发声抽动,以眨眼、扮鬼脸或头部抽动较常见	有反复性、不自主、重复、快速、无目的的抽动,任何一次抽动影响不超过三组肌肉	有复发性、不自主、重复的、快速的、无目的的抽动,影响多组肌肉
临床表现 2	抽动能受意志克制短暂时间(数分钟至数小时),入睡后消失,检查未能发现神经系统障碍	抽动症状能受意志克制数分钟至数小时	抽动症状能受意志克制数分钟至数小时
临床表现 3		在病程中曾有运动抽动或发声抽动,但两者不同时存在	多种运动抽动和一种或多种发声抽动同时出现于某些时候,但不一定必须同时存在
临床表现 4		在数周或数月内,抽动的强度不改变	抽动症状的强度在数周或数月内有变化
病程	抽动一天出现多次,几乎天天如此,至少持续两周,但病程不超过一年	病程至少持续一年以上	抽动一天发作多次,几乎天天如此;病程超过一年以上,且在同一年之中症状缓解不超过 2 个月
起病年龄	多起病于儿童或青少年早期,以 4~5 岁儿童最常见	21 岁以前起病	起病于 21 岁以前,大多数在 2~15 岁

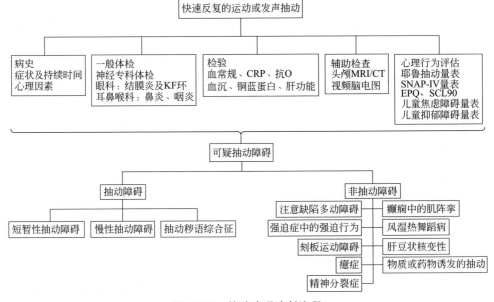

图 15-10　抽动障碍诊断流程

抗 O—抗链球菌 O 抗原；CRP—C 反应蛋白

(二)治疗原则

应基于对症状的评估以及是否同时存在心理行为社会问题，并明确每个问题造成的损害的基础上制订干预计划。治疗前应确定治疗的靶症状（target symptoms），即对患者日常生活、学习或社交活动影响最大的症状。靶症状可以是抽动症状，也可以是共患病症状，如多动、冲动、强迫观念等。治疗根据个体化需求、可获得资源、治疗医师的经验以及临床指南或共识进行。可根据耶鲁综合抽动严重程度量表（YGTSS）进行抽动严重程度评估及疗效评定（见表4-27）。轻度的 TD 可先给予医学教育和心理支持、适当观察等待并定期随访。中重度 TD 也可以先尝试非药物干预，行为治疗可与药物治疗结合，医学教育和心理支持贯穿整个治疗。

(三)处方

1. 家庭及教育干预

帮助家长及患儿正确认知抽动障碍，降低病耻感，加强医院、家庭、学校沟通，让教师正确看待患儿，帮助和促进患儿恢复健康生活。

2. 行为治疗

抽动综合行为干预（CBIT）属于一线治疗方案，适用于 10～17 岁患儿，训练患儿意识到自己的抽动并教他们使用具体行为策略减少抽动；其他行为干预手段有习惯逆转训练、放松训练、暴露与反应预防、正强化、自我监控、回归锻炼等。

3. 药物治疗

轻症 TD 或短暂性 TD 患儿可不急于药物治疗或短疗程（3～6 个月）药物治疗。中重度 TD 严重影响儿童日常生活、学校和社会活动的，心理教育和行为治疗无效的，需要药物治疗。原则上单药治疗为主，难治性 TD 可联合药物治疗。TD 的药物治疗应循序渐进，整个疗程 1～2 年，分阶段进行。急性期以控制症状为主，药物逐渐滴定到治疗剂量，治疗过程取决于药物反应和效果；巩固治疗期，原剂量 1～3 个月；维持治疗期，最大剂的 1/2～2/3，维持 6～12 个月；减量停药期，需循序渐进，约 1～3 个月减量至停药。具体治疗药物见表 15-6。

表 15-6　抽动障碍药物治疗

推荐药物	药物名称	类型	作用机制	起始剂量	治疗剂量	常见不良反应
一线药物	硫必利	典型抗精神病药	D2 受体阻滞剂	50～100mg/d	100～600mg/d	嗜睡,胃肠道反应

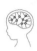

续表

推荐药物	药物名称	类型	作用机制	起始剂量	治疗剂量	常见不良反应
一线药物	阿立哌唑	非典型抗精神病药	多巴胺（D2，D3 和 D4 受体）和 5-羟色胺能（5-HT1A 和 5-HT2C）受体部分激动剂	1.25～5.00mg/d	2.50～20.00mg/d	嗜睡、体重增加、胃肠道反应
一线药物（TD+ADHD）	可乐定	α 受体激动剂	α2 肾上腺素能受体激动剂	1.0mg/周	1.0～2.0mg/周	嗜睡、口干、头晕、头痛、疲劳，偶有直立性低血压和心动过缓
一线药物	菖麻熄风片	中成药	不详	0.53～1.59g/d	1.59～4.77g/d	不明显
一线药物	芍麻止疼颗粒	中成药	不详	5～12 岁，一次 5g，一天 3 次；	13～18 岁，一次 7.5g，一天 3 次	不明显
一线药物	九味熄风颗粒	中成药	不详	6.0～12.0g/d	12.0～24.0g/d	不明显
二线药物	氟哌啶醇	典型抗精神病药	D2 受体阻滞剂	0.25～1.00mg/d	1.00～6.00mg/d	嗜睡、锥体外系症状、食欲增加和肝功能不全
二线药物	利培酮	非典型抗精神病药	低剂量 5-HT2 受体拮抗剂和高剂量 D2 受体拮抗剂	1.00～4.00mg/d	1.00～4.00mg/d	体重增加和锥体外系反应
二线药物	托吡酯	抗癫痫药	增加 GABA 和减少 AMPA	12.5～25.00mg/d	25.00～100.00mg/d	体重减轻、认知障碍、嗜睡、头痛和肾结石的风险

4. 共患疾病治疗

①共患 ADHD：可乐定、盐酸托莫西汀是一线选择，也可以选择哌甲酯治疗，为避免加重或诱发抽动，通常使用常规剂量的多巴胺受体阻滞剂如硫必利与低剂量（常规剂量的 1/4～1/2）哌甲酯。②共患 OCD：舍曲林是一线选择；利培酮、阿立哌唑也常与舍曲林联合使用，治疗重度 OCD 症状的 TD。难治性 TD 建议转至儿童精神科全面评估。

5. 神经调节疗法

如重复经颅磁治疗、经颅微电流刺激。脑电生物反馈和深部脑刺激尚存争议。

附表　神经发育障碍性疾病常用药物种类、适应证及用法

药物种类	适应证	药名、用法
中枢兴奋剂	注意缺陷多动障碍	盐酸哌甲酯缓释片:起始剂量为 18mg/d,晨起口服。每次可增加 18mg,每周调整 1 次,儿童≤36mg/d,青少年≤54mg/d
去甲肾上腺素再摄取抑制剂	注意缺陷多动障碍	盐酸托莫西汀:体重<70kg,起始剂量 0.5mg/(kg·d),3 天后增加给药量,总目标剂量 1.2mg/(kg·d),可每日早晨单次或早晨和傍晚平均分为两次服用。最大剂量≤1.4mg/(kg·d)或 100mg/d。体重≥70kg,起始剂量 40mg,3 天后增加给药量,总目标剂量约为 80mg/d,继续使用 2~4 周后,如未达到最佳疗效,总剂量最大可以增加到 100mg/d。维持/长期治疗:6~15 岁儿童,1.2~1.8mg/(kg·d)
改善脑代谢药物	智力障碍	① 吡拉西坦:口服,每次 0.8~1.6g,每日 3 次,4~8 周为 1 疗程 ② 茴拉西坦:口服,每次 0.1~0.2g,每日 3 次,4~8 周为 1 疗程
抗精神病药	抽动障碍、孤独症伴精神运动易激惹	阿立哌唑:6~17 岁,起始剂量 2mg/d,间隔至少 1 周增加 5mg/d,最大剂量≤30mg/d
抗精神病药物	孤独症伴精神运动易激惹	利培酮:(5 岁以上儿童青少年)0.5~3mg/d;体重低于 20kg 的儿童,起始剂量为 0.25mg/d 或每天两次;体重大于 20kg 的儿童,起始剂量为 0.5mg/d,或每天 2 次口服
抗精神病药物	抽动障碍	初始剂量 0.5~1mg/d,一日 2~3 次。逐渐增加至常用量 2~4mg/d,维持剂量 4~8mg/d
抗精神病药物	抽动障碍	盐酸硫必利,每次 1~2 片,每日 1~2 次
α 受体激动剂	抽动障碍	可乐定透皮贴片:通常治疗剂量,20kg<体重≤40kg,用 1 mg/周;40kg<体重≤60kg,用 1.5 mg/周;体重>60kg,用 2 mg/周。从 1mg/周的小剂量开始,按体重逐渐增加给药剂量,最大剂量不得超过 6mg/周
中成药	中医辨证属肝风内动挟痰证的轻中度抽动障碍	菖麻熄风片:4~6 岁,1 片,tid;7~11 岁,2 片,tid;12~14 岁,3 片,tid。疗程为 4 周
中成药	中医辨证属肾阴亏损、肝风内动证的轻中度的抽动障碍	九味熄风颗粒:4~6 岁,1 袋,bid;7~9 岁,1.5 袋,bid;10~14 岁,2 袋,bid。疗程 6 周
中成药	中医辨证属肝亢风动、痰火内扰 Tourette 综合征及慢性抽动障碍	芍麻止痉颗粒:5~12 岁,一次 5g(2 袋),一日 3 次;13~18 岁,一次 7.5g(3 袋),一日 3 次。疗程 8 周
抗癫痫药	抽动障碍	① 托吡酯:初始每晚 0.5~1mg/kg,服用 1 周后,每间隔 1~2 周递增 0.5~1mg/(kg·d),分 2 次口服 ② 氯硝西泮:10 岁或体重≤30 kg 儿童,开始 0.01~0.03mg/(kg·d),分 2~3 次服用,以后每 3 日增加 0.25~0.5mg,至达到按体重 0.1~0.2 mg/(kg·d)。疗程应不超过 3~6 个月
抗抑郁药(SSRI)	强迫障碍、惊恐障碍、焦虑症、社交恐惧症	盐酸舍曲林:6~12 岁儿童,起始剂量 25mg/d;在青少年中(13~17 岁),起始剂量 50 mg/d,最高为 200mg/d

续表

药物种类	适应证	药名、用法
抗抑郁药（SSRI）	抑郁障碍、强迫障碍、惊恐障碍	盐酸氟西汀：≥8岁儿童，起始剂量10mg/d，1周后增至20mg/d，最大剂量为80mg/d
抗抑郁药（SSRI）	抑郁障碍、强迫障碍	马来酸氟伏沙明：起始剂量为50mg/d或100mg/d，晚上1次，逐渐增量直至有效。常规剂量100～300mg，分次服用。症状缓解后持续使用至少6个月；≥8岁儿童的最大剂量为200mg/d
抗抑郁药（SSRI）	抑郁障碍、焦虑障碍	草酸艾司西酞普兰：12～17岁青少年：起始剂量为10mg/d，维持剂量10mg/d，3周后可增至20mg/d
抗焦虑药	焦虑障碍	枸橼酸坦度螺酮：10mg/次，每日3次。最大剂量为60mg/d

（陈敏榕）

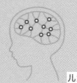

附录 1　　疾病名称索引（中文）

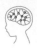

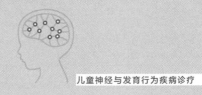
附录 2　疾病名称索引（英文）

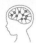

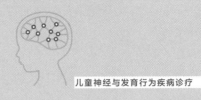

附录 3　　儿童神经及心理行为疾病常用评估量表索引

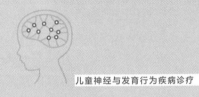

附录 4　福建省医学会儿科学分会神经与发育行为学组及抽动障碍学组名单

福建省医学会儿科学分会
第二届儿童神经与发育行为学组

（2019 年 6 月至今）

组　长　陈燕惠

副组长　朱少波　欧　萍　胡　君

顾　问　任榕娜　郑屏生

秘　书　林晓霞

成　员　（按姓氏拼音为序）

　　　　曹时珍（厦门大学附属福州市第二医院）

　　　　陈竞建（宁德市医院）

　　　　陈　玲（厦门弘爱医院）

　　　　陈敏榕（福建医科大学附属福州儿童医院）

　　　　陈燕惠（福建医科大学附属协和医院）

　　　　方　琼（福建省立医院）

　　　　侯晓君（福建医科大学附属福州儿童医院）

　　　　胡　君（福建医科大学附属协和医院）

　　　　胡美瑜（福建医科大学附属南平市第一医院）

　　　　黄新芳（泉州市妇幼保健院·儿童医院）

　　　　李金水（莆田市第一医院）

　　　　李　强（福建医科大学附属协和平潭分院）

林朝阳（福鼎市医院）

林福忠（福州市第一医院）

林　希（福建医科大学附属第一医院）

林学锋（泉州市妇幼保健院·儿童医院）

刘　玲（福建医科大学附属协和医院）

欧　萍（福建省妇幼保健院）

彭桂兰（厦门市妇幼保健院）

施晓容（福建医科大学附属第一医院）

王桂芝（莆田学院附属医院）

夏桂枝（解放军联勤保障部队第九〇〇医院）

许白叶（泉州市第一医院）

姚拥华（厦门大学附属第一医院）

俞育昌（龙岩市第二医院）

张　明（厦门大学附属中山医院）

钟卫东（龙岩市第一医院）

周火旺（漳州市医院）

周有峰（福建省儿童医学中心）

朱少波（漳州市医院）

福建省医学会儿科学分会
第二届儿童神经与发育行为学组

抽动障碍协作组

（2019 年 6 月至今）

组　长　陈燕惠

副组长　刘　玲　刘文龙　杨绿绿

秘　书　柯钟灵

成　员　（按姓氏拼音为序）

陈国英（宁德市闽东医院）

陈金兰（福州市第一医院）

陈礼彬（福建省立医院）

陈先睿（厦门市第一医院）

方润桃（漳州市医院）

胡美瑜（福建医科大学附属南平市第一医院）

黄红生（福州儿童医院）

黄建琪（厦门大学附属第一医院）

黄益朱（莆田市第一医院）

李　勇（莆田市第一医院）

林朝阳（福鼎市医院）

林茂增（联勤保障部队第九〇九医院）

刘文龙（厦门市妇幼保健院）

钱沁芳（福建省妇幼保健院）

王克玲（厦门市儿童医院）

吴小慧（泉州市妇幼保健院·儿童医院）

杨绿绿（泉州市第一医院）

郑丽平（莆田市儿童医院）

张情梅（泉州市第一医院）

郑思锐（联勤保障部队第九〇〇医院）

郑晓丽（仙游县妇幼保健院）

钟卫东（龙岩市第一医院）

福建省医学会儿科学分会
第一届儿童神经及发育行为学组

（2014 年 9 月～2019 年 6 月）

组　长　陈燕惠

副组长　任榕娜　陈　琅

秘　书　胡君

成　员　（按姓氏拼音为序）

曹时珍（厦门大学附属福州市第二医院）

陈　琅（福建省立医院）

陈　玲（厦门弘爱医院）

陈燕惠（福建医科大学附属协和医院）

胡　君（福建医科大学附属协和医院）

黄新芳（泉州市妇幼保健院·儿童医院）

李金水（莆田市第一医院）

梁世山（泉州市第一医院）

林福忠（福州市第一医院）

林　希（福建医科大学附属第一医院）

欧　萍（福建省妇幼保健院）

彭桂兰（厦门市妇幼保健院）

饶义富（福州市儿童医院）

任榕娜（解放军联勤保障部队第九〇〇医院）

施晓容（福建医科大学附属第一医院）

王桂芝（莆田学院附属医院）

夏桂枝（解放军联勤保障部队第九〇〇医院）

徐丽萍（福清市医院）

许白叶（泉州市第一医院）

姚拥华（厦门大学附属第一医院）

郑屏生（宁德市闽东医院）

钟卫东（龙岩市第一医院）

周火旺（漳州市医院）

朱少波（漳州市医院）

[1] Abbasi M, Afsharfard A, Arasteh R, et al. Design of a noninvasive and smart hand tremor attenuation system with active control: a simulation study [J] . Med Biol Eng-Comput, 2018, 56 (7): 1315-1324.

[2] Ahlers T, Cohen J, Mulrooney K, et al. DC: 0-5™: A Briefing Paper on Diagnostic Classification of Mental Health and Developmental Disorders of Infancy and Early Childhood. Washington, DC: ZERO TO THREE, 2017.

[3] American academy of sleep medicine. ICSD-3: international classification of sleep disorders [M] . Darien IL: American academy of sleep medicine, 2014, 3: 143-161.

[4] American Psychiatric Association. Diagnostic and statistical manual of mental disorders, text revision (DSM-Ⅳ-TR) [M] . Washington, DC: American Psychiatric Association, 2000.

[5] An Q, Fan CH, Xu SM. Childhood multiple sclerosis: clinical features and recent developments on treatment choices and outcomes [J] . Eur Rev Med Pharmacol Sci, 2018, 22 (17): 5747-5754.

[6] Andersen IG, Holm JC, Homøe P. Obstructive sleep apnea in children and adolescents with and without obesity [J] . Eur Arch Otorhinolaryngology, 2019, 276 (3): 871-878.

[7] Asadi-Pooya AA. Lennox-Gastaut syndrome: a comprehensive review [J] . Neurol Sci, 2018, 39 (3): 403-414.

[8] Badelt G, Goeters C, Becke-Jakob K, et al. German S1 guideline: obstructive sleep apnea in the context of tonsil surgery with or without adenoidectomy in children-perioperative management [J] . HNO, 2021, 69 (1): 3-13.

[9] Barateau L, Lopez R, Chenini S, et al. Depression and suicidal thoughts in untreated and treated narcolepsy: Systematic analysis [J] . Neurology, 2020, 95 (20): e2755-e2768.

[10] Bhatia KP, Bain P, Bajaj N, et al. Consensus statement on the classification of tremors. From the task force on tremor of the International Parkinson and Movement Disorder Society [J] . Mov Disord, 2018, 33 (1): 75-87.

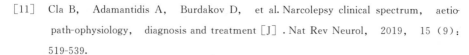

[11] Cla B, Adamantidis A, Burdakov D, et al.Narcolepsy clinical spectrum, aetio-path-ophysiology, diagnosis and treatment [J] . Nat Rev Neurol, 2019, 15 (9)：519-539.

[12] Eigenbrodt AK, Ashina H, Khan S, et al.Diagnosis and management of migraine in ten steps [J] . Nat Rev Neurol, 2021, 17 (8)：501-514.

[13] Gross AM, Ajay SS, Rajan V, et al.Copy-number variants in clinical genome sequencing：deployment and interpretation for rare and undiagnosed disease [J] . Genet Med, 2019, 21 (5)：1121-1130.

[14] Haubenberger D, Hallett M.Essential tremor [J] . New Engl J Med, 2018, 379 (6)：596-597.

[15] Headache Classification Committee of the International Headache Society (IHS) The International Classification of Headache Disorders, 3rd edition [M] . Cephalalgia, 2018, 38 (1)：1-211.

[16] Hoffmann J, May A.Diagnosis, pathophysiology, and management of cluster headache [J] . Lancet Neurol, 2018, 17 (1)：75-83.

[17] Keogh JWL, O'Reilly S, O'Brien E, et al.Can Resistance Training Improve Upper Limb Postural Tremor, Force Steadiness and Dexterity in Older Adults? A Systematic Review [J] . Sports Med, 2019, 49 (8)：1199-1216.

[18] Leonhard SE, Mandarakas MR, Gondim FA, et al. Diagnosis and management of Guillain-Barre syndrome in ten steps [J] . Nat Rev Neurol, 2019, 15 (11)：671-683.

[19] Liu J, Heinsen H, Grinberg LT, et al.Path architectonics of the cerebral cortex in choreaacanthocytosis and Huntington's disease [J] . Neuropathol Appl Neurobiol, 2019, 45 (3)：230-243.

[20] Liu J, Heinsen H, Grinberg LT, et al.Subcortical neurodegeneration in chorea：similarities and differences between choreaacanthocytosis and Huntington's disease [J]. Parkinsonism RelatDisord, 2018, 49：54-59.

[21] May A, Schwedt TJ, Magis D, et al.Cluster headache [J] . Nat Rev Dis Primers, 2018, 4：18006.

[22] McCall CA, Watson NF.Therapeutic strategies for mitigating driving risk in patients with narcolepsy [J] . Ther Clin Risk Manag, 2021, 16：1099-1108.

[23] Medley TL, MiteffC, Andrews I, 等 . 澳大利亚临床共识指南:儿童卒中的诊断和急性期处理 [J] . 中国脑血管病杂志, 2019, 16 (04)：218-224.

[24] Michelson DJ, Clark RD.Optimizing Genetic Diagnosis of Neurodevelopmental Disorders in the Clinical Setting [J] . Clinics in laboratory medicine, 2020, 40 (3)：231-256.

[25] Nickels K, Kossoff EH, Eschbach K, et al.Epilepsy with myoclonic-atonic seizures

（Doose syndrome）：Clarification of diagnosis and treatment options through a large retrospective multicenter cohort ［J］. Epilepsia, 2021, 62 (1)：120-127.

［26］ Northrup H, Aronow ME, Bebin EM, et al. Updated international tuberous sclerosis complex diagnostic criteria and surveillance and management recommendations ［J］. Pediatr Neurol, 2021, 123：50-66.

［27］ Northrup H, Aronow ME, Bebin EM, et al. Updated international tuberous sclerosis complex diagnostic criteria and surveillance and management Recommendations ［J］. Pediatr Neurol, 2021, 123：50-66.

［28］ Offringa M, Newton R, Nevitt SJ, et al. Prophylactic drug management for febrile seizures in children ［J］. Cochrane Database Syst Rev, 2021, 6 (6)：CD003031.

［29］ Ohtomo Y. Pathophysiology and treatment of enuresis：Focuson sleep ［J］. Pediatr Int, 2018, 60 (11)：997.

［30］ Orr SL, Kabbouche MA, Brien1 HL, et al. Paediatric migraine：evidence-based management and future directions ［J］. Nat Rev Neurol, 2018, 14 (9)：515-527.

［31］ Owusu JA, Stewart CM, Boahene K. Facial nerve paralysis ［J］. Medical Clinics of North America, 2018, 102 (6)：1135-1143.

［32］ Oztoprak U, Yayici KO, Aksoy E, et al. Spike-wave index assessment and electroclinical correlation in patients with encephalopathy associated with epileptic state during slow sleep（ESES / CSWS）：single-center experience ［J］. Epilepsy Res, 2021, 170：106549.

［33］ Phillips L, Trivedi JR. Skeletal muscle channelopathies ［J］. Neurotherapeutics, 2018, 15 (4)：954-965.

［34］ Pressler RM, Cilio MR, Mizrahi EM, et al. The ILAE classification of seizures and the epilepsies：Modification for seizures in the neonate. Position paper by the ILAE Task Force on Neonatal Seizures ［J］. Epilepsia, 2021, 62 (3)：615-628.

［35］ Pyatigorskaya N, Habert MO, Rozenblum L. Contribution of PET-MRI in brain diseases in clinical practice ［J］. Current opinion in neurology, 2020, 33 (4)：430-438.

［36］ Radmayr C, Bogaer G, Dogan HS, et al. EAU guidelines onpediatric urology ［M］. Arnhem：European Association of Urology, 2018.

［37］ Riggs ER, Andersen EF, Cherry AM, et al. Technical standards for the interpretation and reporting of constitutional copy-number variants：a joint consensus recommendation of the American College of Medical Genetics and Genomics（ACMG）and the Clinical Genome Resource (ClinGen) ［J］. Genet Med, 2020, 22 (2)：245-257.

［38］ Stallman HM, Kohler M, White J. Medication induced sleepwalking：A systematic review ［J］. Sleep Medicine Reviews, 2018, 37：105-113.

［39］ Steel D, Symonds JD, Zuberi SM, et al. Dravet syndrome and its mimics：Beyond

SCN1A［J］．Epilepsia，2017，58（11）：1807-1816.

［40］ Suraev AS，Marshall NS，Vandrey R，et al. Cannabinoid therapies in the management of sleep disorders：A systematic review of preclinical and clinicalstudies［J］．Sleep Med Rev，2020，53：101339.

［41］ Thompson AJ，Banwell BL，Barkhof F，et al. Diagnosis of multiple sclerosis：2017 revisions of the McDonald criteria［J］．Lancet Neurol，2018，17（2）：162-173.

［42］ Wright CF，Fitzpatrick DR，Firth HV. Pediatric genomics：diagnosing rare disease in children［J］．Nat Rev Genet，2018，19（5）：253-268.

［43］ Zhang YH，Burgess R，Malone JP，et al. Genetic epilepsy with febrile seizures plus：Refining the spectrum［J］．Neurology，2017，89（12）：1210-1219.

［44］ 包新华，姜玉武，张月华．儿童神经病学［M］．3 版．北京：人民卫生出版社，2021.

［45］ 北京医学会罕见病分会，北京医学会神经内科分会神经肌肉病学组，中国肌营养不良协作组．Duchenn 型肌营养不良多学科管理专家共识［J］．中华医学杂志，2018，98（35）：2803-2814.

［46］ 北京医学会罕见病分会，北京医学会医学遗传学分会，北京医学会神经病学分会神经肌肉病学组，等．脊髓性肌萎缩症多学科管理专家共识［J］．中华医学杂志，2019，99（19）：1460-1467.

［47］ 陈燕惠．儿科疾病诊疗与处方手册［M］．北京：化学工业出版社，2017.

［48］ 陈燕惠．儿科临床常用量表速查手册［M］．北京：化学工业出版社，2018.

［49］ 陈瑶，张晓辉，许兰平，等．单倍体相合异基因造血干细胞移植治疗肾上腺脑白质营养不良［J］．北京大学学报（医学版），2019，51（3）：409-413.

［50］ 关静，杜开先，董燕，等．儿童自身免疫性脑炎临床特点［J］．中国神经精神疾病杂志，2021，47（1）：38-43.

［51］ 郭坤，尚琨，崔碧霄，等．18F-FDG PET/MR 对 MRI 阴性药物难治性癫痫患者致痫灶的定位价值［J］．中华核医学与分子影像杂志，2021，41（7）：410-414.

［52］ 何芳，彭镜，杨丽芬，等．自身免疫性脑炎的免疫治疗和预后［J］．中华实用儿科临床杂志，2019，34（24）：1855-1857.

［53］ 侯晓钰，杨娉婷．系统性血管炎神经系统受累［J］．中国实用内科杂志，2020，40（4）：279-281.

［54］ 胡兴越，王莉，蔡华英．肌张力障碍的诊断与治疗策略［J］．浙江医学，2019，41（14）：1457-1460.

［55］ 黄美欢，曹建国，韩春锡，等．脊髓性肌萎缩症的诊断及多学科综合管理进展［J］．中华物理医学与康复杂志，2020，42（7）：665-670.

［56］ 季涛云，姜玉武．自身免疫性脑炎的早期诊断［J］．中华实用儿科临床杂志，2019，34（24）：1851-1854.

［57］ 江载芳，申昆玲，沈颖．诸福棠实用儿科学［M］．8 版．北京：人民卫生出版

社，2015.

[58]　金星明，静进．发育与行为儿科学［M］．北京:人民卫生出版社，2020.

[59]　金星明，李廷玉，陈立，等．美国发育行为儿科学会儿童及青少年复杂注意缺陷多动障碍评估和治疗的临床实践指南解读［J］．中华儿科杂志，2021，59（11）：912-915.

[60]　金星明，禹东川．注意缺陷多动障碍标准化门诊建设与规范化管理［M］．北京:科学出版社，2019.

[61]　赖伟，徐凤丹，黎倩仪，等．颅脑单体素MR波谱诊断足月新生儿高胆红素血症及急性胆红素脑病［J］．中国医学影像技术，2021，37（10）：1446-1451.

[62]　雷丽君，吴至凤，李骁，等．儿童睡眠障碍的常见症状及其发病机制［J］．中国儿童保健杂志，2018，26（2）：167-170.

[63]　黎海芪，毛萌．科学评估儿童体格生长与发育［J］．中国实用儿科杂志，2019，34（10）：810-814.

[64]　李军强，王天成．线粒体脑肌病的研究进展［J］．癫痫杂志，2021，7（05）：440-444.

[65]　李奕洁，杜晓楠，吴冰冰，等．基于规范化诊治与管理的234例儿童癫痫性脑病病例系列报告［J］．中国循证儿科杂志，2019，14（1）：8-13.

[66]　李志超，万林，杨光．儿童视神经脊髓炎谱系疾病序贯免疫治疗研究进展［J］．中华实用儿科临床杂志，2021，36（18）：1431-1433.

[67]　刘佳，王鲁宁．舞蹈症的临床分类和诊疗思路［J］．中华内科杂志，2019，58（9）：692-695.

[68]　刘婧，王可，王霄英，等．儿童自身免疫性脑炎MRI特点［J］．中国医学影像技术，2020，36（11）：1611-1614.

[69]　刘晓燕．临床脑电图学［M］．2版．北京：人民卫生出版社，2017.

[70]　刘燕，蒋桔泉．运动性晕厥的诊断与评估［J］．华南国防医学杂志，2018，32（9）：672-675.

[71]　刘芸，李志斌，徐开寿.2019年加拿大儿科学会立场声明《孤独症谱系障碍诊断性评估标准》解读［J］．中国全科医学，2020，23（6）：893-899.

[72]　卢慧玲，何婷．儿童心源性晕厥的评估和诊断［J］．中华实用儿科临床杂志，2018，33（01）：9-12.

[73]　卢青，孙丹，刘智胜．中国抽动障碍诊断和治疗专家共识解读［J］．中华实用儿科临床杂志，2021，36（9）：647-652.

[74]　倪文骐，刘晓盈，朱峰．首个治疗小儿Ⅰ型神经纤维瘤病新药 selumetinib［J］．中国新药杂志，2020，29（22）：2557-2560.

[75]　阮进，程敏，李秀娟．儿童急性播散性脑脊髓炎临床特征及复发因素分析［J］．中国当代儿科杂志，2019，21（3）：223-228.

[76]　邵肖梅．实用新生儿学［M］．4版．北京:人民卫生出版社，2019.

[77] 孙昱，傅启华，余永国．高通量测序技术在智力障碍/全面发育迟缓中的临床应用 [J]．中华检验医学杂志，2019，42（2）：84-88.

[78] 涂阳阳，原新慧，李宇宁．新生儿胆红素脑病的发病机制及诊治进展 [J]．医学综述，2021，27（16）：3160-3166.

[79] 万新华．肌张力障碍的临床诊治策略 [J]．中华神经科杂志，2021，54（10）：1083-1088.

[80] 王成，金红芳，杜军保．2018年中华医学会儿科学分会心血管学组儿童青少年晕厥诊断与治疗指南解读 [J]．中华实用儿科临床杂志，2019，34（3）：161-165.

[81] 王昊，狄奇，陈志平，等．磁共振成像技术在小儿脑动静脉畸形中的应用价值 [J]．实用医学影像杂志，2019，20（2）：148-150.

[82] 王华，丁丹蕊．不同病原中枢神经系统感染的鉴别诊断进展 [J]．中华实用儿科临床杂志，2019，34（12）：892-898.

[83] 王丽．儿科临床药理学 [M]．北京：人民卫生出版社，2015.

[84] 王玮，梁树立，杨小枫．头皮脑电信号中的高频振荡在癫痫诊疗中的应用研究进展 [J]．中华神经医学杂志，2019，18（7）：740-744.

[85] 王雅洁，邹丽萍．儿童动脉缺血性卒中研究进展 [J]．中国小儿急救医学，2018，25（12）：898-902，906.

[86] 王拥军，王春雪，缪中荣．中国缺血性脑卒中和短暂性脑缺血发作二级预防指南2014 [J]．中华神经科杂志，2015，48（04）：258-273.

[87] 王泽明，申阿东．儿童结核性脑膜炎的诊断与治疗 [J]．中华实用儿科临床杂志，2020，35（10）：749-753.

[88] 吴波，蔡春泉，张玉琴，等．儿童原发性头痛研究进展 [J]．天津医药，2019，47（9）：1003-1008.

[89] 吴婧，薛菲，王春燕．美国预防儿童偏头痛药物治疗与紧急治疗指南解读 [J]．实用药物与临床，2020，23（6）：571-576.

[90] 吴孝江，李伟强，陈宏义．急性头晕诊断流程 [J]．北京医学，2019，41（9）：838-841.

[91] 肖楚凡，黄晓玲．视神经鞘超声检查评估颅内压增高的研究进展 [J]．临床超声医学杂志，2020，22（8）：609-611.

[92] 谢竹霄，王佳伟，刘磊．自身免疫性脑炎治疗策略的现状及展望 [J]．中国神经免疫学和神经病学杂志，2021，28（3）：187-193.

[93] 烟雾病治疗中国专家共识编写组．烟雾病治疗中国专家共识 [J]．国际脑血管病杂志，2019，27（9）：645-650.

[94] 杨迪，高正玉，王强，等．遗传性痉挛性截瘫的综合性认识与治疗现状 [J]．青岛大学学报（医学版），2020，56（4）：500-504.

[95] 杨海波，章清萍，黄真，等．脑深部电刺激治疗儿童肌张力障碍 [J]．中华实用儿科临床杂志，2021，36（4）：279-282.

[96] 杨玉凤 . 儿童发育行为心理评定量表 [M]. 北京:人民卫生出版社， 2016.

[97] 庾晓萌，邱卓英，李孝洁，等 . 基于世界卫生组织国际分类家族构建儿童交流障碍诊断与干预理论框架与方法 [J]. 中国康复理论与实践， 2020， 26 (1)：21-27.

[98] 张峰，冯珍 . 儿童肌张力障碍的研究进展 [J]. 中国康复医学， 2018， 33 (5)：592-596.

[99] 张琦，鹿松，王丽华，等 . 儿童 Wernicke 脑病的临床特点及 MRI 表现 [J]. 放射学实践， 2021， 36 (08)：1048-1051.

[100] 张涛，刘春峰 .《2011 年英国儿童疑似病毒性脑炎诊疗指南》解读 [J]. 中国小儿急救医学， 2020， 27 (7)：497-501.

[101] 张育才，崔云 . 重视儿童重症自身免疫性脑炎的诊断与治疗 [J]. 中华急诊医学杂志， 2021， 30 (6)：655-657.

[102] 张悦，黄小娜，王惠珊，等 . 中国儿童心理行为发育问题预警征编制及释义 [J]. 中国儿童保健杂志， 2018， 26 (01)：112-114， 116.

[103] 赵青，高超，王欣，等 . 儿童共济失调鉴别诊断研究进展 [J]. 临床荟萃， 2021， 36 (4)：379-384.

[104] 赵玉沛，张抒扬 . 罕见病诊疗指南（2019 年版） [M]. 北京:人民卫生出版社， 2019.

[105] 中国抗癫痫协会神经调控专业委员会，中国医师协会神经调控专业委员会，中华医学会神经外科分会神经生理学组 . 迷走神经刺激治疗药物难治性癫痫的中国专家共识 [J]. 癫痫杂志， 2021， 7 (3)：191-196.

[106] 中国免疫学会神经免疫分会，中华医学会神经病学分会神经免疫学组 . 多发性硬化诊断和治疗中国专家共识（2018 版） [J]. 中国神经免疫学和神经病学杂志， 2018， 25 (6)：387-394.

[107] 中国免疫学会神经免疫分会 . 抗髓鞘少突胶质细胞糖蛋白免疫球蛋白 G 抗体相关疾病诊断和治疗中国专家共识 [J]. 中国神经免疫学和神经病学杂志， 2020， 27 (2)：86-95.

[108] 中国免疫学会神经免疫分会 . 中国重症肌无力诊断和治疗指南（2020 版）[J]. 中国神经免疫学和神经病学杂志， 2021， 28 (1)：1-12.

[109] 中国医师协会神经内科医师分会睡眠学组，中华医学会神经病学分会睡眠障碍学组，中国睡眠研究会睡眠障碍专业委员会 . 中国不宁腿综合征的诊断与治疗指南（2021 版）[J]. 中华医学杂志， 2021， 101 (13)：908-925.

[110] 中国医师协会神经外科医师分会神经重症专家委员会，北京医学会神经外科学分会神经外科危重症学组 . 神经外科中枢神经系统感染诊治中国专家共识（2021 版）[J]. 中华神经外科杂志， 2021， 37 (1)：2-15.

[111] 中国医药教育协会眩晕专业委员会，中国医师协会急诊医师分会 . 眩晕急诊诊断与治疗指南（2021 年）[J]. 中华急诊医学杂志， 2021， 30 (04)：402-406.

[112] 中华儿科杂志编辑委员会 . 儿童遗传病遗传检测临床应用专家共识 [J]. 中华儿科

杂志, 2019, 57 (3): 172-176.

[113] 中华医学会儿科学分会发育行为学组. 注意缺陷多动障碍早期识别、规范诊断和治疗的儿科专家共识 [J]. 中华儿科杂志, 2020, 58 (3): 188-193.

[114] 中华医学会儿科学分会康复学组. 2017 年 JAMPediatrics《脑性瘫痪早期精准诊断与早期干预治疗进展》中国专家解读 [J]. 中国实用儿科杂志, 2018, 33 (10): 743-749.

[115] 中华医学会儿科学分会康复学组. 2021 年 JAMPediatrics《0～2 岁脑性瘫痪及其高危儿的早期干预: 基于系统评价的国际临床实践指南》中国专家解读 [J]. 中国实用儿科杂志, 2021, 36 (19): 1446-1451.

[116] 中华医学会儿科学分会康复学组. 儿童脑性瘫痪肉毒毒素治疗专家共识 [J]. 中华儿科杂志, 2018, 56 (7): 484-488.

[117] 中华医学会儿科学分会免疫学组, 中华儿科杂志编辑委员会. 中国儿童系统性红斑狼疮诊断与治疗指南 [J]. 中华儿科杂志, 2021, 59 (12): 1009-1024.

[118] 中华医学会儿科学分会神经学组. 儿童社区获得性细菌性脑膜炎诊断与治疗专家共识 [J]. 中华儿科杂志, 2019, 57 (8): 584-591.

[119] 中华医学会儿科学分会围产专业委员会. 新生儿振幅整合脑电图临床应用专家共识 [J]. 中华新生儿科杂志, 2019, 34 (1): 3-7.

[120] 中华医学会神经病学分会, 中华医学会神经病学分会帕金森病及运动障碍学组. 肌张力障碍诊断中国专家共识 [J]. 中华神经科杂志, 2020, 53 (1): 8-12.

[121] 中华医学会神经病学分会帕金森病及运动障碍学组, 中华医学会神经外科学分会功能神经外科学组, 中国神经科学学会神经毒素分会, 等. 肌张力障碍治疗中国专家共识 [J]. 中华神经科杂志, 2020, 53 (11): 868-874.

[122] 中华医学会神经病学分会神经遗传学组. 中国肝豆状核变性诊治指南 [J]. 中华神经科杂志, 2021, 54 (4): 310-319.

[123] 中华医学会小儿外科学分会小儿尿动力和盆底学组和泌尿外科学组. 儿童遗尿症诊断和治疗中国专家共识 [J]. 中华医学杂志, 2019, 99 (21): 1615-1620.